中药炮制辅料与临床应用

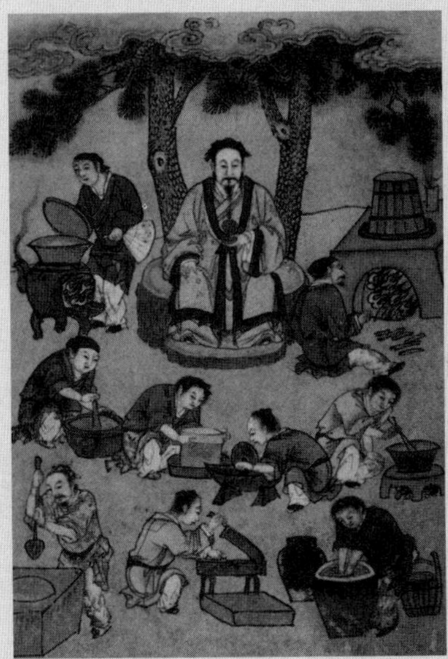

主　编　钟凌云　杨　明　龚千锋

副主编　叶喜德　祝　婧　黄　艺　张金莲　薛　晓

编　者（以姓氏笔画为序）

于　欢　于武华　凡若楠　王　卓　邓小燕

卢兴美　叶协涛　叶喜德　杨　明　杨嵩虹

张金莲　钟凌云　祝　婧　黄　艺　龚千锋

崔美娜　童恒力　解　杨　廖晶晶　薛　晓

人民卫生出版社

·北　京·

图书在版编目（CIP）数据

中药炮制辅料与临床应用 / 钟凌云，杨明，龚千锋主编. -- 北京 : 人民卫生出版社，2026. 2. -- ISBN 978-7-117-37378-4

Ⅰ. R283. 2

中国国家版本馆 CIP 数据核字第 2025E0F827 号

人卫智网	www.ipmph.com	医学教育、学术、考试、健康，购书智慧智能综合服务平台
人卫官网	www.pmph.com	人卫官方资讯发布平台

中药炮制辅料与临床应用

Zhongyao Paozhi Fuliao yu Linchuang Yingyong

主　　编：钟凌云　杨　明　龚千锋
出版发行：人民卫生出版社（中继线 010-59780011）
地　　址：北京市朝阳区潘家园南里 19 号
邮　　编：100021
E - mail：pmph @ pmph.com
购书热线：010-59787592　010-59787584　010-65264830
印　　刷：北京汇林印务有限公司
经　　销：新华书店
开　　本：787 × 1092　1/16　　印张：17
字　　数：414 千字
版　　次：2026 年 2 月第 1 版
印　　次：2026 年 3 月第 1 次印刷
标准书号：ISBN 978-7-117-37378-4
定　　价：79.00 元
打击盗版举报电话：010-59787491　E-mail：WQ @ pmph.com
质量问题联系电话：010-59787234　E-mail：zhiliang @ pmph.com
数字融合服务电话：4001118166　E-mail：zengzhi @ pmph.com

前 言

应用辅料炮制中药，是我国传统制药技术的一大特色，中药通过辅料炮制，或增强疗效，或降低毒性，或减少副作用，或影响主药的理化性质，从而更好地满足中医临床辨证论治的用药需求，因此，辅料的应用被称为中药炮制发展史上的一次飞跃。

炮制辅料的应用历史悠久，可追溯到春秋战国时期。由于辅料在药物炮制中的广泛使用，进一步增加了中药临床应用的灵活性和适应性。当前，广大科研工作者通过运用现代科学技术手段与方法，从化学成分、微量元素等方面，与现代药理学、分子生物学、代谢组学研究相结合，从细胞及分子水平对辅料炮制中药的方法、炮制作用和炮制机制开展了系列研究，对于提高炮制品的质量与临床疗效具有重大意义。

随着中药炮制理论和技术的不断发展，炮制辅料已形成了其独特的理论与技术规范，而关于炮制辅料标准、作用理论以及现代研究等方面的内容，目前尚未进行系统性梳理，仍散见收载于各炮制论著之中。《中药炮制辅料与临床应用》一书正是基于上述背景，遵循中药炮制的基本原理和中医临床用药的需求，对常用辅料的历史沿革、炮制作用与现代研究等进行归纳整理，首次将炮制辅料相关研究工作独立编撰成册。

本书分为上、中、下三篇，上篇为中药炮制辅料概况，系统性地介绍了炮制辅料的内涵、作用，地方流派特色辅料及历史沿革等；中篇为辅料炮制对中药的影响，主要论述了辅料炮制对中药药性、化学成分、药效以及中医临床疗效的不同影响；下篇为中药炮制辅料分类品种及应用，全面整理了酒、醋、盐、姜、蜜、油、胆汁、鳖血、猪心血、米泔水、甘草汁、黑豆汁、米、麦麸、土、河砂、明矾、蛤粉、滑石粉、豆腐等常用辅料的历史沿革、文献研究、炮制作用、质量标准及现代研究等内容，并综述了具体辅料在中药炮制中的作用与应用。

全书通过挖掘古代本草文献中的相关内容，厘清辅料应用历史沿革及作用特点，并从国家药品标准、地方炮制规范、国家食品标准中全面梳理辅料现有质量标准，总结现代国内外辅料炮制的研究进展，增强了书中内容的系统性和实用性，可为应用辅料进行中药炮制提供规范性和准确性的指导。

本书由多位中药炮制研究领域的专家、教授及一线工作者合作编写，能够满足从事中药炮制、新药加工研发、饮片生产、制剂调剂等人员的工作需要，同时也能为广大从事中药相关工作的人员提供参考。

由于编者水平有限，书中不当之处在所难免，欢迎读者批评指正。

编 者

2026 年 1 月

目录

上篇　中药炮制辅料概况

中篇　辅料炮制对中药的影响

下篇 中药炮制辅料分类品种及应用

上篇

中药炮制辅料概况

第一章 中药炮制辅料概述

中药炮制辅料是指中药炮制过程中，除主药以外所加入的具有辅助作用的附加物料，其中固体辅料，如河砂、土、蛤粉、滑石粉等，主要起导热的作用，同时对药物性味功效产生一定影响，而液体辅料，如酒、醋、食盐水、姜汁、蜜、油等，则在饮片炮制加工过程中可与药物发生相互作用，使其理化性质发生较大改变，从而影响其性能及临床疗效。因此，中药炮制辅料是对主药起协调作用，或增强疗效，或降低毒性，或减少副作用，或影响主药理化性质的物料。加入辅料炮制是中药传统制药的一大特色，本章就中药炮制辅料的概念与内涵、主要作用、地方特色等进行介绍。

第一节　中药炮制辅料的基本情况

一、中药炮制辅料的定义

中药炮制技术是我国特有的传统制药技术，为我国首批非物质文化遗产。中药炮制应用辅料的历史悠久，大约在春秋战国时期即开始应用。辅料的广泛应用提高了临床用药的灵活性。由于辅料品种不同，更由于各种辅料性能和作用不同，在炮制药材时所起的作用也各不相同，揭示了药性与辅料之间的密切联系。

与一般西药制剂辅料概念与作用不同，中药炮制辅料是指中药炮制生产过程中除原料成分（药材）外，加入的对中药饮片具有辅助作用的物料。中药炮制辅料的作用：除少数仅起导热作用如固体辅料河砂、蛤粉等外，大多数炮制辅料在饮片生产过程中均与药物发生相互作用，它们在增强疗效、降低毒性、改变药性、引药入经、扩大药用范围、满足特殊用药需求等方面起到不可或缺的特殊作用，可以说炮制辅料在提升中药饮片的有效性、安全性、稳定性、可控性和依从性等发挥重要作用。

中药炮制辅料是中药炮制技术的重要组成部分，历代主要本草典籍中几乎都有关于中药炮制辅料的内容。在中药饮片炮制的发展过程中，炮制辅料形成了一套独特的理论与操作规范。明代陈嘉谟在《本草蒙筌》中总结为："酒制升提，姜制发散。入盐走肾脏，仍使软坚；用醋注肝经，且资住痛。童便制，除劣性降下；米泔制，去燥性和中。乳制滋润回枯，助生阴血；蜜制甘缓难化，增益元阳。陈壁土制，窃真气骤补中焦；麦麸皮制，抑酷性勿伤上膈。乌豆汤、甘草汤渍曝，并解毒致令平和；羊酥油、猪脂油涂烧，咸渗骨容易脆断。"

辅料在药物炮制中的广泛使用，增加了中药临床应用的灵活性。药性与辅料之间有密切联系，由于辅料品种及其性能要求和药物性质均有所不同，选择适宜的辅料炮制，可以使药物充分发挥药效并确保用药安全，达到辨证施治的用药目的，这是中医临床用药的重要特色。

二、中药炮制辅料的分类

目前常用的中药炮制辅料种类较多，一般可分为液体辅料和固体辅料两大类，现将常用炮制辅料分述如下。

（一）液体辅料

1. 酒 酒是最早应用于炮制的液体辅料。在我国酒的酿造起源于旧石器时代，最初是作为饮品和食品调味品，或用于浸泡药物并直接服用，后逐渐作为辅料炮制药物。酒在中医药中应用十分广泛，有“酒为百药之长”之说。在中医药典籍中，酒的名称有：酿、盎、醇、醨、酎、醴、醅、醑、清酒、美酒、粳酒、有灰酒、无灰酒等。古代用于炮制的酒为黄酒，古称清酒、米酒。白酒又称烧酒，至元代始有应用。据《本草纲目》记载：“烧酒非古法也，自元时始创其法。”现代酒制时，除另有规定外，一般用黄酒。

黄酒由米、麦、黍等经曲酿制而成，含乙醇15%～20%，尚含糖类、酯类、氨基酸、矿物质等。黄酒应为橙黄色至深褐色，清亮透明，并具有黄酒特有的浓郁醇香，无异味。总糖、非糖固形物、酒精度、总酸、氨基酸态氧、pH、氧化钙、苯甲酸等应符合中华人民共和国国家标准GB/T 13662—2018《黄酒》标示含量。

白酒为米、麦、黍、薯类、高粱等用曲酿制并经蒸馏而成，含乙醇50%～60%，尚含有机酸类、酯类、醛类等成分。白酒应为无色，清亮透明，无悬浮物，无沉淀，具乙酸乙酯香气。

酒性大热，味甘、辛。能活血通络，祛风散寒，行药势，矫味矫臭。酒制，有助于药物中有效成分的溶出而增加疗效。动物类药物的腥膻气味由三甲胺、氨基戊醛等成分所致，酒制时此类成分可随酒挥发而除去，起到矫臭矫味作用。

酒多用作炙、蒸、煮等的辅料，常用酒制的药物有黄芩、黄连、大黄、白芍、续断、当归、白花蛇、乌梢蛇等。在临床应用中浸药多用白酒，炙药多用黄酒。

液体辅料常用酒为黄酒，地方炮制方法中偶见“糯米酒”“白酒”“封缸酒”。酒制法在中药炮制中是较为常用的方法。以酒制入药始见于汉代《神农本草经》。炮制用酒历代都采用酿造的米酒（黄酒），只是到了明代《本草纲目》中始见蒸馏酒的记载，明代时也有用此炮制药材者，但品种很少。在2025年版《中华人民共和国药典》（以下简称《中国药典》）中有22种药材需要用黄酒炮制，其中可用酒炙法的有大黄等15种中药材，可用酒炖法的6种，可用酒蒸法的6种，可用酒润（酒浸润）法的3种。白酒多用来浸制药材，制备药酒；黄酒多用来作为除浸法以外的炮制方法中的辅料酒的来源，在某些地区也被称作为米酒，是我国特有的传统酒种，以大米、黍米等为原料，经加曲、酵母等糖化发酵剂酿制而成，也是世界上最古老的三大酿造酒之一。用酒炮制药材，可改变药性，引药上行，可用于寒性药材的炮制，如酒炙大黄、酒炙黄柏、酒炙黄连等；亦可用于活血散瘀类药材的炮制，增强其活血通络作用，如酒炙当归、酒炙川芎、酒炙桑枝等；也可矫臭去腥，用于动物类药材的炮制，如酒炙乌梢蛇、酒炙蕲蛇、酒炙紫河车等。现代研究发现，生物碱及其盐类、挥发油、苷类、鞣质、树脂、有机酸、糖类及部分色素皆易溶于酒。除了作为炮制辅料，黄酒本身也是传统的保健养生佳品，其通血脉、厚肠胃、润皮肤、养脾气、扶肝、除风下气的功用早已被人们熟知并在实际中得到广泛的应用。黄酒不仅营养丰富，而且具有抗氧化、抗衰老、降血压、降胆固醇、参与机体代谢和免疫调节等作用。

2. 醋 醋在古代称酢、醯、苦酒等，习称米醋。醋有米醋、麦醋、化学醋等多种，《本草纲目》指出，制药用醋"惟米醋二三年者入药"。炮制用醋为食用醋（米醋或其他发酵醋），化学合成品（醋精）不可使用。醋长时间存放者，称为"陈醋"，陈醋用于药物炮制效佳。

醋是以米、麦、高粱以及酒糟等酿制而成的。主要成分为醋酸，约占 4%～9%，尚有维生素、灰分、琥珀酸、草酸、山梨糖等。色泽为棕红色至深褐色，有光泽，酸味柔和，回味绵长，酸甜适口，澄明，不浑浊，无悬浮物及沉淀物，无霉花浮膜，无"醋鳗""醋虱"，具醋的特异气味，无其他不良气味与异味。总酸应大于 3.5%，不得检出游离无机酸，防止用硫酸、硝酸、盐酸等无机酸来制造食醋；不挥发酸、可溶性无盐固形物、砷、铅、黄曲霉毒素、菌落总数、大肠菌群等应符合 SB/T 10303—1999《老陈醋质量标准》。

醋，味酸、苦，性温。具有引药入肝、理气、止血、行水、消肿、解毒、散瘀止痛、矫味矫臭等作用。春秋战国时期的《五十二病方》就有最早的记载，将米醋作为液体辅料用于中药炮制，并用作同一类药物的炮制辅料，主要是依据中医阴阳学说中的药物之间的相互作用理论。明代《本草蒙筌》载有："用醋注肝经，且资住痛。"这个记载内容说明了米醋确实能够发挥一定的药效辅助作用。醋有解毒的功效，如能降低芫花等峻下逐水类药物的毒性；也能除去药材中三甲胺类成分以除去其腥膻气味，如醋炙五灵脂等；醋酸也能够缓解药物的寒劣之性，龟甲、鳖甲等动物甲壳类中药都要应用醋酸进行淬炼，使其易于粉碎、易于调剂制剂，并且还能够将壳类中药材的腥臭味去除，从而达到滋阴潜阳、活血化瘀的目的。醋具有酸性，可与药物中含有的游离型生物碱等成分结合成盐，增加其在水中的溶解度而易煎出有效成分，增强药效。此外，醋还具有杀菌防腐作用。

醋多用作炙、蒸、煮等的辅料，常用醋制的药物有延胡索、甘遂、商陆、大戟、芫花、莪术、香附、柴胡等。

3. 蜂蜜 炮制用蜂蜜是蜜蜂科东方蜜蜂或西方蜜蜂采集的花蜜在蜂巢中酿制而成，品种繁多，以枣花蜜、山白蜜、刺槐蜜、菜花蜜、荞麦蜜、荆花蜜、桉树蜜等为多。除经过特殊训练的蜜蜂能采得专门的蜂蜜外，一般多为混合蜜。采自石楠科植物或杜鹃花、乌头花、夹竹桃花、光柄山月桂花、山海棠花、雷公藤花等有毒植物花粉的蜜有毒，不可用作炮制辅料。炮制用蜜必须注意蜂蜜的来源和质量检测。

蜂蜜为半透明、带光泽、浓稠的液体，白色至淡黄色或橘黄色至黄褐色，久置或遇冷渐有白色颗粒状结晶析出。气芳香，味极甜。室温（25℃）相对密度应为 1.349 以上；不得检出淀粉和糊精；5- 羟甲基糠醛含量应符合《中国药典》（2025 年版）的要求，果糖和葡萄糖总量不得少于 60.0%。

在传统的中医药领域，蜜制作用的基本理论是基于蜜药配伍的思想，而蜜制用药范围广泛，所起作用也更为重要。蜂蜜生用性凉，具清热作用；熟用性温，具温补之效。如蜜炙黄芪、蜜炙甘草、蜜炙党参等，蜜炙可增强其补脾益气的作用；蜂蜜甘甜平和，可解毒；蜂蜜柔而濡泽，可润燥，如蜜炙百部、蜜炙款冬花、蜜炙紫菀等；蜂蜜缓可去急，可增强润肺止咳的作用，如蜜炙麻黄；蜂蜜气味香甜，可矫味矫臭。研究表明，蜂蜜的化学成分因蜂种、蜜源和环境不同差异较大。主要成分为果糖、葡萄糖、水分，尚含有少量蔗糖、麦芽糖、有机酸、酶类、氨基酸、维生素、矿物质等成分。

中药炮制应使用炼蜜，炼蜜有嫩蜜、中蜜、老蜜之分，炮制辅料主用中蜜。即将生蜜加适量水煮沸，滤过，去沫及杂质，加热至105～115℃，含水量在17%～20%，相对密度在1.37左右。蜂蜜经炼制后可除去杂质，破坏酶类，杀死微生物，降低水分含量，利于保存和保证蜜炙品质量。用炼蜜炮制药物，能与药物起协同作用，增强药物疗效或发挥解毒、缓和药物性能、矫味矫臭等作用。

春夏季节，存放蜂蜜易发酵、起泡，可以加少量生姜片盖严，或低温贮存；蜂蜜不能用金属容器贮藏，因铁易与蜂蜜中的糖类成分反应，锌易与蜂蜜中的有机酸作用，均可产生有毒物质。

常用蜂蜜炮制的药物有甘草、麻黄、紫菀、百部、马兜铃、白前、枇杷叶、款冬花、百合、桂枝等。

4. 食盐水 食盐为无色透明的结晶或白色结晶性粉末，是日常生活中常见的调味品之一，最早收载于《神农本草经》，列为中品，为五味之首。食盐为海水或盐井、盐池、盐泉中的盐水经煎晒而成的结晶，炮制用食盐水为食盐的澄明水溶液。食盐水味咸，性寒，入胃、肾、大肠、小肠经，具有涌吐、强健筋骨、软坚散结、清热凉血的功效，常用于治疗食停上脘、心腹胀痛、胸中痰癖、二便不利、齿龈出血、喉痛、牙痛、目翳、疮疡等。

食盐为白色，味咸，无可见的外来杂物，无苦味、涩味，无异臭。氯化钠含量，硫酸盐（以SO_4^{2-}计）含量，镁、钡、氟、砷、铅等应符合GB/T 5461—2016《食用盐》要求。

食盐是应用历史悠久的传统炮制辅料及药物，其味咸，性寒。能强筋骨、软坚散结、清热、凉血、解毒、防腐，并能矫味。

盐制法是中药炮制中的常用方法之一，是以传统中医药理论为依据，以一定量的食盐水润透饮片后再经过炒制或将药材拌盐水润后，或炒，或蒸，或煮等的处理方法，因此，盐制方法可以进一步分为盐炒、盐炙（盐水炒）、盐水浸、盐水蒸、盐水煮、盐水洗、盐水淬等操作方法。药材经食盐水制后，能引药下行，缓和其药性，增强其药效，并能矫味、防腐等。常以食盐水炮制的药物较多，根茎类药材有知母、巴戟天，皮类药材有黄柏、杜仲，果实类药材有小茴香、砂仁，种子类药材有车前子、橘核、益智、菟丝子、沙苑子等。食盐水除主要含有氯化钠和水外，还含少量的无机盐类，如$MgCl_2$、$MgSO_4$、$CaSO_4$、Na_2SO_4、KCl、NaI等。

5. 姜汁 生姜为姜科植物姜 *Zingiber officinale* Rosc. 的新鲜根茎，全国大部分地区有产。炮制常用的姜汁为鲜姜的根茎捣碎取的汁或干姜的水煎液。姜汁中化学成分以挥发油、姜辣素为主，还含有多种氨基酸、淀粉和树脂状物。

姜汁味辛，性温。具发表、散寒、温中、止呕、开痰、解毒的功效。药物经姜汁制后能抑制药物的寒性，增强疗效，降低毒性。常以姜汁制的药物有厚朴、竹茹、草果、半夏、黄连等。

对中药炮制辅料姜汁的历史沿革进行的梳理发现，姜汁制备方法始见于汉代张仲景的《金匮玉函经》："生姜一斛出汁三合半。生姜皆薄切之，乃捣绞取汁……无生者用干者，一两当二两。"这里的姜汁并非作为炮制辅料应用，只是作为单味药汁入药。南北朝时期葛洪著的《肘后备急方》及陶弘景所著《本草经集注》先后提及了生姜汁解半夏毒的经验和姜汁制半夏的道理，"中半夏毒，以生姜汁干姜并解之"，"半夏，有毒，用之必须生姜，此是取其所畏，以相制耳"。而生姜汁作为炮制辅料亦始见于这一时期的《刘涓子鬼遗方》，其中对半夏的炮制是采用生姜汁制的，曰"半夏：汤洗七遍，生姜浸一宿，熬过"。即是多次漂洗处理后，用姜汁浸炒的。另外增加的有姜自然汁拌蒸、姜汁炙等炮制方法，在同一时期我国最早的一部炮制专著《雷公炮炙论》中均有记述。其作为炮制辅料始见于南北朝《刘涓子鬼遗方》，其后历代都有发展。姜制饮片品种有 90 种之多，方法涉及生姜浸、生姜自然汁拌蒸、姜汁炙（炒）、姜汁浸焙、姜汁煮、生姜汁淬、姜汁浸、姜汁煨等近 20 种。现今沿用姜制方法多为姜汁炒、姜汁煮。其中沿用姜制的饮片有 17 种，《中国药典》（2025 年版）收载 7 种。制备方法古代有生姜捣取自然汁和干姜煮汁，而今沿用有生姜榨汁、生姜煮汁、干姜煮汁 3 种，炮制饮片与生姜的用量比例多为 100∶10；无生姜时，干姜代替，干姜量为生姜的三分之一。炮制用辅料进行规范化是饮片生产规范化管理的重要组成部分。有报道认为，现今沿用姜制辅料用姜汁包括生姜榨汁、干姜煮汁和生姜煮汁，其质量是有差异的。鉴于此，进一步研究炮制辅料姜汁的制备工艺，制订科学的质量控制标准，对保证中药饮片质量、临床疗效和使用安全等都具有重要的意义。

6. 甘草汁 甘草为豆科植物甘草 *Glycyrrhiza uralensis* Fisch.、胀果甘草 *Glycyrrhiza inflata* Bat. 或光果甘草 *Glycyrrhiza glabra* L 的干燥根及根茎，性平，味甘，有解毒、祛痰、止痛、解痉以及抗肿瘤等药理作用。中医认为，甘草补脾益气，润肺止咳，缓急解毒，调和诸药，有“十药九甘草”和“药中国老”之称。

炮制用甘草汁为甘草饮片水煎去渣而得的黄棕色至深棕色的液体。甘草主要成分为甘草皂苷及甘草苷、还原糖、淀粉及胶类物质等。

甘草味甘，性平。具补脾益气、清热解毒、祛痰止咳、缓急止痛的功效。药物经甘草汁制后，药性缓和，毒性降低。实验证明，甘草对药物中毒、食物中毒、体内代谢物中毒及细菌毒素都有一定的解毒作用。如能解苦楝皮、丁公藤、山豆根的毒，对抗肿瘤药喜树碱、农吉利有解毒增效作用，能解毒蕈中毒，还能降低链霉素、呋喃妥因的毒副作用。其解毒机制一般认为与甘草皂苷在体内的代谢物有关，甘草皂苷水解后生成甘草次酸和葡萄糖醛酸，后者可与有羟基或羧基的有毒成分生成体内不易吸收的产物，分解物从尿中排出。此外，甘草皂苷还具有肾上腺皮质激素样的作用，能增强肝脏的解毒功能。实验结果表明，甘草皂苷的解毒作用比单纯的葡萄糖醛酸更强，因此可能是上述几个方面的综合作用。甘草皂苷是表面活性剂，能增加其他不溶物质的溶解度。中医处方中常以甘草为药引，调和诸药，在炮制和煎煮过程中亦起到增溶的作用。

甘草汁常作炙法、煮法和复制法的辅料，常用甘草汁炮制的药物有远志、半夏、吴茱萸等。

7. 吴茱萸汁 吴茱萸是芸香科植物吴茱萸 *Euodia rutaecarpa*（Juss.）Benth.、石虎 *Euodia rutaecarpa*（Juss.）Benth. var. *officinalis*（Dode）Huang 或疏毛吴茱萸 *Euodia rutaecarpa*（Juss.）Benth. var. *bodinieri*（Dode）Huang 的干燥近成熟果实。吴茱萸始载于《神农本草经》，其性味辛、苦，热，有小毒，归肝、胃、脾、肾经；具有散寒止痛，降逆止呕，助阳止泻的功效。吴茱萸既可作为一种中药，也可作为一种炮制辅料，可抑制苦寒而扶持胃气。吴茱萸汁系吴茱萸的水煎液，为常用的中药炮制药汁辅料。吴茱萸内酯、吴茱萸碱和吴茱萸次碱为吴茱萸的主要有效成分，也是吴茱萸汁的主要有效成分。采用吴茱萸汁炮制黄连，可抑制黄连的苦寒之性，使黄连寒而不滞，清热化湿，祛除肝火。

8. 三黄汤 三黄汤（又称三黄汁），为黄连、黄柏、黄芩加水煮至苦味淡，过滤去渣而得的汤。常用于炮制的药物如炉甘石，将三黄汤加入煅炉甘石细粉中搅拌均匀，吸尽后干燥。每 100kg 煅炉甘石，用黄连、黄柏、黄芩各 12.5kg。三黄汤煅炉甘石，可增强清热明目、敛疮收湿的功效。经三黄汤炮制后，炉甘石中的ZnO含量增加，三黄汤拌的品种中，小檗碱含量高于三黄汤淬后的水飞品种，但是三黄汤淬后水飞品种的抑菌作用强于三黄汤拌制品。

9. 米泔水 米泔水，也称“米泔”“米渖”“淅二泔”，炮制用米泔水是大米或糯米淘洗时，第二次滤出的灰白色混浊液体，其中含少量淀粉和维生素等。因易酸败发酵，一般临用时收集。

米泔水味甘，性凉，无毒。能益气，除烦，止渴，解毒。《本草纲目》记载“米泔，甘，凉，无毒”。明代缪希雍在《炮炙大法》中写道“米泔水，即淘米汁也”。清代《本草分经》记载“米泔，清热凉血，利小便，用第二次者”。南北朝刘宋时期，《雷公炮炙论》中记载米泔水有浓、淡之分，也有糯米泔、粟米泔、白米泔之分，浸泡药材的时间也有长、短之分，从一天到七天不等。因其容易酸败发酵，一般临用前现制。目前因米泔水不易收集，大生产时也有用2kg米粉加水100kg，充分搅拌代替米泔水使用。

米泔水具有益气补中、除烦止渴、解毒的作用，并对油脂具有吸附作用，常用来浸泡含油脂较多的药物，以除去部分油脂，降低药物辛辣之性，增强补脾和中的作用。常以米泔水制的药物有苍术、白术等。

10. 黑豆汁 炮制用黑豆汁为豆科植物黑豆的水煎液，制法为取黑豆10kg，加水适量，煮约4小时，熬汁约15kg，豆渣再加水煮约3小时，熬汁约10kg，合并得黑豆汁约25kg。黑豆含蛋白质、脂肪、维生素、色素、淀粉等物质。

黑豆味甘，性平。能活血，利水，祛风，解毒，滋补肝肾。药物经黑豆汁制后，药物的疗效增强，药物毒性或副作用降低等。如黑豆汁制何首乌能增强何首乌的补肝肾作用。据文献记载，黑豆能“解砒石、甘遂、天雄、附子、射罔、巴豆、芫青、斑蝥、百药之毒及蛊毒”。

11. 麻油 炮制用麻油是脂麻科植物脂麻干燥成熟种子压榨的植物油，味甘，性微寒。能清热，润燥，生肌，临床常用于治疗烧烫伤。且因沸点高，常用作炮制蛤蚧、三七、马钱子等质地坚硬或有毒药物，药物经麻油炮制后毒性降低，并且质地酥脆。

12. 鳖血 鳖血为中华鳖的新鲜血液，能够填血滋阴，用鳖血炮制药物可以抑制药物的浮阳之性，增强清肝退热之效。常见的鳖血炮制的药材有鳖血炙青蒿、鳖血炙柴胡、鳖血炙银柴胡等。

13. 山羊血 山羊血始载于《唐本草》。时珍曰：“羊血，白羊者良。”山羊血是一种较好的活血散瘀、通络、解毒药，主要用于跌打损伤，筋骨疼痛，吐血衄血，便血尿血，外疡痈肿。山羊血成分为多种蛋白质，尚含少量脂类（磷脂和胆甾醇）、葡萄糖及无机盐等。蛋白质主要是血红蛋白，其次是血清白蛋白、血清球蛋白和少量纤维蛋白等。蒙医认为山羊血“味甘，性凉”，具有解毒、愈伤、接骨、止血、燥协日乌素的功效，主治肌肉损伤、骨伤等；藏医也认为山羊血味甘，消化后味甘，性凉，侧重治疗梅毒及痘疮、“赤巴”等热证，并以藏医经典方“七味山羊血丸”进行临床运用。

14. 猪心血 猪心血味甘、咸，性平，无毒。清代《本草易读》称其“用作补心药良”，《食物疗法精萃》记载：“猪心血味甘性寒。补血脉，解邪热，镇静安神，解毒。”《本草害利》认为：“（猪心血）用作补心药之向导，盖取以心归心，以血导血之意。”猪心血常用来炮制丹参、酸枣仁等中药。有研究以炒制时间、炒制温度、猪心血用量为考察因素，斯皮诺素和酸枣仁皂苷A含量的总评“归一值”为评价指标，采用星点设计-效应面法优选猪心血炒酸枣仁的炮制工艺并进行预测分析，结果表明最佳炮制工艺为炒制时间6.1min，炒制温度131℃，猪心血用量10%。猪心血可用作补心药之向导，引药入心，增强养血之功。猪心血炒酸枣仁配伍人参、五味子、山萸肉、甘草，用于治疗体虚自汗、烦热、口渴等疗效确切。生酸枣仁炒后质脆易碎，便于有效成分的煎出，而猪心血炒酸枣仁则可增强宁心安神作用，用于治疗失眠。

15. 童便 童便属于人体的排泄物，入药一般不为现代人所接受，然而其入药历史悠久，且由于其特殊的临床疗效，目前在部分地区依然有广泛应用。童便为七岁以下健康男童的小便。樟帮尿泡马钱子，其中尿就有协同作用。童便作为传统中药之一，应当引起中医临床的一定重视，可以在保证健康取尿的基础上，做到科学合理应用。

16. 胆汁 炮制用胆汁为牛、猪、羊的新鲜胆汁，为绿褐色、微透明的液体，略有黏性，有特异腥臭气，可泻胆火而达木郁，主要成分为胆酸钠、黏蛋白、脂类及无机盐类等。

胆汁味苦，性大寒。能清肝明目，利胆通肠，解毒消肿，润燥。与药物共制后，能降低药物的毒性或燥性，增强疗效。

（二）固体辅料

1. 麦麸 麦麸为小麦的种皮，呈褐黄色。主含淀粉、蛋白质及维生素等。麦麸味甘，性寒，无毒，归手阳明大肠经，具有和中、健胃、益脾作用。作中药炮制辅料时，常用以增强药物的和中健胃、补脾调中等功效，以及缓和药性，降低恶心、呕吐等不良反应和矫色、矫臭、矫味等。关于其炮制药物的记载，最早出现在东汉末年《华氏中藏经》中的“枳实，麸炒”“枳实，麸炒去瓤”。宋朝之前，麸制法并不常见，只有《外台秘要》和《雷公炮炙论》中有枳实、杏仁、枳壳用麦麸炮制的记载，而宋代的麸炒方法增加了僵蚕、斑蝥、鸡内金等动物药，并加入了很多有毒药物，其中，以《圣济总录》、《普济方》和《太平圣惠方》等古籍中所载的麦麸炮制的品种最多，直到明清二代，麸炒法有了更深层次进展。

麦麸与药物共制能缓和药物的燥性，增强疗效，除去药物不良气味，使药物色泽均匀一致，并且还能吸附油脂，亦可作为煨制的辅料，如《中药炮制学辞典》即记载“与药物共同拌炒，能缓和药物的燥性，去除不良气味，增强疗效，并能借麦麸的烟气熏制药物，达到赋色的目的，如麸炒枳壳、僵蚕、苍术、白术、枳实”以及“麦麸还能吸附油脂，可作为煨制的辅料，以去除油脂，增强止泻作用。如麦麸煨葛根、诃子、肉豆蔻”。

麦麸虽然营养价值高，但在中国主要用作饲料，在2022年国家市场监督管理总局和国家标准化管理委员会发布的小麦麸标准（GB/T 42225—2022）中，对其质量指标制订了一些感官要求，如色泽、气味、组织状态、异物等指标要求，如要求麦麸有固有的黄色或黄褐色；无酸味、霉味及其他异味；片状或粉状，干燥松散，无结块，无霉变；正常视力下无外来异物等。对其水分、灰分、粗蛋白、粗纤维、含砂量、磁性金属物含量以及脂肪酸值都有明确规定。而由于麦麸是直接应用于中药饮片炮制过程，作为炮制辅料应用，对药物疗效会产生一定影响，所以麦麸的质量要求应该制订更符合药用的相关标准，而不应仅仅满足于饲料标准。

2. 土 中药炮制常用的是灶心土（伏龙肝）。灶心土呈焦土状，黑褐色，有烟熏气味。主含硅酸盐、钙盐及多种碱性氧化物。灶心土，味辛，性温。能温中和胃，止血，止呕，涩肠止泻等。与药物共制后可降低药物的刺激性，增强药物疗效。常用土制的药物有白术、当归、山药。

中药炮制用土作为辅料最早记载于《本草经集注》：“矾石，黄泥裹烧。”土炒法则最早载于唐代《外台秘要》"土炒白术"，并一直沿用至今。由于辅料灶心土的来源减少，各省市炮制规范中规定辅料土可用赤石脂、黄土代替。清代以前中医药文献记载土炒中药 32 种。《历代中药炮制法汇典》收录土炒中药 27 种，历代文献记载的土制法有土炒、土煨、土蒸、泥水（泥浆）浸、土和其他辅料共制等。采用土炒炮制的药物多入脾、胃经，《本草蒙筌》记载："陈壁土制，窃真气骤补中焦。"《本草再新》载黄土有"开胃健脾，消食利湿，补中益气"之功效。脾在五行属土，因此治疗脾病的药物多用土炒，如土炒白术、山药、薏苡仁、陈皮，以此来增强补脾止泻的功效。《全国中药炮制规范》（1988 年版）中收载土炒山药、白芍、白术、当归、薏苡仁，各省市的炮制规范中也收载有土炒炮制的药物，如《河南省中药饮片炮制规范》（2005 年版）中收录 12 种土炒饮片。

3. 稻米 稻米为禾本科植物稻的种仁。主要成分为淀粉、蛋白质、脂肪、矿物质等，尚含少量的 B 族维生素、多种有机酸及糖类。稻米味甘，性平。能补中益气，健脾和胃，除烦止渴，止泻痢。与药物共制，可增强药物功能，降低刺激性和毒性。中药炮制多选用大米或糯米。常用米制的药物有斑蝥、党参等。

4. 白矾 又称明矾，味酸，性寒。能解毒，祛痰杀虫，收敛燥湿，防腐。为三方晶系明矾矿石经提炼而成的不规则的块状结晶体，无色，透明或半透明，有玻璃样色泽，质硬脆易碎，味微酸而涩，易溶于水，主要成分为 $KAl(SO_4)_2 \cdot 12H_2O$。白矾与药物共制后，可防止腐烂，降低毒性，增强疗效。常以白矾制的药物有半夏、天南星等。

白矾中的 $KAl(SO_4)_2 \cdot 12H_2O$ 可在水中解离为氢氧化铝，白矾溶液中的铝离子络合毒针晶中的草酸钙，可使其分解破坏，又因白矾溶液呈酸性，可以溶解或水解毒针晶中的蛋白，此双重作用使半夏的毒性显著降低。白矾是除生姜以外较早应用于半夏炮制的辅料。白矾最早可见于北宋时期，《太平惠民和剂局方》"新法半夏汤"中记载了姜矾同制半夏的炮制方法："大半夏四两（汤浸洗七次，每个切作二片，用白矾末一两，沸汤浸一昼夜，漉出，别用汤洗去矾，俟干，一片切作两片，再用生姜自然汁于银盂中浸一昼夜，却于汤中炖，令姜汁干尽，以慢火焙燥，为细末，再用生姜自然汁搜成饼子，日干或焙干，炙黄勿令色焦）。"北宋《圣济总录》中则提到 2 种加入白矾作为辅料炮制半夏的方法，为"白矾水浸七日焙干"与"白矾水煮焙"。其后明清时期诸本草方书均有加入白矾、甘草共制的记载，如《本草约言》"常用亦以姜、矾、甘草煮之"，并已发现半夏与姜矾同制可用以治疗湿痰、清水痰。

5. 豆腐 豆腐为大豆种子粉碎后经特殊加工制成的乳白色固体，主含蛋白质、维生素、淀粉等物质。豆腐味甘，性凉。能益气和中，生津润燥，清热解毒。豆腐具有较强的沉淀与吸附作用，与药物共制后可降低药物毒性，去除污物。现代研究表明，豆腐含蛋白质，为两性化合物，可与生物碱、鞣质及重金属结合，产生沉淀而降低药物毒性。豆腐煮熟后呈蜂窝状，有较大的表面积，能吸附药物藤黄、硫黄的毒性成分，还可用于洁净药物珍珠。

6. 蛤粉 为帘蛤科动物文蛤、青蛤等的贝壳经粉碎后的白色粉末，其主要成分为氧化钙、碳酸钙等，味咸，性寒。能清热，利湿，化痰，软坚。与药物共制可除去药物的腥味，增强疗效。主要用于烫制阿胶、鹿角胶等。

蛤粉炒阿胶有入肺、清热化痰的作用。唐代《银海精微》首次提到的"蛤粉炒"，得到广泛应用和发展，并且该方法一直沿用至今。如《全生指迷方》载"蛤粉拌，炒"，《普济本事方》载"碎之，蛤粉炒成珠子"，《小儿卫生总微论方》载"蛤粉炒如珠子大"和"锉，蛤粉炒，去粉"。现代研究发现，经蛤粉炮制后，阿胶总氨基酸含量要高于阿胶丁，蛤粉炮制过的阿胶中人体必需微量元素相对于生品也有所增加。经蛤粉炒制的阿胶外观性状，如圆整性、表面光滑度等都优于其他炮制方法，且内部无溏心，质酥易碎。

7. 滑石粉 为单斜晶系鳞片状或斜方柱状的硅酸盐类矿物滑石经精选净制、粉碎、干燥而制得的细粉。主要成分为含水硅酸镁[$Mg_3(Si_4O_{10})(OH)_2$]。

本品为白色或类白色、微细、无砂性的粉末。手摸有滑腻感。气微，无味。酸碱度、水中可溶物、酸中可溶物、铁盐等应符合《中国药典》(2025年版)的要求。滑石粉味甘、淡，性寒。能利尿通淋，清热解暑。中药炮制常用滑石粉作中间传热体拌炒药物，可使药物受热均匀。滑石粉常用于烫制刺猬皮、鱼鳔、黄狗肾等。

8. 河砂 筛取粒度均匀适中的河砂，淘净泥土，除尽杂质，晒干备用。中药炮制常用河砂作中间传热体拌炒药物，其温度高、传热快，可使坚硬的药物受热均匀。经河砂炒后药物质地变松脆，易粉碎并利于煎出有效成分。另外，河砂烫炒还可以破坏药物毒性成分，易于除去非药用部位。常以河砂烫炒的药物有骨碎补、狗脊、龟甲、鳖甲、马钱子等。

河砂应以杂质较少、色泽洁白、粗细均匀者为佳，且用筛子筛去石子与极细者，用清水洗去尘土。若有石子，容易与药材混在一起，不易剔除；若细末太多，则砂子流动性不够，滞留锅底，失去了砂炒的意义。河砂用植物油炒过之后，密度减小，润滑性能增加，不易破损，且炒时药材更容易着色，黄而发亮；而纯河砂密度大，摩擦力大，流动性差，着色差，容易破碎，不堪使用。菜籽油的颜色较深，且多为个体加工，含有较多杂质，质量不易控制；花生油则黏稠度较大，故两者均不宜使用。而大豆油，颜色淡黄，流动性好，质量佳，用之最宜。蓖麻油禁用，因其分子量较大，不易为人体所吸收，易引起腹泻，且有一定的致吐作用。

河砂没有治疗作用，但具有较好的传热作用，中药炮制常用河砂作中间传热体拌炒药物，主要取其温度高、传热快的特点，可使坚硬的药物受热均匀，经砂炒后药物质地变松脆，以便粉碎和利于煎出有效成分。与清炒相比，砂炒具有受热面积大、受热均匀、加热时间短、成品质量好等优势，克服了清炒的诸多不足。另外砂烫炒还可以破坏药物毒性成分，易于除去非药用部位。砂炒的优点在于用途广泛，成本低廉，取材容易，加热均匀，翻炒迅速，出锅快，炒后色泽一致，标准容易掌握。砂炒前药材一定要分档，大小、厚薄基本一致，否则，炒后质量不易控制，有的太过，有的则不及。而且药材要先净选，不得含有尘土及非药用部位。以河砂作为炒制方法的炮制辅料，要求药材为干燥品，含水量要小，否则，砂炒制品容易皮焦里生。砂炒的温度要视药材的性质而定，一般药物要求以200～300℃为宜，马钱子以230～240℃为佳。若砂的温度过高，则出锅动作要快，迅速将药材与砂分离，以防太过，有损药性。角质类药材，投入时油砂(油砂为河砂与植物油共同拌炒而得)的温度不宜过低，以防炒皮，不易鼓胀。油砂的温度过高，药材尚未投入时，可掺入一定量的凉油砂以调节温度。油砂的用量应为药材重量的2～5倍，或药材体积的1～2倍，以能基本掩埋药物为度。油砂过多，费时费工且给药材保质保量回收造成麻烦；油砂过少，掩埋不了药材，炒后药材的质量就不会一致。油砂可以反复使用，只需将使用过的油砂中残存杂质去除即可。常以砂烫炒的药物有鸡内金、马钱子、鳖甲、龟甲等。例如砂烫马钱子，把河砂先置锅中炒热，然后投入药物。马钱子是一种质地非常坚硬的种子药材，只有在高温下马钱子所含的士的宁才能被破坏，使其含量降低，从而降低毒性。

9. 朱砂 为硫化物类矿物辰砂族辰砂，主要含硫化汞(HgS)。中药炮制用的朱砂，系经加水研磨或水飞的洁净细粉。朱砂在《神农本草经》中原名丹砂。《本草纲目》中记载:“丹乃石名,其字从井中一点,象丹在井中之形,义出许慎《说文》,后人以丹为朱色之名。故呼朱砂。”丹砂多砂粒状,又称丹粟。丹砂者称为“丹”,又冠以“赤”而称“赤丹”。可炼水银,故名汞砂。昔以辰州(今湖南沅陵)所出者为佳,故又有“辰砂”之称。朱砂作为辅料炮制中药,在我国已有几千年的药用历史。朱砂味甘,性微寒。具有清心镇惊、安神、明目、解毒的功效。本品含硫化汞(HgS)不得少于98.0%。

《中国药典》(2025年版)规定,朱砂不宜入煎剂。由于本品有毒,不宜大量服用,也不宜少量久服,孕妇及肝肾功能不全者禁用。每次用量0.1～0.5g,多入丸散服,不宜入煎剂。外用适量。常用朱砂拌制的药材有茯苓、茯神、远志、灯心草等。而朱砂作为矿物炮制辅料,其本身含有可溶性汞,因此服用朱砂炮制后的中药,需要严格注意药物的服用量。

其他固体辅料还有面粉、糯米粉等,可根据药物的性质和用药要求而选用。

三、常用中药炮制辅料的制备及应用原则

(一)制备方法

炮制辅料种类繁多,来源复杂,制备方法多种多样。目前,《中国药典》、国家或地方炮制规范对辅料的制备描述都十分简单,如加水量、煎煮时间、煎煮次数等,工艺条件各地不一,因而辅料制备具有生产的随意性、工艺的不规范性、质量的不明确性等劣势,炮制饮片的质量好坏往往无从考证和判断,致使饮片质量存在严重的隐患。因此,开展辅料制备工艺规范化研究,对于制订切实可行的辅料质量标准、保证辅料作用和饮片质量具有双重意义。

多数辅料需在炮制前进行规范的制备和调配。炮制辅料的制备方法分为以下几类:①捣汁:如生姜汁;②配制:如食盐水、米泔水、石灰水等;③煮汁:如干姜汁、黑豆汁、甘草汁、吴茱萸汁、萝卜汁及其他药汁;④炼制:如熟蜜、羊脂油等;⑤粉碎:如土粉、滑石粉等,有的是煅制后粉碎使其细腻均匀,如蛤粉;⑥选用:少数辅料属于成品,按照要求直接选择应用或者净选后应用,如黄酒、白酒、食醋、稻米、麦麸、白矾、豆腐等;另外,还有一些辅料必须在加工后应用,如油砂(河砂与植物油共同拌炒)、糖麸(麸中加入红糖)、蜜麸(麸中加入炼蜜)等。

(二)应用原则

医药同源,药食同源,始于烹调,衍生炮制。中药炮制辅料本身多为药物,配伍药性理论同样适用于炮制,炮制辅料的选用也部分遵守了药物七情配伍理论。从相须、相使或相喜药物中选用与主药起协同作用的辅料炮制,以增强主药的功能,从相畏、相杀药物中选用与主药起拮抗作用的辅料,以减弱或消除主药的毒副作用;通过不同辅料的配伍使用,起到增效和解毒的作用。

1. 相须 辅料功效与被炮制的药物功能相近时,可增强被炮制药物的功效。如酒性味辛甘大热,具有活血通脉散寒之功,当归生品味辛甘,性温,具有补血调经之效,经酒炙后其活血通经、祛瘀止痛作用增强;食盐性味咸寒,能强筋骨、软坚散结、清热凉血等,知母性味甘苦寒,具有清热泻火、生津润燥的功能,知母经盐炙后,可以增强滋阴降火的作用。

2. 相使 性味功效与被炮制的药物不尽相同,炮制后能起协同作用,增强被炮制药物临床所需要的某方面的疗效。如生姜性味辛温,能温中止呕,竹茹味甘,性微寒,具有清热

化痰、除烦的功能，姜制竹茹可以弥补竹茹降逆止咳之不足，辅佐竹茹清热化痰、降逆止呕。西瓜和芒硝制霜，加芒硝以弥补西瓜清热泻火之不足，协同起到清热泻火、解暑、消肿止痛的作用。

3. 相畏（相杀） 辅料能够降低或消除被炮制药物的毒副作用。如明矾可用来炮制半夏，因为明矾能降低半夏毒蛋白复合草酸钙针晶的含量和刺激性，在一定的水量、时间、温度以及适宜的炮制方法处理后，达到降低或消除其毒副作用的目的。

4. 相反 辅料气味和作用与被炮制药物的性味功效相反，炮制后可改变主药的性味或功能。如胆汁味苦，性大寒，天南星性味辛温燥烈，以祛风止痉为主，经胆汁制后，其燥烈之性得以缓和，其功效也由祛风止痉转变为清化热痰，息风定惊。

5. 相喜 一种药物作为辅料炮制另一种药物，能起到赋色矫味、改变质地的作用，便于患者的接受和服用。如麸炒的药物，麦麸受热后产生的浓烟熏染饮片，使其表面变为嫩金黄色，同时缩短加热过程，保证了药性成分不被破坏，同时增加香气；蜜炙白前、百部等药物可掩盖其苦劣之性；砂烫醋淬鳖甲，质地疏松，色泽金黄，不仅改变了质地，也改变了气味。

四、中药炮制辅料的质量标准研究

辅料的质量和用量对炮制品的质量和临床治疗效果有着至关重要的影响。目前炮制用辅料还没有统一的国家标准，《中国药典》对中药炮制辅料也没有更为详尽明确的规定，全国没有专门的中药辅料加工生产厂家，各地加工炮制所用辅料也都不相同。为了更好地确保辅料的质量，从而更好地保障炮制品的质量和临床疗效，应该尽快建立中药炮制常用辅料的质量标准。从目前已有的研究来看，辅料的质量标准研究主要包括以下内容。

1. 辅料的名称及来源 由于没有专门的炮制辅料生产厂家，现有的炮制辅料来源复杂，名称比较混乱，如土就有灶心土、黄土、赤石脂、伏龙肝、陈壁土等名称；食盐按照国家标准定义为晶体氯化钠，按其生产和加工方法又可分为精制盐、粉碎洗涤盐和日晒盐。在日常炮制使用过程中，辅料的名称和来源无法达到统一，因此，在辅料质量标准研究时首先就应该明确辅料的名称和来源并加以规范、统一。

2. 制法 各种辅料的制法不统一，也是影响炮制品质量的因素。例如黄酒的制法，有的黄酒是由稻米、黍米、玉米、小米、小麦再加焦糖色酿制而来，有的则只有糯米、小米和水作为原料，还有的只以黍米酿造，不同原料酿制而来的黄酒在品质和浓度上存在差异，也就必然导致辅料炮制品的差异。再如米泔水，可以是淘米时第二次滤除的灰白色混浊液体，也可以是米粉加水混合而来，在实际操作过程中，为了省时省工，还可能会有更多不规范的制法。因此，对于辅料的制法，也应该有一个明确的标准来规范。

3. 性状鉴别 性状是判断辅料质量的一个重要指标。目前性状鉴别是炮制辅料研究中较为成熟的一部分，如对酒的要求，要求黄酒为棕黄色透明液体，气味醇香特异；白酒则要求为无色透明液体，气味醇香特异，且有较强刺激性。两者都不应有发酵、酸败或异味出现。对醋则要求是澄明、不混浊，无悬浮物及沉淀物，无霉花浮膜，无“醋鳗”“醋虱”，并具有醋的特异气味等。虽然辅料的性状鉴别较为统一，但一定要与其他的标准紧密结合来控制辅料的质量。

4. 规格 辅料的规格标准目前并未统一。如炮制用酒，除有要求用白酒者外，传统一般用黄酒。黄酒是一种良好的有机溶媒，从炮制角度，黄酒中的乙醇含量应为15%～20%。但从市场调查来看，黄酒不是按照含醇量进行分类，而是按糖类含量进行分类的。一般分为半干黄酒、干黄酒、半甜黄酒、甜黄酒等，且按照国家标准的黄酒含乙醇量低为8%，达不到炮制要求。此外，各种黄酒的浓度也不尽相同，如果炮制时按同一比例使用，则不可能得到同一规格的炮制品，从而影响药物作用。其他炮制辅料也存在类似问题。

5. 检查项目 炮制用辅料的检查项目也应该遵从药物的标准，规定从重金属、砷盐、农药残留、微生物及有害物质等方面来进行检查，对有害成分和有毒物质的最低限量作出明确规定。

6. 主要成分含量要求 对辅料主要成分的含量进行测定，可有效控制辅料的质量。例如醋，从目前市售食用醋的总酸量来看，成分含量不尽相同，如酿造食醋的总酸含量为3.5g/100ml，配制食醋的总酸含量为2.5g/100ml，镇江香醋的总酸含量为4.5～6.0g/ml，酿造原料和方式的不同造成了成分含量的差异。为了统一辅料炮制品的质量，应对辅料规定主要成分或指标成分的含量要求。

7. 用量 辅料用量的多少，对炮制品质量有很大的影响。虽然《中国药典》和《全国中药炮制规范》对各种中药辅料的用量都有记载，但有些用量上限和下限差别较大，范围较宽，如蒸制地黄的黄酒量为30%～50%；还有的辅料没有规定范围，如砂炒制药物多规定以掩埋药物为度，这就为具体操作带来了困难。辅料的用量应以《中国药典》为参考，以实践为依据，通过实验设计优选出符合实际生产的辅料用量，并确定相应的范围与标准。此外辅料的使用期限和包装贮存可以参照食品、饮品、调味品、药物的相关标准来制订。通过对中药辅料质量标准的研究，将制订的相关标准报经国家药品监管部门批准，并收载于《中国药典》及各省市标准中，再由领取批准文号的厂家专门生产，可有效保证中药饮片的炮制质量，从而更好地提高炮制品临床用药的效果。

第二节 中药炮制辅料的发展历史

中药炮制应用辅料的历史源远流长，新石器时代仰韶文化时期就已开始有液体辅料酒的应用，最早是用于煎煮中药，或用辅料浸泡中药后用于临床。炮制辅料的发展是中药炮制发展的重要内容，不仅促进了炮制技术的发展，更增加了中药在临床应用的灵活性，历代均有阐述和发展。

一、秦以前(远古至公元前221年)

这一时期，人们主要关注药物产地、用法、剂型、剂量、炮炙及采收季节等。辅料酒等在医疗上的应用是古代人类的一项重大发明。如酒本身可“通血脉”“行药势”，因此《汉书·食货志》称其为“百药之长”，被广泛应用于外感风寒、劳伤筋骨等病。

《五十二病方》是我国现存的较早医方书，记述了某些药物形态、贮藏、炮炙、配伍、制剂、服法及服药禁忌等方面的内容，列举了我国现存医药文献中最早关于炮制工艺及辅料的记载，包括净制、切制、水制、水火共制等炮制名称、内容、操作过程以及部分辅料炮制的记述，如水制有“取商牢(陆)渍醯(醋)中”、水火共制有“陈藿，蒸而取其汁”等。

《黄帝内经》被认为是晚于《五十二病方》出现的，“寿夭刚柔篇”记载作“药酒时”，需先将药物㕮咀，即用口咬碎药材，即为现在的中药饮片切制，《素问·缪刺论》“角发”“燔治”被视为最早的炭药等，而对于炮制辅料的记载，收载了“酒浆”的炮制方法，《灵枢经·邪客篇》记载“治半夏”，则开始注意到对有毒药物通过辅料进行炮制。

二、秦汉时期（前221—公元220）

秦汉时期，药物知识更加充实，药物理论基本形成，实现了我国本草学的首次总结，炮制辅料在各药中记述更为详尽，且与临床联系紧密，给后世本草学的发展以原则性指导。

东汉以来《治百病方》根据不同病情，分别以“白蜜”“猪脂”“乳汁”等制作复方，且描述详尽如“皆并治合”“皆㕮咀”“煎之三沸药成”以及“淳酒渍之”等。“酒饮”“米汁饮”“酢浆饮”等更被作为内服方法。

我国第一部药学专著《神农本草经》不仅总结了战国以来数百年的用药经验，也标志着汉代对药物的炮制已由净制、切制的处理，开始向药性理论方面发展。如序录中“凡此七情，合和视之。当用相须相使者，勿用相恶相反者，若有毒宜制，可用相畏相杀者；不尔，勿合用也”“药有生熟”等，给中药炮制辅料理论的形成与发展以原则性指导。在具体药物及辅料方面，将蜂蜜列为上品，记载甘草“解毒”，少数药物条下列有炮炙具体内容，如“炼”“蒸”“酒浸”“酒煮”“熬”“烧”等。

张仲景不仅创立了中医的辨证论治原则，在医疗实践中极大地丰富和发展了中药炮制以及辅料炮制。在《金匮玉函经》中设立“证治总则”，开创了药物生熟异用学说，阐明药物粒度与药效的关系，最早提出加辅料蒸制的方法。在《伤寒杂病论》中十分重视药物炮炙、煎法、服法。当时炮制辅料相关记载有“捣取汁（生姜）”“酒洗（大黄）”“酒浸（大黄）”“苦酒渍（乌梅）”“汤浸（杏仁）”“水浸（枳实）”“汤洗（吴茱萸）”“泡（桃仁、杏仁）”“蜜炙（乌头）”“酒煮（红蓝花）”“苦酒煮（苦参）”等。在“瓜蒌薤白白酒汤”“蜜煎导方”等方中，用脚注的形式对酒、蜜、醋、胆汁、童便、姜汁等液体辅料及其具体的炮制方法和要求进行规定，且药物在不同方剂中，分别采用不同的炮制方法和炮制辅料，充分体现了依法炮制与辨证论治的密切联系。这些应用为后世用液体辅料炮制药物奠定了基础。

在固体辅料方面，以麦麸炮制药物的记载，最早见于东汉《华氏中藏经》，书中记载“枳实，麸炒去瓤”，自此之后，固体辅料的品种不断增加。秦汉时期辅料制药物见表1-1。

表1-1 秦汉时期辅料制药物

辅料种类	酒	醋	蜜	油	麸	面粉
辅料制药物	猬皮（酒煮）、大黄（酒洗）、大黄（酒浸）、红蓝花（酒煎）、大黄（渍酒）、牛膝、肉苁蓉、韭子、硫黄	乌梅（苦酒渍）、苦参（苦酒煮）、鳖甲、地黄	川乌（蜜煎）、乌头	皂荚（酥炙）	枳实	枳壳

三、三国两晋南北朝时期（220—589）

在此期间，医药理论、中药学、方剂学及临床各科有了显著进步，魏晋以后药物炮制也有较大发展，不仅在本草中记述炮制方法，还注意阐明其炮制的目的。在广泛的临床领域内，不断丰富与完善中药炮制辅料的应用内容。

晋·葛洪的《肘后备急方》中记载了80多种药物的炮制方法，且根据临床需求不同，一药采用几种不同制法和辅料。“诸药毒救解方”创立了“大豆汁”“甘草汁”“生姜汁”等药汁制的解毒方法，提出生姜汁制半夏可解半夏毒，言及“中半夏毒，以生姜汁干姜并解之”和“半夏，有毒，用之必须生姜，此是取其所畏，以相制耳”。此外还以大豆汁解附子毒等。该时期先后明确了生姜汁解半夏毒的经验和姜汁制半夏的原理，为后世用辅料炮制解毒积累了经验。

同时期的南齐·龚庆宣在《刘涓子鬼遗方》中同样用生姜制半夏，“半夏：汤洗七遍，生姜浸一宿，熬过。”另外增加的有姜汁拌蒸、姜汁炙的炮制方法。

在陶弘景的《名医别录》中，有甘草“解百药毒”的记载。在《神农本草经》基础上补入《名医别录》撰成的《本草经集注》中，第一次将散在的炮制技术记载作了系统归纳，说明了部分炮制方法和炮制辅料的作用，极大地丰富了临床用药及炮制内容，如阿胶“先炙使通体沸起，燥乃可捣”，且因受热不均，又有不发泡的仍要反复炙。

南北朝刘宋时期，我国出现了第一部炮制专著《雷公炮炙论》，标志着中药炮制学科作为中药学分支的诞生。全文收载了约300种药物的炮制经验，新增“伏、飞、煨、焙”等方法，后人在此基础上丰富完善了“炮炙十七法”，同时在炮制辅料方面愈加考究，如浸分为水浸、盐水浸、蜜水浸、浆水浸、药汁浸、酒浸、醋浸、米泔汁浸，以及用黑豆水浸川乌、草乌等。炙分为蜜炙、酥炙、猪脂炙、姜汁炙等，如“（甘草）使一斤，用酥七两涂上，炙酥尽为度”。其中淫羊藿羊脂炙、厚朴姜汁炙一直沿用至今。该著作对于炮制时间、辅料用量等方面有较为具体的论述。

《雷公炮炙论》中大量记载了液体辅料的应用，工艺操作上新方法创造很多。除浸、炙外，还记载有酒蒸、酒渍、酒煅淬、酒煮等，采用拌酒、浆水、蜂蜜、生羊血、甘草、生姜、黄精、水蓼等各种辅料同蒸的炮制方法。用蜜炮制单味药共计9种。且除只用1次的专药专用辅料外，还合用2种以上辅料共制，自此，需要分别用不同辅料处理的炮制工序有所增加，且大部分以解除药物毒性、防止药物变性以保持疗效、缓和药物作用、防腐便于贮藏或有利于加工粉碎等为目的。

在固体辅料方面，《雷公炮炙论》中始见用米作辅料炮制药物的记载。如肉豆蔻“凡使，须以糯米作粉，使热汤搜裹豆蔻，于煻灰中炮，待米团子焦黄熟，然后出，去米，其中有子，取用。勿令犯铜”。另有“凡修事芫青、斑蝥、亭长、赤头并用糯米、小麻子相拌，同炒，待米黄黑出，去麻子等”。米炒斑蝥，需“待米黄黑后取出”，说明是通过观察米的颜色判断炮制程度。又如苦参“先需用糯米浓泔汁浸一宿，上有腥秽气并在水面上浮，并需重重淘过”。

除固体辅料米之外，《雷公炮炙论》中还记载了枳壳用麸炒的炮制方法“以麸炒过，待麸焦黑，遂出”。同时，对灶心土的来源、性状特征和制备方法都有较为详细的叙述：“凡使，勿误用灶下土。其伏龙肝，是十年已来，灶额内火气积自结，如赤色石，中黄，其形貌八棱，取得后细研，以滑石水飞过两遍，令干，用熟绢裹，却取子时安于旧额内一伏时，重研了用。”自此之后，灶心土作为炮制辅料始于晋、唐时期。三国两晋南北朝时期辅料制药物见表1-2。

表 1-2 三国两晋南北朝时期辅料制药物

辅料种类	辅料制药物
酒	鸡子、苦参、常山、莨菪子、牛膝、龙胆、菟丝子、干地黄、猥皮、天冬、甘草、泽泻、石斛、巴戟天、蒺藜、肉苁蓉、续断、当归、狗脊、女萎、恶实、百部、牡丹、补骨脂、荜澄茄、大黄、常山、牵牛子、刘寄奴、柏实、楮实、蔓荆实、密蒙花、巴豆、蜀椒、诃梨勒、楝实、鹿角、膃肭脐、伏翼、白颈蚯蚓、蛤蚧、覆盆子、胡麻
醋	鸡子、苦参、石灰、自然铜、菟丝子、飞廉、荜茇、蓬莪术、半夏、鹿角、鳖甲、蛇蜕、贝子、白花蛇
食盐水	白垩、蓖麻子、吴茱萸、牡蛎
姜汁	半夏、凝水石、厚朴
蜜	升麻、苏合香、葳蕤、五味子、杜若、徐长卿、芍药、紫菀、大黄、骨碎补、檗木、杜仲
油	石斛、淫羊藿(羊脂)、厚朴、巴豆、皂荚、阿胶(猪脂)、鹿茸(羊脂)、鹿茸、蛤蟆
药汁	牛膝(黄精汁)、独活(淫羊藿羹)、升麻(黄精汁)、巴戟天(枸杞子汤)、蛇床子(生地黄汁)、白芷(黄精汁)、前胡(甜竹沥)、瞿麦(堇竹沥)、桔梗(百合水)、射干(堇竹沥)、豆蔻(吴茱萸汁)
米	薏苡仁、贝母、肉豆蔻、葶苈、芫菁、斑蝥、亭长、赤头
黑豆汁	射罔、巴豆、矾石、附子、乌头、太一余粮、海藻、仙茅、核桃仁
米泔水	苦参、白薇、藜芦、射干、侧柏实、白僵蚕
血	射罔、白马茎
甘草汁	芫花、丹砂、云母、石钟乳、雄黄、石膏、砒霜、自然铜、防葵、远志、龙胆、络石、漏芦、败酱、款冬花、白前、蜀漆、甘遂、枸杞根、栀子、莽草、雷丸、珍珠、枇杷叶
童便	青蒿、赤车使者
乳汁	莨菪、槐实、木瓜实

四、隋唐五代时期(581—960)

隋唐时期，许多医学分科专著和总结下方书、类书出现，各个领域进一步分化，均不同程度地涉及了炮制内容和炮制辅料。反映了一些专科用药的炮制特色，提高了用药安全性和有效性。

唐•孙思邈在《备急千金要方》卷一“合和第七”中强调炮制辅料的重要性；还提出用米泔汁浸泡药物后，滤去米泔水及其悬浮物，并需几次换水。《千金翼方》中载有反复蒸曝制熟地黄法。

唐代官修本草《新修本草》在炮制辅料的使用上，首次明确指出“惟米酒、米醋入药”，将辅料列入法定炮制内容。在炮制方法方面除了煨、煅、燔、炒、蒸、煮等，还有作蘖、作曲、作豉、作大豆黄卷、芒硝提净等方法。炮制内容和炮制辅料种类更为丰富。

唐·孟诜所著《食疗本草》中开始用童便处理苍耳子。认为大豆能"杀乌头附子毒"。唐·王焘在《外台秘要》中收载麸炒苦杏仁、蜜炙枇杷叶等。唐·昝殷撰《经效产宝》中，酒作为炮制辅料得到了进一步的发展，以酒作淬液，如"鹿角，浇令赤，酒中淬之，冷又烧之。更淬，以角碎为度"。

唐·蔺道人在《仙授理伤续断秘方》中有牵牛、南星石灰炒的记载，取其燥湿止血之功，同时还有用火煅醋淬自然铜、黑豆蒸制何首乌、面煨白姜、米泔水浸苍术等。醋制法经唐代初步发展，到宋代得以广泛应用。

隋唐五代时期辅料制药物见表1-3。

表1-3 隋唐五代时期辅料制药物

辅料种类	辅料制药物
液体辅料	
酒	菟丝子、白马蹄、松脂、韭子、理石、赤铜屑、白杨树皮、木天蓼、豉、生地黄、阳起石、干地黄、大黄、楮实、熟地黄、肉苁蓉、当归、栀子、黄连、黄芩、黄柏、覆盆子、车前子、巴戟、防己、知母、青葙子、通草、吴茱萸、猬皮、水苏、紫苏子、藿香、甲香、沉香、常山、鹿角、天麻、黑豆、川牛膝、牛膝、何首乌、赤芍药、自然铜等
醋	白瓜子、茛菪子、鸡子、豉、决明子、豆、硇砂、艾叶、磁石、白蒿、栝楼、草蒿、菰根、蚶、扁豆、黄柏皮、大黄、乌梅、小麦、豉心、贝子、零陵香、陈皮、蜣螂、鳖甲、川乌、自然铜、青桑炭、松墨、何首乌、草乌、苍术、南星、无名异等
食盐水	附子、菰根等
姜汁	草乌、白僵蚕、半夏、南星、厚朴、天南星、骨碎补等
蜜	附子、乌梅、甘草、黄芪、天冬、地黄、薯蓣、芫荑、生狼毒、乌头、根黄、皂角等
油	雄黄、豉、芫荑(猪脂)、杏仁、零陵香、诃子皮等
黑豆汁	何首乌、天台乌药等
米泔水	鹿角胶、苍术、附子、高丽昆布、苍术、白杨皮、续断等
童便	木贼、苍耳、草蒿等
固体辅料	
土	礜石、石膏等
米	乌头等
石灰	川牵牛、南星等
蛤粉	阿胶等
面粉	白姜、白及、南星等
湿纸裹	大黄、三棱等
豆腐	珍珠等

五、宋代(960—1279)

宋代建立了世界上第一所药局，药物炮制在继承发扬古代方法的基础上更加重视制备成药饮片及辅料在其中的应用。

王怀隐于《太平圣惠方》中记载大量炮制内容，始载乳制法。“论合和篇”中提出“凡合和汤药，务在精专……修制合度……用得其宜，病无不愈……炮炙失其体性，筛罗粗恶，分剂差殊，虽有疗疾之名，永无必愈之效”，在附方脚注炮炙方法和应用的辅料，其内容也具有总结前代的意义。如酒制方法，有“天南星，一两，用酒一升，微火煮令酒尽，取出切，暴干”等，醋制方法有“(硇砂)二两，以醋一盏化去夹石”，大豆解毒如“川乌去皮切碎，以大豆同炒，候豆汁出即住”等记载。

周密在《武林旧事》中记载南宋作坊有“生药饮片”的生产，形成了一定数量的规格化切片。这一时期出现了许多规模较大的制药工场，炮制辅料也相应地得以扩大应用。

宋代未见有炮制专著刊行，在医方名著中附有中药炮制技术的专论或专章。如《伤寒总病论》书中附有魏炳的“修治药法”;《普济本事方》书中附有许叔微的“制药制度总例”;《太平惠民和剂局方》书后附有许洪编的“指南总论”中有“论炮炙三品药石类例”等，逐渐注意到药物经辅料炮制后性味功效的改变，并总结了一些药物的辅料炮制作用，如“苍术凡使，先以米泔浸，……如缓急，不浸亦得，但稍燥尔”。同时在名医方饮片名下大多有炮制要求的脚注。

在炮制技术方面，除了始载有乳制法，还创新有麻油制、硫黄制、矾制、隔纸炒、蛤粉炒、羊胆制等。宋代创造了多种介质加热的炮制方法，曾用过的介质有米、面、胡麻、黑豆、麸、羊脂、酥、石灰、盐、蛤粉、沙等，这些介质即为现今应用的固体辅料。

苏轼在《苏沈良方》中进一步详细规定了何首乌炮制方法，以黑豆为其炮制辅料，“水浸一日，切，厚半寸，黑豆水拌匀令湿，何首乌重重相间，蒸豆烂，去豆，阴干”。

唐慎微《证类本草》转引陶隐居云:“酥出外国，亦从益州来。本是牛、羊乳所为，作之自有法。”不仅说明了酥油的产地还说明了其来源。并认为仙茅“以米泔浸去赤汁，去毒后无妨损”，指出了米泔的炮制作用，每种药物之后附有炮制方法，为后世制药业提供了药物炮制资料。

王贶撰《全生指迷方》提出蛤粉炒法，载有“阿胶蛤粉拌，炒用”，为蛤粉炒阿胶之始。许叔微《普济本事方》中则改为“碎之，蛤粉炒成珠子”，表明利用蛤粉这种辅料炒阿胶，可以使其成珠易碎。蛤粉炒从宋至今广泛沿用。

宋代，炮制辅料被广泛运用，使得炮制方法也日臻完善。陈自明的《妇人良方》记载酒制品与醋制品的应用较多，如白芍、续断、黄芪、黄柏、防己等用酒制，莪术、枳实等用醋制。吴彦夔在《传信适用方》中记载，香附“醋煎”，以入妇人药。而朱佐在《类编朱氏集验医方》又有“香附，石灰炒，治妇人真心痛”的记载，取石灰辛燥之性，以理气行瘀止痛。

在应用辅料炮制毒性中药方面，钱乙的《小儿药证直诀》开始制胆南星，即通过炮制手段，把天南星、巴豆这样的毒性中药制成胆南星、巴豆霜等，用于治疗小儿疾患。苏颂《本草图经》中引用孙思邈所说:“中乌头、巴豆毒，甘草入腹即定。”洪遵的《洪氏集验方》中载有的黄连、吴茱萸共炒，患赤痢时服黄连，白痢时则服用吴茱萸等，都是很宝贵的医疗经验，为后世的药汁制法形成与发展积累了经验。宋代辅料制药物见表1-4。

表 1-4 宋代辅料制药物

辅料种类	辅料制药物
液体辅料	
酒	乌蛇、菟丝子、肉苁蓉、白花蛇、獭肝、腽肭脐、雄雀儿、踯躅花、磁石、侧子、安息香、辟宫子、麻黄、硫黄、天南星、淫羊藿、新韭子、蔓荆子、羊肾、蝉壳、牵牛子末、硼砂、赤小豆、川乌头、干蟾、黄精、韭子、牛膝、鳖甲、斑蝥、巴戟、鹿茸、寒水石、半夏、沉香、地龙、泲蛤蟆、当归、威灵仙、没药、防风、金铃子、天雄、干地黄、天麻、大腹皮、白僵蚕、大黄、干蛤蟆、黄连、石钟乳、自然铜、石斛、苦参、补骨脂、蓬莪术、鹿角、猥皮、露蜂房、蟾蜍、豆豉、阳起石、干蝎、五味子、皂荚、石楠叶、羊踯躅、黄松节、甘松、蜈蚣、苏合香、蛇黄、白附子、莽草、何首乌、雄黄、阿魏、干漆、白蒺藜、杏仁、马兰花、楝实、蛤蚧、大戟、硇砂、芸薹子、茵蓿子、酸石榴、泽泻、枳壳、郁李仁、车前子、柏子仁、楮实、山茱萸、吴茱萸、杜仲、曾青、黄芩、金牙石、玄石、五灵脂、桑螵蛸、熟干地黄、远志、常山、诃子、蒺藜子、续断、狗脊、萆薢、牛蒡子、百部根、茴香、牡丹皮、骨碎补、蔓荆实、龙骨、巴豆、穿山甲、乳香、宜连、麋角、辰砂、羊肉、紫河车、草乌、木瓜、蝎、羊胫炭、忍冬草、龙胆草、芫花、黄柏、胡芦巴、防己、茵陈、知母、麋茸、仙茅、覆盆子、原蚕蛾、京三棱、龟板、苍术、厚朴、鹅卵石、黄狗内外肾、山药、朱砂、香附子、熟地黄、酸枣仁、杜仲、芍药、石燕、地骨皮、川芎
醋	鳖甲、乌蛇肉、禹余粮、磁石、天南星、蛤蚧、芫花、狼毒、自然铜、硇砂、雄黄、京三棱、汉椒、巴豆、针砭、阿魏、吴茱萸、硼砂、防葵、砒霜、野葛、赤石脂、肉豆蔻、麦饭石、五灵脂、矾石、红蓝花、黑豆、枳壳、熟艾末、羊胫骨、当归、陈皮、延胡索、川芎、石榴根皮、代赭石、全蝎、地榆、大黄、干地黄、蛇黄、斑蝥、龟甲、踯躅、密陀僧、鸡子、石钟乳、紫石英、无名异、绿矾、石蟹、铅丹、姜石、漏芦、附子、半夏、蜀椒、皂荚、诃梨勒、石中黄子、花桑枝、踯躅花、地龙、草乌头、石楠叶、桑螵蛸、萆薢、苍术、金牙、甘遂、乌梅、韭子、骨碎补、腽肭脐、白芷、小麦、桑枝、栗子、白术、艾叶、干蝎、茵蓿子、白芜荑、干漆、马兰花、晚蚕沙、狗脊、白附子、穿山甲、丹砂、雌黄、皂角、牡蛎、玉屑、紫河车、蓬莪术、马兰子、乳香、蛇含石、石灰、石膏、寒水石、石燕、木兰皮、黄连、青皮、蓬术、罂粟壳、龙齿、皂角刺、大鳖甲、鹿茸、白龙骨、乌药、白麦饭食石、枳实、白垩土、莪术、乌豆、石霹雳、熟艾、鹿角尖、粟壳、良姜、香附子、川楝子、阳起石、御米壳、马兰草
食盐水	鳖甲、附子、红蓝花、云母、天雄、萆薢、牡蛎、茴香子、谷精草、青皮、生姜、牵牛子、黄芪、甘草、干姜、菟丝子、皂荚、川乌、巴戟、砒霜、石决明、白垩、吴茱萸、益智子、南星、大白梅、羊肉、蝉蜕、自然铜、无名异、补骨脂、茴香、草乌、苍术、延胡索、陈皮、木通、熟干地黄、桃仁、益智仁、知母、黄柏、杜仲、牛膝
姜汁	厚朴、白附子、虎掌、附子、牵牛子末、大戟、半夏、天南星、白僵蚕、黄连、杜仲、龙胆、大黄、蜈蚣、枇杷叶、乳香、槲白皮、皂荚、郁金、半夏曲、大腹皮、桔梗、罂粟壳、薯蓣、前胡、白扁豆、五加皮、山药、远志、生地黄、草乌头尖、干蟾、肉豆蔻、黄芩、官桂、贝母、诃梨勒、全蝎、何首乌、香附子、草豆蔻、巴豆、橘红、川乌、栀子仁
蜜	刀豆壳、附子、木瓜、生地黄、安息香、黄连、猪牙皂角、黄芪、百合、椿白皮、麻黄、檗木、石决明、桔梗、蛇床子、枇杷叶、鸡内金、杏仁、蛤蚧、露蜂房、臭椿根、阿魏、白僵蚕、桑黄、桑白皮、罂粟壳、甘草、黄柏、酸石榴皮、通草、栝楼根、乌头、大黄、紫苏子、鹿茸、朱砂、皂荚、杜仲、皂角、淫羊藿
油	白花蛇、龟甲、皂荚、蛤蚧、麋茸、皂荚树白皮、狼毒、芜菁、斑蝥、没石子、青蛙、木乳、蟾头、壁宫子、麋角屑、麋骨、巴豆、扁豆、皂角、鳖甲、血茸、杜仲、天冬、黄柏、乌头、蜗牛壳、甘遂、乌蛇肉、獭肝、贝母、狗脊、白马茎、鹿角、白英、槐实、干蛤蟆、黄芪、淫羊藿、雄黄、麋茸、高良姜、石韦、茄茸、天南星、赤足蜈蚣、干蟾、鹿角屑、覆盆子叶、五倍子、龟板、白僵蚕、川乌、草乌、木通、良姜、信石

续表

辅料种类	辅料制药物
药汁	砒霜（萝卜）、黄精（蔓荆子水）、牛膝（地黄汁）、密陀僧（萝卜）、巴豆（萝卜）、海蛤（枸杞汁）、栝楼实（干葛粉拌）、丹砂（荞麦灰）、天南星（韭汁）、天南星（薄荷汁）、黄连（吴茱萸）、附子（黄连）、木香（吴茱萸）、青桔皮（巴豆）、黑牵牛（吴茱萸）、钟乳（甘草水）、郁金（皂荚水）、五加皮（吴茱萸）、川郁金（皂角水）、雄黄（独蒜、萝卜根和醋）、川郁金（皂荚汁）、草乌头尖（薄荷、生姜自然汁）、巴豆（黄连）、黄连（巴豆）、胡黄连（吴茱萸）、青皮（巴豆）、槟榔（吴茱萸）、川楝（巴豆）、川楝（斑蝥）、川楝（海金沙）、辰砂（黄松节酒）、龙齿（远志苗醋煮）、蛇含（楮树汁）、硫黄（萝卜）、半夏（萝卜）、姜渣（地黄汁炒）、莪术（巴豆）、炉甘石（黄连）、川楝子肉（巴豆）、补骨脂（斑蝥）、茴香（黑牵牛）、胡芦巴（海金沙）、全蝎（草乌）、苍术（干木瓜、川椒）、川楝子（茴香）、川楝子（陈皮）、川楝子（黑牵牛）、川楝子（神曲）、木香（黄连）
黑豆汁	川乌头、牛黄、何首乌、吴茱萸、皂荚、紫河车、南星、陈皮、草乌、大腹皮、黄柏、龙齿、铁角凤尾草、凌霄花
米泔水	何首乌、菖蒲、姜石、猪胆、狗胆、白术、黄连、大黄、仙茅、桑根白皮、水蛭、白附子、枳壳、羌活、厚朴、石菖蒲、威灵仙、大戟、萆薢、柏叶、南星、川乌、苦参、白薇、桔梗、桑螵蛸、姜黄、杏仁、牡蛎、硫黄、苍术、射干、赤术、香附子、白芷
甘草汁	硫黄、干姜、蛇黄、山栀子、天南星、远志、草龙胆、白附子、半夏、密蒙花、荆芥穗、蛇皮、地骨皮
童便	皂荚、桃仁、杏仁、穿山甲、栝楼、没药、大黄、乌头、麻子、草乌头、楝实、陈皮、鳖甲、青蒿子、木贼、秦艽、青皮、吴茱萸、川苦楝、龟甲、硫黄、宣木瓜干、牡蛎、附子、阿魏、炉甘石、川乌
乳汁	天南星、白石英、麋角屑、不灰木
胆汁	天南星、莎草根、甘草、黄连末、南星、硫黄
固体辅料	
麸	枳壳、桃仁、枳实、杏仁、半夏、阿魏、肉豆蔻、巴豆、天浆子、壁宫、蜣螂、大戟、牵牛、草豆蔻、木香、白术、使君子、贝母、阿胶、陈皮、诃梨勒、露蜂房、白牵牛、苍术、甘遂、山茱萸、桑螵蛸、草乌头、威灵仙、黄连、槐花、芫菁、槐荚、蜗牛、莲实肉、楝实、南星、香附子、金铃子、板蓝根、鹿角胶、川乌头、鸡内金、大黄、青皮、木鳖子、防风、郁李仁
土	酸石榴、矾石、芫花根、石膏、地龙、栝楼、紫河车、石决明、牡蛎、陈苍术、良姜、厚朴、干姜、草果、人参、粉草
米	地胆、葛上亭长、斑蝥、苦楝子肉、亭长、全蝎、巴戟、紫巴戟、水蛭、虻虫、巴戟天、干蜗、牵牛子、原蚕沙、当归、熟艾、楝实、阿胶、延胡索、红娘子、半夏、艾叶、薏苡仁、蜣螂、夜明砂、通草、肉豆蔻仁、三棱、干蝎、芫菁、芍药、甘菊花
石灰	水蛭、楝根、莨菪子、硝石、香附子
蛤粉	栝楼、阿胶、穿山甲、川乌、姜黄末、鹿角胶
明矾	朴硝、天仙子、天南星、半夏、侧柏叶、砒
面粉	青皮、阿魏、桃仁、草豆蔻、半夏、使君子、斑蝥、诃子、枳实、白僵蚕、杏仁、珍珠、石决明、肉豆蔻、贝母、巴戟、没石子、川楝子、壁宫、木香、巴豆、附子、草果、丁香、枳壳、槟榔、阿胶、肉果、白附子
纸	甜葶苈、晚蚕沙、鹤虱、枣肉、莨菪根、牡蛎、生姜、大黄、芸薹、白芷、天南星、蓬莪术、三棱、附子、甘草、蒲黄、甘遂、葶苈子、消石、芒硝、续随子、肉豆蔻、槟榔、朴硝、白矾、牛蒡子、木香、巴豆、天麻、蜀椒、黄丹、京三棱、诃子、车前子、莪术、补骨脂
豆腐	草乌

六、金元时期（1115—1368）

金元时期对炮制辅料作用的理论影响显著，医药学家通过药性理论的归纳，对药物应用炮制进行理论上的探讨，将归经学说直接与中药炮制辅料相关联，逐渐形成了传统的炮制理论。

金·张元素在《珍珠囊》一书中认为“黄芩、黄连、黄檗、知母，病在头面及手梢皮肤者，须用酒炒之，借酒力以上腾也。咽之下、脐之上，须酒洗之，在下生用”。即黄芩、黄连、黄柏、知母等苦寒药可用酒炒，借酒力上腾以作用于头面及手梢皮肤，并认为药物“大凡生升熟降”。同时有白芍“酒浸行经，止中部腹痛”，初步形成了酒制理论。

元·王好古在《汤液本草》中引用了李杲的《药类法象》和《用药心法》两篇，在炮制辅料理论的新见解有“若治至高之病加酒煎，去湿以生姜，补元气以大枣，发散风寒以葱白，去膈上痰以蜜”，另有“（益智仁治）夜多小便者……入盐同煎服，有神效”等，初步总结了辅料炮制“生泻熟补”的理论认知。《用药心法》论述随证制方大法，后逐渐发展为临方炮制技术。

元·许国祯《御药院方》中的，在每一个医方饮片名下加脚注，新增有土炒、牛乳制、灯心炒、厚朴炒、吴茱萸炒等炮制方法和炮制辅料，书中共记述了 27 类常用炮制技术和相关辅料的应用。金元时期辅料制药物见表 1-5。

表 1-5 金元时期辅料制药物

辅料种类	辅料制药物
液体辅料	
酒	牛膝、大黄、肉苁蓉、菟丝子、苦楝、芫花、细辛、椿根白皮、干地黄、黄连、知母、生地黄、当归、山茱萸、麻黄、黄芩、芍药、麦门冬、大腹子、茯苓、白芍药、卷柏叶、熟地黄、杜仲、补骨脂、胡芦巴、川巴戟、蛇床子、川楝子、枸杞子、肉豆蔻、山药、金刚骨、五加皮、远志、大戟、石斛、防风、五灵脂、赤小豆、穿心巴戟、萆薢、天麻、安息香、乌梢蛇、吴茱萸、京三棱、广莪术、蛇床、莲实、茵陈蒿、乌梅、柴胡、黄柏、白芍、鹿茸、猪牙皂角、五味子、龟板、侧柏、乌药叶、锁阳、续断、山甲、地龙、韭子、苍术、红花、茵陈、防己、栝楼根、苦参、酸枣仁、威灵仙、乌蛇肉、草龙胆、莪术、三棱、白术、归尾
醋	乌金石、海浮石、当归、大黄、北南星、罂粟壳、大川芎、艾叶、紫石英、苍术、陈皮、广莪术、芫花、自然铜、龟板、木鳖子、硇砂、黄芩心、锦纹大黄、草乌头、浮石、白麦饭石、巴豆、川芎、京三棱、龟甲、斑蝥、马兰花、穿山甲、代赭石、鳖甲、香附、莪术、阿魏、三棱、蛇含石、熟艾、禹余粮、磁石、瓦楞子、芦荟
食盐水	米壳、石菖蒲、肉豆蔻、厚朴、苍术、草乌、胡芦巴、补骨脂、骨碎补、甜瓜子、金刚骨、川楝子、水蛭、生姜、黑牵牛、牡蛎、茴香、艾叶、黄芪、吴茱萸、香附、附子、菟丝子
姜汁	厚朴、半夏、白扁豆、黄连、杜仲、大天南星、粟米、南星、苍术、天南星、五灵脂、川朴、黄芩、白矾、山药、圆白大南星、远志
蜜	皂角、桑白皮、黄芪、罂粟壳、鹿茸、皂荚、玉米壳、桔梗、茅香、粟壳、黄柏
油	皂角、枳壳、鹿茸、穿山甲、淫羊藿、猪牙皂角、萆薢、川楝子、蜈蚣、鳖甲、蛤蚧、海马、半夏、龟板、良姜
药汁	川楝子（斑蝥）、玄明粉（萝卜）、苍术（乌头）、苍术（补骨脂）、苍术（小茴香）、苍术（川楝子）、苍术（川椒）、大半夏（木猪苓）、炉甘石（黄连水）、五加皮（吴茱萸）、黄连（吴茱萸）、半夏（皂角水）、吴茱萸（桔梗）、白术（黄芪）、白术（石斛）、白术（牡蛎）、白龙骨（茅香）、南星（皂角水）

续表

辅料种类	辅料制药物
黑豆汁	何首乌
米泔水	苍术、何首乌、桔梗、紫河车、大黄、黄连、半夏
童便	炉甘石、大黄、苍术、川黄连、香附、川乌、草乌、川芎、黄连
胆汁	天南星、荜茇
固体辅料	
麸	枳实、枳壳、杏仁、黄连、木香、苍术、香附子、杜仲、甘遂、川楝、桑螵蛸、虻虫、白术、金铃子
土	良姜、大天南星、川乌、黄连、黄芩
米	白茯苓、巴豆、斑蝥、芫青
蛤粉	阿胶、穿山甲
明矾	南星
面粉	大黄、诃子肉、枳实、草豆蔻仁、肉豆蔻、枳壳、赤茯苓、白茯苓、甘遂、槟榔
纸	枳壳、大黄、甘草、大南星、南木香、神曲、巴豆、蒲黄、苦葶苈、补骨脂、生姜、三棱、槟榔

七、明代（1368—1644）

明代在医药方面的成就尤为突出，超过了以往任何时期，炮制技术方面有较大的进步，在炮制理论和炮制辅料作用总结方面也有显著的建树。

明•徐彦纯将金元诸家著作辑为《本草发挥》，在辅料作用原理方面有较多的阐述，如“用上焦药须酒浸暴干……黄柏、知母治下部之药也，久弱之人，须合之者，酒浸暴干，恐寒伤胃气也”。书中还指出了童便制、盐制的作用，即“用附子、乌头者当以童便浸之，以杀其毒，且可助下行之力，入盐尤捷也”。同时有“心虚则盐炒之”“以盐炒补心肺”等表述，均为对辅料炮制作用的重要论述。

明•朱橚《普济方》卷五论和药一篇对炮炙凡例分条论述，并强调入汤剂与丸剂应采取不同炮制方法。卷六药性一篇亦有炮制理论和辅料作用的发挥。

明•兰茂在《滇南本草》中有“盐水清坎水”的记载；还用童便、酒、醋、盐、茴香、益智仁、萝卜汤等复制香附，强调了多种辅料的作用。

明•陈嘉谟在《本草蒙筌》中对药物的鉴别、贮藏、炮制等设专题论述，在明代中期颇具影响，可称是历史上第一次系统总结辅料炮制理论和方法的著作。其“制造资水火”中高度概括了辅料作用理论，提出：“酒制升提，姜制发散。入盐走肾脏，仍使软坚；用醋注肝经，且资住痛。童便制，除劣性降下；米泔制，去燥性和中。乳制滋润回枯，助生阴血；蜜制甘缓难化，增益元阳。陈壁土制，窃真气骤补中焦；麦麸皮制，抑酷性勿伤上膈。乌豆汤、甘草汤渍曝，并解毒致令平和；羊酥油、猪脂油涂烧，咸渗骨容易脆断。”认为“盐炒知母，益肾补阴”，并揭示了麸炒的作用机制，这篇炮制专论，时至今日仍有重要价值。

类似这些辅料作用的理论，不仅见于《本草蒙筌》，亦见于《珍珠囊药性赋》《雷公炮制药性解》《医学入门》等当时的其他著作。如《珍珠囊药性赋》指出“芫花本利水，非醋不能通”。《医学入门》载：“诸石火煅红，入醋能为末。”以及“凡药入肺蜜制，入脾姜制，入肾用盐，入肝用醋，入心用童便；凡药用火炮、汤泡、煨炒者，制其毒也”等，上述著作对炮制辅料的作用均有精辟的论述。

明代李时珍的《本草纲目》辑录了前人和当时极为丰富的炮制资料，广泛记载了用辅料炮制药物的方法及作用。该书收载的药物中，大多列有“修治”一项，其“附方”项下，则载有药物不同炮制品的临证应用，至今仍为中药炮制辅料作用研究的重要资料。其中白酒应用于药物炮制就是见于该著作，论其“烧酒非古法也，自元时始创其法”，并强调制药用的酒应为无灰酒，即制造时不加石灰的酒。随着酒炙方法的广泛应用，至明清时期酒炙理论也得到了进一步的发展和提高。

对于辅料醋制，《本草纲目》中也有“惟米醋二三年者入药”及“愈久愈良”的记载。对药汁制法，认为“（黄连）为治火之主药，治本脏之火，则生用之……治气分湿热之火，则以茱萸汤浸炒……诸法不独为之引导，盖辛热能制其苦寒，咸寒能制其燥性，在用者详酌之”。除以热制寒外，还认为可以寒制寒，以增强疗效，如“方家用猪胆，取其寒能胜热，滑能润燥，苦能入心，又能去肝胆之火也”及“黄连为治火之主药，治本肝之火，则生用之；治肝胆之实火，则以猪胆汁浸炒”。

其他辅料作用理论，如可通过米泔制，去除药物燥性，如“苍术性燥，故以糯米泔浸，去其油，切片，焙干用”。对于辅料黑豆的认识也非常全面，言及“豆有五色，各治五脏，惟黑豆属水性寒，为肾之谷，入肾功多。故能治水、消胀、下气、制风热而活血解毒”“解礜石、砒石、甘遂、天雄、附子、射罔、巴豆、芫青、斑蝥、百药之毒及蛊毒”。

明代张景岳所撰《景岳全书》明确提出：“蜜炙性温，能补虚损。”李中梓所著《本草通玄》中补充说明“蜜制润其燥”，并认为“盐制润下”“便制减其温”。傅仁宇在《审视瑶函》中延续前人观点，认为“芩、连、知、柏之类，制之必以酒炒，庶免寒润泄泻之患”。卢之颐在《本草乘雅半偈》中论述乳汁制药物的特点及原理，曰：“修治白术，人乳润之，制其性也。”常用乳汁炮制的药物有白术、山药、丁香等。

明•缪希雍所撰《炮炙大法》是继《雷公炮炙论》之后另一部有价值的炮制专著，首列“雷公炮制十七法”，记载439种药物的炮制法，叙述各药出处、采集时间、优劣鉴别等，对炮制辅料、各药物炮制的操作方法以及药物贮藏等均有详细而系统的记载。明代辅料制药物见表1-6。

表1-6 明代辅料制药物

辅料种类	辅料制药物
液体辅料	
酒	阿胶、阿魏、艾叶、安息香、巴豆、巴豆霜、巴戟天、白茯苓、白花蛇、白花蛇肉、白花蛇头、白僵蚕、白芥子、白颈蚯蚓、白龙骨、白芍、白术、白头翁、白芷、百部、百部根、百合、百脉根、柏实、柏子仁、败龟、败龟板、半夏、贝子、荜澄茄、萆薢、鳖甲、补骨脂、苍耳实、苍耳子、苍术、草龙胆、草乌、侧柏叶、柴胡、蝉壳、蟾蜍、蟾酥、菖蒲、常山、车前子、沉水香、陈皮、踯躅花、赤脚蜈蚣、赤芍药、赤铜屑、赤小豆、臭椿根皮、楮实子、川巴戟、川萆薢、川当归、川杜仲、川红花、川黄柏、川黄连、川楝子、川牛膝、川乌头、川芎、川续断、川中藤、穿山甲、穿心巴戟、椿根皮、椿木、椿皮、刺蒺藜、刺猬皮、大川芎、大当归、大地黄、大腹皮、大黄、大茴香、大戟、大全蝎、大小蓟、丹参、淡豆豉、当归、当归身、当归尾、地骨皮、地黄、地龙、地榆、丁公藤、冬青子、独活、杜仲、鹅卵石、恶实、防风、防己、凤仙花子、伏翼、茯苓、附子、覆盆子、

续表

辅料种类	辅料制药物
酒	甘草、甘枸杞、甘杞子、干地黄、干蛤蟆、干山药、干虾蟆、干蝎、狗脊、狗脊草、枸杞子、古钱、瓜蒌根、官桂、贯众、广陈皮、广茂术、广术、归梢、归身、归尾、龟板、龟甲、过山龙、蛤蚧、蛤蟆、海马、海螵蛸、海桐皮、海藻、汉防己、诃子、何首乌、鹤骨、黑豆、黑花蛇、黑牵牛、黑乌蛇、红花、红蓝花、厚朴、胡麻、胡芦巴、花蛇、怀地黄、怀牛膝、怀山药、怀生地黄、淮生地黄、淮熟地黄、槐花、槐角、黄柏、黄狗肾、黄精、黄蜡、黄连、黄芪、黄芩、黄芩梢、茴香、鸡内金、蒺藜、甲香、僵蚕、金钗石斛、金铃子、金银花、金樱子、锦纹大黄、京墨、京三棱、净黄连、韭子、桔梗、橘皮、菊花、橘核、孔公孽、枯芩、苦参、苦楝、苦楝根皮、苦楝子、苦葶苈、昆布、狼毒、老蜘蛛、雷丸、荔枝核、连皮大腹子、连翘、莲肉、莲实、莲子、楝实、楝子、羚羊角、刘寄奴、硫黄、龙胆草、龙骨、鹿角、鹿茸、鹿药、麻黄、马勃、马兰花、马兰子、麦门冬、蔓荆子、没药、麋角、密蒙花、明天麻、牡丹、牡丹皮、木瓜、木香、南藤、南五加皮、南香附米、南星、南枣、牛蒡子、牛膝、女萎、女贞实、蓬莪术、蓬藁、漆叶、蕲蛇、牵牛子、茜根、羌活、秦艽、蚯蚓、全蝎、人胞、人胞衣、人参、忍冬藤、肉苁蓉、乳香、三棱、桑白皮、桑螵蛸、桑叶、沙苑蒺藜、山慈菇、山药、山萸肉、芍药、蛇床子、蛇黄、蛇皮、蛇蜕、麝香、神曲、升麻、生地黄、石菖蒲、石斛、石花、石龙子、石楠叶、石枣、石茱萸、熟地黄、属李、蜀椒、松香、松脂、苏方木、苏子、酸枣仁、锁阳、桃仁、天花粉、天麻、天冬、天南星、天雄、甜葶苈、条芩、铁粉、葶苈子、土瓜根、土花蛇、菟丝子、腽肭脐、王不留行、威灵仙、乌黑蛇、乌梅、乌梢蛇、乌蛇肉、乌蛇尾、乌头、乌药、无名异、吴茱萸、蜈蚣、五倍子、五加皮、五灵脂、五味子、豨莶草、虾蟆、仙茅、香白芷、香椿嫩叶、香附、香附米、香附末、香附子、象皮、硝石、小茴香、蝎、蟹、雄黄豆、续断、续随子、萱草根、玄参、玄胡索、熏陆香、延胡索、羊踟蹰、羊肾、阳起石、夜明砂、益智仁、茵陈、茵陈叶、淫羊藿、罂粟壳、元精石、芫花、原蚕蛾、远志、枣仁、皂角、泽兰、泽泻、真白花蛇、真紫草、枝仁、知母、栀仁、栀子仁、朱砂、猪悬蹄、猪牙皂角、紫草、紫河车、紫荆皮、紫菀、自然铜
醋	阿胶、阿魏、艾叶、安息香、巴豆、巴豆肉、白僵蚕、白芥子、白麦饭石、白芍、白石英、白石脂、白术、白水牛喉、败鼓皮心、败龟板、斑蝥、半夏、蚌粉、北艾叶、北南星、贝子、荜茇、萹蓄、鳖甲、槟榔、苍耳草灰、苍术、草乌头、柴胡、陈艾、陈橘皮、陈皮、陈枳壳、赤石脂、赤小豆、赤足蜈蚣、川大黄、川椒、川芎、穿山甲、椿白皮、椿皮、磁石、翠白、翠白三棱、大汉椒、大黄、大戟、大香附子、当归、丁头代赭石、杜仲、莪术、鹅管石、防风、飞廉根及花、麸皮、浮海石、附子、甘草、甘遂、狗脊、贯众、龟板、龟甲、蛤蚧、海粉、海浮石、海蛤、海螺、海石、海藻、诃子、红花、红铜末、厚朴、胡椒、花蕊石、花桑枝、花蜘蛛、槐花、黄连、黄芩、黄芩心、姜黄、金毛狗脊、金线蛤蟆、金星鳝、京三棱、净香附、桔梗、卷柏、魁蛤、蜡、莱菔子、狼毒、雷丸、良姜、莨菪子、灵砂、鲮鲤、硫黄、龙齿、龙骨、鹿角、鹿角胶、鹿茸、绿矾、麻黄、马兰花、马蓝、玛瑙、麦饭石、密陀僧、牡丹皮、牡蛎、木鳖子、木猪苓、南香附米、南星、硇砂、牛黄、蓬莪术、硼砂、砒石、砒霜、蕲艾叶、牵牛、铅丹、铅霜、青橘皮、青皮、青鱼胆、全蝎、人言、肉豆蔻、芍药、蛇含石、蛇黄、蛇蜕、升麻、石灰、石决明、石硫黄、石榴皮、石绿、石楠叶、石蜥蜴、石蟹、石燕、石燕子、石中黄、蜀椒、蜀漆、粟壳、酸石榴皮、天南星、铁脚威灵仙、铁砂、铜绿、铜青、菟丝子、瓦楞子、瓦龙子、晚蚕沙、文蛤、乌金石、乌梅、乌蛇、乌药、无名异、吴茱萸、五灵脂、锡灰、淫羊藿、香白芷、香附、香墨、小麦、信砒、雄黄、续断、延胡索、阳起石、夜明砂、茵陈蒿、罂粟壳、罂粟子、禹余粮、玉米壳、芫花、月宝砂、云母、皂矾、皂荚、皂角、皂角木白皮、赭石、针砭、真阿魏、真针砭、枳实、紫河车、紫金皮、紫石英、紫菀、自然铜
食盐水	艾叶、艾叶末、八角茴香、巴戟、巴戟肉、白颈蚯蚓、白芍、白术、柏叶、半夏、荜茇、萆薢、蓖麻子、补骨脂、苍术、草乌、侧柏叶、蝉蜕、菖蒲、陈皮、豉心、赤芍药、川当归、川椒、川楝子、川乌、川芎、大白梅、大川乌头、大茴香、丁皮、独活、杜仲、法制陈皮、粉霜、蜂子、伏麻、附子、

续表

辅料种类	辅料制药物
食盐水	甘草、蛤蚧、黑附子、厚川黄柏、厚朴、怀山药、黄柏、黄柏木、黄连、黄芪、茴香、橘皮、橘红、卷柏、莲花须、莲子肉、良姜、龙骨、蝼蛄、鹿茸、落花参、麦门冬、绵黄芪、牡蛎、木瓜、南星、青橘皮、青礞石、青皮、全蛇蜕、人参、肉豆蔻、桑螵蛸、山栀、蛇床子、蛇蜕、生地黄、生姜、石菖蒲、石决明、水蛭、苏木、天冬、天南星、乌头、芜荑、吴茱萸、香附、香附米、香附子、小茴香、新升麻、玄胡索、羊肾、羊肾膏、益智仁、薏苡仁、罂粟壳、云母、知母
姜汁	白扁豆、白附子、白僵蚕、白芍药、白术、半夏、半夏曲、半夏曲(生姜汁)、贝母、扁豆、苍术、草豆蔻、草乌、菖蒲、陈皮、赤脚蜈蚣、赤芍药、川杜仲、川厚朴、川黄连、川乌、大半夏、大腹皮、当归、地黄、杜仲、附子、甘草、干蟾、干漆、高良姜、寒水石、厚朴、厚朴皮、胡黄连、虎掌、怀生地黄、黄连、黄芪、黄芩、僵蚕、桔梗、橘皮、炉甘石、萝卜子、绿矾、麻黄、麦门冬、南星、南星曲、凝水石、枇杷叶、牵牛子末、前胡、青礞石、青皮、全蝎、乳香、山药、生地黄、生姜、熟地黄、酸枣仁、天花粉、天冬、天南星、天雄、条芩、铜青、乌头、蜈蚣、五灵脂、香附子、香薷、鸭子、益智仁、罂粟壳、郁金、远志、远志肉、皂角、知母、栀子、竹沥、子芩、紫菀
蜜	白花蛇、白芍药、白术、百合、薄荷、薄荷叶、北五味、贝子、萆薢、苍术、柴胡、沉香、臭椿根、川乌、川芎、椿根白皮、椿根皮、大黄、大乌头、杜若、杜仲、杜仲皮、防风、粉草、附子、甘草、藁本、骨碎补、蛤蚧、海螵蛸、厚川黄柏、胡桃仁、黄柏、黄柏木、黄柏皮、黄芪、甲香、僵蚕、桔梗、橘子皮、款冬花、栝楼、羚羊角、鹿角、露蜂房、麻黄、马勃、茅香、米壳、密蒙花、绵黄芪、南星、女萎、枇杷叶、桑白皮、桑根白皮、桑梨皮、桑皮、桑螵蛸、桑叶、沙参、山栀子、芍药、蛇蜕、升麻、石菖蒲、熟地黄、粟壳、土蜂房、葳蕤、乌梅、乌头、蜈蚣、五味子、豨莶、香附、香附米、橡斗皮、小紫苏、杏仁、徐长卿、羊耳朵、益智、罂粟壳、罂子粟、罂子粟壳、玉米壳、郁李仁、皂荚、知母、猪牙皂角、紫贝、紫河车、紫菀
油	阿胶、阿胶(猪脂)、巴豆、巴豆肉、巴戟、白马茎(酥)、百草霜、败龟(酥)、半夏、贝母、萆薢、鳖甲(酥)、鳖甲尖(酥)、蚕沙、苍耳、苍术、草乌头、蝉蜕、蟾蜍(酥)、赤头蜈蚣、川楝子、川乌、穿山甲、穿山甲(酥)、穿山甲(油)、大黄、大力子、大皂角、地龙、杜仲、杜仲(酥)、杜仲(酥油)、番木鳖子、蜂房(猪脂)、附子、甘草、干蟾、干蛤蟆、高良姜、藁本(酥)、龟板、龟板(酥)、龟板(酥油)、龟甲、龟甲(酥)、龟甲(猪脂)、龟壳、龟壳(酥)、鬼箭(酥)、蛤蚧、蛤蚧(酥)、海马、皂角(酥)、厚朴皮、桦皮节、黄明胶、黄芪、藿香、金头蜈蚣、金头蜈蚣(酥)、荆芥穗(香油)、良姜、鲮鲤、龙骨、鹿角(酥)、鹿角霜(酥)、鹿茸、鹿茸(酥)、鹿茸(羊脂)、麻子仁、马兜铃实、麋角、麋角屑、木鳖子(香油)、木香、南星、嫩鹿茸、牛角腮(酥)、牛膝、蓬莪术、枇杷叶、青蛙、肉苁蓉、肉苁蓉(酥)、生地黄、石斛、石龙子(酥)、石楠叶(猪脂)、石韦、石韦(羊脂)、水蛭、水蛭(酥)、水蛭(猪脂)、锁阳、锁阳(酥)、锁阳(酥油)、锁阳(羊油)、土狗、卫矛、卫矛(酥)、乌桕根皮、乌梢蛇(酥)、蜈蚣、五灵脂、鼹鼠头、虾蟆(酥)、淫羊藿、香附、雄黄、血余(香油)、羊蹄根、淫羊藿、淫羊藿(羊油)、淫羊藿(羊脂)、皂矾、皂荚、皂荚(酥)、皂角、枳壳、猪牙皂角
药汁	艾叶(香附)、安息香(胡桃仁)、巴豆(川楝子)、巴豆(大麦)、巴豆(黄连)、巴戟(枸杞汤)、巴戟天(枸杞子)、巴戟天(枸杞子,菊花)、白茯苓(猪苓)、白色信石(绿豆粉)、白芍药(薄荷汁)、白蛇皮(皂角水)、白石英(雄猪肚)、白术(附子,生姜,醋)、白术(黄芪)、白术(黄芩)、白术(牡蛎)、白术(枳实)、白术(石斛)、白芜荑(黄连)、白芷(黄精片)、柏子仁(羊蹄草蒸)、斑蝥(川楝子)、斑蝥(牡蛎)、半夏(白芥子)、半夏(矾水,巴豆,皂角)、半夏(浓皂角汁)、半夏(吴茱萸)、半夏(杏仁)、半夏(牙皂)、半夏(皂角)、半夏(皂角水)、半夏(猪苓)、半夏曲(竹沥)、贝母(巴豆)、槟榔(斑蝥)、槟榔(皂角)、补骨脂(胡桃)、补骨脂(胡桃肉)、补骨脂(芝麻)、苍耳草、苍耳子(黄精汁)、苍术(补骨脂)、苍术(川椒)、苍术(川楝子)、苍术(川乌头)、苍术(茴香)、苍术(韭白)、苍术(吴茱萸)、苍术(小茴香)、苍术(皂角)、苍术(芝麻)、苍术(猪苓)、草豆蔻(茱萸)、草果仁(茴香)、蟾蜍(黄精汁)、菖蒲(嫩桑枝)、陈皮(巴豆)、陈枳壳(巴豆)、

续表

辅料种类	辅料制药物
药汁	赤芍药（川椒）、赤术（芝麻）、川巴戟天（甘菊花）、川当归（生地黄汁）、川黄连（吴茱萸）、川椒（甘草）、川楝肉（斑蝥）、川楝子（巴豆）、川楝子（巴戟）、川楝子（斑蝥）、川楝子（茴香）、川牛膝（何首乌）、川郁金（皂角水）、穿山甲（皂角）、磁石（五花皮，地榆）、大半夏（萝卜）、大半夏（皂角水）、大半夏（猪苓）、大附子（黄连）、大甘遂（大麦）、大汉椒（阿胶）、大黄（巴豆）、大黄（红花）、大蒜（巴豆）、胆矾（红枣）、当归（吴茱萸）、地黄（砂仁）、地龙（川椒）、豆蔻（吴茱萸）、独活（淫羊藿）、杜牛膝（茶水炒）、杜仲（茴香）、杜仲（酥）、莪术（巴豆）、莪术（虻虫）、发髯（皂荚水）、防葵（甘草汤）、防葵（黄精汁）、风化硝（皮硝，萝卜）、伏翼（黄精）、茯神（干葛，灯心煮）、附子（地黄汁）、附子（防风）、附子（甘草）、附子（萝卜）、附子（朱砂）、甘枸杞（川椒）、甘枸杞（小茴香）、甘枸杞（芝麻）、甘州枸杞（川椒，乳香，茴香，芝麻）、干姜（巴豆）、干姜（甘草）、干姜（硇砂）、枸杞子（菊花）、官粉（皂角）、广木香（黄连）、海蛤（枸杞汁）、海螵蛸（槐花）、海螵蛸（三黄汤）、海藻（黑豆）、海藻（荞麦炒）、海藻（生乌豆，紫背天葵）、黑丑（皂角）、红蓝花（青蒿）、胡椒（茴香）、胡芦巴（巴豆）、胡芦巴（海金沙）、胡芦巴（黑芝麻）、胡芦巴（补骨脂）、胡芦巴（山茱萸）、胡芦巴（生芝麻）、虎掌（皂角汁）、滑石（牡丹皮）、黄丹（黄连水）、黄连（巴豆）、黄连（冬瓜汁）、黄连（干漆水炒）、黄连（槐花）、黄连（朴硝）、黄连（湿槐花拌炒）、黄连（吴茱萸汁）、黄连（吴茱萸汤）、黄连（益智）、黄连（茱萸，益智仁）、黄芪（桂）、茴香（巴豆）、茴香（斑蝥）、荆芥穗（甘草）、荆三棱（乌头）、净黄连（吴茱萸）、桔梗（百合）、桔梗（百合汁）、雷丸（苍术汤）、良姜（斑蝥）、良姜（莪术，三棱）、硫黄（龙尾蒿，紫背天葵，百部，甘草）、硫黄（紫背浮萍，皂角汤）、漏芦（甘草）、芦荟（皂角水）、炉甘石（黄连水）、炉甘石（黄连汁）、炉甘石（龙胆草）、鹿角胶（楮实子，桑白皮，黄蜡）、鹿茸（黄精）、乱发（皂角水）、萝卜子（巴豆）、没药（黄连水）、密蒙花（甘草）、牡蛎（韭菜汁）、木瓜（艾叶）、木香（黄连）、南星（白矾）、南星（半夏煮水）、南星（牙皂）、南星（皂角水）、牛膝（黄精汁）、牛膝（生地黄汁）、女贞（旱莲草）、蓬莪术（巴豆）、硼砂（萝卜片）、硼砂（萝卜汁）、硼砂（竹沥）、补骨脂（黑芝麻）、补骨脂（泽泻）、牵牛（茱萸）、前胡（甜竹沥）、前胡（竹沥）、青橘皮（巴豆）、青礞石（缩砂）、青木香（斑蝥）、青皮（巴豆）、青皮（斑蝥）、青皮（水蛭）、瞿麦（堇竹沥）、瞿麦（竹沥）、瞿麦穗（竹沥）、全蝎（艾叶）、全蝎（薄荷叶）、全蝎（薄荷叶包炙）、全蝎（荷叶）、人胞（乳香）、乳香（荷叶）、乳香（黄连水）、三棱（干漆）、山药（五味子）、商陆（绿豆）、上白茯苓（砂仁）、蛇床子（浓兰汁，百部草根，生地黄汁）、蛇床子（浓蓝汁）、蛇床子（浓盐汁，百部汁）、蛇床子（生地汁）、蛇蜕（皂角水）、升麻（黄精）、生地黄（茯苓）、生地黄（黄连末）、生地黄（萝卜）、生地黄（砂仁）、生地黄（砂仁，茯苓）、生姜粉（黄连）、石菖蒲（桃仁）、石灰（大黄）、石灰（皂角）、石硫黄（萝卜）、石钟乳（沉香，零陵香，藿香，甘松，白茅，甘草，紫背天葵）、石钟乳（甘草，紫背天葵汁）、熟地（砂仁末，茯苓）、熟地黄（砂仁）、水银（紫背天葵）、松脂（桑灰汁）、苏合香油（安息香膏）、酸石（五味子）、太一余粮（黄精）、桃核仁（白术，乌豆）、桃仁（茱萸）、天花粉（茯苓皮煮）、天麻（蒺藜子）、天南星（皂角水）、天南星（皂角汁）、铜绿（黄连水）、土黄（砒黄，木鳖子，巴豆，硇砂）、文蛤（枸杞根皮，侧柏叶）、吴茱萸（黄连）、吴茱萸（黄连水）、吴茱萸（补骨脂）、蜈蚣（薄荷叶）、五倍子（桔梗，甘草末）、五倍子（绿豆）、五加皮（吴茱萸）、香附（巴豆）、香附（茴香）、香附（萝卜汤）、香附（益智仁）、香附（皂角水）、香附子（巴豆）、香附子（皂角水）、辛夷（芭蕉水汁）、杏仁（牡蛎）、雄黄（甘草，紫背天葵，地胆，壁棱花）、雄黄（萝卜根）、雄黄（米醋，萝卜汁）、宣连（吴茱萸）、玄参（蒲黄）、玄明粉（甘草）、玄明粉（黄连）、玄明粉（萝卜）、玄明粉（朴硝，萝卜，防风，甘草）、玄明粉（朴硝和萝卜）、玄明粉（皂角）、血竭（灯草）、血余（皂角水）、牙硝（萝卜汤）、银柴胡（木通）、郁金（皂角水煮）、郁李仁（陈皮）、远志（灯心）、云母（甘草，地黄，小地胆草，紫背天葵）、云母（小地胆草，紫背天葵，生目草，地黄汁各一盏）、皂角（白矾）、泽泻（皂角水）、真琥珀（皂角水）、知母（黄柏）、枳壳（巴豆）、枳壳（巴豆仁）、枳壳（苍术）、枳壳（干漆）、枳壳（茴香）、枳壳（萝卜汁）、枳壳（萝卜子）、枳壳（皂角水）、制黄连（吴茱萸）、钟乳粉（沉香，藿香，零陵，甘松，白茅）、朱砂（麻黄水）、茱萸（牵牛）、猪苓（升麻叶）

续表

辅料种类	辅料制药物
黑豆汁	白龙骨、斑蝥、萆薢、苍术、草乌、赤白何首乌、川牛膝、川乌、川乌（黑豆拌蒸）、大腹皮、附子、海藻、何首乌、黑大豆、胡麻、淮乌、槐角、黄精、龙骨、牛黄、女萎、商陆、太一余粮、乌头、仙茅、杏核仁、远志、紫河车
米泔水	阿魏、艾叶、白茯苓、白僵蚕、白僵蚕（糯米泔）、白颈蚯蚓（糯米浸）、白芍药、白术、白薇、百合、柏叶、半夏、萆薢、槟榔、苍术、草乌、菖蒲、车前子、陈皮、赤何首乌、赤术、川牛膝、川乌、穿山甲、大黄、当归、地龙、丁香、法制半夏、茯神、附子、海石、黑豆、黑附子、红娘子（糯米水）、厚朴、黄连、黄芪、黄芩、姜石、僵蚕、桔梗、何首乌、苦参、苦参（糯米浓泔汁）、雷丸、藜芦、硫黄、鹿角、鹿角胶、鹿角胶霜、牡蛎、前胡、羌活、蚯蚓、人胞、人胞衣、沙参、射干、生姜、石菖蒲、水蛭、天南星、菟丝子、乌头、吴茱萸、仙茅、香附、香附米、香附子、新嫩柏叶、淫羊藿、远志、云片白术、泽泻、枳壳、枳实、紫河车、紫金皮
甘草汁	巴豆、巴戟、巴戟（甘草汤浸）、白丁香、白前、败酱、败酱（甘草叶）、半夏、半夏（汤泡 / 洗）、贝母、鳖甲（汤浸）、草龙胆、草乌（汤泡）、曾青、蝉蜕、陈皮（汤浸）、陈皮（汤洗）、川楝子（汤浸）、川乌（汤泡）、大附子（甘草）、大腹皮、大黄（汤泡）、大南星（汤泡）、地骨皮（甘草水）、法制半夏、防葵、附子（甘草浓汁）、甘遂（甘草汤）、枸杞、广陈皮（汤泡）、鬼督邮、何首乌、胡桃（汤泡）、滑石、怀牛膝、荆芥穗、款冬花（甘草汤）、雷丸、硫黄、龙胆草、漏芦（甘草水）、络石、麻黄（汤浸焙）、麻黄（汤洗）、芒硝（汤煮）、莽草叶、密蒙花、南香附米（汤浸）、南星（汤洗）、硇砂、砒霜、枇杷叶（甘草汤）、茜草、青皮（汤浸）、青盐、蕤核（汤泡）、三棱（汤泡）、蛇蜕、石膏（甘草水）、蜀漆、粟壳（温汤泡）、桃仁（汤浸）、天南星（汤洗）、天雄、吴茱萸（汤浸）、吴茱萸（汤泡）、吴茱萸（汤泡炒）、吴茱萸（汤洗炒）、吴茱萸（汤中浸）、吴茱萸（汤煮片时用）、香白芷（沸汤泡洗）、杏仁（汤浸）、杏仁（汤泡）、杏仁（汤洗）、玄明粉、牙硝、玉米壳（汤洗）、郁李仁（汤浸）、郁李仁（汤泡去皮尖）、郁李仁（汤去皮）、远志、远志（甘草汤）、远志（甘草汤浸）、远志肉、栀子、枳壳（汤浸）、茱萸（汤洗）、紫背天葵、紫河车（重汤煮）、自然铜
童便	白炉甘石、白芍药、北杏仁、贝母、萆薢、鳖甲、苍术、草蒿、草乌、陈橘皮、赤车使者、赤药子、川萆薢、川大黄、川黄柏、川黄连、川木贼、川牛膝、川乌、穿山甲、磁霜、刺蓟根、大附子、大黄、大香附、大小蓟、丹皮、地骨皮、附子、龟甲、黑附子、花蕊石、黄柏、黄连、黄芩、橘皮、栝楼、楝实、鲮鲤、硫黄、炉甘石、牡蛎、木瓜干、木贼、木贼草、南香附米、牵牛、秦艽、青蒿、青皮、人胞、人参、蛇含石、石决明、熟附子、天雄、乌药、吴茱萸、香附、香附米、香附子、杏仁、知母、栀子、紫河车、紫金皮、紫菀、自然铜
乳汁	白茯苓、白术、荜茇、苍术、苍术（人乳）、蟾酥、赤茯苓、川黄柏、茯苓、甘枸杞、钢砂、枸杞子、何首乌、厚川黄柏、胡黄连、槐实、黄柏、黄连、莨菪子、芦荟、鹿角、麋角、木瓜、木瓜实、人参、沙苑蒺藜、山药、天南星、虾蟆头、鹰眼、珍珠、知母
胆汁	白茯苓、白术、荜茇、苍术（人乳）、蟾酥、赤茯苓、川黄柏、茯苓、甘枸杞、枸杞子、何首乌、厚川黄柏、胡黄连、槐实、黄柏、黄连、莨菪子、芦荟、鹿角、麋角、木瓜实、人参、沙苑蒺藜、山药、天南星、虾蟆头、鹰眼、珍珠、知母
固体辅料	
麸	阿胶、阿魏、巴豆、白僵蚕、白术、斑蝥、贝母、槟榔、苍术、陈皮、川楝子、穿山甲、刺猬皮、大附子、大黄、大杏仁、杜仲、防风、附子、甘草、甘遂、诃子、核桃仁、槐角、槐实子、金铃子、桔梗、栝楼、楝实、杏核仁、虻虫、明阿胶、木鳖子、木香、牵牛、青橘皮、青皮、肉豆蔻、桑白皮、桑螵蛸、桃仁、天麻、乌头、五味子、杏仁、牵牛子、枳壳、枳实
糠	苍术、穿山甲、荆沥、芦荟、马陆、杏仁
土	白术、天南星、巴豆、芫花根、川乌、白术（向东陈壁土）、穿山甲、黄连、陈仓米、黄芩、苍术、高良姜、附子、白术（山黄土）

续表

辅料种类	辅料制药物
米	阿胶、阿胶(糯米)、艾叶、巴豆、巴豆(第一次白米)、巴豆(米皮炒焦)、白果肉、白芍、斑蝥、斑蝥(粳米)、斑蝥(糯米)、半夏、贝母、鳖甲、槟榔(酸米饭裹)、陈仓米、陈皮、赤术、川贝母、大黄、灯心草、滴乳香、地胆、杜仲、杜仲皮、干漆、干蝎、红娘子、红曲、苦参、绿矾、没药(灯心草或糯米同研)、虻虫、蛴螬、全蝎、肉豆蔻、肉果、乳香、乳香(灯心草或糯米同研)、熟艾(糯米)、水蛭、亭长、葶苈子(糯米)、芜菁、芫青(糯米)、五倍子、五味子、仙茅、玄胡、熏陆香、延胡索、薏苡仁、枳壳、紫巴戟
砂	甘草、象皮灰
石灰	白芷、槟榔、穿山甲、水蛭、巴豆仁
蛤粉	阿胶、穿山甲、明广胶、大川乌、黄鱼鳔胶、刺猬皮、猪爪、鲮鲤、杏仁、桃仁、地龙、附子、肉豆蔻、川乌头、全蝎
明矾	白砒(明矾)、半夏(白矾汤入姜汁浸透、洗净)、天南星(明矾或姜汁拌和泡用)、侧柏叶、粉霜、江子、大半夏、广橘皮、陈皮、皂角、砒霜、轻粉、蓬砂
面粉	阿胶、阿魏、巴豆、巴戟、白附子、白术、斑蝥、半夏、槟榔、苍术、草豆蔻、草豆蔻仁、草果、陈皮、陈枳壳、陈枳实、赤茯苓、川楝子、川乌、大瓜蒌、大黄、豆蔻、茯苓、附子、甘遂、瓜蒂、龟头、诃梨勒、诃子、何首乌、红娘子、黄明胶、京三棱、没石、木香、硇砂、蓬莪术、青皮、肉豆蔻、肉果、肉蔻、山柰、麝香、生姜、石决明、使君子、桃仁、芜荑、吴白芷、五灵脂、新红象牙、杏核仁、杏仁、郁李仁、枳壳、枳实
纸	阿魏、巴豆、白附子、柏子仁、半夏、槟榔、蚕蜕(纸烧)、草豆蔻、车前子、川大黄、川芎、大附子、大黄、大麦芽、大南星、丹砂、附子、甘草、蛤蚧、孩儿茶、海螵蛸、诃子、诃子皮、鹤虱、怀庆地黄、黄连、鸡内金、僵蚕、莲心肉、没药、牡蛎、木香、南木香、南星、硇砂、牛蒡子(隔纸炒)、蓬莪术、补骨脂(隔纸微炒)、蒲黄(隔纸炒)、千金子、人参、肉豆蔻、乳香、蕤核、三棱、桑柴灰、山栀子、生姜、石膏、蜀椒、酸枣仁(隔纸)、天麻、天南星、天雄、甜葶苈(隔纸略炒)、葶苈(隔纸炒)、葶苈(纸上焙)、葶苈子、乌头、蜈蚣、雄蚕蛹、续随子、阳起石、夜明砂、郁金、枣仁、针粉
豆腐	草乌、珍珠、番木鳖、琥珀、硫黄、朴硝

八、清代(1616—1911)

清代多在明代理论基础上增加炮制品，医药文献注重临床实用性，且多有专项记载炮制的方法和作用，炮制工艺更加考究，积累了不少炮制经验。

王翃在《握灵本草》中指出，雄黄“以米醋入萝卜汁煮干乃可入药，不尔有毒，水飞用”。

刘若金所著《本草述钩元》中始见朴硝水化后与萝卜共煮的炮制方法，且该方法一直沿用至今。该著作收载300多种药物炮制方法和辅料，在炮制作用、目的以及理论解释等相关方面的记载都非常丰富。如黄芪“治痈疽生用，治肺气虚蜜炙用，治下虚盐水或蒸或炒用”，生地黄“用姜汁拌炒，免致泥膈”，熟地黄“其性滞泥，得砂仁之香窜，乃能和五脏冲气，归宿丹田也”等。

尤乘在《药品辨义》中记载，黄柏“用盐水炒，使咸以入肾，主降阴火，以救肾水”以及“以竹刀切，米泔浸经宿，同黑豆九蒸九晒，木杵臼捣之……按此法乃用以补益肝肾者，治瘰疬乃用生嚼”。赵学敏所著《本草纲目拾遗》认为：“今人以(黑豆)制何首乌，取以引入肾经也。"对辅料炮制引药入经有较多论述。

张仲岩所著《修事指南》是历史上第三部炮制专著，突出了炮制在临床应用中的重要性，指出"炮制不明，药性不确，则汤方无准而病症无验也"且"凡修事各有其故，因药殊制者，一定之方，因病殊制者，变化之用。又须择地择人敬慎其事"。该著作对辅料炮制理论有了进一步的发展，载有论述："吴萸汁制抑苦寒而扶胃气，猪胆汁制泻胆火而达木郁，牛胆汁制去燥烈而清润。"

此外，黄元御在《玉楸药解》中有"(南星)水尽二三日，去其白涎，牛胆汁套者，治痰郁肺热甚佳"之说。吴仪洛所著《本草从新》亦认为天南星"得牛胆则燥性减，且胆有益肝胆之功"。以上理论均在炮制中应用广泛，增加了中药在临床运用的灵活性。

严洁等《得配本草》中载：菟丝子"补肾气，淡盐水拌炒"，泽泻"滋阴利水盐水炒"，砂仁"阴虚者宜盐水浸透，炒黑用"，补骨脂"暖肾，盐水炒"，又有龟胶"止咳，蛤粉炒"的记载，可见蛤粉除了可以作为加热介质，还有辅助治疗的作用。

清代还有"分剂合用"的新型制品出现。柳宝治选评的《柳选四家医案》，将黄柏分成四份：一份盐水炒、一份生晒、一份酒炒、一份用益智仁末三钱拌炒后去益智仁；香附三两分三份，一份盐水炒，一份醋炒，一份蜜水炒。赵学敏在《串雅内编》中记载，把大黄分成四份后，经不同辅料处理，最后合并服用，达到药性全面，对辅料的应用更加灵活和丰富。清代辅料制药物见表1-7。

表1-7 清代辅料制药物

辅料种类	辅料制药物
液体辅料	
酒	白芍、阿胶、阿魏、艾叶、安息香、八角茴香、巴戟肉、巴戟天、白当归、白茯苓、白花蛇、白蒺藜、白僵蚕、白蔻仁、白砒、白芍药、白石英、白术、白头翁、白薇、白鲜皮、白芷、百部、百合、柏叶、柏子仁、斑蝥、半夏、北柴胡、贝子(齿)、荜澄茄、萆薢、蝙蝠、鳖虫、鳖甲、鳖甲灰、槟榔、补骨脂、蚕沙、苍耳子、苍术、决明子、草龙胆、草乌、侧柏叶、柴胡、蟾蜍、蟾酥、常山、车前子、沉香、陈伏龙肝、橙核、赤茯苓、赤脚蜈蚣、赤芍药、赤铜屑、茺蔚子、楮实子、川黄柏、川黄连、川楝实、川楝子、川牛膝、川乌、川蜈蚣、川芎、川续断、穿山甲、椿根皮、磁石、刺蒺藜、刺猬皮、大当归、大附子、大腹皮、大腹子、大怀地、大黄、全蝎、大茴香、大蓟、小蓟、大蓟叶、大生地、代赭石、丹参、龙骨、丹皮、胆南星、淡豆豉、当归、当归身、当归尾、当归须、灯心灰、地鳖虫、地肤子、地骨皮、地黄、地龙、地榆、冬瓜仁、冬青子、独活、杜仲、莪术、鹅不食草、牛蒡子、防风、防己、肥皂荚、肥皂子、粉丹皮、蜂房、茯苓、浮石、附子、腹皮、覆盆子、甘草、甘菊、干蟾酥、干地黄、高良姜、狗脊、枸骨、枸骨子、枸橘、枸杞子、骨碎补、故纸、贯众、广陈皮、广莪术、龟板、龟甲、蛤蚧、蛤蚧尾、海狗肾、海马、海螵蛸、海桐皮、海藻、汉防己、旱莲草、杭白芍、杭青皮、诃子、何首乌、黑大豆、黑花蛇、黑栀子、红花、红花子、红蓝花、红枣、厚蚕蛾、厚黄柏、胡芦巴、胡麻、花蛇、桦皮、怀牛膝、槐花、槐米、黄柏、黄雌鸡骨、黄狗外肾、黄连、黄毛鹿茸、黄芪、黄芩、黄松节、茴香、蒺藜、僵蚕、金铃子、金毛狗脊、金石斛、金星草、金樱、锦文大黄、荆芥穗、净乌鸡肉、韭菜子、菊花、橘核、橘红、枯芩、苦参、苦参皮、苦楝、苦楝根皮、苦楝子、昆布、栝楼、雷丸、荔枝肉、连翘、莲实、楝实、零凌香草、刘寄奴、硫黄、龙齿、龙胆草、鹿角胶、鹿角霜、鹿茸、露蜂房、落得打、麻黄、马兜铃、马兰子、麦冬、螨虫、蔓荆子、毛鹿茸、没药、密蒙花、绵黄芪、棉花子、明天麻、牡丹皮、牡荆子、牡蛎、木耳、木瓜、木通、木通节、南山楂肉、南烛子、闹羊花子、牛膝、牛膝梢、女萎、女贞子、蓬莪术、片子姜黄、朴硝、七制香附、蕲艾、蕲蛇、起石、牵牛子、茜草、羌活、蔷薇根、

续表

辅料种类	辅料制药物
药汁	白蒺藜（鸡子）、白蒺藜（当归汁）、大黄（韭汁）、常山（瓜蒌汁）、附子（川连，甘草，黑豆，童便）、南星（皂角汁）、半夏（皂荚汁）、半夏（竹沥）、半夏（白芥子）、菟丝子（黄精汁）、海藻（生乌豆，紫背天葵）、桑枝（石菖蒲）、罂粟壳（乌梅）、白扁豆（陈皮）、陈皮（生甘草，乌梅汁）、吴茱萸（黄连水）、甘蔗（芦根汁，藕汁）、甘蔗（竹沥）、乳香（灯心）、没药（灯心）、桑椹（熟地汁）、桑叶（芝麻）、山栀（乌药）、山栀（蒲黄）、蚯蚓（川椒）、蛇蜕（皂荚水）、石决明（地榆汁）、鹿茸（黄精汁）、血余（皂角水）、血余（苦参水）、木瓜、飞滑石、七制香附、人参、白术、茯苓、黄芪、生地（砂仁）、西洋参（桂圆）、东洋参（桂圆）、石膏（生甘草水）、石硫黄（萝卜）、天麻（竹沥）、白术（枳实汁）、白术（香附汁）、白术（紫苏，薄荷，黄芩，肉桂汤）、巴戟天（枸杞子）、远志（甘草汤）、黄连（湿槐花）、黄芩（吴茱萸）、龙胆草（甘草水）、白芷（石灰）、补骨脂（麻子仁）、麦门冬（杏仁末）、瞿麦（竹沥）、半夏（楮叶）、天南星（防风）、石菖蒲（嫩桑枝）、松香（桑灰淋汁）、楝实（巴豆）、巴豆（沉香水）、巴豆（大黄）、猪苓（升麻）、蜈蚣（薄荷叶）、穿山甲（干枣）、海蛤（瓜蒌）、淡豆豉（韭）、淡豆豉（蒜）、水银（紫背天葵，夜交藤，自然汁）、雄黄（萝卜汁）、滑石（牡丹皮）、石钟乳（沉香，零陵香，藿香，甘松，白茅，甘草，紫背天葵）、硫黄（萝卜，紫背天葵）、白术（枳实水）、高良姜（陈米）、高良姜（巴豆）、高良姜（斑蝥）、补骨脂（胡桃肉）、木贼（麻黄）、熟地（姜汁，砂仁，沉香）、天南星（黄柏）、射干（竹叶）、天花粉（瓜蒌根）、巴豆（沉香）、蕤仁（芒硝，木通水）、枸杞子（蜀椒，小茴香，芝麻，川楝子）、腽肭脐（樟脑，蜀椒）、半夏、雄黄、蕤核、神曲、海螵蛸、香附、雄黄（萝卜）、炉甘石（黄连汁）、石钟乳（甘草，紫背天葵）、砒石（芽茶）、砒石（绿豆仁）、花乳石（硫黄）、石硫黄（莱菔）、苍术（麻黄）、附子（甘草，黄连）、半夏（皂荚）、蜣螂（巴豆）、桃仁（干漆）、大腹皮（绿豆汤）、蛇床子、木香、红豆蔻、天南星、银柴胡（木通）、青皮（水蛭）、莪术（虻虫）、胡椒（茴香）、三棱（干漆）、槟榔（斑蝥）、干姜（硇砂）、茱萸（牵牛）、石菖蒲（桃仁）、何首乌（黑皮米泔水）、郁金
黑豆汁	苍术、何首乌、大腹子、龙骨、龙齿、大豆黄卷、川乌、草乌、大腹皮、豆豉、豆卷、附子、商陆、淡豆豉、乌头、全当归、甜葶苈、仙茅
米泔水	白术、苍术、桔梗、苦参、牡丹皮、仙茅、紫河车、僵蚕、射干、陈皮、菖蒲、何首乌、白薇、柏叶、蚯蚓、黄芩心、远志、藜芦、菟丝子、泽泻、水蛭、茱萸、桑白皮、茅山术、川檗、杜仲、法制半夏、香附、土茯苓、生地黄、川木鳖、斑蝥、人胞、黄芪、冬白术、胡黄连、大戟、石菖蒲、白僵蚕、雄蚕蛾、灯心草、商陆、艾、五味子、茅山苍术、茅术、七制香附、乌药、于潜白术
血	丹参、蓬莪术（羊血）、蓬莪术（鸡血）、藤黄、朱砂
甘草汁	巴戟、白前、硼砂、地骨皮、附子、远志、款冬花、络石藤、枇杷叶、巴豆、枸杞、半夏（汤泡）、番木鳖、远志肉、丹砂、干姜、大附子、郁金红花、雷丸、甘遂、川乌头、生石膏、大川附子、消石、乌头、黑大豆、百草煎、半夏、自然铜、漏芦、败酱、络石、法制玄明粉、腹皮、硫黄、枸杞根、石膏、栀子、龙胆、云母、珍珠、蜀漆、玄明粉、莽草、钟乳石、巴戟肉、香附、紫草、常山、桂枝、辛夷、枸杞子、雄雀粪
童便	贝母、香附、大附子、炉甘石、南香附、附子、真龙骨、草乌、知母、苍术、紫金皮、象牙、刺猬皮、鳖甲、川萆薢、龟板、牡蛎、穿山甲、黄连、青蒿、陈皮、阿胶、橘皮、黄芩、香附子、木贼、陈橘皮、杜仲、尖槟榔、锦文大黄、鲤鱼、石决明、石钟乳、石硫黄、鸭、贯众、川黄连、秦艽、当归、补骨脂、荆芥、庵闾子、大蓟叶、马兰子、生地黄、熟地黄、怀牛膝、旱莲草、谷精草、凌霄花、威灵仙、茜草、芸薹子、山楂、山栀、枸杞子、守宫、秋石、紫河车、鸡蛋、川乌、乌头、杏仁、吴茱萸、乌药、川附子、乌鱼骨、甘菊、莎草根、大蓟、小蓟、黑附子、龟甲、蛇含石、花药石、浮小麦、熟附子、四制香附、七制香附、川芎、阿魏、安息香、桂心、白附子、桃仁、乳香、没药、花蕊石、大川附子、大黄、闹羊花子、黄柏、蛤蜊、生姜、山茶花、茯苓、龙骨

续表

辅料种类	辅料制药物
乳汁	白茯苓、阿芙蓉、瓜蒌根、白石英、槐实、茯苓、珍珠、白术、黄连、雷丸、麋角、苍术、生地黄、茯神、木瓜、赤茯苓、白胶、槐子、白云苓、怀山药、蟾酥、丁香、土蜂巢、冬白术、人参、山药、白丁香、何首乌、云苓、琥珀、黄柏、槐角、黄芪、磁粉、枸杞、大赤何首乌、补骨脂、熟地黄、白蒺藜、谷精草、薯蓣、松花、川黄柏、穿山甲、沙苑蒺藜、天花粉、川檗、枸杞子、制首乌、香附、知母
胆汁	半夏曲、南星、川黄连、黄芩、龙胆草、半夏、胆硝、胆星、黄连、甘草、高良姜、天南星、乌豆、枸杞子、古石灰、黄柏、鸡内金、槐实、槐角、九制牛胆南星
固体辅料	
麸	白术、陈皮、枳壳、枳实、陈枳壳、大白术、丹皮、甘遂、冬白术、防风、杏仁、桃仁、瓜蒌仁、皂矾、橘红、明矾、人指甲、青皮、肉豆蔻、小茴香、乌梅、小麦粉、楝实、巴豆、枸橘、杜仲、阿胶、白鱼鳔、诃子、大戟、贝母、穿山甲、补骨脂、生地黄、斑蝥、旧青皮
糠	苍术、甘遂、槐角
土	阿胶、白芍、白术、黄连、穿山甲、山药、于潜术、苍茅术、当归身、当归、地龙、升麻、全蝎、高良姜、天南星、红豆蔻、薏苡仁、苍术、仓米、陈皮、干术、番木鳖、土蜂巢、蛇蜕、牡蛎、刺猬皮、木鳖子、冬白术、川黄连、鹿角霜、血余、茯苓、龙骨、茅术、漂白术、甜葶苈、青皮、大茴香、车鳌、全归、云白术、熟地
米	巴豆、葶苈、夜明砂、巴戟天、贝母、肉豆蔻、葶苈子、薏苡仁、杜仲、斑蝥、灯心草、乌鸡、芜菁、葛上亭长、白术、苍术、仙茅、苦参、陈皮、红娘子、水蛭、僵蚕、蚯蚓、大麦冬、当归、甘草、紫草、川贝母、归身、黑丑、胆矾、红曲、麦冬、蜣螂、人参、阿胶、桑白皮、西潞党、黄芪、东洋参、西洋参、土人参、砂仁、玉竹、紫菀、百部、白前、厚杜仲
砂	穿山甲、麦冬、葶苈
石灰	阿胶、穿山甲、莪术、蚕僵
蛤粉	阿胶、穿山甲、生地黄、鱼鳔、刺猬皮、白鱼膘、广胶、龟胶、鳔胶、蛤蚧壳、栝楼、鹿角胶、鱼鳔胶
明矾	巴豆、薯蓣、侧柏叶、半夏、鲫鱼、砒霜、天南星、南星、砒、海蜇、法制半夏、皂角
面粉	阿胶、附子、草豆蔻、木香、石决明、荆三棱、白术、草果、半夏、蓬莪术、甘遂、肉豆蔻、诃子、草乌、鼠骨、龙骨、陈枳壳、枳壳、大戟、诃子肉、白附子、白砒、白矾、阿魏、芫荑、蒸饼、梨、补骨脂、杜仲、杏仁(霜)、甜梨、大附子、大黄、橘皮、杏仁、皂矾、羌活、绵大戟、枳实、豆蔻
纸	辰砂、沉香、腽肭脐、蜀椒、大黄、甜葶苈、附子、茺蔚子、牡蛎、诃子皮、明天麻、煨姜、轻粉、天南星、人参、天麻、灯心草、葶苈子、蛤蚧、海狗肾、肉豆蔻、三棱、莪术、蒲黄、甘草、巴豆、没石子、半夏、续随子、槟榔、羚羊角、葶苈、甘遂、鲫鱼、鲤鱼、僵蚕、知母、麦门冬、天冬、生地黄、侧柏叶
豆腐	白信、草乌头、琥珀、硇砂、朴硝、石硫黄、珍珠

九、近现代(1912年至今)

现代炮制经验基本沿用明、清时期的理论和方法，由于经验不同，各地方法不甚统一，通过运用现代科学方法，初步揭示了许多药物传统炮制的意义，证明了其科学性与合理性。

为在临床用药中正确选用炮制品提供了一定的依据，对于炮制辅料的应用也有了更加明确的规定。

中华人民共和国成立后，《中国药典》设中药炮制专项，制定了中药的“炮制通则”，载有辅料炮制的操作方法。全国各地在整理炮制经验的基础上，制定和出版了各地炮制规范。《中药炮制经验集成》《全国中药炮制规范》等专著，对炮制辅料分类、作用及应用的总结已逐步趋向统一和完善。经总结完善，现用常规的液体辅料有酒、醋、食盐水、蜂蜜等；药汁辅料有吴茱萸汁、甘草水、生姜汁等。特殊液体辅料有麻油、羊脂油、酥油、胆汁、鳖血、乳汁、童便、米泔水等。固体辅料有麦麸、河砂、稻米、土、蛤粉、滑石粉、面粉、豆腐、白矾、青黛、石灰等多种。常见的炮制辅料的临床用途包括：①缓和或改变药性，如姜汁炙、蜜炙等；②引药归经，如醋炙可引药入肝，盐炙可引药入肾；③降低毒性，消除副作用，如豆腐蒸、甘草汁炙等；④纯净药物，矫臭矫味，如酒炙、蜜炙等；⑤改变药物质地，增加有效成分溶出，如砂烫；⑥使药物受热均匀，如滑石粉、河砂、麦麸炒等可作为传热介质使药物受热均匀等。

中药炮制辅料理论与应用，在继承传统经验上，积累了大量的理论和临床经验，并在不断满足日益变化的生产需求及临床需要基础上，通过现代科学技术研究炮制辅料作用原理，开展炮制辅料质量标准研究，创新炮制生产设备及工艺，不断丰富和完善中药炮制辅料的理论和技术内涵。

第二章 中药炮制辅料的主要作用

中药炮制辅料与中药作用息息相关，直接影响中药炮制饮片的质量及其临床用药的安全性和有效性。中药炮制辅料应用的历史可以追溯至春秋战国时期，始见于《五十二病方》，后《雷公炮炙论》提出了辅料质量的标准，还记载了药汁制、糯米炒、蜜涂炙等辅料炮制药物的方法，《肘后备急方》《神农本草经》《本草蒙筌》《修事指南》等中药专著也对中药炮制辅料的应用进行了详细的记载。迄今为止，需加辅料炮制的中药饮片有300种以上。最常用的中药饮片中，有30多种为蜜制的饮片，有30多种盐制的饮片，有40多种醋制的饮片，有40多种酒制的饮片。

在中药炮制漫长的发展中，中药炮制辅料逐渐成为中药饮片的重要组成部分。中药炮制辅料始于历代中医药学家的实践经验，又是在对中药药性作用认识及对临床用药经验积累的基础上进一步总结完善而来的。中药炮制辅料在历代本草及炮制方法著作中均有记载，辅料炮制作用理论也已经成为中药炮制理论不可缺少的部分。炮制过程中辅料的使用是我国传统制药技术的点睛之笔。大多数辅料的使用遵循了中药复方配伍原则，通过工艺及辅料本身，对中药饮片起到不同的作用。辅料在炮制中的作用大致可概括为引药归经、改变或缓和药性、改变药物升降浮沉之性、增强药效、降低毒副作用、使药物受热均匀、矫臭矫味等方面。

一、引药归经

每种药用辅料的性味归经各不相同，对药物的临床药效影响也不一样。但是在中医药理论指导下，选用适宜的炮制辅料，严格依法炮制，就能够扩大或改变药物的治疗范围。

辅料可增强药物对作用部位的选择性，使作用重点发生改变，或对其中某一脏腑或某几经作用增强，如酒制入心经、醋制入肝经、盐制入肾经、蜜制入脾经等。《本草纲目》曰："（香附）得童溲浸炒则入血分而补虚，盐水浸炒则入血分而润燥，青盐炒则补肾气，酒浸炒则行经络，醋浸炒则消积聚，姜汁炒则化痰饮。"

1. 盐制引药入肾经 盐味咸，药物盐制后入肾，可安胎、强筋骨，增强补肝肾之功效。如益智仁生品入脾肾经，具有温脾止泻、固精缩尿的功效，经过盐制后，专门作用于肾经，增强滋阴降火的功效；杜仲盐炙后引药入肾，直达下焦，温而不燥，增强补肝肾、强筋骨、安胎的作用；黄柏盐制引药入肾经，可增强滋阴降火、清热凉血的功效；生知母善清肺胃之火，可生津润燥、清热泻火、苦寒滑利，可用于治疗肠燥便秘、内热消渴、外感热病、肺热燥咳、高热烦渴。知母盐炙后可治疗腰脊酸痛、潮热盗汗、肝肾阴虚，善清虚热，可以使滋阴降火作用得以增强。

2. 醋制引药入肝经 醋味酸，醋制可引药入肝，使活血行气止痛作用得以增强，广泛用于治疗多种疼痛证，如醋制乳香、没药可增强活血散瘀的作用；醋制柴胡、延胡索可增强疏肝止痛的作用，广泛用于多种疼痛证；青皮用醋炒后可增强对肝经的作用，也可增强疏肝止痛的功效。

3. 酒制引药入心经 酒制可以入心经，能活血通络、祛风散寒、行药势、矫味矫臭，如酒制黄连能引药上行，缓其寒性，善清头目之火；生大黄清热通便、性主沉降，酒制后其苦寒泻下之力缓和，并借酒升提之性，清上焦血分热毒，临床上可用于治疗上焦火热证。

4. 蜜制引药入脾经 蜜味甘，药物经蜜制后多入脾经，可让补中气作用得以增强，且蜂蜜生熟两用，生用则性凉，具有清热的作用；熟用则性温，如蜜炙黄芪、蜜炙甘草、蜜炙党参等，可增强其补脾益气的作用；蜂蜜甘甜平和，可解毒；柔而濡泽，可润燥，如蜜炙百部、蜜炙款冬花、蜜炙紫菀等，可增强润肺止咳的作用；缓可去急止痛，如蜜炙麻黄；气味香甜，可矫味矫臭，如蜜炙马兜铃等。

二、改变或缓和药性

四气五味是中药的基本性能之一，炮制常通过对药物性味的影响，达到调整药物治疗作用的目的。药物经过液体或固体辅料炮制后，四气五味会发生改变，从而引起药效的改变。

1. 缓和药性 通过辅料可以缓和部分偏性较强的药物性味。如栀子和黄连均为大苦大寒之品，但经过辛温的姜汁制后，其苦寒之性大为降低。

生枳壳较麸炒品可增强肠蠕动作用，说明生品所含的挥发油对肠道有一定刺激性，经麸炒后，高温作用可以降低生枳壳中挥发油含量，从而减轻其对肠道刺激性，符合“生用峻烈，麸炒和缓”的说法，并缓和其峻烈破气的不良反应。又如麻黄性味辛温，发汗力强，经蜜制后，其辛温性能降低，发汗力减弱，而偏于润肺止咳。

生姜经炮制为干姜、炮姜、姜炭后，其功效各不相同，研究表明这种炮制变化，是由于改变了其成分间的比例关系。如生姜到干姜过程中姜辣素脱水转化为姜酚，致使姜酚含量升高而改变药性；在炮姜和姜炭的炮制中姜辣素进一步分解，致使姜酮含量明显升高，性味更加缓和。

2. 增强药性 辅料可以增强部分药物性味，达到更好的治疗作用。如生首乌性味苦涩微温，润肠通便功效好，临床常用于治疗肠燥便秘、风疹瘙痒、瘰疬疮痈，可解疮毒、清热通便；经黑豆汁蒸制后性味甘温，用于治疗肢体麻木、腰膝酸软、须发早白、眩晕耳鸣、血虚萎黄，可强筋骨、乌须发、益精血、补肝肾；又如蜜炙后甘温，用于治疗脉结代、筋脉挛急、脘腹疼痛、心气不足、脾胃虚弱，长于益气复脉、和胃补脾。生首乌含有结合型蒽醌衍生物所以有致泻作用，用酒蒸以后，结合型蒽醌衍生物水解而增加了还原糖的含量，而且酒能提高滋补成分中卵磷脂的溶解度，故制首乌味甘兼温，泻下作用减弱而滋补强壮之力增强。

3. 改变药性 炮制辅料还可以改变部分药物性味，使药物产生不同的治疗效果。如生地黄加入黄酒进行炮制，药性由凉转温，变为甘温的熟地黄，功能也相应地由清转补，具有益精填髓、补血滋阴之效，用于治疗须发早白、眩晕耳鸣、腰膝酸软、心悸怔忡、内热消渴、盗汗遗精、骨蒸潮热、血虚萎黄、肝肾阴虚、崩漏下血、月经不调。炮制之后，鲜地黄中的梓醇、氨基酸、水苏糖等寒性成分减少，而使其具有补益作用，并能增加单糖、还原糖等含量。

生天南星有毒、燥烈、辛温，可用于燥湿化痰，具止痉的功效。临床常用于治疗湿痰和顽痰所导致的咳嗽痰多、胸膈痞闷；采用辅料胆汁炮制后，即为胆南星，胆南星性味偏苦凉，可息风定惊、清化热痰，并降低南星毒性，多用于治疗癫狂惊痫、中风痰迷、痰热咳喘。

三、改变药物升降浮沉之性

升降浮沉是药物作用于机体的趋向。《黄帝内经》分别有“辛甘发散为阳，酸苦涌泄为阴”和“咸味涌泄为阴，淡味渗泄为阳”的记载。辛甘味药都属于升浮药，分别具有升阳发表、祛风散寒开窍等功效。酸苦咸味药都属沉降药，分别具有泻下清热、利尿渗湿、重镇安神、潜阳息风、消积降逆、止咳平喘等功效。李时珍《本草纲目》曰：“升者引之以咸寒，则沉而直达下焦；沉者引之以酒，则浮而上至颠顶。”辅料炮制药物，对升降浮沉的药性影响显著，如酒炒性升、姜汁炒性散、盐制下行、醋制收敛等。

1. 生降熟升 黄柏生品主要清下焦湿热，但经过酒制后，其作用向上，兼能清上焦之火。黄连味苦性寒，清心除烦，生用能清热燥湿、解毒，但经酒制后，不但药理作用有所缓和，而且药物的作用趋向也发生了变化，由中焦转为上焦。生大黄口服后，结合型蒽醌衍生物由于糖基的保护作用，多数可到达大肠发挥致泻作用，故生大黄作用于下焦，酒蒸以后，结合型蒽醌衍生物水解生成游离的蒽醌衍生物，内服后在它们未到达大肠之前，绝大部分已被吸收或破坏，因此下行作用减弱而增强了上行清热之功。

2. 生升熟降 灶心土（伏龙肝）止血、补脾守中，而当归辛温，可补血活血、调经止痛，当归经过灶心土炒制后，作用升浮。砂仁生品作用于中焦，具有行气开胃、化湿醒脾的功效，经过盐制后，可以引药下行温肾，治疗小便频数。莱菔子能升能降，生品以升为主，用于涌吐风痰，炒后则以降为主，用于降气化痰、消食除胀。

3. 生散熟敛 柴胡性味苦寒，具有和解退热、疏肝解郁之功，生用升散作用较强，解表退热为先，常用于感冒发热，炒后可减缓其发散作用，醋炒后所含挥发油挥发，缓和其升散之性，增加其有效成分的煎出，更好地发挥疏肝解郁、活血止痛的作用，鳖血拌柴胡，借鳖血与酒之力，发挥其养阴之功，以达到入血搜邪的功效，用于虚热症，治疗疟疾寒热往来之病等。

四、增强药效

中药经辅料炮制后，可借助辅料的协同和调节作用，增强药效，更加符合治疗的需求。这实质上也就是药物间“相使”“相须”的配伍应用在炮制中的体现。

1. 液体辅料的炮制增效作用 酒制利于提高某些活血祛瘀、通络止痛药物的功效，如酒制当归、川芎增强活血化瘀、行气止痛的作用；酒制青皮、香附辛散功能增强，善通经络；酒制桑枝、桑寄生祛风湿、通经络功能增强。中药经醋制后，可使药物止痛、疏肝解郁、行气理血等作用增强。如延胡索，经醋制后增强疏肝解郁止痛功效；醋制乳香、没药可增强活血止痛、收敛生肌的功效。姜汁制利于增强某些中药和胃止呕的功效，如黄连、竹茹姜汁制后可增强降逆止呕的功效。中药经蜜制后，可使药物补中益气、润肺止咳的作用增强，如黄芪蜜炙后补气作用增强；百部、款冬花、紫菀蜜炙后润肺止咳作用增强；蜜制可增强黄芪、甘草、党参等药补中益气的功效。另外，油制可增强淫羊藿温肾助阳的作用。

2. 固体辅料的炮制增效作用 固体辅料主要是炮制过程中的中间传热体，起到炮制均匀的目的，但同样可以起到增效作用，如具有补脾作用的山药、白术，经过麸炒后，增强补脾健胃、健脾消胀的作用，经过土炒后则增强补脾止泻的作用；薏苡仁生品甘淡利湿，主治脚气水肿、小便不利等症，麸炒后增强健脾化湿的作用，临床常用于治疗脾虚有湿的泄泻；党参经过米炒后增强健脾止泻的作用；狗脊等经过砂炒后，易于粉碎和煎出有效成分，可提高药效。

以上都属于药物与炮制辅料间“相须”“相使”的应用，通过辅料与药物的相互作用，较好地增强药物疗效。

3. 辅料炮制增效的现代研究 辅料炮制可增强药物的疗效，现代研究也证明了其科学合理性。如延胡索中止痛和镇静的主要有效成分延胡索乙素和延胡索丑素等，以游离形式存在于植物中，很难溶于水，醋可与生物碱成盐而易溶于水，经醋炙后，游离的延胡索乙素可与醋酸结合成为醋酸盐，易溶于水煎液，而增强了临床止痛效果，与传统认为醋制增强延胡索止痛作用相吻合。又如，厚朴具有温中下气、化湿行滞、平喘之功效，经姜、栀子、茶叶煎汁炮制后，能增强其作用，这是因为生姜、栀子、茶叶都具有抗菌作用，从而增强厚朴的抗菌作用，而生姜对呼吸中枢有兴奋作用，茶叶中的茶碱能松弛支气管平滑肌，能够增强厚朴的解痉平喘作用，生姜具有健胃止呕作用，可以增强厚朴的健胃作用。

再如大黄，主要含致泻成分（蒽醌苷类）和收敛性成分（鞣质类），酒制大黄后，蒽醌苷的含量显著减少，但鞣质的含量变化不大，故酒制后的大黄致泻作用减弱，收敛作用相应地增强，这与酒能引药上行，并能增加某些药物的有效成分溶出有关。

某些矿物药质地坚硬，煅淬后可使药材质地疏松易碎，有利于粉碎和有效成分的煎出，如含钙矿物药，临床应用前要经过醋煅淬，这是由于醋制有助于把碳酸钙转化为易溶的醋酸钙，而使有效成分易于煎出，从而达到更好地发挥药物疗效的目的，如瓦楞子、龙骨等；再如自然铜，主要含硫化铁，具有续筋接骨的作用，但生品质地坚硬，有效成分难溶出，经过火煅醋淬后，质地酥脆，易于粉碎，其水煎液中 Fe^{2+} 含量明显高于生品，药效明显提高，研究已证实 Fe^{2+} 对骨折愈合有益。

五、降低毒副作用

有些药材具有毒性，其有效剂量和中毒剂量很接近，为了确保用药安全有效，必须经过适当炮制；具有毒副作用的药物与辅料共制后，能直接或间接降低其毒副作用。

1. 固体辅料的减毒作用 固体辅料可通过与药物拌炒炮制降低部分药物毒性。如米炒，能使昆虫类药物的毒性成分因受热而部分升华散失，部分被米吸附，以降低药物的毒性，另外还能起到矫臭矫味的作用，如米炒红娘子、斑蝥。斑蝥中所含斑蝥素是其毒性成分，又是其有效成分，用米作传热介质炒斑蝥，使斑蝥受热均匀。斑蝥用米炒后，斑蝥素在 84℃开始升华，其升华点为 110℃，米炒时锅温 128℃，既可使斑蝥素部分升华散失，降低毒性，保证临床用药安全，又不会因温度过高而导致斑蝥焦化，也不会因斑蝥素完全除去而使药效尽失。其次，斑蝥呈乌黑，单炒难以判断炮制火候和炮制程度，而用辅料米则可以通过米在炮制过程中颜色的变化，准确地指示炮制程度。

再如砂炒马钱子，马钱子生用质地坚硬、毒性剧烈，用于治疗痈疽初起或者局部肿痛，毒性经油炸、砂烫后降低，药材易粉碎，质地酥脆，可供内服，用于治疗麻木瘫痪、痰核、风湿痹痛、瘰疬、痈疽疮毒、骨折瘀痛、跌打损伤等。砂炒马钱子是根据马钱子的主要毒性成分士的宁的熔点为 268～270℃这一特性，加热至 270℃以上，以破坏其毒性成分而减毒。

因此马钱子炮制减毒的原理就是在砂烫炮制过程中，马钱子碱及士的宁在加热过程中醚键断裂开环，转化生成毒性较小的异马钱子碱、异士的宁及其氮氧化物。

藤黄经过与豆腐炖煮炮制后，药物中的树脂类有效成分的溶解性显著增强，提升药物功效，并且减轻药物的毒副作用，便于药物的调制。

2. 液体辅料的减毒作用 液体辅料也具有较好降低药物毒副作用的功效。醋是具有较好减毒作用的炮制辅料。醋主要含有醋酸，有降低毒性、利水、解毒之功效，醋制能降低大戟、商陆、甘遂、芫花等峻下逐水类药物的毒副作用。

大戟生品泻下力峻猛，有毒，多外用。醋炙后能降低毒性，缓和峻泻作用。大戟毒性成分是三萜类化合物大戟苷，具有类似巴豆的刺激作用。用醋炮制后，大戟苷在酸性条件下水解为苷元和糖，而苷元的毒性低，又难溶于水，从而降低刺激性及毒性；芫花生品有毒，峻泻逐水力较猛，醋炙后毒性降低。研究表明，芫花不同炮制品，芫花酯甲含量降低率依次为醋炙品（45%）、醋煮品（18%）、清蒸品和高压蒸品（10%），说明芫花经醋炙确能降低其毒性。同时芫花醋制后具镇咳祛痰作用的羟基芫花素和芫花素含量高于生品，因为在醋制的过程中受醋酸和加热的影响，苷发生了水解，从而使苷元的含量增加，在降低毒性成分含量、降低毒副作用的同时又提高了芫花中镇咳有效成分的含量。商陆生品苦寒有毒，经醋制后，商陆毒素部分溶解和水解，其所含的皂苷、苷元的量均有所降低，因而降低了毒性，减缓了泻下作用。醋制乳香、没药可除去有毒的挥发油，缓和刺激性，减少恶心、呕吐等副作用。此外，生半夏含有尿黑酸等成分，为刺激性有毒物质，用姜汁炮制后能降低其毒性，又可破坏其所含的催吐成分，而不损害止呕作用，且提高其降逆止呕的功效。

用不同的液体辅料共同炮制，也可以降低药物毒副作用。如将不同辅料炮制的天南星、白附子与用普通水浸漂、漂后煮等方法炮制的品种进行比较，结果表明只有采用白矾等多种辅料炮制的天南星和白附子达到了《中国药典》规定的合格标准。现代研究还表明，甘遂、牛膝经过加辅料醋、甘草共同炮制后，均可减弱体外激活 EB 病毒早期抗原（EBV—EA）活性及促肿瘤发生作用，同时明显降低强烈的峻泻作用及对皮肤的刺激作用。乌头经辅料甘草和黑豆汤浸漂炮制后，生物碱平均含量减少 78%～82%，可使毒性显著降低，其麻辣味已减少至微弱程度，毒性大大降低。

因此，准确合理地应用辅料，可降低或消除某些中药的毒副作用，更好地发挥疗效作用。

六、使药物受热均匀

动物药质地柔韧，不易粉碎，直接加热不易控制温度，常使药物表面焦煳炭化，影响药效，用蛤粉、滑石粉、河砂、土粉等辅料和药物掩埋翻炒，可使其受热均匀，便于粉碎，同时便于控制温度，减少加热时间。

蛤粉作为炮制辅料炒烫阿胶，能使阿胶受热均匀，质地酥脆松泡，无溏心；河砂作为中间导热体，具有温度高、传热快的特点，能使质地坚硬的药物膨大鼓起，便于粉碎和有效物质的溶出，如砂烫鸡内金、马钱子等。动物骨甲类如刺猬皮、鳖甲等药物质地柔韧，难于粉碎，不便于调剂和制剂，而且在短时间内又不易煎出有效成分，经过固体辅料滑石粉、河砂等掩埋翻炒，使其质地变脆变酥，易于粉碎，而且使有效成分易于煎出，并且能够破坏毒性成分而降低药物的毒副作用，还有利于矫臭矫味，去除非药用部位。

七、矫臭矫味

辅料对动物类及其他具腥臭气味的药材，可以起到矫臭矫味的作用。有些辅料本身带有清香之味，如麦麸、姜汁、黄酒等。

1. 固体辅料的矫臭矫味作用 麦麸可以通过调味去腥而矫臭矫味，如麸炒僵蚕，不仅能通过麦麸炒制去腥，还能除去僵蚕上的菌丝分泌物，减少对胃的刺激，也便于贮藏保存；川楝子经过麸炒后，麦麸能吸附川楝子的异味；斑蝥气味奇臭，用米炮制后，由于米在炒制过程中产生焦香气味，所产生的烟雾熏染附着于斑蝥表面，可去除其腥味。

2. 液体辅料的矫臭矫味作用 液体辅料也具有较好的去腥作用，如酒制乌梢蛇、蕲蛇、紫河车等可除去或减弱腥臭气；醋制乳香、没药、五灵脂可减少不良气味，利于服用；水蛭用姜汁、黄酒炮制，可除其腥味，且其有效成分在水中的溶解度增大，而提高疗效，服用方便且有利于贮存保管。现代研究表明，动物类药材的腥臭气味主要是由于蛋白质被细菌分解产生三甲胺、氨基戊醛等腥臭成分，酒、醋可溶解这类成分，受热后易于挥散而起到矫臭矫味的作用。

综上所述，中药通过不同方法、不同辅料及不同程度的炮制，其性味功能都有不同程度的变化。从理论上讲，有的是矫味、减少刺激性，易于药物粉碎，便于煎剂服用；也有通过加热，中药本身所含的成分与所用的辅料发生了化学反应，使其所含的成分有的中和，有的分解，起了本质上的变化，从而减少了药物的毒性及不良反应，增加了有效成分的溶出，增强了临床疗效。用辅料炮制药材不是随意的，它需要在中医药学理论的指导下进行，炮制能起到减毒增效的作用，辅料起到了不可或缺的作用。辅料使用是否得当会直接影响药物的质量和临床疗效，不得随意改变和减免，必须按一定的炮制规范进行操作，只有这样，才能使其达到预期的治疗效果。

尽管传统辅料在中药炮制中一直发挥着很好的作用，但目前在行业发展中的促进作用却与其在炮制作用中的地位明显不相符合。目前中药炮制辅料已经成为限制炮制工艺发展的主要因素，所以制订炮制辅料质量标准，或者寻找更新更好的炮制辅料已是当务之急。曾有学者提出开发新炮制辅料，认为辅料多样化可能是促进炮制行业发展的关键因素，某些辅料，如酸、碱等安全的新型辅料，是否可以应用于炮制中，也是未来可研究的方向之一。如果要进一步开发炮制辅料，新辅料的应用原则首先应是安全有效，在能够真正起到减毒增效的作用的同时，不与被炮制的饮片产生毒副作用。中药炮制辅料是药用辅料中的特殊类别，也是中药炮制的重要组成部分，因此，加强对中药炮制辅料的质量标准研究，制订统一的中药炮制辅料标准，研究开发新的多样性辅料，以及开展中药炮制辅料作用机制的相关研究等，都将对中医药理论和中药炮制理论在临床的实际应用具有重大意义，进而可保障患者用药安全，提高患者的生命质量，推进中药炮制学科的发展，进而促进我国中医药事业的现代化发展。

第三章 地方流派特色辅料

在中药炮制技术领域，全国各地的药材的自然资源、用药习惯、生活习俗、文化传统、方言口音的不同，而使各地的炮制加工各具有鲜明的特色。同时各地云集的大批知名的中医师和药工，也在中药材加工、炮制方面荟萃了各自的传统技艺，在“浸、泡、煅、煨、炒、炙、蒸、煮”等方面，因药制宜，技艺独特，制作精细，注重药效，从而形成了不同的炮制技术帮派，也产生了各具特色的地方流派炮制辅料。在中药炮制学术与技术传承方面，始终将饮片炮制与临床辨证施治相结合。

一、中药炮制流派特色辅料

根据区域位置的不同，全国主流的炮制流派大致可以归纳为 4 个：即江西的樟帮、建昌帮，北京的京帮以及四川的川帮。在辅料方面，常见的固体辅料与液体辅料同样应用于不同炮制流派的炮制技艺中，如固体辅料常用的青黛、朱砂用于拌衣法，蛤粉、滑石粉用于烫制阿胶，麦麸可以制成蜜麸、糖麸用于炒制药物等；液体辅料常用的酒，除了可以单独酒炒制药物，还可以与麦麸共同使用，成为酒麸制法，卤水可以成为浸制毒性或鲜药的主要原料等。作为中药炮制加工过程中除原料成分（药材）外所添加的、对中药饮片具有辅助作用的物料，中药炮制辅料同样在漫长的应用过程中，已经逐渐成为不同地域炮制流派中重要的组成部分。在各地方志以及各类中医药本草典籍中，几乎都有关于各流派中炮制辅料的叙述，在传统炮制流派的发展过程中，炮制辅料也形成了一套独特的理论与操作体系。各流派用这些辅料炮制，同样是遵循中药复方配伍的原理和临床用药的需求，通过炮制这一工艺手段以及辅料本身的作用，来影响或改变中药某些方面的性能，使之适应临床医疗的需求。多年来的实践表明，各流派用常规辅料或者特色辅料炮制药物，确实能够改变药物的药性、引药入经、扩大药用范围、增强其疗效、消除或减弱中药的毒性及不良反应，达到临床上安全用药目的。

（一）樟帮流派特色辅料

樟帮源于我国江西省樟树市，有 1 800 多年的历史。樟树药商与新余、新干、峡江、丰城四县药商结成我国药业界名声大噪的“樟树药帮”。东汉时期，药祖葛玄（164—244）在樟树阁皂山采药、洗药、制药、炼丹，开创了樟树中药炮制加工的先河。唐代，大批学者慕名来阁皂山学道炼丹、学医、采药行医，或兼营“药圃”。宋代，樟树医药取得了很大的发展，州府均设有官办药局，出售各种成药，私人经营的药铺不断增加，经樟树运转的药材日益增多，樟树药业贸易进一步发展。南宋时期，樟树镇已经形成“药市”。明代，樟树药业空前兴盛，樟树镇有“药码头”之称。由于樟树药材品种齐全、炮制精良，樟树药材贸易范围逐渐扩大到长江、珠江流域，成为南方药材集散中心，这是形成“药不到樟树不齐”的重要因素之一。清代初期，樟树药市出现空前的繁荣，随着药业竞争的出现，全国各地药商渐渐形成帮派。樟树药商也结合成帮，即“樟帮”，并且以人数众多、经营独特、管理严密著称。樟树药工在长期的继承和实践中，总结整理古人中药炮制经验及各派成就，将药物性能与临床紧密结合，开创了“樟帮”独特的炮制风格，并被收录于《第四批国家级非物质文化遗产代表性项目名录》。

樟帮中药炮制技术，不论炒、浸、泡、炙或烘、晒、切、藏均十分考究，独树一帜，使樟树成为南北药材集散和炮制中心，并逐渐积淀起特有的樟帮文化。在这漫长的历史长河中，樟帮传人一代又一代苦练加工炮制技艺，凭借樟树天时地利之优势（水质、气候），炮制出色、香、味、型别具一格且品质上乘的特色饮片，故古言“药不到樟树不齐，药不过樟树不灵”。樟树药帮的先贤通过千百年的努力，形成了樟树药俗，它包括药材交易风俗、中药炮制技术风俗、药膳、药业信仰等，尤其在中药材加工炮制技术和炮制辅料方面独具一格，具有鲜明的地方特色，成就了樟帮独特的中药加工炮制体系。樟树现已成为海内外药界同仁认可的中国药都。

樟树药工对中药炮制素有“术遵岐伯，法效雷公”之训。在长期的继承、实践中将古人之经验、各派之成就按药物性能与临床结合，独创自己的一派风格，坚持采用中医药理论指导下的经典方法，做到药为医用、药为病用之旨，如“炒黄的药物黄而不焦”“火炮的药物松泡酥脆”“火煅的药物酥而不坚”“炒炭的药物焦而存性”等。“樟帮”在辅料选择方面注重与临床结合，历来有“樟树中药炮制，辅料讲究地道，归经如择，用量适度，疗效增强”之训。其固体辅料有糙米、蜜麸、白矾、豆腐、灶心土、滑石粉、油砂、红糖及其他药物等。液体辅料有酒、醋、盐水、姜汁、蜜汁、甘草汁、皂角汁、米泔水、米汤、山羊血、猪心血、鳖血、胆汁、羊脂油及童便等，尤其注意优良土特产，发挥其优势，并且强调辅料的专属性，如酒用糯米酒，醋应用陈年米醋，蜜使用橙花蜜，米用糙米，土用灶心土等，各有其法，用料讲究，并对特殊辅料炮制的饮片进行阐述，如山羊血制藤黄、鳖血制柴胡、猪心血炒枣仁、童便制马钱子、附子临江片、七制香附、九制香附、甘草皂角汁制草乌等，这些炮制方法都是樟树中药炮制的特色，反映了樟树中药炮制辅料使用始终遵从“讲究地道，归经如择，用量适度，疗效增强”的特点。

“樟帮”特色炮制辅料主要有以下几种。

1. 鳖血 鳖血为中华鳖的新鲜血液，主要用来炮制柴胡，制成特色炮制饮片“鳖血柴胡”。做法为取适量柴胡饮片，加入一定量新鲜鳖血和黄酒拌匀闷润至液体被吸收尽，文火炒干，自然晾凉。作为一种地方炮制特色的饮片，鳖血制柴胡可滋阴补血、活血通络，增强疏肝解郁、退热的功效，临床主治疟疾发热、骨蒸潮热等。如治疗骨蒸劳热、午后潮热，常配伍地骨皮、青蒿等，治妇女经期发热、经水适断、热入血室、谵语，常用方如柴胡羚角汤（《重订通俗伤寒论》）。现代科学研究发现，鳖血中乳酸脱氢酶是人体的 24.8 倍，乳酸激酶是人体的 31.0 倍，主要含有 18 种氨基酸以及铁、锌、铜、锰、铬等微量元素。采用环磷酰胺为免疫抑制剂建立免疫功能低下的小鼠模型，鳖血提取物能提高 $CD4^{+}T$ 细胞在外周血中的比例、NK 细胞的杀伤活性、淋巴细胞的增殖功能，具有正向调节小鼠免疫功能的作用，并呈剂量相关性。

2. 山羊血 山羊血为牛科动物青羊的血液干块，具有活血散瘀、消肿止痛的作用，且药效作用维持时间长，用以炮制见于唐代《新修本草》，临床主治跌打损伤、骨折、筋骨疼痛、吐血、衄血、呕血、咯血、便血、尿血，崩漏下血、月经不调、难产、痈肿疮疖等。特色炮制品为"山羊血煮藤黄"。炮制时，取山羊血与小块藤黄放入砂罐或铜锅内，加水，同煮至沸数小时，除去山羊血，取出晾干，研成细粉。藤黄经过山羊血炮制后，毒性降低，并且疗效增强，保证了藤黄的纯净。

3. 猪心血 猪心血可用作补心药之向导，取以心归心、以血导血、引药入心、增强养血之功，临床用于治疗心神不宁、心悸怔忡及痰迷心窍等证。猪心血中除了具有补血作用的维生素和铁等营养成分，还含有丰富的蛋白质类成分。猪血蛋白包括血红蛋白和血浆蛋白，进入人体首先被胃蛋白酶消化成较稳定的具有生物活性的肽段，其中一部分小分子活性肽能被人体小肠直接吸收进入血液循环而在体内产生生物学效应。

4. 童便 童便为七岁以下健康男童的小便。其味咸，性寒，能滋阴降火、凉血散瘀，并可治疗阴虚火升引起的咳嗽、吐血、鼻出血及产后血晕。它一般是作为药引之用，以增加药物的疗效。樟帮特色炮制品"童便浸马钱子"，就是采用童便浸泡马钱子，炮制时，取净马钱子，用童便浸泡1～2个月，清水漂洗半月，每天换水，洗净，刮去绒毛，再用清水漂洗，切片晒干。童便浸泡马钱子后能较好地增强马钱子通络止痛、散结消肿的功效。现代研究表明，马钱子中所含的士的宁和马钱子碱既是有效成分也是毒性成分，经童便炮制后，马钱子中的士的宁和马钱子碱含量明显降低，且马钱子碱的降低量大于士的宁的降低量，证明此法可有效降低马钱子的毒性，其中尿液主要起到协同作用。

5. 米酒 辅料米酒的使用在樟帮炮制加工中独具特色，用途广泛。米酒又称为酒酿、甜酒，旧时称为"醴"，为糯米和酒曲酿制而成的一种甜米酒。辅料酒的使用与其他派别用到的黄酒和白酒不同，樟帮仍然使用米酒，辅料米酒的使用在樟帮炮制加工中独具特色，用途广泛。

酒制法历史悠久，起源于新石器时代并在之后发展运用中逐渐普及。酒制具有增强药物活血能力、增加有效成分溶解度、矫臭矫味、防腐等作用。米酒味甘、辛，性温，含水分、乙醇、蛋白质、糖分和氨基酸等，具有促进食欲、帮助消化、温寒补虚、提神解乏、解渴消暑、促进血液循环等功效。米酒制，同样能够缓和药物的苦寒之性，引药上行，并增强药物的活血与补益的功效。临床用于治疗风寒、心腹冷痛等疾病。

米酒中含有的十多种氨基酸，其中有8种是人体自身无法合成而又必需的，每升米酒中赖氨酸的含量比葡萄酒和啤酒要高出数倍，这在其他营养酒类中较为罕见，因此人们称其为"液体蛋糕"。现在全国各地多用黄酒或白酒炮制药物，唯独樟树仍保留用糯米酒炮制。经考证中医药古代文献，均确认以糯米酒炒者为正。如唐代《新修本草》最早指出："诸酒醇醴不同，惟米酒入药用。"宋代《本草衍义》言："今人药佐使，专用糯米，以清水白面麸所造为正。"李时珍在《本草纲目》中谈到"烧酒非古法也"。经方所用之酒，为糯米酒，不是现代的白酒，亦不可用黄酒代替。

樟帮常见米酒制品主要有酒炒黄柏、酒炒益母草、酒炒大黄和酒炒蕲蛇等，其中酒炒黄柏的做法为：取黄柏丝或方块，用米酒喷洒拌匀，用文火炒至老黄色时，取出放凉。酒炒黄柏形如黄柏，表面老黄色，微具焦斑，有酒香气。米酒在药材炮制中的使用，充分反映了樟树药帮严格遵守"凡炮制，依古法"的加工特点。

6. 蜜麸 麦麸经用蜂蜜制过者，称为蜜麸。使用方法同麦麸，多用于炒制白术、枳壳、苍术、僵蚕等惯常使用麦麸炮制的中药。麦麸是小麦的种皮，传统中医认为麦麸性甘、凉，有止汗收敛、和中益脾的功效，而蜜麸较之清麸（麦麸）具有更好的矫臭、矫味、赋色、健脾胃、缓和燥性的作用。

如今，在樟帮主要使用麸皮和蜜炙麸皮作为麸炒法的辅料，以蜜麸炒药的炮制方法被称为蜜麸炒法，其与麸炒法的区别就在于使用的辅料是蜜麸。尤其是江西省的樟帮与建昌帮均使用蜜麸炒法炮制药物，而不用清麸炒药。在南方古药帮中，各流派炮制技术中蜜麸炒也基本取代了清麸炒。通常认为，蜜麸炒比麦麸炒更能缓和药物的燥性并增强药效，如僵蚕具有腥臭味，直接入药服用易使患者恶心呕吐，难以服下，经蜜麸炒制后，不仅能使僵蚕在色泽上更加美观，同时也能更好地去除腥臭味，方便患者服用，在一定程度上符合中医药“相喜为制”的传统炮制理论。蜜麸炒炮制技术有其独特优势之处。

蜜麸的制备工艺研究表明，以蜜麸皮中阿魏酸、总黄酮、水分、水提取物、外观性状及醇提物的含量等为检测指标，正交优选出蜜制麦麸的最佳工艺参数为炮制温度 90℃，加蜜量为加水量的 2 倍，加蜜量为麸皮量的 30%，炮制时间 90s。

蜜麸炮制药物的工艺研究表明，采用星点设计 - 效应面法，考察炒制温度、时间、加蜜量、麦麸量等因素，对樟帮特色蜜麸炒升麻的工艺进行优选，优选后工艺明确了炒制温度、炒制时间、加蜜量和加麸量的参数。以柚皮苷、橙皮苷、新橙皮苷含量和色度差为指标，正交优选可以得到最佳的蜜麸炒枳壳工艺。另外还发现蜜麸炒枳壳饮片与标准饮片的色泽差与柚皮苷、新橙皮苷的含量呈负相关关系。

现代研究发现，蜜麸在药物饮片的外观性状方面有极其优良的改善效果，推测可能是使用炼蜜炒制麦麸时降低了麸皮的含水量，使其在锅中加热时冒浓烟时间延长，同时蜂蜜附于麸皮表面使之不易黏附于药材表面，蜂蜜或许对药材的色泽改观作用更优。

蜜麸炒炮制方法价廉、便捷、有效且应用广泛，但目前对于特色辅料蜜麸的研究较少，未制订规范系统的用药标准，由于蜜麸炒炮制饮片可缓燥增效，利于患者服用，因此加大对辅料蜜麸的研究具有重要意义。

（二）建昌帮流派特色辅料

建昌帮发源于江西建昌府，即现今江西省南城县，是我国南方的一个古药帮，以擅长传统加工炮制、药材集散交易著称。早在晋朝时期，葛洪在南城麻姑山避难，在此从事炼丹等医药活动，有力地推动了当地人们对药物制备和应用的认识，这对后代建昌药业的兴盛起到开创性历史作用。唐代邓紫阳、邓延康等多位道士在南城炼丹制药，对建昌药业的起源亦有一定的促进作用。宋代官府在南城设立“建昌军药局”，讲求药物质量和药业信誉。元代《瑞竹堂经验方》反映建昌人对药物的认识和应用已达到很高的水平，既能够制备出各种药物剂型，又规范了每一味药的加工炮制和用药方法。明清时期是建昌药业发展鼎盛的时期，经过这两个朝代的发展，建昌药业已在饮片加工炮制和经营销售方面显示其特色，至清代形成药帮。“建昌帮”在传统饮片炮制方面，独具特色，以“工具、辅料、工艺独具本帮的传统风格，讲求形、色、气、味，毒性低，疗效高”而闻名。

建昌帮辅料选料独特，并遵古道地，制备方法考究，还能一物多用。在建昌帮众多的特色辅料中，以谷糠辅料最具特色。在现行主流的炮制辅料中，麦麸是用于炒制药物的重要介质，但在建昌帮的炮制技术中，少见麦麸的应用，而多以谷糠替代。麦麸即麦皮，是小麦磨取面粉后筛下的种皮，北方多用，而作为炮制辅料的谷糠，多指米皮糠，是稻谷的谷壳，南方常见。建昌帮炮制法中辅料糠的运用有糠煨、糠炆、糠煅、糠炒、蜜糠炙5种特色炮制方法，特别是在炒法及蜜糠炙法中，糠运用较为广泛。因此建昌帮炮制技术中，出现了谷糠煨制药材、谷糠煅制药材、蜜糠炒炙药材、谷糠炆制药材等，如炆法，以糠火烧四边，有着文火慢煮之功，使饮片纯真滋补力胜。谷糠与药共制，具有增强疗效、降低毒性、缓和药性、添香矫味、赋色、调节水分，便于干燥、分离非药用部位等作用。除此之外，在净选、润制、吸湿、密封养护等炮制过程中，谷糠也有充分应用，这体现了谷糠"一物多用"的特点。

糠来源于禾本科植物稻的种壳，在南方又称砻糠、稻谷壳、糠头、占谷糠、谷糠、粗糠、糠壳等。"南糠北麸"作为区别南北药帮炮制流派的一个显著特征，至今仍是建昌帮药物炮制辅料使用的特色。建昌帮糠制饮片不仅外形美观，颜色鲜艳，而且味真纯厚，疗效也为药界所称赞。谷糠中含有大量的维生素和微量元素，对人体有很好的补益作用。中医经典《黄帝内经》认为"谷气通于脾"，谷糠味甘、性平，偏于补气，具有益气健脾、养血安神、补肾健脑的功效，适于气血不足、脾肾偏亏的失眠患者的食补与治疗之用。糠在建昌帮中药炮制的应用中，如果煨、炆、煅制药物时，以干糠为主；炒炙药物时，以湿糠为主。故应用形式可分为干糠和湿糠。

1. 干糠 建昌帮炮制法所使用的干糠，为植物稻的干燥种壳，常用于火制及净制等方法中。在建昌帮煨制、炆制、煅制药物时，干糠可作为火制法燃料，以糠火为热源，为炮制药物提供必要的温度的同时，还可以缓和部分药物药性。如附子有毒，建昌帮以糠火为热源，可以通过干糠加热的加热方式，在适宜的温度下，使附子的毒性成分发生降解，从而降低其毒性；煨木香通过干糠加热，可有效去除部分油脂，缓其辛散之性；用干糠煨制葛根，可减其辛味，更好发挥葛根的止泻作用；生姜生用发汗，用干糠煨制后，可以减其辛，留其温，使其无发散之力，而更好地发挥和中止呕的作用，适用于脾胃不和、恶心呕吐等症；糠炒白芍，则能够降低白芍的酸涩寒凉之性。因此，通过干糠炮制药物，可以缓和或改变某些药物性能，使得中医临床用药更为安全。此外，在煨制、炆制某些药材时选用固体辅料干糠，即利用了糠火均匀持久的特点，最大地保留和发挥了药材的固有气息，使香甜之味不易散失，制品气味纯真，味厚不腻。如黄精，经干糠炆制后，味厚气香；以糠火为热源，将质地坚硬的贝壳类药材牡蛎煅至红透酥松后，便于粉碎成末。另外，也可利用干糠对药物进行"发汗"。如用干糠将药物堆埋，麻布遮盖闷5～8天，可使药物内部过多水分析出，并保持表皮水分，使之坚实不碎。由于糠特有的物理特质，还可利用糠的粗糙面，将糠与带内瓤种子的果实混合共同揉擦，然后放入水中，可有效地分离和去除非药用部分。此方法简单便捷，是建昌帮辅料糠运用的特色之一。

2. 湿蜜糠 湿蜜糠（含水量8.8%～12.7%）由蜜水溶液和干糠制备而成，也称"蜜糠"。在建昌帮中药炮制中，湿蜜糠常用于炒炙法中。如白芍经蜜糠炒后有助于增强其入肝补血之功。山药经蜜糠炒后，可增其温性，比用辅料麦麸炒制气味更香、颜色更为鲜艳，亦能增强其健脾胃、固肾阴之力。生甘草味甘偏凉，具有清热解毒、调和诸药之功；经蜜糠炙后性温，具有补脾益气、润肺祛痰的作用。桑白皮经蜜糠炙后则能增强其润肺止咳之力等。在以蜜糠炒制药物时，需先将锅底烧热，趁热倒入蜜糠，待蜜糠冒青烟后，将蜜糠摊开，倒入处理好的药材，用蜜糠覆盖数十秒后，快速翻炒之后会将筛去灰屑的药材置于密闭的容器中，待其颜色加深之后取出。通过对药材的炒制可以发现，在炒制过程中将药材用蜜糠覆盖可以使药材迅速变黄，在蜜糠未灰化之前迅速赋色于药材；在炒制之后将药材置于密闭的容器中，可减少饮片气味挥发，令其色泽自然转深和鲜艳。如白术、桑白皮经蜜糠炙后均略具蜜香等，这也是建昌帮蜜糠炒制药材的特色之一。而通过建昌帮书籍的记载、寻访药工及临床用药经验，可以发现，白术经蜜糠炒制之后，增加温中补脾和胃作用；炒白芍可以调理肝脾、行血活血；炒山药可以补脾健胃，用于泄泻便溏、脾虚食少。三种药物经过蜜糠炒制之后，健脾效果均增强，这可能也是阐明蜜糠炮制共性机制的一个切入点。

在建昌帮还有其他辅料，如白矾、朴硝、童便、米泔水、硫黄、油砂等，也都运用在各种建昌帮炮制中，体现其"选料独特"之处。

（三）京帮流派特色辅料

京帮发源于我国北京，属于北京和天津的药帮，继承和发扬了两地的传统中药炮制技术和经验，是以北京同仁堂为代表的传统炮制帮派。京帮流派炮制技术最具特色和代表性的就是北京同仁堂、甘肃兰州庆仁堂等老字号药店。明代嘉靖年间，传统中药炮制技术和经验得到重视和起步式的发展，北京已有药行"商会"的建立。如明永乐年间的"万全堂"，明嘉靖年间的"西鹤年堂"，明万历年间的"永安堂""雅观斋"，清康熙八年的"同仁堂"以及清乾隆五十五年的"长春堂"等。上述药房搜集很多的古方和民间验方，制备出品质优良的各种饮片，并配制出多种疗效好的膏丹丸散成方制剂，如牛黄清心丸、二母宁嗽丸、牛黄抱龙丸、追风膏等。

京帮代表性饮片包括"百药煎""七制香附"和"沉香曲"等。京帮炮制的特点主要体现在辅料特色和辅料应用上。如百药煎中以五倍子经发酵后的水解产物没食子酸为重要原料，其抗菌、消炎、收敛作用更显著，毒性也较低，配以绿茶、桔梗、甘草等药物作为辅料共同炮制而来，组方中绿茶所含的缩合型鞣质有抗菌以及类似维生素 P 的作用，具有保肝解毒之功，从而增强了五倍子消炎、止血、收敛之功效，也拮抗了五倍子的毒副作用，降低了对肝脏的损害。再辅以通利胸膈、升举中焦脾气的桔梗和补益中气、解毒和中的甘草，显著提高了五倍子保肝解毒、止血收敛和升阳举陷作用。再如香附，其辅料应用也多种多样，用酒制升提而辛散，姜制温通而宣散，入盐走肾而软坚，用醋入肝而止痛，童便制除劣性而降下，米泔制去燥性而和平，乳制润枯以生血，香附经过 7 种混合辅料炮制后，既提高了其疏肝解郁、调经止痛之功，又能增强通络行经、除痞行滞之效，使香附燥性得抑，耗散得敛，劣性得降。还有沉香，与姜厚朴、檀香、六神曲一同粉碎成细粉，与打成糊的面粉混合成坨，具有疏表化滞、舒肝和胃的功效。

在炮制辅料方面，京帮善用辅料豆腐，强调用乌豆制作豆腐，因为乌豆汤可以解毒，所以认为由乌豆制作的豆腐能更好地降低药物毒性，如以豆腐制附子等。另外，米汤的应用方法独特，《本草纲目拾遗》中做过解释："米油（即米汤），力能实毛窍，最肥人。黑瘦者食之，百日即肥白，以其滋阴之功，胜于熟地也。"米汤性味甘平，有益气、养阴、润燥的功效，专门采用米汤煨制葛根，意即通过煨制更好地降低药物燥性。

在炮制辅料应用方面，京帮饮片的姜制法除了姜煮制、姜炒制，还有姜腌制，常用的药材有半夏、天南星和白附子等，通过姜腌制能够较好地降低药材毒性；盐制法除了盐水炒，还有盐粒炒，即用大青盐粒拌炒药物，也被认为是"烫"的方法之一，适用于质地坚实并入肾经的饮片，如怀牛膝等。

此外，京帮还专门总结了药汁制法的炮制工艺，即用药用液体辅料炮制药物，其中常用的药汁辅料包括甘草水煎液、明矾水溶液和黄连水煎液等，通过这些辅料与被炮制药物的有毒成分互相结合，达到降低或消除毒副作用的目的。甘草银花水制川乌、制草乌，黑豆、甘草共煮制黑附片等饮片仍是临床常用的饮片。

京帮炮制注重辅料与中药性能的密切联系，用辅料炮制中药，或可增强与改变药物功效，或可降低或消除药物的毒性或副作用，或可改变药物的升降浮沉与药物的作用部位及作用趋向。其主要体现在中药七情配伍、归经、成分等方面。

1. 七情配伍与辅料选择 用辅料炮制药物，实际上是药物之间相须、相使、相畏、相恶的配伍应用。醋入肝经，中药经醋炮制后，能增强行气理血、疏肝解郁、止痛的作用，如醋制柴胡，可增强柴胡疏肝止痛之效；鳖血能填血滋阴，药物经鳖血炙后，其浮阳之性被抑制，清肝退热之效增强，常见的品种有鳖血炙青蒿、鳖血炙银柴胡、鳖血炙柴胡等。稻米具有健脾养胃、补中益气之功，其熏炒的药物具有焦香气味，可增强健脾止泻功能，如米炒党参，这些都属于七情配伍中的相须、相使。此外还有用小米炙丹参片，取其和胃之功。而有些药物，如半夏，用生姜炮制后其毒性大大降低，属于七情中的相杀、相畏。又如米汤煨葛根，则意在降低其燥性，属于其七情中的相恶。

2. 药物归经与辅料选择 京帮常用大青盐粒拌炒药料，属烫法的一种，适用于质地坚实之药物，盐制后药物入肾经，可强筋骨、补肝肾，常用于怀牛膝等药物的炮制。盐杜仲引药入肾，直达下焦，温而不燥，增强补肝肾、强筋骨、安胎作用。再如知母盐炙后，引药下行，专于入肾，增强滋阴降火之作用，善清虚热，用于治疗肝肾阴虚、潮热盗汗、腰脊酸痛。

3. 化学成分与辅料选择 《中国药典》中采用黑豆汁制何首乌，北京地区制何首乌在此基础上增加了黄酒炮制，制何首乌有补肝肾、益精血、壮筋骨、乌须发之效，经蒸制增强甘甜之味后，和绍兴黄酒共制则药力更强，取酒之辛以润肾燥。黄酒制可增强何首乌中所含卵磷脂成分的溶出率，而卵磷脂是构成细胞膜和神经组织的成分，亦是脑脊髓的主要组成成分。制何首乌不仅具有治疗神经衰弱的作用，同时又可促进血液的新生，增强补肝肾、益精血的作用。《中国药典》中水蛭采用滑石粉烫制，北京地区采用黄酒拌匀后炒干的炮制方法增强疗效。

4. 药材特点与辅料选择 京帮炮制注重针对药物自身性质特点选择合适的辅料进行加工，如量小蟾酥采用酒制法，与《中国药典》规定的辅料一致，可提高浸泡软化速度；若蟾酥量较大，则采用乳汁制法，先将蟾酥适当粉碎，注入牛乳汁适量，使之发酵，酒炙或乳炙蟾酥均可使药物组织结构变得松软，易于粉碎，可避免加工时扬尘。雷敩所撰《雷公炮炙论》中载："每修事一个，用牛酥一分，炙尽为度。"可见，北京地区的炙蟾酥炮制方法来源可追，道理可溯。

（四）川帮流派特色辅料

川帮发源于我国四川省，以同仁堂、庚鼎药房、精益堂为代表。四川素有"中医之乡，中药之库"之称。早在唐宋时期，四川就有 49 种道地药材，为全国之最。尤其是成都地区，悠久的历史文化和深厚浓郁的中医药文化相结合，使成都成为全国著名的中医药之乡。川帮炮制技术在明清鼎盛时期形成，主要以四川为主，包括重庆、云南、贵州等中国西南地区的特色中药炮制技术，其中成都地区是川帮炮制技术中核心所在。中华人民共和国成立前，成都地区有近百家药房，其经营模式大多为"前店后坊"，即店堂前面供医生坐堂应诊、饮片配方，店堂后面则进行饮片的加工炮制，或根据处方要求"单锅小炒"，各店都有独特的炮制技艺。1956 年开始公私合营，所有药店合并成三家较大规模药店，即同仁堂、庚鼎药房、精益堂。随后，三家药厂又合并为成都工农兵药厂，改革开放初期更名为成都中药厂，那时成都市有一大批精通中药炮制技术的骨干。如 1959 年成都中医学院设置中药学专业，即聘请了成都药材站炮制技术骨干、人称“药王”的徐楚江作为特聘教师，并聘请了冯相贤、欧建忠等经验丰富的老药工为实验指导教师，向该专业学生传授传统中药炮制技术。

川帮炮制中药时，擅以复方药汁作为辅料，经复制法按照规定操作工艺反复炮制之后，以达到减毒增效的炮制目的。如川帮特色炮制品蒸熟地黄，即取大生地黄，洗净泥沙，晒干，另取生姜（打烂）、陈皮温浸取汁。再将取汁后的药渣加适量水分熬成浓汁，并入前浸液中，加酒混合均匀，共浸生地黄，至药汁被吸干，生地黄体质变软时，即轻放甑内，甑中立放四个竹筒（筒壁有小孔），先以武火蒸至圆气，药质柔软为度，每次蒸后即行取出日晒夜露，待其干后，将甑脚水拌入，用伏法伏闷一夜，再蒸，如此反复九次（或不得少于五次），以蒸晒露至熟地黄色黑如漆、味甜如饴为度，最后一次加砂仁研细末拌匀同蒸，蒸至圆气，取出晒干即得。

尽管川帮的中药炮制技术具有良好的传统和基础，但是由于其中医传承的固有规律，比如药物炮制的辅料加入种类、加入量以及加入时机等，大多是靠师徒间的口传心授，其经验性、主观判断性的因素较强。因此，随着实践经验丰富的老药工的逐渐谢世，一批川帮特色中药炮制技术（其中就包括特色炮制用辅料），也面临着消亡或变异的危险，如川帮中药炮制技术中的“九制大黄”“九转南星”“仙半夏”等，特色辅料中的糖麸等。川帮炮制技术的传承，除了对传统炮制加工技艺的特色、优势进行继承，也需要在现有科技化条件下，在原有基础上，将传统工艺与现代科学技术相结合，挖掘川帮文化精髓，并充分利用当地药材资源，开发出新的炮制工艺，加大炮制技术应用范围，制备新型炮制辅料和特色炮制品，同时将川帮优势与饮片生产相结合，更加产业化、科学化、规范化地整理传统炮制技艺，进而对川帮炮制进一步继承和发扬，也对中华民族的中医药文化进一步传承和发扬。

二、少数民族炮制特色辅料

民族药是为我国少数民族使用的，以本民族传统医药理论和实践为指导的植物、动物及矿物类药材，也包括少数民族习惯使用的天然药物。我国的民族医药发源于少数民族地区，具有鲜明的地域性和民族传统，故民族医药的使用和传播一般以文字记载、民间习用、口耳相传的形式活跃于少数民族地区；少数民族聚居的特定自然地理环境也使民族药具有浓厚的民族气息，并与我国少数民族的形成和发展息息相关。民族药历经千年，经久不息，充分显示了少数民族人民的勤劳、智慧和勇敢，是中华民族优秀文化的一部分。千百年来，民族药为各民族的繁荣发展做出了巨大贡献，并以独特的疗效、完备的理论体系、优秀的古籍文献，屹立于世界药学之林，成为人类药学史上的巨大财富。中华民族医药的特点主要是多元一体、和而不同。各少数民族有着独特的地理条件和风俗习惯，在实践中形成了对疾病和药材的认识，形成了独特的医药体系，与中医药形成互补之势。在少数民族聚居的地方，应用该民族的药材资源，形成民族药基本理论体系。中国传统民族药主要有藏族药（藏药），蒙古族药（蒙药）和维吾尔族药（维药），近年来苗族药（苗药）也发展较为迅速，此外，还有云南的彝药、海南的黎药等。少数民族药物的特色炮制辅料与中药的炮制辅料有着一定的区别，这也体现了各民族的地域特点和风俗习惯，其丰富的炮制经验和特色炮制辅料值得借鉴和学习，在民族药炮制辅料中，比较主要的特色辅料集中在藏药、蒙药、维药、苗药等民族药的炮制技术之中。

（一）藏药炮制特色辅料

藏医药是在广泛吸收、融合了中医药学、印度医药学等理论的基础上，通过长期实践所形成的藏族所特有的医药体系，迄今已有上千年的历史，是我国较为完整、较有影响的民族医药体系之一。

藏医自古以来对藏药的加工炮制极为重视，公元8世纪，藏族伟大医学家宇妥•元丹贡布在总结藏族原始医学理论和实践经验的基础上，吸收中医学及古印度医学、波斯医学的许多精华，编撰了藏医药学奠基巨著《四部医典》，该书记载了金、银、铜、铁4种可熔性金属类药材，金矿石、银矿石、磁石等38种矿石类药材及200多种植物类药材的炮制加工方法和炮制后的功能主治，标志着藏医药炮制学理论体系的完全形成。俄尖巴•仁钦华著《水银炮制术口述》，系统总结了水银炮制理论和完整的传统炮制工艺技术，首次将水银制剂应用于内服，开创了水银等重金属药物治疗肿瘤、溃疡、心脑血管疾病等诸多疑难疾病的先河。除此之外，著名的藏医药古籍还有《度母本草》《晶镜本草》《藏药志》《如意宝树》等。藏药传统炮制内涵丰富，工艺复杂，特色显著，为藏医药疗效的提高和安全性做出了重要的贡献。同时，藏医药对高海拔、缺氧等因素引起的高原病、高血压有独特疗效，如以藏药配合放血疗法可有效治疗原发性高血压。

藏药炮制方法通常有挑拣、筛、簸、刮、去核、洗、淘、泡、漂、淬、飞、煅、烫、炒、煮、炙、熬等多种技术，在炮制辅料的选择方面，藏药炮制的原料选取也是十分严苛，所用药材资源需天然、纯正、药性强劲，具有药用有效成分高、生物活性强的药理特性。相关研究显示，在藏药材炮制过程中，加入适量的辅料能够有效中和药材毒性，消除有毒物质，而在同种药材中，添加不同的辅料，炮制后得到的效果不相同。同时，还须根据药理功效要求进行选材。以“佐太”（“佐太”又称“水银洗炼法”，藏语称之为“佐珠钦莫”，是将水银经过洗、涤、去垢、去锈、除汞毒，加入金灰、银灰等“八金八矿”煅制的灰粉，最后与硫黄合碾而成的黑色粉末制剂）为例，制作时辅料选材是特定的；比如铜的选择，就要在红铜、黄铜和青铜中选择特定的铜；又如藏医水银炮制法中所用三尿，必需选用8岁男童尿、青种马尿和黄牛尿作为辅料，辅料选用极其严格。此外，藏药炮制中亦常以诃子、水柏枝煎液、青稞酒等作为辅料使用。如铁屑的炮制是将铁屑置于诃子水煎液中，反复煎煮3次，再用清水洗涤数次，入瓷瓶中，略加诃子液，按气温程度，约3～5天后铁屑即化为泥，而毒性去尽；青稞酒制和青稞酒炒制铁棒锤能较大程度地“减毒存效”。历代名藏医通过特殊炮制加工方法，将剧毒水银制成无毒且具有奇特疗效的药品——“佐太”，在藏医药文化悠久的发展历程中，“佐太”成为藏药母本，是配制七十味珍珠丸、仁青常觉等名贵成药的主要原料，其调血、清热解毒、滋补强身的功效突出，作为一味重要的矿物药参与藏成药方剂配伍。

（二）蒙药炮制特色辅料

蒙古族是一个以游牧为主的少数民族。蒙药学是以蒙医学理论为核心概念的一门学科，以五元、六味、十七效、八性及两力之说为基础，其具有悠久的历史、鲜明的民族特色和地域气候特点，反映了蒙古族人民生活和生产习惯，是蒙古族人民同疾病做斗争的经验总结，有着独特的理论体系、临床实践经验和炮制方法。富有民族特色，是值得研究的领域。

蒙医药理论体系的独特性表现在其是吸纳中医与藏医宝贵经验积累而成，临床经验丰富。蒙药炮制是一项具有民族特色的制药技术，蒙古语称之为“淖莫特哈勒”，其意为“驯服”，旨在对有毒、性峻猛或功不及、效不遂、用不便之蒙药，通过“驯服”使其“顺从”，以更适应临床需要，从而保障用药的安全和有效。历代蒙医药学家在长期医药实践中，总结积累了丰富的蒙药炮制经验。在炮制技术方面，有煅、煮等炮制方法。煅法多用于矿物药或贝壳类药，用猛火直接或间接将药材烧红烧透，直至其质地松脆，易于粉碎，这样可充分发挥其疗效；煮法如手掌参与牛奶同煮，只有当辅料被吸收时，才能获得治疗所需要的药理作用。其后经不断传承发展，大体上分为水飞、砂烫、清炒、火煅、制炭、奶制等六种炮制工艺。在炮制辅料方面，蒙药常选用与蒙古民族生活环境及饮食习惯等关系密切的黄油、牛奶、马奶、酸马奶、羊肉汤、羊骨汤等作为辅料进行炮制，如黄油炮制后的药物，可增强身体免疫力，并调理胃火，增强治疗寒性病作用。而用牛奶炮制后可降低药物毒性，如玉竹、白及、黄精等常用肉汤、牛奶等营养汤类进行炮制，从而制成某些需要增强滋补作用的药物，增强其滋补强身之力。此外，蒙药炮制时擅用诃子煎汤作为辅料，为解除某些药物的毒性，蒙医通常采用诃子汤来炮制药物，取其降低药物毒性，增强有效成分溶出之功效，如草乌等毒性的药物常用诃子汤煮的炮制方法，将草乌去毛须泥土，置诃子汤内浸泡 2～3 天，每天换一次汤，品尝有轻微麻感为度，取出晾干即可，用于杀黏、燥黄水、止痛。黑冰片、黄油煮制荜茇，黄油烘制高良姜，诃子汤浸泡草乌，牛奶煮制狼毒等均为蒙药所特有的炮制品。

（三）维药炮制特色辅料

维吾尔族医药是我国四大民族医药之一，是我国医药学不可分割的组成部分。维吾尔族医学是一门历史悠久的医学，它既不同于古希腊医学，也不同于古阿拉伯和印度医学，它是我国维吾尔族人民几千年来长期同疾病斗争的经验总结，是我们国家宝贵的民族文化遗产。维吾尔族药（以下简称维药）的炮制是根据维吾尔族医药学理论，按照医疗、调剂、制剂、储藏等需要，所采取的一项制药技术。其主要炮制方法有净制、切制、研磨法、蒸馏法、干燥法、挤汁法、炒制法、乳浸法、煅法和煨法（库西台法）、炮制去毒法、炼油法等。

维药炮制常以牛奶、羊奶、羊脂油等作为辅料。如余甘子、铁落、马钱子、新疆曼陀罗子、巴豆等药物的炮制工艺，都具有鲜明特色。炮制余甘子时，取牛奶作为辅料，将药物在牛奶中浸泡 72 小时后反复洗净，研碎后过筛即得；而巴豆则采取“各立依克买提”（制霜法）法进行炮制，即将巴豆粉碎成粗粉，用多层吸纸包成球状后用泥浆包裹，埋于热火灰中加热，2 小时后取出药材，更换吸纸重复操作 4～5 次即得；羊脂油为来源于牛科动物绵羊或山羊的脂肪油，性味甘热，有温散寒邪、补肾助阳、补虚润燥的功效。以羊脂油制淫羊藿，可发挥协同作用，增强温肾助阳作用；动物骨骼用羊脂油涂烧，容易脆断，易于有效成分的溶出，提高疗效。

（四）苗药炮制特色辅料

苗药是指在苗族聚居的苗岭山脉、乌蒙山脉、武陵山脉、鄂西山地、大苗山及海南山地等地区种植、生长的草药材。苗族医药具有历史悠久、影响深远、内涵丰富、疗效独特等特性，治疗多种地方病、常见病、多发病及疑难杂症疗效独特，是我国传统民族医药中不可或缺的部分。以地域文化及语言等传承为基础，我国苗医药可分为东部、中部、西部 3 个医药文化区域圈，东部以湘西为代表，中部以贵州黔东南为代表，西部以黔、滇、川边苗族聚居区为代表。苗医药在发展过程中产生了众多学说和理论，其中具有代表性的学说包括生成学说、四大筋脉说、三界学说、苗医毒学说与交环学说。虽然苗族没有文字，但经过长期的实践检验，追溯其历史可从近代的一些文献记载和一些习俗中得知。如贵州《兴仁县志》载白苗“喜居高山，常采草药，售于市，转徙不恒”。这是当时地方统治者对苗医存在的承认和肯定。苗医验方有“千年苗医，万年苗药”“苗药三千，单方八百”之称。汉武帝时唐蒙就曾尝到过夜郎国（今贵州一带）这种称为祀酱的贡品，这是记载较早时期苗族对食用药物的加工，说明炮制起源也较早。

苗药的加工炮制一般较简单，少用辅料，主要为治疗需要或减毒而进行适当的加工炮制。例如，苗医苗药中“干燥”主张以晾干为主，以保药力。凡块根入药者，将其鲜药洗净晾干；或用线穿成串或装入包中，放在贴身处，利用人体体温将药物干燥，这样干燥的药物色泽光亮，经久不变，一般不宜暴晒、高热的苗药多用此法干燥加工，如百味莲、八角莲等。又如“开水烫淋法”，将药物采集净选后盛在箩筐内，用开水冲烫，以减其毒和使果实不开裂，如八角香等。又如“蒸熟暴晒法”，将药物经一蒸一晒，其味变甘，色变棕红，透明，更适药用，如天冬等。但半夏、乌头、蜈蚣、茶枯等有毒苗药，则需使用辅料进行炮制减毒，严格炮制后方可入药，如石灰水浸渍法制半夏、火灰烫法制乌头、酒浸法制蜈蚣、炭法制茶枯等。此外诸如火燎法、夜露法、尿渍法、酒制法、醋制法、火烤法、石灰水渍法等炮制方法，都具有独特的民族和地域特色，由此可见石灰水、酒、童便、醋等皆为苗药炮制辅料。

（五）其他少数民族药物炮制

除以上少数民族药物之外，尚有土家族、回族、傣族、畲族、羌族等少数民族药物需要炮制后供临床使用。

1. 土家族医药学 土家族医药是我国民族医药体系的重要组成部分。20 世纪 70 年代初，开展了土家族药物调研工作，收集、整理了“民族常用、来源可靠、疗效确切”的土家族民间草药，而且分布于我国湖南、湖北、四川、贵州等地的土家族代表向《中国民族药志》编委会自荐了各自特色土家族用药，并被收录于《中国民族药志》第一卷。《土家族药物志》收载土家族常用的炮制方法有：磨捣法、切制法、煨制法、泡制法、炒制法、漂制法、炙制法、发芽法、露制法、埋制法、阴干法、炖制法、油炸法等二十多种。

2. 回医药学 回医药学是唐宋时期由阿拉伯医学、伊斯兰医学随着文化交流传入中国，与当时的中国传统医学结合，逐渐形成的别具特色的我国民族医药学体系之一。回医药主要古方医籍有《回回药方》《饮膳正要》《海药本草》等著作，其中既有中药的“丸、散、膏、丹”等与炮制相关的技术，又保存了芳香挥发剂、滴鼻剂、露酒剂、油膏剂、糖浆剂等技术，体现着不同医药体系的相互渗透和融合。

3. 傣医药学 傣医药学是我国传统医药学的重要组成部分，具有 2 500 多年的悠久历史，是傣族人民长期在与自然和疾病的斗争中不断认识、积累、总结出来的，具有鲜明的地方和民族特色的传统医药学。傣医药学以“四塔”“五蕴”理论为核心，具有完整的理论体系，炮制辅料包括了酒、醋、蜜、盐水、猪油、鹅油等。

4. 羌族医药 羌族医药形成历史久远，传说“神农尝百草之滋味、水泉之甘苦，令民知所避就，一日而遇七十毒”，表明进入中原地区的羌支姜姓炎帝神农氏已经认识了一些药用植物用以治病。也正因为羌族医药的形成较早，所以深受羌族早期文化影响。羌药对药物的捣、烧、晒、煮、口嚼、酒浸的处理，原始简单，无须药械，这更适应于险恶的自然环境。

此外，畲族由于只有语言，而没有文字，其医术只靠祖传，现大多民间畲医均年事已高，个别名畲医已去世。因此，一些传统医学技术也逐渐失传。为不使作为祖国医学中的重要组成部分的畲族医药失传，抢救整理畲医药、开发畲医药造福于人类已成了当务之急。

尽管民族药炮制历史悠久，但其辅料的应用目前还缺少完整系统的文献资料，还需要进一步挖掘整理，从而使少数民族药物炮制这一瑰宝尽快绽放出璀璨的光辉。

中篇

辅料炮制对中药的影响

第四章 辅料炮制对中药药性的影响

中药的药性理论是祖国医学理论体系中的重要组成部分，是指导临床用药的依据之一。药性理论包括四气、五味、归经、升降浮沉、有毒无毒等，具有很高的概括性。中药通过炮制，其性味、浮沉、归经、毒性等都可能发生一定程度上的变化，而通常这些变化又能够导致其功效、用途发生相应的改变，运用于临床时产生的效应也不一样。炮制对性味的影响，主要包括对中药四气、五味、归经、升降浮沉和毒性等方面的影响。中药的性能，是根据药物作用于机体所表现出来的反应归纳出来的，主要是对中药的治疗效果、作用进行归类，是对药物多种医疗作用的高度概括。药物之性能，不仅是某些药物的共性，还能反映各药的个性。炮制常通过对药物性味产生直接或间接的影响，以达到调整中药作用的目的。

近年来，学者们对于中药炮制对药性的影响开展了多方位的研究，力图从不同角度和维度探讨炮制对药性的影响，从而揭示中药炮制的本质内涵。如通过梳理中药炮制技术和理论的形成及发展，提出了药性变化理论，指出“药以治病，因性为能，性之所存，药之固有，性之所现，功用相托，性之根本，物质所在，性之不同，其质迥异……药性之太过或不及，均可炮以制之，过者抑之，弱者扬之，促药性之变，应临床之需”，明确指出炮制可以改变中药药性，以更好满足临床需求。对中药“同药反效”提出了思考，探讨了为什么同一种药物会兼具两种相反功效或主治相反的疾病，认为这种“同药反效”可能主要是由炮制方法、药用部位、配伍以及药性理论不同而造成的。此外，药材的生长环境、采收季节和炮制加工等以及机体的体质、证候等因素可能会影响到中药实际的药性表达，如果要对药性开展实质研究，则应密切关注影响药性表达的各种因素。因此，炮制与药性是密不可分的，炮制对药性会产生影响，从而进一步影响中药的功效，影响炮制品在中医临床上的应用。

第一节　辅料炮制对性味的影响

中药药性中的四气，又称四性，包括寒、热、温、凉四种，是由药物作用于人体所产生不同反应和取得的疗效决定的。它反映出药物对人体阴阳盛衰、寒热变化的作用倾向，既是中药药性理论的重要内容，也是药物作用的主要依据之一。性味的形成，是基于中医药基础理论，依据临床实践经验而进行的归纳总结，以说明各药物性能。此外，还有一类药性较平和的平性药。这类药虽然药性较平和，但实际上没有绝对的平性药物，总是略有所偏。如甘草虽言性平，但实际上生甘草偏凉，炙甘草偏温。药性的寒、热、温、凉，是我国历代医家从机体对药物所产生的反应中高度概括出来的一种理论。热和温，寒和凉，仅是程度不同的两个方面，并无本质区别，故寒、热、温、凉四气，实际上可看成寒凉和温热两个方面。

“寒者热之，热者寒之”是药物根据其药性应用于治疗疾病的重要治则。一般认为，凡是能够减轻或消除热证，具有清热泻火、解毒镇静作用的药物，归属于寒性或凉性。如症见大热烦渴、面红目赤、咽喉肿痛、脉洪数等的阳性病证，在使用生石膏、知母、栀子、黄连等中药治疗后，可缓解或消除上述症状，说明这些药物是寒凉之性。反之，能够减轻或消除症状如见口淡不渴、面色苍白、脘腹冷痛、脉迟紧等寒证，具有温补、驱寒、升阳之功的药物，多属于温性或热性，如麻黄、桂枝、附子、干姜等。温性药物作用较热性药物又稍温和。有些中药寒热之性，处于温、凉之间界限不明显，药性趋于平和，则称之为平性。平性药虽性质较平和，但并非绝对，总是略有所偏，如甘草虽药性平，但实际上生甘草偏凉，而炙甘草偏温。由于平性药物的作用没有寒凉药或温热药显著，但习惯上仍称之为四气。平性的药物，由于其作用缓和，一般说来，寒性的或热性病症，均可配合应用。

中药药性理论认为，五味是指辛、甘、酸、苦、咸五种不同的味道，具不同的治疗作用。除此之外，还有淡味和涩味，但因淡味无特殊滋味，而且一般认为“淡附于甘”，涩和酸味药作用又基本相同，故仍称五味。药物的味一般是通过口尝而得，如生姜味辛，甘草味甘，黄连味苦，乌梅味酸，昆布味咸等。但也有一部分药物味道并不明显。但味的最终确定，却是根据其所治病证。可见，五味所反映的，一是指药物的味道，二是指药物的作用，具体如下。

1. 辛“能散、能行”，即具有发散、行气、行血的作用。发散主要用治表证，如苏叶发散风寒；行气作用，多用于治疗气机郁滞证，如香附行气除胀；行血作用，多用于瘀血阻滞证，如川芎活血化瘀。辛味药大多耗气伤阴，气虚阴亏者慎用。

2. 甘“能补、能和、能缓”，即具补益、和中、调和药性和缓急止痛等作用。补益主要用治正气虚弱，如人参大补元气；调和药性，用于方剂中协调药物间相互作用或中毒解救，如甘草调和药性并解药食中毒等；和中、缓急止痛，用于脘腹、四肢挛急疼痛，如饴糖缓急止痛。甘味药大多腻膈碍胃，令人中满，凡湿阻、食积、中满气滞者慎用。

3. 酸“能收、能涩”，即具有收敛、固涩作用。固表止汗，多用于体虚多汗证，如五味子；敛肺止咳，用于肺虚久咳，如乌梅；涩肠止泻，用于久泻肠滑，如五倍子；固精缩尿，用于遗精滑精、遗尿、尿频，如山茱萸；固崩止带，用于崩漏不止，如赤石脂。酸味药大多能收敛邪气，邪未尽之证当慎用。

4. 苦“能泄、能燥、能坚”，即具有清泻火热、泄降气逆、通泄大便、燥湿（坚阴）等作用。清泻火热，用于热证、火证，如黄芩、栀子；泄降气逆，用于咳喘、呕恶，如杏仁、葶苈子；泻热通便，用于热结便秘，如大黄；清热燥湿，用于湿热证，如龙胆草、黄连；泻火存阴，用于阴虚火旺，如知母、黄柏。苦味药大多能伤津、伐胃，津大伤及脾胃虚弱者不宜大量应用。

5. 咸“能下、能软”，即具有泻下通便、软坚散结作用。一般来说，泻下或润下通便以及软化坚硬、消散结块的药物大多具有咸味。咸味药多用治大便燥结、瘰核、瘿瘤、癥瘕、痞块等证。如芒硝泻热通便，海藻、牡蛎消散瘿瘤，鳖甲软坚消癥等。“多食咸则脉凝泣而变色”，脾虚便溏者慎用。

淡“能渗、能利”，即具渗湿利水作用。淡味药多用治水肿、小便不利等。如薏苡仁、茯苓、猪苓、泽泻等。但后世医家主张“淡附于甘”，故仍沿用五味。应注意的是其过用亦能伤津，凡阴虚津亏者慎用。

涩：与酸味药作用相似，多用治虚汗、泻泄、尿频、遗精、滑精、出血等证。如莲子固精止带，禹余粮涩肠止泻，乌贼骨收涩止血等。故本草文献常以酸味代替涩味功效，或与酸味并列。涩味药大多能敛邪，凡邪气未尽者当慎用。

按五行学说，中药“五味”会影响药物的归经。如《素问·宣明五气篇》说：“酸入肝（属木）、辛入肺（属金）、苦入心（属火）、咸入肾（属水）、甘入脾（属土）。”如木瓜、乌梅、山茱萸、覆盆子等具酸味的中药多归肝经；栀子、桃仁、郁金、丹参等具苦味的中药多归心经；人参、黄芪、山药、大枣等具甘味的中药多归脾经；紫苏、生姜、薄荷、香薷、白芷等具辛味的中药大多归肺经；昆布、牡蛎、鳖甲、肉苁蓉等具咸味的中药大多归肾经。但这仅是一般规律，并不是一成不变的。药物作用位置与归经相关，如五味子味酸，归肺经而不归肝经，其用治肺虚咳嗽而不补肝阴；黄柏味苦，却归肾经不归心经，故其作用更多体现在泻肾火而非泻心火；枸杞子味甘，归肝肾经而不归脾经，其作用重点体现在滋补肝肾而非补益脾土；当归味辛，然归肝经不归肺经，故其用于肝血亏虚而不用于肺阴不足；石决明味咸，归肝经不归肾经，故善治肝火上炎所致目赤肿痛。

辅料炮制对药性的影响，主要体现在不同炮制方法对药性会产生不同的改变。如通过反制，纠正药物过偏之性，以缓和药性。中药药性太热伤机体之阴，太寒伤机体之阳，通过炮制可以缓和药物的药性，以制其太过；或通过从制，增强药物不足之性；或可以通过改变药性，使药物产生新的疗效，扩大用药范围。

“反制”，即所谓“以热制寒”或“以寒制热”。如黄连本为大苦大寒的药物，经过辛温的姜汁制后，能降低其苦寒之性。黄连经吴茱萸汁炮制后，黄连饮片中生物碱种类无显著变化，但却增加了吴茱萸汁含有的酚酸类、苦味素类和生物碱类等成分，上述成分的变化可能是萸黄连寒性缓和的物质基础。而吴茱萸经甘草汁制后吴茱萸碱和吴茱萸次碱含量降低，可缓和吴茱萸温燥之性。

“从制”，即所谓使“寒者益寒”或“热者益热”，可使药物的性味增强，疗效增加。药物药性太过会损伤机体，但药性太弱又会使药物疗效不佳。经辅料炮制以后，可以增强部分中药的药效。如胆汁制黄连，进一步增强黄连苦寒之性，酒制仙茅，进一步增强仙茅的温肾壮阳作用，产生更强的临床药效。

通过炮制改变药性，还可以扩大药物的用途。如生地黄主清，具有清热凉血、滋阴养血之功；采用酒蒸制成的熟地黄主补，具有补血滋肾养阴之功，使药物的作用范围相应扩大。如制天南星辛温，可燥湿化痰，用于顽痰咳嗽；经过胆汁炮制后其药性会转寒，清热化痰，用于痰热咳嗽。原因是胆汁成分浸入到天南星内，影响了天南星的理化性质，使其药性发生变化，即由温转寒。再有当归，其本身虽然是性味辛温，但用于临床活血通络效果有时不太理想。研究表明，氧自由基的增多是引起血瘀的重要因素之一，酒当归比生品当归对氧自由基的清除效果更好。可见，酒制可以使当归的活血通络效果更好。

中药炮制辅料对性味的影响是多方面的。

第一，通过炮制纠正药物性味偏胜过猛。最常见的是药物过于苦寒，易伤脾阳；过于辛热行散，易耗气伤阴；过酸易于损齿和刺激胃肠。如山栀苦寒之性甚强，用辛温的姜汁制能降低苦寒之性，以免伤中，即所谓以热制寒。补骨脂辛热而燥，易于伤阴，盐炙制后咸寒润燥，可缓和辛热温燥之性，即所谓以寒制热，以上均属于“反制”的范畴。山楂味甚酸，炒焦后可降低酸味，减少对胃的刺激性。此外，有的药物虽然性味并不过于偏胜，但根据临床需要合理选择辅料，有时也要使某种性味减弱。如生姜辛、微温，具有发汗解表、温中止呕作用，但煨制后则辛味极弱，无发散之性，而长于逐寒缓胃，常用于胃寒呕吐。明代《本草通玄》和清代《得配本草》对生姜均有“生用发散，熟用和中”的记载。总之，纠正药性偏胜基本上遵从“相反为制”的原则。

第二，通过炮制使药物性味增强。有的药物性味本强，但在临床上用于实证或重证仍嫌药力不足，通过炮制可进一步增强药力。以苦寒的胆汁制黄连，更增强黄连苦寒之性，所谓“寒者益寒”，用于泻肝胆实火，以求速效；以辛热的酒制仙茅，更增强仙茅温肾壮阳作用，所谓“热者益热”，常用于命门火衰，阴寒偏盛的阳痿精冷、宫寒不孕或寒湿痹痛。有的药物药性较缓和，临床嫌其药效不强，取效太慢，通过炮制增强药性，从而增强药物的作用。如辛温的当归用辛热的酒炮制后可增强其辛散温通作用，常用于血瘀痛经、血瘀经闭以及跌打损伤所致的瘀滞肿痛。泽泻甘寒，用咸寒的盐制可增强其泄热之力。以上就是“从制”的范畴，实际上遵从的是“相资为制”的原则。

第三，通过炮制，改变药物性味，扩大用药范围。同一来源和同一药用部位，经过炮制，使药性发生明显变化，随之功能也发生明显改变。如生地黄甘寒，具清热凉血、养阴生津的作用；用酒蒸制成熟地黄后，则变为甘温之品，具有滋阴补血的功效。即一者性寒，主清；一者性温，主补。天南星性本辛温，善于燥湿化痰、祛风止痉；加胆汁制成胆南星，则性味转为苦凉，具有清热化痰、息风定惊的功效。可见地黄炮制后其性（气）向相反的方面转化了，而天南星不但性（气）向相反的方面转化，且味也发生了根本性的转变。又如蒲黄能止血活血，但生品性滑，以活血作用见长；炒炭后增加了涩味，以止血作用见长。由此可见，蒲黄炒炭后，因味的增损，其作用侧重点就发生了转移。

不同性味的辅料炮制对同一药物的药性会产生不同影响，如淡豆豉药名与性味的演变，从性和味等方面证明其药性的变化与差异，淡豆豉始载于《名医别录》，早期对咸、淡豆豉均有药用记载，明代医家开始关注咸、淡豆豉的性味差异，并提出了“淡者人药”的观点，此为当时的主流观点，清代以后一般只收载淡豆豉的制法，自元代至近代，又对淡豆豉的“温热”与“寒凉”有不同的认识，而之所以产生“温热”与“寒凉”的不同认识，与淡豆豉炮制时采用的辅料药对（苏叶 - 麻黄药对和桑叶 - 青蒿药对）有密切关联。淡豆豉的不同炮制方法与辅料是对其性味产生影响的关键。

黄连经过生姜、酒和胆汁炮制后，其药性药效及化学成分发生了相应的变化，而这些变化可为控制黄连炮制品种质量、探讨炮制机制、考察辅料对药物寒热药性的影响提供依据，研究认为，从药性探讨黄连的炮制方法，会更有助于理解中药炮制的目的和作用，阐明黄连炮制机制，从而更好地指导中医临床用药。研究分析，黄连作为典型寒凉药，通过不同性味的辅料炮制之后，或以热制寒，或使寒者益寒，使其本身寒凉之性发生变化，从现代科学理论角度揭示了中药药性与炮制的相关性。也有研究对吴茱萸炮制黄连，从“以热制寒”角度，探讨了炮制对中药药性的影响，从寒热药性的本质入手，总结了相关研究的方法和成果，总结了萸黄连寒热药性变化的研究现状，提出了中药药性研究的现代技术手段、方法和研究思路。

此外，对于人参的药性及炮制对药性的影响展开了相关研究，依据“相反为制”“以寒制热”的传统炮制药性理论，以寒凉性味的栀子作为炮制辅料，煎汁炮制人参，在改善人参口感的同时，还增加了蜜制步骤。发现经过两种辅料的炮制，进一步增强了人参滋补作用，缓和了人参药性，通过薄层色谱法（TLC）和高效液相色谱法（HPLC）等方法对人参炮制前后成分进行比较，未见明显物质差异，以出血时间、凝血时间、饮水量、17- 羟皮质类固醇等为指标的药效学研究表明，经新工艺炮制后，人参温燥之性缓和，"热性"指标降低，炮制方法的不同对人参药性产生了不同影响。

炮制辅料可根据类型不同，分为液体辅料和固体辅料，液体辅料和固体辅料具有不同属性，依照辅料性能，其对药物性能也能够产生不同影响。

（一）液体辅料对性味的影响

液体辅料主要有酒、醋、生姜汁、食盐水、胆汁、蜂蜜、甘草汁等。

1. 酒制对性味的影响 酒制法在中药炮制中是一常用方法。春秋战国时期已经有酒制的记载。汉代张仲景对酒制有了系统的理论，他在栝楼薤白白酒汤中就有以酒为引"取其色白而上通于胸肺，借其性，引而上行而后下达"的说法。至魏晋南北朝时期，南北朝刘宋时期出现了第一部炮制专著，即雷敩的《雷公炮炙论》，系统论述了药物的炮制操作方法，如酒蒸、酒渍、酒煅淬、酒煮等酒制品种已达 38 种。炮制用酒历代都采用酿造的米酒（黄酒）炮制，由米、麦、黍等用曲酿制而成，主含 15%～20% 乙醇。宋代，用酒处理药材的方法盛行，能够生产酒精含量高的蒸馏烧酒，克服了浸泡药材易酸败的缺点，药酒兴起并沿用至今。

酒制是中药常用的传统炮制方法之一，酒辛、甘、大热，主入心、肝二经，宣行药势，具有活血通络、祛风散寒、健脾胃、消冷积的作用，传统认为中药酒制后能改变药性、引药上行，增强温补肝肾、活血通络及矫臭矫味的作用。现代研究则表明，中药中主要的有效成分，如生物碱、盐类、苷类、鞣质、有机酸、挥发油、树脂、糖类及部分色素等皆易溶于酒。酒还能和植物体内的一些无机成分（$MgCl_2$、$CaCl_2$ 等）形成结晶状的分子化合物，称结晶醇，易溶于水，故可提高药物有效成分溶解度。酒以黄酒为主，药物经酒制后有助于有效成分的溶出，以增强疗效，如酒制黄连、酒制黄芩、酒制大黄等，动物类药有腥膻气味，酒制后能够矫臭矫味，如酒制乌梢蛇。有些苦寒药，如黄芩、黄连、黄柏、大黄等经酒制后，可缓和其寒性。

大黄为蓼科植物掌叶大黄、唐古特大黄或药用大黄的干燥根和根茎，功能主治为：功能泻下攻积，清热泻火，凉血解毒，逐瘀通经，利湿退黄。用于实热积滞便秘，血热吐衄，目赤咽肿，痈肿疔疮，肠痈腹痛，瘀血经闭，产后瘀阻，跌打损伤，湿热痢疾，黄疸尿赤，淋证，水肿；外治烧烫伤。作为临床常用的泻下药，其主要成分为蒽醌类衍生物和二蒽醌类衍生物。大黄生用气味重浊，走而不守，直达下焦，泻下作用峻烈，易伤胃气。大黄经酒制后，其苦寒之性得到缓和，泻下作用减弱，与其结合型蒽醌有所减少而游离型蒽醌有所增加有关。

黄芩别名山茶根、土金茶根，是唇形科黄芩属多年生草本植物。黄芩生于向阳草坡地上，海拔 60～1 300（1 700～2 000）m，产于黑龙江、辽宁、内蒙古、河北、河南、甘肃、陕西、山西、山东、四川等地，中国北方多数地区都可种植。其以根入药，味苦，性寒，有清热燥湿、泻火解毒、止血、安胎等功效。主治温热病、上呼吸道感染、肺热咳嗽、湿热黄疸、肺炎、痢疾、咳血、目赤、胎动不安、高血压、痈肿疔疮等症。黄芩的临床抗菌作用优于黄连，而且不产生抗药性。由于其性味苦寒，多以黄酒炮制，以达到以热制寒的目的。作为清热燥湿药，黄芩的有效成分为黄芩苷，实验证明，黄芩中所含的酶在一定的温度和湿度条件下，可酶解黄芩苷，使其含量降低，疗效减弱，酒制后不但可以缓和黄芩的苦寒之性，免伤脾胃，又能借酒之力引药升提，增强了清肺热的功效，还可以使其内含的酶失活，黄芩苷免遭破坏，保证了疗效。酒又是良好的溶媒，有利于有效成分的溶出。

黄连味苦，性寒。归心、脾、胃、肝、胆、大肠经。具有清热燥湿、泻火解毒的功效。用于湿热痞满，呕吐吞酸，泻痢，黄疸，高热神昏，心火亢盛，心烦不寐，心悸不宁，血热吐衄，目赤，牙痛，消渴，痈肿疔疮；外治湿疹，湿疮，耳道流脓。酒黄连则善清上焦火热，用于目赤，口疮。以辛热的酒炮制黄连，缓和了苦寒之性，现代研究表明，黄连经过酒制后，部分生物碱含量有小幅度增加，这可能与黄酒增加了生物碱的溶出率有关；黄连经酒制后，其抗菌、镇静催眠以及治疗糖尿病、上焦病证等方面的作用也均有所增强；其生物碱在体内的吸收时间有所延长，组织分布也发生了一定的变化。酒制黄连在临床应用广泛，且在胃炎、胃溃疡、急性肺出血、高血压及糖尿病等病症中的治疗效果优于黄连生品，酒制黄连还可以用于治疗心火旺盛、失眠多梦、高血压头痛、妊娠子烦等。

从上面列举的药物可以看出，酒制后，一方面可以更好地纠正药物过苦过寒之性，同时，也可使药物中游离型蒽醌的含量有所增加，或者生物碱的含量有所减少及苷类成分溶解度增加等，这些都是由酒本身的性质决定的。

2. 醋制对性味的影响 醋制法是一种重要的传统中药炮制方法，关于醋制药物的记载始于《五十二病方》。延续至今，用醋制的药材有 250 多种。醋性味酸、苦，微温，所含主要成分为醋酸（占 4%～6%）、维生素、乙醛、乙醇、多种氨基酸、还原糖等。入肝经血分，能散瘀止血，理气止痛，行水解毒，矫臭矫味。醋制的方法有醋炒、醋蒸、醋煮、醋淬等。炮制用醋以米醋等食用醋为主，且以贮存年久的陈醋为佳。《本草纲目》云："醋有数种，有米醋、麦醋、曲醋、糠醋、糟醋、饧醋、桃醋……惟米醋二三年者入药，余止可啖，不可入药也。"

醋制法是通过使醋渗入到药物组织中，而引药入肝、增强活血止痛作用，增加药物的溶解度进而提高疗效、降低毒性、缓和药性、矫味矫臭。另外，一些质地坚实的药材，在炮制时用醋作淬液，使药材变酥脆，达到易于调剂和服用的目的。

药物经醋制后，可有效缓和性味，如大戟、芫花等泻下作用峻猛，易损伤人体正气，具有一定毒性。但经醋制后，可降低其毒性，缓和峻下作用。大戟中乙酸乙酯部位既是其毒性部位，又是其药效的主要部位，有研究发现，经过醋制后，其石油醚 - 乙酸乙酯部位毒性明显降低；芫花的二氯甲烷部位为其毒性部位，醋制可降低该部位所致细胞毒性，醋制芫花能使药物毒性降低，亦能矫臭矫味，同时还能杀菌防腐；再如乳香、没药等，其生品气味辛烈，对胃有一定刺激性，容易引起恶心、呕吐，醋制缓和刺激性，矫正不良气味，便于服用；五灵脂生品具有腥臭之气，醋制后可缓和其气味。

除了缓和药物性味，用醋制也能够增强药物性味，如延胡索，性味辛、苦，温，无毒，归肝、胃、心、肺、脾经，具有活血，行气，止痛的作用，常常用于胸胁、脘腹疼痛，胸痹心痛，经闭痛经，产后瘀阻，跌扑肿痛等。经醋制后，增强其酸味，且酸能引药入肝经，增强其疏肝解郁、行气止痛的功效。现代研究认为，延胡索的主要活性成分为生物碱，其中延胡索乙素有显著的镇痛和解痉作用，为主要有效成分，但由于是游离型生物碱，不易溶于水，醋制后，醋酸能够与延胡索中的游离型生物碱结合成盐，生成能溶于水的醋酸盐，从而增加有效成分在水中的溶出度，使有效成分更易煎出，镇痛作用明显增强，提高临床疗效。

3. 姜制对性味的影响 姜制法是用生姜或干姜汁炮制中药的一种方法，最早记载于南北朝南齐时龚庆宣的《刘涓子鬼遗方》中半夏的炮制。其产生的理论基础是《神农本草经》中药物配伍关系的"七情"，先有生姜的配伍应用，后才有姜制法的出现。干姜、生姜属于姜科，为姜的根茎，二者主要含 6- 姜辣素、10- 姜酚、姜醇、α- 姜烯等。干姜所含辛辣成分较生姜为多，生姜是姜的新鲜根茎，生姜解表，长于发散风寒，亦可温中止呕、解毒；药姜的母姜经干燥得到干姜，药性由原来的温性转为热性，随药性的改变其功效也发生了变化，干姜温里，具有温中散寒、回阳通脉、温肺化饮的功效。对于姜汁制对药物性味的影响，清•张仲岩在《修事指南》中指出“姜制温散”，可以抑制药物的寒性，增强疗效，降低毒性，如大苦大寒的黄连易伤人脾胃，经生姜汁炙后可降低其苦寒之性，可发挥泻火解毒而不伤胃气的作用，并能健胃止呕，用于寒热互结、湿热中阻、痞满呕吐之证；半夏辛，温，有毒，口服能刺激咽喉，引起失音、呕吐、腹泻等症状；姜汁制半夏不仅可以消除生半夏对胃肠黏膜的刺激，保护胃黏膜的正常功能，同时又能拮抗生半夏加速胃肠运动导致的吐泄而起到和胃降逆止呕的功效。

与酒制、醋制偏重利用物理化学性质改变药物性味不同，姜制主要是通过药物配伍的作用以纠正药物的偏性和增强疗效，达到提高药物功效的目的。姜制法出现较晚，在此之前主要通过与生姜的配伍来发挥炮制的作用，如张仲景创立的方剂中，半夏生用时均配伍生姜、生姜汁或干姜以起到改变药物性味的作用。作为中药的一种炮制方法，姜制可使中药的四气五味、升降浮沉、归经、攻泻之性发生改变，制约某些中药的毒性，增强某些中药的降逆止呕之效，从而使中药满足治疗病证之所需，扩大中药的应用范围。而作为独立的药物，在方剂配伍中也能体现出其独特的功效，从而更好地发挥相须、相使、相杀的作用。

4. 盐制对性味的影响 盐制始见于南北朝刘宋时期的《雷公炮炙论》，是中药辅料炮制中的常用方法之一。明代《天工开物》中提到“口之于味也，辛酸甘苦，经年绝一无恙，独食盐，禁戒旬日，则缚鸡胜匹，倦怠恹然。岂非天一生水，而此味为生人生气之源哉？”故至今盐仍有“五味之首”或“百味之首”之说。

从古文献看，盐早在公元前就被作为中药应用于临床，并对其性味进行表述，《神农本草经》首次总结了盐的性味功效，“戎盐：主明目、目痛，益气、坚肌骨，去毒蛊。”“大盐：令人吐。”“卤盐：味苦，寒。主大热，消渴，狂烦，除邪及下蛊毒，柔肌肤。”历史上，中药盐的演变大概经历由简到繁、再由繁到简的过程。从《神农本草经》记载 3 种盐品（戎盐、大盐、卤盐），到《本草经集注》记载的 7 种盐品，反映了历史上盐的来源和制备技术的多样性。中华人民共和国成立后，除 1953 年版、2000 年版、2005 年版外，其他版《中国药典》在正文或附录中仅收载一种盐品——大青盐为药用，并严格限定其来源、性状和含量：自盐湖中采挖，断面光亮，是具有玻璃样光泽的半透明结晶，含氯化钠不得少于 97.0% 等。结束了盐品混杂的局面。食盐为海水或盐井、盐池、盐泉中的盐水经煎晒而成的结晶，炮制用食盐水为食盐的结晶体加水溶解，经过滤而得的澄明的液体。

盐制，能够改变药物的药性，能引药下行，缓和药性，增强滋补肝肾、滋阴降火等作用。从中医药的传统理论出发，盐水制能改变药物的性能，增强药物的作用。例如车前子味甘，性寒。入肝、肾、肺、小肠经。可治疗热淋涩痛，水肿胀满，暑湿泄泻，目赤肿痛，痰热咳嗽，盐制车前子能够泻热利尿而不伤阴，益肝明目；关黄柏生品偏寒，功效以“清热燥湿”为主，盐制黄柏苦寒之性更弱，专入“肾”经，长于“滋阴降火”；杜仲甘，温，生用偏于补肝强筋、补肾壮骨，盐制后可缓和辛温之性，同时可直达下焦，亦入肾，咸苦泻相火，多用于肾虚腰痛，阳痿不举，妇女胎漏、胎动不安；益智辛，温，生用燥性较大，温脾胃止泻，收摄涎唾力强，多用于呕吐、泄泻、口涎自流等，盐炙后可缓和辛味，治遗精、夜多小便、尿有余沥奇验。肾脏的生理特点决定其对 Na^+ 有特殊重吸收作用，在临床应用中，盐水制的药物中大量的有效成

分伴随着 Na^{+} 的重吸收而被肾脏吸收。

5. 胆汁制对性味的影响 胆汁制对性味的影响记载可见于张仲岩的《修事指南》，曰："猪胆汁制泻胆火而达木郁，牛胆汁制去燥烈而清润。"清代还出现了黄连"治肝胆之实火，则以猪胆汁浸炒"的记载。《本草通玄》中云："黄芩，得猪胆汁除肝胆火。"说明了胆汁炮制对药物燥性的改变，增强药物泻火作用。

炮制用胆汁多为牛、猪、羊的新鲜胆汁，主要含有胆酸钠、胆色素、黏蛋白、脂类等有效成分，其中胆汁酸是胆汁的重要活性成分，具有解热镇痛、镇咳、利胆、抗炎和抑菌等功效，用于目疾、黄疸、便秘、消渴、小儿惊风、痈肿痔疮等。猪胆汁中富含胆红素，一般用于治疗便秘、小儿脾风多困、盗汗、软疖等；羊胆汁则主要用于治疗流泪畏光、小儿疳疮、眼睛受伤、偏头痛。而这些作用与胆汁改变药物性味密切相关。

胆汁炮制可泻胆火而达木郁，降低药物毒性、燥性，增强疗效，改变药性，如胆南星的炮制。胆汁制南星始见于宋代《小儿药证直诀》，曰："腊月酿牛胆中阴干百日。"现代炮制为取天南星细微粉末，加洁净胆汁混合均匀，蒸 1 小时至透，取出放凉，切成小块，干燥即得。天南星为天南星科植物天南星、异叶天南星或东北天南星的干燥块茎，具有散结消肿的功效，外用治痈肿、蛇虫咬伤；制天南星则具有燥湿化痰、祛风止痉、散结消肿的功效，用于顽痰咳嗽，风痰眩晕，中风痰壅，口眼㖞斜，半身不遂，癫痫，惊风，破伤风，外用治痈肿，蛇虫咬伤等。对于辛温燥烈的天南星而言，其性味决定功效，能散结消肿，祛风定痉，但有大毒，经过胆汁炮制后，胆南星可减其毒性，缓其燥烈之性，温性转凉性，辛味转苦味，温化寒痰作用转清化热痰功效，常用于痰热咳嗽、癫痫等症。胆南星还可采用直接拌合法，用浓缩胆汁烘干的方法，可缩短炮制时间，同时胆酸含量增加 3 倍，其水浸液腹腔给药，可增强戊巴比妥钠对实验动物的催眠作用。传统炮制认为，胆汁比例越高，加工时间越长，炮制品质量越好，《药品化义》中也提到"胆星，意不重南星而重胆汁，借星以收取汁用，非如他药监制也，故必须九制则纯"，对胆汁对药物性味的改变进行了描述。

6. 蜜制对性味的影响 蜜制是将药物与炼蜜文火共炒。炼蜜由蜂蜜炼制得到，蜂蜜来源于节肢动物门昆虫纲蜜蜂科昆虫东方蜜蜂或西方蜜蜂所酿的蜂蜜，春至秋季采收，滤过。为半透明、带光泽、浓稠的液体。白色至淡黄色或橘黄色至黄褐色，放久或遇冷渐有白色颗粒状结晶析出，气芳香，味极甜。

气香味甜是蜜最主要的性味，从而使蜜具有镇咳、缓下、润燥、解毒、矫味等作用。蜂蜜生则性凉，故能清热；熟则性温，故能补中；甘而平和，故能解毒；柔而濡泽，故能润燥；缓可去急，故能止痛；气味香甜，故能矫味矫臭；不冷不燥，得中和之气，故十二脏腑之病，无不宜之。《医学入门》指出："（蜜）炙则性温，能健脾胃和中……补三焦元气。"阐释了蜂蜜甘温、滋养、润燥、解毒的功效。

炮制用蜜多为炼蜜，炼蜜对药物性味的影响主要在于增强药物的甘甜之性，起到矫臭矫味的作用，还能协同增强药物的润肺止咳、补脾益气功效。如款冬花味辛、微苦，性温，具润肺下气、化痰止咳之功用，蜜制款冬花甘味增强，偏于润肺止咳；枇杷叶生品性凉味苦，有清肺止咳、降逆止呕的功效，蜜炙后缓和苦凉之性，增强润肺止咳的作用，多用于肺燥咳嗽；紫菀生品辛、苦，温，为镇咳、祛痰之要药，具有润肺下气、止咳祛痰之功效，经蜜制后，增强其甘温之性，协同增效，使紫菀润肺祛痰之力增强；黄芪生品性味甘，微温，具有补气升阳、固表止汗、生津养血、托毒排脓等功效，经蜜炙后，增强其甘温之性，协同增强益气补中之效；甘草生品味甘，性平，具有清热解毒、祛痰止咳、缓急止痛、调和诸药等功效，经蜜炙后，性味偏甘温，蜜炙甘草的功效也变为补脾和胃、益气复脉，主治脾胃虚弱，倦怠乏力，心悸动，脉结代等。此外，蜜制药物还可以缓和药性以及降低药物不良作用，其所含的糖、有机酸、烟酸、维生素等具有营养和祛痰作用。如麻黄中所含挥发油有发汗及抗流感病毒的作用，麻黄碱能松弛和缓解支气管平滑肌痉挛而止咳平喘，麻黄生用时发汗力强，蜜制后由于挥发油散失减缓了其辛散发汗的作用，保持了止咳平喘功效，加上具有润肺止咳作用的蜂蜜的协同作用，可以提高其止咳平喘的作用。

7. 甘草汁制对性味的影响 炮制用甘草汁能缓和药性、降低药物毒性。甘草汁炮制药物也是一种较为常见的炮制方法。甘草生品味甘，性平，经过炒制之后，其自身性味发生改变，炒甘草味甘，性偏温燥，有补中益气、养正和中、顾护胃气、调和诸药之效。脾脏喜燥而恶润，炒甘草则可以入脾经，起到燥湿健脾作用，以助脾胃运化水谷，生成气血津液，从而补中益气，养正和中。而蜜制甘草润肺止咳，源于甘草味甘，可缓急，蜜制后加强甘缓的药性，且蜂蜜亦可以润肺止咳，两者相使而用，用于止咳。

历史上多认为甘草“生凉熟温”，至宋代炮制理论始见有“炙去微凉，生则味不佳”的论述。甘草汁炮制药物后对其性味改变的相关记载较少，目前常用甘草汁制的药物有半夏、远志等。半夏生品辛、温，有毒，有燥湿化痰，降逆止呕，消痞散结的作用，常用于湿痰寒痰，咳喘痰多，痰饮眩悸，风痰眩晕，痰厥头痛，呕吐反胃，胸脘痞闷，梅核气；外治痈肿痰核；经过甘草、石灰炮制后，成为法半夏，其性味仍以辛、温为主，但毒性下降，燥湿化痰作用增强，常用于痰多咳喘，痰饮眩悸，风痰眩晕，痰厥头痛。远志生品苦、辛，温，具有安神益智、交通心肾、祛痰、消肿的功效，用于心肾不交引起的失眠多梦，健忘惊悸，神志恍惚，咳痰不爽，疮疡肿毒，乳房肿痛。经甘草汁炮制后，苦味得到矫正，更利于患者服用，并进一步增强安神益智的作用。

8. 其他液体辅料对性味的影响 其他液体辅料还有黑豆汁、吴茱萸汁、麻油等，炮制药物后同样对性味产生影响。

以黑豆汁制首乌，何首乌生品苦、甘、涩，微温，具有解毒、消痈、截疟、润肠通便的功效，常用于疮痈，瘰疬，风疹瘙痒，久疟体虚，肠燥便秘；经黑豆汁炮制后，味转甘厚则入阴，进一步增强何首乌滋阴补肾、养肝益血、乌须发、强筋骨的作用，可用于血虚萎黄，眩晕耳鸣，须发早白，腰膝酸软，四肢麻木，崩漏带下，久疟体虚等。

以吴茱萸汁炮制药物，吴茱萸性味辛、苦，热，具有散寒止痛，疏肝下气，燥湿降逆的作用，用吴茱萸汁可以炮制黄连，黄连生品苦，寒，具有泻火解毒，清热燥湿的作用，黄连的苦寒之性较强，适用于肠胃湿热所致的腹泻、痢疾、呕吐，以及热盛火炽的壮热烦躁，神昏谵语，吐血、衄血，疔疮肿毒，口舌生疮，耳道流脓等；经过吴茱萸汁炮制后，由于吴茱萸本身的性味辛热，可以较好地抑制黄连的苦寒之性，使得黄连寒而不滞，以清气分湿热、散肝胆郁火为主，用于治疗湿热郁滞肝胆，肝胃不和，嘈杂吞酸，治积滞内阻，生湿蕴热，胸脘痞满，泄泻或下痢。

以麻油炮制药物，如麻油制马钱子，麻油是脂麻科植物脂麻的成熟种子用压榨法得到的脂肪油，又可称作胡麻油、乌麻油、脂麻油、香油、生油、清油等，性味甘，凉，具有润燥通便、解毒、生肌之效，常用于治疗肠燥便秘，蛔虫、食积腹痛，疮肿，溃疡，疥癣，皮肤皲裂等；马钱子苦，温，有大毒，具有通络止痛、散结消肿的作用。马钱子生品质地坚实，种子外表覆有大量绒毛，不易除去，一般供外用，常用于痈疽初起、瘰疬结核或关节疼痛、外伤瘀血肿痛等。用麻油制马钱子，一方面矫正马钱子苦温性味，另一方面使马钱子质地变酥脆，易于粉碎，便于除去绒毛，还可降低药物毒性，入丸散剂，可供内服，多用于风湿痹痛、跌打损伤、瘀血疼痛等。

综上，用不同药汁辅料炮制药物，可以改变药物性味，缓和或增强性味，并使药物功效、功能主治发生变化。因此，应根据临床用药需求来选用可通过调整药性来达到适宜治疗作用的药汁辅料，以更好地满足中医临床需求。

（二）固体辅料对性味的影响

对药物性味产生影响的固体辅料主要包括米、麦麸、土、滑石粉、蛤粉等。

1. 米对性味的影响 大米性味甘平，可健脾和中、除烦止渴、止泻痢，在炮制过程中主要起到介质、矫味、指示、吸附、增强药效、缓和药性和减缓药物刺激性及毒性等作用。主要成分有淀粉、蛋白质、脂肪、微量元素、糖类等，另外还有少量的挥发性成分。炮制辅料米多为大米或糯米。

米炮制药物对其性味的影响，张仲岩在《修事指南》中指出“米制润燥而泽”，说明用米炮制药物，可以较好地缓和药物的燥性，如米炒党参。党参生品性味甘平，具有健脾益肺、养血生津的功效，长于益气生津，多用于气津两伤或气血亏虚；经过米炒制后，米炒党参气变清香，性味更加缓和，同时增强党参和胃、健脾止泻的作用，多用于脾胃虚弱、食少便溏、脱肛等症。现代研究也发现，粳米炒党参饮片的党参炔苷、浸出物、灰分及酸不溶性灰分等含量，均高于党参生品以及党参清炒品。米炒制还能降低药物的刺激性和毒性，如米炒斑蝥。斑蝥生品性味辛热，有大毒，有破血消癥、攻毒蚀疮、引赤发泡的作用，多外用攻毒蚀疮，用于瘰疬瘘疮、痈疽肿毒、顽癣等；经过米炒制后，可以缓和其辛热之性，矫正其气味，并降低毒性，可以内服，以通经、破癥散结为主，多用于经闭、癥瘕、狂犬咬伤、瘰疬、肝癌、胃癌等。现代研究证明，斑蝥经米炒后，所含的斑蝥素含量降低，毒性也小于生品。

2. 麦麸对性味的影响 麦麸味甘，性寒，具有和中、健胃、益脾作用，能改善大便秘结、预防结肠癌，适用于虚汗，盗汗，泄利，糖尿病，口腔炎，热疮，折伤，风湿痹痛，脚气等症。

麦麸炮制后对药物性味产生影响，主要在于缓和药物的燥性，去除药物的不良气味，同时增强焦香气味，增强药物疗效。麦麸作中药炮制辅料时，常用来增强药物和中健胃、补脾调中等功效，与药物共同拌炒，在缓和药物燥性、矫味增香的同时，还能借麦麸的烟气熏制药物，达到赋色的目的。

麦麸炒枳壳可以较好地缓和药物燥性。枳壳为芸香科植物酸橙及其栽培变种的干燥未成熟果实，枳壳生品味苦、辛、酸，性燥，微寒，作用较强，偏于行气宽中除胀，常用于胸胁气滞，胀满疼痛，食积不化，痰饮内停，脏器下垂等证；对于枳壳的辛、苦、酸、燥之性，古籍多有记载通过炮制以缓和，如《雷公炮炙论》中提出“凡用时，先去瓤，以麸炒过，待麸焦黑，遂出，用布拭上焦黑，然后单捣如粉用”，首次提出去瓤、捣粉、麸炒的炮制方法，其中去瓤和麸炒作为枳壳主流炮制工艺在历代本草医籍中均有记载，并一直沿用至今，去瓤可以避免酸涩，而麸炒则可以较好地缓和枳壳的燥性。《医宗粹言》也对枳壳麸炒缓和燥性的作用有所记载，曰：“消食去积滞用麸炒，不尔气刚，恐伤元气。”即认为枳壳麸炒可缓和药物峻烈之性，免伤元气。

麦麸炒僵蚕是矫正气味的典型方法。僵蚕是蚕蛾科昆虫家蚕4～5龄的幼虫感染（或人工接种）白僵菌而致死的干燥体，又名白僵蚕、白僵虫、僵虫及天虫。僵蚕生品性味咸、辛，平，具有息风止痉、祛风止痛、化痰散结的功效，常用于肝风夹痰，惊痫抽搐，小儿急惊，破伤风，中风口㖞，风热头痛，目赤咽痛，风疹瘙痒，发颐痄腮等证。僵蚕作为动物类药材，具有特有的腥咸气，并对胃肠道产生较强刺激，服用不当会造成严重的过敏反应，采用麦麸炒制后，可以矫正僵蚕的不良特异性气味，起到矫正气味、缓和药效的作用。

麦麸炒苍术也可以缓和药物燥性。苍术为菊科植物茅苍术或北苍术的干燥根茎，苍术生品辛、苦，温，具有燥湿健脾，祛风散寒、明目等功效，常用于湿浊中阻，腹胀呕恶，风寒湿痹，足膝肿痛，风寒感冒，雀目夜盲等。生品温燥且辛烈，经过麦麸炒制后，较好地缓和了燥性，同时健脾作用增强；白术与苍术类似，白术为菊科植物白术的干燥根茎，生品味苦、甘，性温，具有健脾益气、燥湿利水、止汗、安胎的功效，用于脾虚食少，腹胀泄泻，痰饮眩悸，水肿，自汗，胎动不安等，《中国药典》（2025 年版）收载了白术和麸炒白术两种饮片规格，现代中医临床多用麸炒白术。传统认为白术麸炒的目的主要是缓和药性，减少对胃肠的刺激性，增强健脾和胃的作用。

麦麸炒枳实缓和破气之性。枳实为芸香科植物酸橙及其栽培变种或甜橙的干燥幼果，又称“鹅眼枳实”，枳实生品性味辛、苦、酸，微寒，具有破气消积，化痰散痞的功效，用于积滞内停，痞满胀痛，泻痢后重，大便不通，痰滞气阻，胸痹，结胸，脏器下垂等症。其生品药性峻猛，临床少用。关于枳实炮制的记载，最早出现在东汉末年《华氏中藏经》中的“枳实，麸炒”“枳实，麸炒去瓤”，均是采用麦麸炒制。麦麸炒制的主要目的，一方面是较好地缓和枳实破气之效，以缓和其药性；另一方面还可以增强其健脾功能等。

麦麸炮制改变药物性味的记载在宋朝之前并不常见，只有《外台秘要》和《雷公炮炙论》有关于枳实、杏仁、枳壳的炮制记载。而到了宋代，用麦麸炒制的品种相继增加了僵蚕、斑蝥、鸡内金等动物药，并加入了很多有毒药物，其主要目的都是缓和药物性味，其中，以《圣济总录》《普济方》《太平圣惠方》等所载品种最多，直到明清时期，麸炒法有了更深层次进展。现代《中药炮制学辞典》记载了麦麸“与药物共同拌炒，能缓和药物的燥性，去除不良气味，增强疗效，并能借麦麸的烟气熏制药物，达到赋色的目的，如麸炒枳壳、僵蚕、苍术、白术、枳实”等，并提出麦麸还能吸附、去除药物油质，增强其止泻作用等，如麦麸煨葛根、诃子、肉豆蔻，这些均表明了麦麸对药物性味改变的作用。

3. 土对性味的影响 土是中药常用固体辅料之一，土，尤其是灶心土，其性味辛，微温，具有燥湿补脾、温中和胃、止呕止泻的功效，主要用于吐血衄血，便血崩漏，胃寒呕吐，妊娠恶阻，脾虚久泻等。土炒炮制始于晋、唐时期，现在常用土炒炮制的药物有白术、当归、山药等。但各地土炒方法不一，所用辅料土的种类也不一。中药传统炮制理论认为，土炒法的意义和目的主要有以下几点，首先就是增强药物补脾止泻的功能，增强制酸作用；其次，能够降低或消除药物的毒副作用；再次，能够改变药物性味，缓和药物的刺激性；最后，有利于药物粉碎、煎出成分及矫臭矫味。炮制辅料土最常用的是灶心土，又称伏龙肝，与药物共制后，可降低药物刺激性，增强补益脾胃、止呕止泻的作用。

土炒白术可以缓和其燥性。白术为菊科植物白术的干燥根茎，生品性味甘、苦，温，具有燥湿利水、健脾益气、止汗、安胎等作用，主要用于腹胀泄泻，脾虚食少，痰饮眩悸，水肿，自汗，胎动等症。经土炒制后，一方面缓和白术的燥性，另一方面，增强补脾止泻作用，用于脾虚与泄泻。

土炒山药可以增强山药的补脾之性。作为常用中药，山药以薯蓣之名首载于《神农本草经》，列为上品。山药生品性味气微，味淡、微酸，嚼之发黏，具有补脾养胃、生津益肺、补肾涩精的功效。经过土炒制后，性味增强，同时增强补脾止泻的功效。

土炒当归可以改变其滑性。当归为伞形科植物当归的干燥根，有“妇科血病圣药”之称，当归生品性味甘、辛，温，具有补血活血、调经止痛、润肠通便的作用，常用于血虚萎黄，眩晕心悸，月经不调，经闭痛经，虚寒腹痛，风湿痹痛，跌扑损伤，痈疽疮疡，肠燥便秘等。经土炒制后，当归滑肠的副作用得到改善，使其补血而不致滑肠，现代研究表明，土炒当归之所以减轻了滑肠的副作用，是因为当归中的挥发油成分含量降低，从而缓和油润而不滑肠。

4. 滑石粉对性味的影响 滑石为单斜晶系硅酸盐类矿物滑石族滑石，主含含水硅酸镁[$Mg_3(Si_4O_{10})(OH)_2$]。滑石和滑石粉为常用的矿物药，收载于历版《中国药典》之中。滑石粉性味甘、淡，寒，具有利尿通淋、清热解暑的作用，常用于热淋，石淋，尿热涩痛，暑湿烦渴，湿热水泻；外治湿疹，湿疮，痱子等症。同时滑石粉也是中药炮制的常用辅料，将净制或切制的药物与适量的滑石粉共同拌炒的方法，称为滑石粉炒或滑石粉烫。用滑石粉炒制的药物，由于滑石粉质地滑利细腻，传热较缓慢，而与药物接触面积大，可使药物受热均匀。滑石粉与药物共制后，可去除药物腥味。

滑石粉炒刺猬皮，可去除其动物类药特有的腥臭味。刺猬皮生品性味苦，平，具有降气镇痛、凉血止血、行气解毒、消肿止痛的功效，主治反胃吐食、疝气腹痛、肠风痔漏等症。滑石粉质地细腻，与药物刺猬皮接触面积大，可使刺猬皮受热均匀，质地酥脆，便于粉碎和煎煮的同时，可以缓和其苦味，并去除异常腥臭气味。

滑石粉炒水蛭，同样可去除水蛭的异常腥臭味。水蛭生品性味咸、苦，平，有小毒，具有破血逐瘀功效，常用于经闭、癥瘕、跌打损伤等。水蛭生品质地坚韧，经滑石粉炒后，其质地变得松泡酥脆，同时，其咸苦之性缓和，腥臭味去除。

滑石粉炒鸡内金，可以增强鸡内金性味，由于滑石粉甘淡性寒，有利尿通淋之功，应用滑石粉炒鸡内金，可以增强鸡内金的化坚消食、利水的作用，用于泌尿系结石、胆结石、小儿消化不良而致的腹泻等症。

5. 蛤粉对性味的影响 蛤粉，又称为蛤蜊粉，系海蛤、文蛤和蛤蜊科动物四角蛤蜊等的贝壳加工品，为灰白色粉末。其主要成分为氧化钙、碳酸钙等。蛤粉性味咸寒，具有清热利湿、化痰散结、软坚的作用。与药物共炒或烫制，可使药物受热均匀，降低滋腻之性，矫正腥膻气味，使药物质地酥脆，利于制剂和服用，并可增强某些药物清热化痰的功效。

蛤粉常用于炮制阿胶。阿胶为马科动物驴的干燥皮或鲜皮经煎煮、浓缩制成的固体胶。阿胶性味平甘，具有补血滋阴、润燥、止血的功效，用于血虚萎黄、眩晕心悸、肌痿无力、心烦不眠、虚风内动、肺燥咳嗽、劳嗽咯血、吐血尿血、便血崩漏、妊娠胎漏。阿胶经蛤粉炒珠后，能除去胶性，除去滋腻之性，还能散瘀滞，可避免腻滞之弊。入汤剂时，可防止煳锅，又易于粉碎成末。临床多用于虚劳咳嗽，痰中带血、咯血、衄血，妇女经期不调、崩漏、带下等证。

总之，中药的性味是一个不可分割的整体，性和味的不同配合就造成药各有性，如甘寒清热、益阴、润燥，甘温益气扶阳，辛温散寒解表，辛凉疏散风热，苦寒泻火燥湿等。性和味是药物自身固有的，并各有所偏，中医临床正是凭借着中药性味的偏性来纠正人体阴阳失调、偏盛偏衰的状况。但是，如果药物性味过于偏胜或偏弱，在防治疾病时也会给患者带来不利的影响或达不到治疗目的。而中药炮制恰恰能够对药物的性味产生明显的影响，可以损其有余，补其不足，调整药性至适应临床防治疾病的需求。中药炮制过程中辅料的质量也能够直接影响被炮制药物的性味，在一定程度上决定了中药炮制的药用效果，只有在了解研究中药炮制辅料意义的基础上，通过一定的思路方法研究中药炮制过程中最佳的辅料，才能保证中药的药效发挥。理想、高效的炮制方法会使得中药被更好地利用，中药药性改变后，能够更加符合临床用药需求，临床效果也会更佳。但是中药材的炮制加工仍然面临着一定的问题，在研究过程中，中医理论指导较为缺乏，还未能对中药的药性全面深入地认识，具体性且系统性的临床标准还未形成；同时，中药炮制尤其是炮制辅料对中药药性的影响，其药性改变的机制仍未明确，亟待加强此方面的相关研究。随着科学的进一步发展，中药炮制的理论和方法也正在不断地得到发展，还需要人们去补充、去创新、去改革，去寻找更科学的理论和方法。

第二节 辅料炮制对归经的影响

药物归经是指药物对脏腑、经络的选择性作用。因此，药物归经实际上是对药物作用的定位。所谓“某药归某经”就是指药物有选择性地对某些脏腑或经络表现出明显的作用，而对其他脏腑经络的作用不明显或无作用。每个药物的治疗作用，对脏腑经络有明显的选择性，所以归经就是药物发挥治疗作用的具体部位，即是把药物的作用与人体的脏腑经络密切联系起来，依据所治疾病部位，从而为临床辨证用药提供依据。中药的作用部位就以归经表示，治某经或某几经的病，就归某经或某几经。归是作用的归属，经是脏腑经络的统称。归经是以脏腑经络理论为基础，以所治具体病证为依据来确立的。因为经络起着沟通人体表里内外的作用，生理上相互协调，发病时也相互影响。所以，表证可以影响到脏腑，里证又可反映到体表。通过系统的归纳分析，四诊合参，确定病变所在的脏腑经络。归经理论是用来解释中药作用的定位和定向理论，它弥补了药物性味理论和药物升降浮沉理论的局限性，让中药药性理论更加完善，对指导临床合理用药具有很高的价值。

归经的起源，最早可以追溯到《黄帝内经》中的五味、五色入五脏等记载，宋代《苏沈良方•论脏腑》中提到“凡所谓某物入肝，某物入肾之类，但气味到彼尔，其质岂能到彼哉?”阐述了作者对归经实质的认识；至金元时期，张元素提出分经分部用药，其著作《珍珠囊》中归纳了 30 余味药物的归经，如“羌活……太阳经风药”等，为归经理论的形成奠定了基础，其后医家据此结合不同的辨证理论又各有补充；清代沈金鳌《要药分剂》一书中，正式提出了“归经”一词，将前人理论加以总结，在每味药下列出“归经”一项，说明药物的作用范围。从此“归经”成为中药性能的重要组成之一，为后世医家不断继承和发展，沿用至今。

药物的疗效与性味相结合，是归经的重要依据。因某一脏腑、经络的病变有寒、有热、有虚、有实，而要运用温、清、补、泻之法来改善或消除这些症状，又离不开药物的四气、五味及升降浮沉等性能。不同的中药，有不同的性味，有不同的归经；同为补药，又有补肺、补脾、补肾之分；同为清热药，又有清心火、清胃火、清肝火之别。炮制能够改变药物的选择性作用，产生不同的药理作用。按照五行学说，酸入肝，苦入心，甘入脾，辛入肺，咸入肾。生姜味辛，应归肺经；因具有发汗解表，温肺止咳的功效，也应归肺经；又能温中止呕，故又归脾、胃经，所以生姜归肺、脾、胃三经。又如苦杏仁味苦，按五行学说应归心经，但从功效来看能止咳平喘，应归肺经，又能润肠通便，故归大肠经，功效上与心经的疾病却无关系，所以苦杏仁归肺、大肠二经。这说明药物疗效是确定归经的核心依据。

中药炮制多以归经理论作指导，特别是某些辅料对药物归经有明显的影响，如醋制归肝经、蜜制归脾经、盐制归肾经等。许多中药一药能归几经，可治几个脏腑或经络的疾病，临床上为了更准确地针对主证发挥疗效，常通过炮制达此目的。因为有的药物炮制后归经的主次也会发生变化，其作用侧重点也随之发生转移。

如小茴香，可归肝、肾、脾、胃经，能散寒止痛，理气和胃，用于寒疝腹痛，睾丸偏坠，痛经，少腹冷痛，脘腹胀痛，食少吐泻。经盐制后则主归肝、肾二经，可专用于寒疝疼痛。又如知母，归肺、胃、肾经，具有清肺、凉胃泻肾火的作用；经盐制后的盐知母主要作用于肾经，增强滋阴降火的功效。柴胡归肝、胆、心包络经，用醋制后可增强对肝经的作用。生地黄可入心经清热凉血，蒸制得熟地黄后则主归肾经，以养血滋阴、益精补髓见长。酒炙黄连不但可引药上行，清头目之火，还可避免伤害脾阳。炮制对黄连归经的影响，李时珍在《本草纲目》中论述颇详："黄连，入手少阴心经，为治火之主药，治本脏之火，则生用之；治肝胆之实火，则以猪胆汁浸炒；治肝胆之虚火，则以醋浸炒；治上焦之火，则以酒炒；治中焦之火，则以姜汁炒：治下焦之火，则以盐水或朴硝研细调水和炒；治气分湿热之火，则以茱萸汤浸炒；治血分块中伏火，则以干漆末调水炒；治食积之火，则以黄土研细调水和炒。"这些论述，有的明指脏腑，这是药物作用的具体定位，有的较笼统，但不论上焦、中焦、下焦，仍是以脏腑作基础的，气和血也包含于脏腑之中，这也是对药物作用的定位，只是定位范围的大小不同而已。

中药经辅料炮制后，可达引药入经的作用。辅料炮制对归经的影响主要有两个方面。一是归经变化：中药经过炮制加工之后，归经会发生改变，炮制方法不同会造成归经不同，例如生姜有驱寒的作用，归肺、脾、胃经，具有解表散寒，温中止呕，化痰止咳，解鱼蟹毒的功效；经过干燥炮制或者加热制成干姜后，味辛，性热，归脾、胃、肾、心、肺经，走而不守，具有温中散寒，回阳通脉，温肺化饮的作用，温散多于温补；干姜砂烫后制成炮姜，味苦涩，性温，归脾、胃、肾经，守而不走，具有温经止血，温中止痛的作用，温补多于温散。二是归经增强：一种中药会有多个归经，作用在多个脏腑和经络中，临床上为了使药物更加准确地针对主症，作用于主脏，发挥其疗效，需要通过炮制突出其主要作用部位。炮制加工之后会使得对某一个或者某几个脏腑经络的作用增强，进而增加治疗效果。例如青皮作用在胆、肝、胃经，经过加工炮制之后，对肝经的作用会加强。如益智入脾、肾经，具有暖肾固精缩尿，温脾止泻摄唾的功效，盐炙后则主入肾经，专用于涩精、缩尿。如知母入胃、肺、肾经，具有清热泻火，滋阴润燥的功效，使用盐炮制后，对肾经的滋阴降火功效有增强作用。再有如柴胡经醋制后，作用专于肝经，可更有效地治疗肝经的疾病。

中药辅料炮制是根据中药药性理论，辨证用药及调剂制剂的要求发展起来的药材处理技术。通过不同辅料对人体脏腑和经络的选择性作用来调整和改变药物的归经属性，可以更适合临床的用药需求。常见的炮制液体辅料，如盐水、醋、蜜、姜汁、胆汁、猪心血以及固体辅料，如土、麦麸等对归经有较多影响。

（一）液体辅料对归经的影响

1. 盐制对药物归经的影响 盐制首见于《雷公炮炙论》，即有盐煮、盐洗等方法。其中牡蛎、石决明的盐制法有较粗略的比例。历史上使用的盐制方法多达40余种，如盐腌、盐渍、掺盐、盐蒞、盐藏、盐杀、盐窨、盐和、盐淹、盐拌、盐涂、盐曝、盐水浸、盐水洒、盐水润、盐水蘸、盐水焙、盐淹焙、盐煮焙、盐蒸焙、盐炙、盐煮炒、盐煨浸炒、盐炒、盐裹烧、和盐烧、盐水泡复炮、盐浸炮、盐水蘸炮、盐捣、盐研、盐水沃、盐水洗、盐水熬、盐水煮、盐煅、盐泡煅、盐捣面煨、拌盐煨等。现今沿用盐制方法多为盐水炙、盐水蒸。食盐入胃、肾、大小肠经，有清热凉血、软坚散结、润燥的作用。

盐制对药物归经的影响在于：

（1）引药下行，通过增强对肾经的作用，协同补肾、疗疝、利尿作用。明代《本草纲目》记载："治下焦之火，则以盐水炒。""盐为百病之主，百病无不用之。故服补肾药用盐汤者，咸归肾，引药气入本脏也。"《本草蒙筌》言"入盐走肾脏"；都明确了药物经过盐制，可以增强其对肾经的作用。如杜仲为补肾安胎要药，生品归肝、肾经，生用偏于益肝舒筋，盐炙后可直走下焦，增强对肾经的作用，增强滋补肝肾功效。车前子生品归肾、肝、肺经，为利水渗湿药，盐制可增强入肾经作用，增强利水的功效。小茴香生品归肝、肾、脾、胃经，盐制可加强对肾经的作用，增强疗疝止痛的功效。补骨脂生品归肾、脾经，本身具有补肾助阳，温中止泻，纳气平喘之功，盐制后引药入肾，增强对肾经的作用，从而增强补骨脂补肾壮阳、固精缩尿作用。益智中医临床上的使用形成了"生品入脾，盐炙入肾，生熟有别"的传统用药经验，生品主归脾、肾经，以温脾止泻、收摄涎唾力胜，盐炙后不仅可以缓和其辛燥之性，作用部位由脾经为主转为主入肾经，增强补肾缩尿涩精的作用等。可见补肾、疗疝、利尿药盐制后可引药入肾经，增强疗效。

（2）通过增强对肾经的作用，协同滋阴降火作用。知母生品归肺、胃、肾经，具有清热泻火、滋阴润燥功能，盐制后专注于引药入肾经，增强滋阴降火的作用。黄柏生品归肾、膀胱经，生用重在清热燥湿、泻火解毒，盐制可引药入肾，缓和苦燥之性，增强滋肾阴、泻相火、退虚热的作用等。

2. 醋制对药物归经的影响　醋制有引药入肝经，增强药物活血化瘀、理气止痛之功。醋，又称苦酒，味酸苦性微温，入血分。醋制后对人体脏器和经脉的作用主要源于醋，药物经醋制后对肝经的选择性作用明显增强，表现在增强药物化瘀止痛，疏肝行气，醋起到了对药物作用的协同功效，醋制药物属于相须为制。陈嘉谟于《本草蒙筌》曰："用醋注肝经，且资住痛。"《黄帝内经》建立了五脏理论，提到"酸入肝"，可理解为酸味药多用于治疗肝经之病，也可理解为经酸类辅料炮制过的药可以治疗肝经之病。

柴胡为伞形科植物柴胡或狭叶柴胡的干燥根，生品归肝、胆、肺经，具有疏散退热、疏肝解郁、升举阳气之功，临床用于感冒发热，寒热往来，胸胁胀痛，月经不调，子宫脱垂，脱肛等，经醋制后，增强药物对肝经的作用，从而增强柴胡疏肝解郁的功效，适用于肝郁气滞的胁痛、腹痛及月经不调等。《本经逢原》注明柴胡"入解表药生用，清肝炒熟用"，也明确了柴胡炮制后的入肝经作用。现代研究认为，醋制柴胡之所以发生药效的较大转变，推测是由于醋制后柴胡皂苷发生了转化，也有进一步研究认为，醋制时醋用量对柴胡的肝保护作用有一定影响，不同的醋量对肝脏的保护作用表现不一致，且这种不一致还与其柴胡皂苷 b_2 的变化密切相关，柴胡醋制后增强疏肝解郁止痛作用的机制可能与影响细胞色素P450酶活性有关。

香附为莎草科植物莎草的干燥根茎，生品入肝、脾、三焦经，为理气药，具有疏肝解郁，理气宽中，调经止痛的功效。香附醋制后，引药入肝，并增强了行气止痛的功效，临床治疗肝郁气滞的经典复方，如柴胡疏肝散、越鞠丸中所用均为醋制香附。现代研究发现，醋香附“理气宽中”的有效部位为水部位、正丁醇部位、乙酸乙酯部位，其机制可能与影响肝细胞膜通透性、减少 c-fos 蛋白表达、阻止疼痛信号在脊髓内的传导，抑制 P 糖蛋白（P-gp）功能和表达的作用，从而促进 P-gp 底物的吸收等有关。

此外，艾叶为菊科蒿属多年生草本植物艾的干燥叶，为理血药，生品归肝、脾、肾经，经过醋制后，归肝经作用增强，温经止血功效提高；三棱是我国两河流域挺水植物黑三棱科黑三棱的干燥块茎，生品归肝、脾经，为活血化瘀药，醋制能进一步增强其对肝经作用，提升消瘀止痛功效。乳香和没药生品均归心、肝、脾经，均为活血祛瘀药，醋制能引药入肝，增强对肝经作用，提高活血止痛之力，现代研究表明，经醋制，除了增强归肝经作用，还可以去除药物多余的油质，助其消肿止痛。

3. 蜜制对药物归经的影响 蜂蜜为补益药，也是一种制剂、炮制辅料。蜂蜜入药在我国已有二千多年的记载，从最初野蜜蜂所酿之蜜，逐渐被家养东方蜜蜂或西方蜜蜂所酿的蜜替代。伴随着蜂蜜供应的增加，蜂蜜在人类生活中从开始的单纯药用，逐渐演变为药食并用，发展到目前食用保健品应用范围远大于药用范围的状况。中药蜜制最早见于南北朝刘宋时期的《雷公炮炙论》，用蜜炮制单味药材，继承沿用了早期的用蜜原则，与用蜜配方目的相同，均在于利用蜂蜜与药物配伍，发生协同作用，以适应辨证论治的需要，对药物归经也必然产生影响。

近代《全国中药饮片炮制规范辑要》，收载各地应用的蜜制品 90 余种。综合历代记载，宋代以后，对蜜制作用的认识不断发展为对药物的增效、缓性、减毒（副）等多方面的作用。总体来说有以下几种。

（1）甘缓益元：一些补气助阳药，经过蜜制后，增强对脾经的作用，增强其补中益气功效。早在明代陈嘉谟就总结蜜炙增强归经的作用为“蜜制甘缓难化，增益元阳”。明代《本草纲目》也记载“蜜制则治中”。如黄芪，为豆科植物蒙古黄芪或膜荚黄芪的干燥根，是中医补气之要药，生品归肺、脾经，经过蜜炙后，对脾经作用增强，“蜜炙补虚损”（明代《本草蒙筌》），表明其蜜炙品较生品的补中益气作用显著提高，所以临床治疗气虚患者以蜜炙黄芪为主。鹿茸为鹿科动物梅花鹿或马鹿的雄鹿未骨化密生茸毛的幼角，生品归肝、肾经，古代记载其炮制方法为“锉，为屑，白蜜五升，淹之，微火熬令小变，暴干，更捣筛，令人轻身益气，强骨髓，补绝伤”（《证类本草》），表明通过蜜制后，引药入脾经，可增强补中益气作用。又如黄柏，生品归肾、膀胱经，用蜜炮制之后，得蜜之甘，不仅可以引入中焦，专注于对中焦的作用，并能缓解其苦寒下降之性，使之清中焦之热而又不伤脾胃之阳等。

（2）润肺止咳：蜜制润肺宁嗽，能增强部分入肺止咳药的作用。如桑白皮为桑科植物桑的干燥根皮，生品归肺经，泻肺行水之力较强，具有泻肺平喘、利尿消肿之功效，用于肺热咳喘、水肿胀满尿少、面目肌肤浮肿。清代《握灵本草》记载：“利水生用，咳嗽蜜蒸或炒。”蜜炙之后一方面寒泻之性缓和，另一方面进一步增强对肺经的作用，偏于润肺止咳。枇杷叶为双子叶植物蔷薇科枇杷的干燥叶。生品归肺、胃经，可清肺止咳，降逆止呕，用于肺热咳嗽，气逆喘急，胃热呕逆，烦热口渴。明代《本草纲目》记载：“治肺病以蜜水涂炙，乃良。”元代王好古和明代李梴也分别总结了蜜制以及枇杷叶用蜜炮制的作用，如“去膈上痰以蜜”“凡药入肺蜜炙”，即指蜜制能引药入肺，用蜜炮制对于肺病的治疗作用更佳，因此蜜炙枇杷叶增强了枇杷叶对肺经的作用，提高了润肺止咳的功效，用于肺燥或肺阴不足、咳嗽痰稠等。

综上所述，蜜制作用基于蜜药配伍思想，以依证用蜜、定量用蜜为基本特点。蜜制作用是多方面的，经多年的临床应用证明，蜜能和百药，蜜制药物后能增强药物入脾经作用，可养脾气、消心烦、去膈上痰等。

4. 姜制对药物归经的影响 生姜主归肺、胃经，具有解表散寒，温中止呕，化痰止咳的作用，主要用于风寒感冒，胃寒呕吐，寒痰咳嗽，其中以发散风寒，和中止呕为主。其作用升腾发散而走表。姜汁芳香辛辣，其主要成分为水、挥发油、姜辣素、多种氨基酸、淀粉及树脂状物等。

药物经生姜炮制后，对归经产生影响。明代《本草蒙筌》中，提出"姜制发散"理论，即药物经生姜汁炮制后，可增强疏散表寒之功，从而对肺经产生影响；《医学入门》有中"入脾姜制"的记载，如黄连用姜汁炙的用意之一即为使其专入中焦脾胃经，以增强清中焦火热之效；依据相须、相使以达到引使归经、协同增效的作用；竹茹生品归肺、胃、心、胆经，具有清热化痰、除烦止呕的功效，用于痰热咳嗽，烦热不宁，心烦失眠，中风痰迷，舌强不语，胃热呕吐，妊娠恶阻，胎动不安。经姜汁制后，姜竹茹具有清热凉血，和胃降逆，化痰止咳的作用，姜汁协同增强竹茹对胃经和肺经作用，在用其治疗胃热呕吐、妊娠恶阻时多用姜汁炙；吴茱萸生品归肝、脾、胃经，具有散寒止痛，疏肝下气，燥湿降逆功效，常用于厥阴头痛，寒疝腹痛，寒湿脚气，经行腹痛，脘腹胀痛，呕吐吞酸，五更泄泻。《本草害利》中指出，吴茱萸"止呕，姜汁炒"，用姜汁炮制后，可用于驱寒镇痛，腹冷泛酸，寒湿泄泻，脾肾虚寒等症状，姜汁协助增强吴茱萸对脾胃经的作用，通过对药物归经的影响，达到了姜制增强和胃功能的目的。

5. 胆汁制对药物归经的影响 胆汁归肝、胆、肺、大肠经，具有清肝明目、利胆通肠、解毒消肿、润燥的作用。治热病里热燥渴，便秘，黄疸，百日咳，哮喘，泄泻，痢疾，目赤，喉痹，聤耳，痈肿疖疮等。常见的用胆汁炮制的中药有天南星和少数几味苦寒清热药，如黄连、黄芩等。中药经胆汁炮制后，可对药物归经产生影响，增强入心、肝经的作用。如天南星生品归肺、肝、脾经，具有燥湿化痰、祛风止痉、散结消肿的作用，常湿痰咳嗽，胸膈胀闷，风痰眩晕，中风痰壅，破伤风症，癫痫癫狂，痈肿，痰核等，经胆汁炮制后，除可杀天南星之毒，降低天南星的毒副作用外，还有益于肝胆之功，使胆南星主归肝、脾、肺经，主要有清热化痰，息风定惊的作用，正如《药品化义》中所提到的"胆星，意不重南星而重胆汁，借星以收取汁用，非如他药监制也，故必须九制则纯"；苦寒清热药黄连生品归心、胃、肝、大肠经，黄芩生品归肺、胆、脾、大肠、小肠经，两者都可用胆汁炮制，炮制后也是增强对肝胆经的作用，主要"泻肝胆之实火"，清代张仲岩《修事指南》中也指出"猪胆汁制泻胆火而达木郁"，说明胆汁炮制对药物归经的作用，主要还是受其性能的影响。

6. 猪心血制对药物归经的影响 猪心血是取猪心剖开取血，生品归心经，无毒。清代《本草易读》称其"用作补心药良"。《食物疗法精萃》记载："猪心血味甘性寒。补血脉，解邪热，镇静安神，解毒。"猪心血可用来炮制丹参，丹参生品归心、肝经，历代医家认为猪心血为养心药之向导，能增强丹参补血安神之功。将黄酒与猪心血混合均匀，加入丹参拌匀吸尽，闷润至透，干燥，猪心血此时作为补心药之向导，取以心归心，以血导血，引药入心，增强丹参补心养血之功。因此可以认为，中药经猪心血炮制后，可借助猪心血"引药入心"的作用性能，对中药归经产生影响，提高中药对心经的作用。

（二）固体辅料对归经的影响

1. 麸炒对归经的影响 对中药麸炒引药归经的原理在陈嘉谟《本草蒙筌》中早有记载："麦麸皮制，抑酷性勿伤上膈。"意指麸炒可以降低药物的燥性，增强健脾和中的作用，说明中药经麸炒后，可增强其对脾、胃经的作用。这种影响，是借助麦麸本身归脾经的性能，与药物共同炒制之后，增强引药入脾经的作用。如枳壳生品归脾胃经，经麸炒后，不仅可缓和枳壳之燥性，还能借助麦麸归脾经的作用，增强药物作用于脾胃经而产生影响，一是减轻药物对胃肠的刺激，二是增强健脾作用。

2. 土炒对归经的影响 对中药土炒影响药物的归经原理同样记载在陈嘉谟的《本草蒙筌》中，曰："陈壁土制，窃真气骤补中焦。"意为土炒能引药入脾经，增强药物补脾止泻的功能。土本身归脾、胃经，经土炒制药物后，增强药物补脾止泻作用。山药生品归脾、肺、肾经，具有补脾养胃、生津益肺、补肾涩精的功效，常用于脾虚食少，久泻不止，肺虚喘咳，肾虚遗精，带下，尿频，虚热消渴等，经土炒后，引药入脾经，增强对脾经的作用，主要表现为补脾止泻。白术生品归脾、胃经，具有健脾益气、燥湿利水、止汗、安胎作用，常用于脾虚食少、腹胀泄泻、痰饮眩悸、水肿、自汗、胎动不安等，经与土拌炒，增强对脾经的作用，长于补脾止泻。

总之，经络可以沟通人体的内外表里，归经对于人体的脏腑、经络起着十分特殊的作用。一旦人体发生病变，体表病症将通过经络对脏腑造成影响，同时内在的脏腑病变也可以通过经络在体表上反映。中药归经理论是中医药学的重要组成部分，随着中医药理论的发展和对药物认识的深入而不断完善。金元以前，医家比较重视"六经辨证""十二经辨证"等，药物归经多以经络为主；明清以后，脏腑辨证的用药思路不断发展，药物归经也逐渐用脏腑来描述，目前通行的中药归经主要依据药物所治病证的脏腑和经络归属来确定。

如同为清热燥湿泻火药的黄芩、黄连、黄柏，因其作用部位的不同，故用脏腑归经加以区别：黄芩主治肺热咳嗽，归肺经；黄连主治痞满、胃热呕吐、肝火胁痛等，归心、脾、胃、肝、胆、大肠经；黄柏长于治下焦湿热，治疗热淋、泻痢等，归肾、膀胱、大肠经。又如羌活、葛根、白芷、柴胡均有解表作用，归肺经，但因使用时针对不同部位的外感头痛，故其经络归经又有不同：如羌活归太阳经，对后枕痛疗效较佳；白芷、葛根归阳明经，对前额痛效果显著；而柴胡则归少阳经，对偏头痛取效更佳。中药药物对经络、脏腑的病变具有选择性的治疗作用，而在加入不同辅料进行炮制后，有的便可让药物在引导作用下直接到达病灶区域，有的则可对归经形成改变。如生姜可以发汗解表，因此归入肺经，同时具有和胃止吐的功效，因此也被归入胃经。干姜辛、热，入脾、胃、心、肺经，主要功效是温中散寒、回阳通脉、温肺化饮；炮姜苦、涩、温，入脾、胃、肾经，长于温经止血，祛脐下小腹之寒。

实际上还有很多中药归入到几种经，可用于多种经络疾病、脏腑疾病的治疗。临床上疾病的治疗用药是准确针对主症的，在主要脏腑发挥主要的疗效，因此需要对中药采用不同的炮制与辅料，使药物作用的重点随之发生改变，增强药物对某一经络或者脏腑的作用，而使其作用在其他经络、脏腑的效果减弱，进而大大提高药物功效的专一性，达到发挥主要或侧重治疗作用的目的。如柴胡入肝、胆、肺经，具有疏散退热、疏肝解郁、升举阳气的功效；醋制后，其升散之性可以得到缓解，其重点是引药力到肝经中，使疏肝解郁功效加强。知母归肺、胃、肾经，有清热泻火、滋阴润燥的功效，采用盐制后，引药力重点作用在肾经，使滋阴降火的作用增强。

中药炮制方法多样，包括蜜炙法、油炙法、盐炙法、酒炙法、醋炙法等，不同炮制方法对药物归经影响各异。因此，临床医生在用药时会根据患者病情、药物性质等选择具体的炮制药物。而在中药炮制的过程中，选择适宜的炮制方法和炮制辅料，严格炮制操作规程，按要求使用辅料，才能确保中医临床用药安全有效。

第三节 辅料炮制对升降浮沉的影响

在中医药基础理论中，升降浮沉学说是其中重要的组成部分，也是中医中药治疗疾病最重要的特色和手段之一。升降浮沉是指药物作用于机体的趋向，也称“药势”，是在长期探索过程中形成的一种独特的药性理论。对于方剂配伍，组方用药及中药炮制具有重要的指导意义。在古代哲学理论和感性认识里面，人与自然环境是密切相关的统一体，依据人与自然相互协调关系从而讨论人体的生理、疾病及养生、治疗用药等一系列问题。这一整体的思维模式，是中医药学的一大特色。

升降浮沉理论是基于中医气化理论而形成发展的。《素问•六微旨大论》曰：“出入废则神机化灭，升降息则气立孤危。故非出入，则无以生长壮老已，非升降，则无以生长化收藏。是以升降出入，无器不有。故器者生化之宇，器散则分之，生化息矣。故无不出入，无不升降。”这段话主要阐述了气机升降在人体生命活动中的重要作用。即人的正常的生命活动，无不依赖于气机升降有常，出入有序。气机升降正常，出入有序，则生命活动正常。身体健康；气机升降失常，出入无序，则诸病丛生。根据清代陈梦雷注解《素问•至真要大论》，曰：“故寒热温凉，升降多少，善为方者，意必精通。”反映出对升降浮沉重要性的认识。

在疾病发展过程中，机体处于邪正斗争、阴阳失和、升降失调、脏腑功能紊乱的状态，而临床通过辨证后利用中药升降浮沉性能祛除身体病邪，使机体升降复常、阴阳平衡、脏腑气机升降出入协调。中药治疗疾病正是通过升降浮沉这种特性，促进机体生理功能恢复正常，以达到治病目的。对于药物的升降浮沉直接的影响因素为其气味、质地轻重等。大部分味辛甘、质量较轻以及气温热的药物，都是升浮类型，诸如花叶等质地相对较轻的药物；而味道偏酸以及苦咸、气寒凉、质量较重等都属于沉降类型药物，诸如种子、果实等。但是也有例外，诸如旋覆花以及厚朴花等，虽然属于花，但是性下降，具有降气止咳的功效，而蔓荆子以及牛蒡子等虽然属于种子，但是作用是疏风热以及清头目等，为升浮性质。

中医学认为，中药的升降浮沉理论以脏腑气机升降出入的生理特点为指导，主要针对人体脏腑气机的升降浮沉出入异常的治疗调控，这种治疗调控作用是针对人体不同部位疾病治疗趋向论定的。如升麻、柴胡能解在上在表之邪，举下陷之气，则为升浮；厚朴、枳实能治在下在里之病，导气机以下行，则为沉降。溯流寻源，升降浮沉理论是中药药性的核心内容，是归属于中药的时空、方位的药性理论，是指导中医临床用药的重要依据。

清代汪昂言：“气厚味薄者浮而升，味厚气薄者沉而降，气味俱厚者能浮能沉，气味俱薄者可升可降。酸咸无升，辛甘无降；寒无浮，热无沉。”就“四气”而言，通常是温升、凉降、热浮、寒沉。就“五味”而言，一般认为辛甘为阳，主升浮；酸苦为阴，主沉降。就气味厚薄而言，以气胜者主升浮，以味胜者主沉降；气味俱胜或俱弱者，则作用趋向具有双向性，即可升可降，可浮可沉。

药物的生、熟炮制对升降浮沉有一定的影响，炮制辅料对升降浮沉的影响则更明显。

明代《医学入门》有论："凡病在头面及手梢皮肤者，须用酒炒，欲其上腾也。病在咽下脐上，须用酒浸洗。病在下者生用。欲升降兼行者，半生半熟。"《本草纲目》谓其"升者引之以咸寒，则沉而直达下焦；沉者引之以酒，则浮而上至颠顶"。李时珍在论述人参的功效时言："人参生用气凉，熟用气温……人参气味俱薄，气之薄者，生降熟升；味之薄者，生升熟降。"古代最初以生、熟来论证药性升降的有张元素的"熟升生降"之说，也有"生升熟降"的说法。张氏云"熟升生降"是以苦寒的黄连、黄芩、黄柏等药作例子，如黄柏苦寒，沉阴下降，原系清下焦湿热之品，经辛热升散的酒制后则苦寒之性减弱，借酒升腾之力，引药上行，清上焦头面之热；黄芩、大黄等经酒炒后亦有类似作用。这印证了"熟升生降"之说。砂仁为行气开胃、化湿醒脾之品，主要作用于中焦，经咸寒的盐炙制后，以下行温肾为主，治小便频数，这与"生升熟降"的观点相吻合。这都说明药物经炮制后，可以改变作用趋向。至于"生升熟降""熟升生降"不应偏执一面，总的原则应以炮制前后药性的变化为主要依据，并结合其他方面，具体药物具体分析。

中药经过辅料炮制，会直接影响到药性的升降浮沉。在临床的治疗中，炮制人员对辅料的选取通常与药物的治疗方向密切相关。现阶段对中药炮制辅料方面的研究日益深入，研究发现辅料的品质、来源地等因素对药物升降浮沉的影响较大。如有学者探讨生姜、干姜及其炮制同一药物（厚朴）后挥发性成分的差异，结果发现干姜中含有的挥发油总量高于生姜，干姜制厚朴挥发油总量也略高于生姜制厚朴；生姜中检测出 9 种化合物，干姜中检测出 38 种化合物，有 4 种化合物为两者共有；厚朴生品中发现 16 种成分，生姜制厚朴 16 种成分，干姜制厚朴 17 种成分，三者共同成分 5 种，生姜制厚朴和干姜制厚朴中两者共有成分 14 种，其中 4 种化合物生姜制姜厚朴相对质量分数高于干姜制姜厚朴，其余成分均为干姜制姜厚朴相对质量分数高于生姜制姜厚朴。即干姜和生姜制厚朴所含挥发油在成分的种类和含量上有一定区别，而干姜与生姜、干姜制厚朴与生姜制厚朴也表现出各有差异的升降浮沉之性，说明了炮制对药物升降浮沉的影响也具有一定的物质基础。还有些药物，经酒制则升、姜炒则散、醋炒则收敛、盐炒则下行。如大黄峻下热结、泻热通便，具有沉降之性，经酒制后，活血化瘀升浮之性增强，泻下通便沉降之性减缓。炮制辅料能够转变药物的作用趋向，所以药物经辅料炮制，可能改变药物作用趋向。大黄本为沉降药，具泻下清热化积之功，经酒制后作用上行清头目，现代研究表明，大黄主要含蒽醌衍生物（结合及游离状态）及鞣质，其中结合型蒽醌衍生物为致泻成分，生大黄口服后，结合型蒽醌衍生物由于糖基的保护作用，多数可到达大肠发挥致泻作用，故生大黄作用于下焦；酒蒸以后，结合型蒽醌衍生物水解生成游离的蒽醌衍生物，内服后在它们未到达大肠之前，绝大部分已被吸收或破坏，因此下行作用减弱而增强了上行清热之功。

又如柴胡性味苦寒，具有和解退热、疏肝解郁之功，生用升散作用较强，解表退热为先，常用于感冒发热，醋制可减缓其发散作用，以疏肝解郁、行气止痛为主。砂仁为行气开胃、化湿醒脾之品，作用于中焦，经盐炙后，可以下行温肾，治小便频数。现代研究表明，砂仁炮制前后，盐炙砂仁低剂量的缩尿作用非常显著，并且有优于生砂仁的趋势，从而揭示了砂仁"盐炙入肾，肾主水"理论的正确性，也为盐辅料炮制后改变砂仁作用趋向提供依据。莱菔子能升能降，生品以升为主，用于涌吐风痰；炒后则以降为主，长于降气化痰、消食除胀。由此可见，药物升降浮沉的性能并非固定不变，其作用的趋向会随着炮制辅料的不同而不同。

1. 辅料炮制对升降浮沉影响的类型　总体而言，中药辅料炮制对药性升降浮沉的影响主要包括两种类型。

（1）生升熟降：生升熟降是指某些药物尤其是具有双向性能的药物，经过炮制后，由于性味和质地的变化，其作用趋势改变，生品主要表现为升浮之性，炮制成熟饮片后表现为沉降之性。如砂仁生品就主要是升浮之性，主要为行气功效，为升散之品，主要作用在中焦，但经过食盐水炮制后，作用却表现为缩尿功能，提示经过盐制，砂仁作用下行，能够下行温肾，而对下焦产生作用。

（2）生降熟升：生降熟升是生品主要表现为沉降之性，炮制成熟饮片后表现为升浮之性。大黄苦，寒，归脾、胃、大肠、肝、心包经，生品可泻下攻积，清热泻火，凉血解毒，逐瘀通经，利湿退黄。用于实热积滞便秘，血热吐衄，目赤咽肿，痈肿疔疮，肠痈腹痛，瘀血经闭，产后瘀阻，跌打损伤，湿热痢疾，黄疸尿赤，淋证，水肿；外治烧烫伤。酒大黄善清上焦血分热毒，用于目赤咽肿，齿龈肿痛。现代研究表明，酒制大黄能促使大黄的蒽醌苷转变为蒽醌苷元，缓和泻下能力，且能引药上行，在咽肿、目赤、齿龈肿痛等症状治疗中效果显著；有研究还发现，相较于生大黄，酒蒸制的熟大黄中的蒽醌苷元类成分含量明显下降，由此可以推测，大黄经酒炮制后，由峻烈泻下药转变为治疗上焦疾病可能是化学成分变化而导致的。

黄连味苦，性寒，归心、脾、胃、肝、胆、大肠经，具有一定的泻火解毒、清热燥湿作用。其生品主要作用于中下焦，清中下焦之火，而黄连经由黄酒进行炮制后，则可通过借助黄酒的升腾之力，引药上行，上行头目，清头目之热，治疗目赤肿痛，口舌生疮等。现代学者对炮制影响药物升降浮沉之性的实验研究发现，对生黄连与酒黄连的表观油水分布系数进行对比，酒黄连的亲脂性提升，考虑这与血脑屏障通透能力改善有关，部分阐明了黄酒炮制黄连对其升降浮沉的影响，这一结果为黄连“生降熟升”提供了科学依据。

2. 不同炮制辅料对升降浮沉的影响　炮制对药物升浮沉降的影响主要取决于炮制方法及辅料。炮制辅料作用于药物，但往往其本身就有独特的性能，多数还含有治疗作用，这种治疗作用往往在影响着药物的升降浮沉之性，相互依存。

（1）酒：如酒作为辅料炮制药物。临床上常用的一些苦寒沉降药，本多用于清下焦湿热，经酒制后不但能缓和其苦寒之性，免伤脾胃阳气，还能借酒升提之力引药上行，清上焦邪热。如黄芩借酒升腾之力，治疗目赤肿痛，上焦肺热，四肢肌表之湿热，同时酒性大热，同样也可缓黄芩的苦寒，免致腹痛，且酒制黄芩抑菌作用比生黄芩也有所增强，黄芩素的含量也有所增加。

（2）姜：姜作为辅料炮制药物，能增强药物发散风寒作用，现代研究表明，姜能促进血液循环及刺激汗腺分泌，草果姜炙后，发散风寒、化痰截疟作用增强。

（3）盐：盐作为辅料炮制药物，能引药下行，使药物作用沉降，药物经盐炙后，专于入肾增强疗效，如杜仲生用偏于舒筋益肝，多用于头目眩晕、阴下湿痒，盐炙后直走下焦，增强补肝肾作用，用于肾虚腰痛、胎元不固。杜仲经盐炙高温加热，杜仲胶被破坏，利于有效成分溶出。知母清热泻火、滋阴润燥，能清肺胃之火，作用于中焦，但经过盐炙后，导药下行，专于入肾，增强滋阴降火功效，用于肾虚火旺。

（4）醋：醋作为辅料炮制药物，有收敛作用，如青皮生用辛散理气、疏肝中兼有发散作用，醋炙后缓和辛烈，作用内敛，消除发汗作用。香附生用上行胸膈，外达肌表，多入解表剂中，醋炙后作用下降，主要作用于中下焦，有疏肝止痛、消积化滞散瘀的作用，且收敛散瘀止痛作用较生品明显增强。

总之，不同的辅料炮制，对药物的升降浮沉都产生了不同的影响，炮制确实可以改变药物的作用趋向，引导药力直达疾病所在的脏腑等。辅料炮制和配伍能够改变药物的原有属性，产生新的或截然相反的升降浮沉作用，以适应临床各种复杂病证的需要。具有升浮与沉降双向作用的中药，炮制后往往增强一种作用趋向，而削弱另外一种作用趋向。麻黄为较为典型的案例，生品功能发汗、平喘、利尿，就具有这种升浮与沉降的双向作用，蜜炙后平喘镇咳的沉降作用增强，而发汗之升浮作用减弱。此外，中医组方，还讲究药物间的配伍原则，配方过程中，升浮药配伍在多数的沉降药之中，全方的功效随之趋下。反之，沉降药处于大量升浮药之中，全方的功效也随之趋上。而通过适当的配伍，一味药甚至可改变其他药物的升降浮沉作用，如桔梗“辛苦，阳中之阳，谓之舟楫，诸药中有此一味，不能下沉”，而槟榔则“性如铁石沉重，能坠诸药至于下”，这与通过适宜的炮制方法和炮制辅料来改变药物升降浮沉作用趋向的原理是一致的。

也有研究从现代科学的角度对药物的升降浮沉作用进行了阐释，为中药的药性研究提供了新的思路和方法。研究运用小鼠肠推进及肠容积实验，比较生大黄、清半夏、常山水煎液对消化系统的影响，并运用大鼠脑 - 肠轴不同位点 β- 内啡肽含量及大鼠血浆中乙酰胆碱酯酶（AChE）活性比较了对脑 - 肠轴系统影响，以此探究这几味药物的升降浮沉之性。其结果表明，生大黄能明显促进小鼠小肠的排空，对血液循环系统表现出促进作用，对中枢神经有一定的兴奋作用，对大鼠脑 - 肠轴系统不同位点的兴奋作用明显。清半夏虽对消化系统的影响不明显，但其对血液循环系统却表现出促进作用，同时对中枢神经具有明显的抑制作用，对大鼠脑 - 肠轴系统不同位点的影响明显。常山对消化系统的活动有明显的抑制作用，对血液循环系统表现出促进作用，对中枢神经系统效果不明显，对大鼠脑 - 肠轴系统不同位点有一定的抑制作用。综合三味药对各个系统的影响，从与脏腑功能相对应的关系来看，常山表现出向上向外的趋势，为升浮药；生大黄、清半夏表现出向下向内的趋势，为沉降药。研究从生物学角度验证了传统理论中升降浮沉，以及炮制对升降浮沉的影响，为今后研究炮制辅料对于中药升降浮沉药性的影响提供了可借鉴的研究思路和方法，为今后开展相关研究奠定基础。

第四节 辅料炮制对毒性的影响

中药经适当炮制后，可达到减毒增效的目的。炮制对中药毒性的影响是指炮制可以消除或降低药物对人体的伤害，主要分为以下 3 个方面：①炮制使毒性成分发生改变，如川乌、草乌等；②炮制使毒性成分含量减少，如巴豆、马钱子等；③加入辅料具有解毒作用，如以白矾制天南星、半夏等。可降低中药毒性的辅料有甘草、生姜、醋、明矾、石灰、黑豆汁等。去毒常用的炮制方法有分离去除毒性部位、泡、漂、水飞、加热、辅料处理、去油制霜等。这些方法可以单独运用，也可以几种方法联合运用。中药炮制辅料依据中医基本理论，对药物毒性产生重大影响。所以，正确认识辅料炮制与药物毒性之间的关系，对确保中药用药安全意义重大。

目前，如何正确地认识和使用中药成为医药学界重要的研究课题，作为中药固有的偏性，即所谓毒性，如何正确看待和将其利用好，即利用“毒”来纠正脏腑的偏胜偏衰来达到中药正确合理的临床治疗目的，更是值得思考的问题。作为我国的瑰宝，中药已沿用几千年。《神农本草经》将中药划分为上中下三品：上品无毒，中品小毒，下品大毒。药物如果不规范使用就会产生不良反应。

目前，人们对毒性中药的认识存在一定误解：一种认识是中药有毒就会有害，否定它的药效，避而远之；另一种认识是中药没有毒，可以随便使用，导致中药的滥用。两种判断都在一定程度上影响了中药的科学应用，中药不能发挥它最大的效用，不仅于病不利，于中医中药的发展也不利。应正确认识中药毒性的特点，并且正确运用毒性来解决人体的疾病。很多有毒中药在用量上的要求十分严格，如果用量超过限制范围，那么产生的后果可能会危害生命。例如：自古以来认为细辛用量不过钱，但一些名老中医会在使用细辛时，用量不止一钱，却不会带来毒副作用，就是因为当中有配伍其他药物，有药物之间的四气五味的配合，最终能够为患者减轻疾病带来的痛苦。而通过炮制，一些毒性药物也能够在临床正常使用。

在中药毒性的定义中，“毒”和“药”其实是一类物质。远古时代“毒”和“药”并称为“毒药”。“毒”即药物的偏性。在古代，人们常常认为疾病是体内的阴阳不调和体外的六邪入侵导致的，而偏性是中药能治病的主要原因。概括而言，对中药“毒性”的认识停留在药物毒副作用其实是不够全面的。“药”和“毒”其实并不是对立的两面，二者相辅相成。而现代对毒性的认识，主要是基于其毒性成分具有一定毒性或不良反应，如乌头碱、莨菪碱、氢氰酸、吗啡、可待因等。只有正确认识和了解这些有毒的组成成分并采取有效的方法，才能够更好地减轻或消除其毒性。一般而言，有毒药物的药性都较为强烈，在功能效果方面也较专一。

在中医发展的过程中，如何将中药去毒始终是一个大的课题。在该过程中，辅料炮制对于减轻和消除药物毒性有较好的效果。如生芫花峻泻且有大毒，经炮制后毒性降低；常山生品用于治疗涌吐痰涎、胸中痰饮等症，其副作用是致呕，经酒制或醋制后致呕毒性大大降低，常山碱既是抗疟成分也是致呕成分，炮制后常山碱的含量降低，致呕作用也降低；乌头类中药经过水漂和煮制后，毒性降低，双酯型乌头碱水解得到亲水性氨基醇类乌头原碱，其毒性仅为双酯型乌头碱的1/4 000～1/2 000。

可以说炮制是毒性中药合理而规范使用的必要方法和选择。如何正确炮制有毒中药，减少毒性物质，保留有效成分，需要靠成熟而可靠的经验。通过炮制，去除的往往大多是有毒物质，在提高药物安全性的同时还能较好地保留药效。研究发现，细辛煮制一段时间后，药液中依然有很多有效物质，如甲基丁香酚等，但对人体造成伤害的有毒物质黄樟醚减少了；附子、乌头经正确煎煮，其有毒物质乌头碱水解，毒性减弱，治疗作用反而增强。在炮制方法中，辅料炮制占据着重要地位，中药辅料炮制与中药毒副作用关系十分密切。辅料的不同，加工工艺的各异，都会影响药物的最终质量，辅料炮制对药物疗效的总体影响主要有以下两个方面：

第一，辅料炮制对方剂中各组分药性的调整，使其产生协同作用，提高药物安全性。有些药物治疗的过程中，作用和病症之间存在差异性，导致治疗受到影响。可以使用炮制对药性进行调整从而产生更好的药效。如干姜辛辣燥热，用于回阳，但生化汤中，就常用炮姜（干姜砂烫品种），生化汤性寒，会导致小腹冷痛，产后失血患者气血虚弱，使用炮姜就可以温中止痛，炮制得到的炮姜，温里的作用变得缓和而持久，更有利于临床安全用药。

第二，采用适宜的炮制方法和炮制辅料，达到减毒存效的炮制目的。降低药物毒性是中药辅料炮制最为直接的目的。不同辅料炮制，可不同程度地降低药物的毒副作用。由于很多中药中的毒性成分也具有一定的药理治疗作用，炮制的目的就是要将这种毒性成分控制在安全又能够起效的作用范围内。比如，川乌的炮制，要将乌头碱的含量尽可能降低，通过炮制，使该毒性成分转化成次乌头碱和乌头原碱，既能够保持其药用成分，又能够减轻其毒性。通过在炮制过程中添加某些辅料，还可以使辅料通过化学途径与药物所含毒性成分结合，或者物理途径吸附或吸收毒性成分两种方式达到减毒，如在地方炮制规范中收载的，采用金银花、甘草、豆腐等共同煮制川乌，可以更好地使辅料在炮制过程中成为发挥减毒增效作用的重要介质。

加辅料炮制，可以使药物的毒性成分分解、中和、被吸附或与其毒性成分产生沉淀。不同的辅料，如醋、生姜、白矾、甘草等，都可以不同程度降低药物毒性。具体各种辅料对药物毒性的影响如下。

1. 醋对毒性的影响 合理利用毒性药物，并采用不同炮制方法趋利避害，满足临床使用是中医用药的特色之一。峻下逐水类中药攻伐力强，副作用大，易伤正气，传统炮制以醋制为主，现代研究的重点也是甘遂、商陆、芫花、大戟等药物醋制降毒关联成分及其降毒机制。

芫花苦、辛，温，有毒，归肺、脾、肾经，可泻水逐饮，解毒杀虫。芫花生品有毒，峻泻逐水力猛，内服较少，多外用。醋能降低芫花的毒性，缓和泻下作用和腹痛症状。现代研究开展了醋对芫花毒性的影响作用比较，结果发现，生芫花引起小鼠死亡 50%，醋制芫花毒性降低，除个别配制醋炮制的芫花制品小鼠死亡 20% 外，大多数醋制品小鼠未见死亡，说明醋制可使其毒性降低，且不同品质的醋降低毒性作用不同。

甘遂是一味峻泻逐水良药，虽然在恶性胸腔积液、重症急性胰腺炎等重症疾病上有很好的治疗作用，但是它的毒性制约了其在临床上的应用，临床应用时，常采用液体辅料醋进行炮制，能降低甘遂毒性。以辅料醋炮制甘遂时，醋的质量、炮制时的温度和时间的差异，势必都会影响炮制效果。传统醋炙方法中应用文火，温度一般在 100～170℃。然而通过运用热分析的技术，对生甘遂不同萃取部位的热解特性进行分析，结果得到醋制的炮制温度应在 270℃左右，与文火炒制对比，该温度炮制的醋甘遂外观及化学成分的含量均在《中国药典》规定范围之内。在热分析实验过程中，再以甘遂对照药材与实验室所收集到的甘遂药材进行对比，发现两者热解特性基本一致，这为醋制甘遂的炮制提供了科学依据。

从药效学方面，研究醋制甘遂的减毒作用时，常以甘遂主要药理作用即利尿为考察依据。通过建立小鼠水负荷模型，来考察生甘遂和醋甘遂对水负荷小鼠的利尿作用，发现甘遂经醋制后，其利尿作用存在，但相比生品，醋甘遂的利尿作用相对缓和，可见甘遂经醋炙后缓和峻烈之性。同时，还考察了辅料醋炮制甘遂对胃肠毒性的影响，甘遂的峻泻逐水之功，发挥主要作用的靶器官即为胃肠道，因此甘遂对胃肠道会造成影响，通过胃排空实验和小肠推进实验研究，发现生甘遂对小鼠胃排空有促进作用，且均高于醋甘遂给药组，说明醋制后，可降低甘遂的毒副作用。减毒机制则推测可能是与炎症因子及炎性通路有关。醋甘遂组中抗炎因子含量相对于生甘遂组有所增加，相应的促炎因子含量相对较低，表明给药醋甘遂后会导致大鼠血清中抗炎因子分泌相对增加，促炎因子的产生相对较少，从而达到减毒的效果。同时，甘遂醋炙后可降低对胃肠道的刺激性，除了受到炎症因子水平的影响，可能还与胃肠道黏膜保护因子有关。

商陆同样用醋制减毒。商陆最早的炮制方法出现于汉代，为炒制法，南北朝时期新增蒸法（豆叶或豆隔蒸），唐代基本沿用，宋代新增焙法，明代新增浸法（豆汤），而到了清代则新增了醋制、酒制、煮法（绿豆同煮）。《中国药典》（2025 年版）、全国及地方炮制规范均收载商陆和醋商陆。现代研究表明，商陆中的三萜皂苷类成分是目前普遍认为的商陆有效成分，商陆 70% 乙醇提取物可引起小鼠肠道水肿、严重腹泻，与临床商陆中毒表现一致；并明确了商陆主要毒性部位是正丁醇萃取部位，且该部位经辅料醋炮制后，毒性显著下降，可缓解肠道水肿、腹泻症状。为此，筛选出商陆主要毒性成分为商陆皂苷乙（EsB）和商陆皂苷丙（EsC），可显著降低 HT-29 细胞 AQP_3 表达，且 EsC 毒性强于 EsB；醋制法炮制可显著降低商陆 EsC 和 EsB 含量。研究表明，商陆经醋制可增加商陆皂苷甲（EsA）含量，提高小鼠半数致死量（LD_{50}），降低毒性和黏膜刺激性等。

但在商陆的药效研究方面，对商陆醋制后的利尿作用评价不一，研究推测，醋制对商陆减毒存效作用的影响可能与商陆皂苷类成分在醋制炮制过程中含量和结构变化有关。同时，辅料醋炮制商陆的减毒增效机制，还可能与其降低肠道毒性、改变机体如肾脏中水通道蛋白水平、钠通道蛋白水平及激素水平等有关。商陆主要利尿药效成分和主要炎症毒性成分分别被认为是 EsA 和商陆皂苷辛（EsH），在对其进行模拟醋制实验时，分析两种成分在模拟辅料醋制后的成分变化，结果发现，两者均在未经水加热的条件下，成分变化的过程不同，其中 EsA 在醋制过程中，部分分解生成新化合物，而 EsH 在醋制过程中，化学结构完全破坏，生成 EsA，以及与 EsA 醋制过程相同的新化合物。通过对 EsA 和 EsH 结构对比，发现两者结构差异在于，EsH 中的 C-28 位的酯键比 EsA 多连接一分子葡萄糖，结合两者模拟醋制变化的结果，表明 EsH 可在醋制的酸性条件下发生酯键水解反应，脱去一分子葡萄糖，转化生成 EsA。

醋制前后商陆皂苷类成分变化、药效和毒性变化的实验结果，揭示出商陆醋制减毒存效的机制应该是：在醋制炮制过程中，商陆中主要引起炎症毒性的皂苷类成分 EsH 可在酸性条件下发生酯键水解反应，转化生成具有较强利尿活性的 EsA，从而达到减毒存效的炮制目的。

京大戟采用醋制减毒，依照《中国药典》（2025 年版）炮制方法，采用辅料醋对京大戟进行炮制前后毒性和成分比较试验，通过对体外细胞进行毒性筛选，并结合整体动物实验，确定了京大戟的肝毒性部位，并借助现代分离手段，发现了京大戟肝细胞毒性成分和醋制前后变化成分，分析了醋制降低京大戟肝毒性机制。在对比醋制前后京大戟各部位对人正常肝细胞（LO2 细胞）增殖的影响时，发现醋制前后醇提取部位对 LO2 细胞增殖的抑制作用强于醇提取后水提取部位，其中醇提取后的石油醚和乙酸乙酯部位作用最强，且生品石油醚部位对细胞增殖的抑制作用强于醋品。这些结果表明，京大戟的肝细胞毒性部位可能为石油醚、乙酸乙酯混合部位。在对其作用机制进行深入研究时发现，醋制可降低京大戟对 LO2 细胞的毒性，其机制可能是减轻氧化损伤，从而降低细胞周期阻滞，减少细胞凋亡。而体外试验表明，京大戟生品的肝细胞毒性部位致小鼠肝毒性明显，肝脏脂质过氧化可能是京大戟致肝毒性的机制之一，醋制可降低京大戟对小鼠的肝毒性，其机制可能是减轻氧化损伤。

以上说明，炮制辅料醋对有些毒性中药，在减毒作用方面影响较多，采用适宜的方法，可有效降低药物的毒性作用，便于临床安全用药。

辅料醋制除对以上峻下逐水类药物毒性产生影响之外，对其他峻下逐水药如狼毒等同样有减毒作用。狼毒味辛、性平，有毒，主治水肿腹胀，痰、食、虫积，心腹疼痛，慢性气管炎等证。但由于其药性峻猛，毒副作用较大，临床应用受限。研究表明，狼毒中毒主要表现为胃肠道反应，如恶心呕吐、腹痛腹泻，严重者可出现胃肠道糜烂、溃疡以及出血，呈现呕血、便血等。因此，在临床应用前须进行炮制。狼毒生品多外用，醋制后方可内服，旨在降低其毒性。用于水肿胀满、痰饮积聚、气逆喘咳、二便不利等症。有报道围绕其炮制机制进行了研究，主要通过给药后小鼠胃组织重量测定、前列腺素 E_2（PGE_2）含量分析以及家兔眼结膜刺激性实验等，观察狼毒对动物黏膜的刺激性作用以及醋制前后刺激性作用的变化，以阐明辅料醋炮制狼毒后减毒作用机制。结果发现，狼毒经醋制后，对动物黏膜的刺激性显著减弱，同时，对家兔眼结膜的刺激性也显著减弱，证实了通过醋制确实可以降低狼毒的刺激性毒性作用。

此外，雄黄也可以醋煮减毒，其机制在于，雄黄中 As_2O_3 无色单晶体及无色立方体溶于酸形成 H_3AsO_3 逸出，从而降低雄黄中砷的含量，达到减毒的目的。

2. 姜对毒性的影响 姜制是较为常见有效的炮制手段，有记载“半夏，有毒，用之必须生姜，此是取其所畏，以相制耳”是依据中药配伍理论“七情”中的相畏、相杀以达到减轻或消除药物毒性或副作用的目的，姜制半夏是相畏为制的代表性品种。半夏的炮制方法是多次漂洗处理后，与姜汁浸炒。另外还有姜汁拌蒸等炮制方法。以姜为辅料炮制中药使其毒性降低品种较多，由于中药的毒性表现不同或中药所含的毒性成分不同，姜制的减毒机制也各不相同。

辅料姜对半夏毒性作用的影响在古籍中已有记载。传统中医理论认为：“半夏性畏生姜，用之以制其毒，功益彰。”《本草经集注》中记载：“半夏毒，用生姜汁，煮干姜汁并解之。”可见，以生姜作为炮制辅料，可用于解半夏的毒性。现代围绕半夏炮制解毒机制这一问题开展了大量研究。由于半夏为天南星科有毒中药，对咽喉有强烈的刺激性，具有“戟人咽”的特性，如误食会出现口唇及咽喉肿痛、呼吸困难等症状，严重时可致死亡。研究发现，半夏、掌叶半夏的针晶是其主要刺激性毒性成分，因其晶型特殊，可引起家兔眼结膜强烈水肿、小鼠腹腔毛细血管通透性增强、大鼠足趾肿胀等炎症反应的发生。

虽然临床常有半夏和掌叶半夏中毒病例，但是中毒后亦有解毒之法，其中，以生姜解半夏的毒性较为常见，历代本草均有记载。清代《握灵本草》载：“生姜汤多泡亦可火炮，尤能去毒。”葛洪《肘后备急方》云：“中半夏毒以生姜汁干姜并解之。”而现代研究认为，生姜解毒抗炎作用的主要成分应是姜辣素。从整体、细胞和分子水平探讨姜辣素拮抗半夏、掌叶半夏炎症毒性作用及其机制发现，半夏、掌叶半夏的致炎毒性表现为激活巨噬细胞，使其发挥防御功能，同时诱导促炎细胞因子的释放和中性粒细胞的迁移聚集，从而产生一系列的炎症反应，而姜辣素可以显著抑制半夏和掌叶半夏刺激巨噬细胞导致的一系列炎症反应，从而起到抗炎解毒作用。

对于通过辅料生姜炮制半夏解毒的机制，另有现代研究探讨了辅料生姜中主要有效成分姜辣素拮抗半夏、掌叶半夏刺激性毒性机制研究，结果发现半夏经生姜辅料炮制后，受试动物巨噬细胞胞质中的 P65 从胞质向细胞核内转移，核因子 κB（NF-κB）炎症信号通路被激活，半夏的致炎毒性与其激活 NF-κB 炎症信号相关。不同浓度的姜辣素能使巨噬细胞胞质内的 P65 含量显著上升，而核内的 P65 含量显著下降，并呈一定的剂量依赖性，显示姜辣素显著抑制了胞质中的 P65 入核过程，阻断 NF-κB 炎症信号通路的激活，表明姜辣素拮抗半夏、掌叶半夏的毒性作用与其阻断 NF-κB 炎症信号通路相关，研究结果说明了以生姜为炮制辅料，可降低半夏毒性作用。

辅料姜对天南星毒性也有降低的作用。天南星系天南星科植物天南星、异叶天南星或东北天南星的干燥块茎，有毒，临床应用须炮制。其毒性主要体现在对机体的强烈刺激作用，皮肤与之接触会产生强烈的瘙痒，入口则口腔黏膜轻度糜烂，甚至坏死脱落，咽喉干燥并有烧灼感，舌体肿大，口唇水肿，有麻舌感，严重者可致人死亡。其主要毒性成分为其茎内含有毒生物碱、苛辣性毒素、三萜皂苷和安息香酸等，其种子或果实中尚含有类似毒芹碱性物质。一般只用于外敷，如确需用生南星内服时，须配生姜同煎，充分煎透。再者南星经生姜、白矾炮制，可降低毒性，增强疗效。药理实验证实，生姜确有降低天南星毒性，增强其燥湿化痰、祛风定惊的作用。而白矾为铝的复盐，是两性化合物，在水中离解后又水解成氢氧化铝，氢氧化铝在水中呈凝胶状态，有负电荷，易与天南星中的有毒成分结合，起到吸附毒物而解毒或降低毒性的作用。炮制后南星的水浸液能降低士的宁、五甲烯四氮唑和咖啡因的惊厥率，有一定抗惊厥作用。

除半夏、天南星外，姜制毒性中药还包括厚朴等，制法多以姜汁炒、生姜自然汁浸焙为主，并出现姜汁煮等制法，其目的均是降低药物的毒性。

厚朴生用药力较峻烈，其味辛辣，姜汁炙后可消除对咽喉的刺激性，并增加宽中和胃的功效。临床上多用厚朴炮制品，《中国药典》记载厚朴的炮制方法为姜汁拌炒，江西特色樟帮炮制方法为姜汁炒后闷润析霜。现代研究表明，厚朴具有抗炎、镇痛、影响胃肠活动等作用，但对于厚朴刺激性作用研究较少报道，对于姜制缓和其刺激性的炮制作用机制目前也主要围绕成分变化方面进行研究，如有报道厚朴经生姜汁炮制后，厚朴酚、和厚朴酚的量明显升高，并增加了姜酚，而挥发油类成分的量明显降低，认为这与厚朴经生姜汁炮制能缓和药性、增加宽中和胃作用、消除对咽喉的刺激性等相关。

还有研究通过选择生厚朴、《中国药典》法姜厚朴和樟帮法姜厚朴为研究对象，依照急性毒性试验、家兔眼刺激试验和豚鼠皮肤刺激性试验等研究结果，一方面探讨厚朴的毒性和刺激性作用，另一方面阐明姜制法尤其是樟帮特色姜制法对厚朴刺激性作用的影响，从而为厚朴樟帮姜制法具有减毒作用提供科学理论依据。目前对于厚朴炮制的相关研究多集中在厚朴炮制前后化学成分变化及药理作用差异方面，研究结果证明厚朴没有毒性，但具有一定的刺激性，该作用通过姜制后可以得到缓和。研究表明，以樟帮特色方法炮制的姜厚朴其刺激性要小于《中国药典》法炮制的姜厚朴。

樟帮特色方法炮制的姜厚朴是在《中国药典》法的基础上，增加了“闷润析霜”的炮制过程，而“析霜”过程是否比单纯姜汁拌炒发生更多成分变化从而导致其刺激性作用更低，以及该过程是否会对厚朴“宽中散满”药效产生影响也未可知。“厚朴霜”有研究认为可能是白色姜霜结晶，但缺乏支持依据，也有报道认为，部分姜厚朴断面可见小亮星，可能是厚朴酚与和厚朴酚的结晶，但同样缺乏实验数据的支持。通过该研究发现，樟帮法姜厚朴在改善 L- 精氨酸所致大鼠胃肠动力障碍的功效与药典法姜厚朴、生厚朴存在一定程度差异，樟帮法析霜的厚朴具有更强的改善胃肠动力障碍作用，成分研究发现，生厚朴和不同姜制厚朴均含有厚朴酚与和厚朴酚，但与生厚朴和《中国药典》法姜厚朴相比，樟帮法姜厚朴新增两个指纹峰（疑为厚朴霜特征峰），推测这两种成分可能就是厚朴姜制后刺激性及药效发生变化的主要相关成分，不同姜制厚朴的成分与药效的差别，以及在缓和刺激性作用方面的差异，可能均与析霜有关，还有待进一步研究探讨。

3. 甘草对毒性的影响 甘草能够减毒，现代研究认为，甘草的减毒机制主要有：①与毒物结合。甘草酸的水解成分葡萄糖醛酸，可结合很多分子中含有羟基、羰基的毒性物质或在体内生成含有羟基、羰基的毒性物质，生成不被人体吸收的结合型葡萄糖醛酸而减毒。②吸附作用。甘草酸有类似活性炭作用，能吸附毒物，且吸附作用随剂量增加而增大。③甘草次酸有肾上腺皮质激素样作用，能加强肝脏解毒功能。综上，临床常以甘草水炮制一些毒药。如半夏，除了可以用生姜、白矾炮制，还可以用甘草、石灰共同炮制。经炮制后，得到的半夏为法半夏，能降低毒性，缓和药性，消除不良反应，法半夏的作用偏于祛寒痰，同时具有调和脾胃的作用，用于痰多咳嗽，痰饮眩悸。远志采用甘草汁炮制，一方面利用甘草平性可以缓和远志的燥性；另一方面，利用甘草甘味消除远志麻味，防止刺激咽喉的副作用，并以安神益智为主，治疗心神不安、惊悸、失眠、健忘等。

以甘草为辅料炮制药物，减小药物毒副作用的炮制法还有甘草炮制附子。甘草作为附子的炮制辅料，最早见于明朝，此后甘草单独煮制或者与其他辅料共同煮制的方法便被广泛应用。各医家对甘草减附子毒的效果具有极高的评价，《景岳全书》："必用甘草者，盖以附子之性急，得甘草而后缓；附子之性毒，得甘草而后解；附子之性走，得甘草而后益脾；附子之性散，得甘草而后调营卫，此无他。"对附子经过甘草炮制后不同药性的变化进行了细致表述；"今制之必用甘草者，盖欲存留其性而柔和其刚耳"，阐述了附子经甘草炮制后，性由刚变柔。"甘草节解一切毒"（《仁术便览》），说明甘草能够解毒。"附子禀雄壮之性，有斩关之能……得甘草则性缓"（《本草通玄》），认为甘草炮制可缓和附子过强之性。"唯用甘草汤泡浸，则解毒而力不减，允为尽善矣"（《本草从新》），表明甘草在解毒的同时，还能够很好地保存药力。"俗方每用附子，皆须甘草、人参、生姜相配者，正制其毒"（《大观本草》），体现了甘草不仅可用于炮制附子，还可以通过与附子共同配伍达到解毒的作用。"若欲久藏，一味甘草浓煎汁煮，汁尽为度；入阳虚补剂，用黄连甘草制"（《本经逢原》），论述了甘草还可以使附子得到更好的保存，同时用于阳虚诸症。

传统理论认为，附子"畏防风、黑豆、甘草、黄芪、人参、乌韭"，以及中药炮制理论中的"相畏为制"，两者都适用于甘草炮制附子。其中"相畏为制"是为了利用辅料炮制来降低药物的毒性、偏性，黑豆和甘草可降低附子毒性，正是"相畏为制"的体现。古人对甘草炮制附子应用后的经验进行了总结，但关于辅料炮制对附子药效有何效果未形成共识，有人认为辅料炮制仅是为了降低附子的毒性，不涉及药效，也有人认为辅料除了减毒还可引附子行经至病患之处，针对不同情况需要采用不同的炮制方法。无论是哪种观点，甘草作为辅料减毒的作用是确定的，因此，黑豆和甘草均曾单一或者与其他辅料共同炮制用于附子减毒，并且一直沿用至今。

针对甘草可以减小附子毒性作用的作用机制，曾有研究分析了附子加甘草、黑豆的炮制机制，采用《中国药典》淡附片的炮制方法和传统辅料煮制方法，并进行比对分析，炮制不及、适中、太过，均会影响附子毒性作用，从而影响药效。对淡附片的炮制，采用浸漂至"无盐分"和"煮至药透汁尽"，经产地加工浸泡后，淡附片无麻舌感；而盐附子，需漂去盐分以便于进一步炮制，浸漂工序达到漂尽盐分所需时间与温度有关，温度越高，盐分漂尽的时间越短；淡附片和生附片分别加甘草和黑豆炮制后，研究采用外观性状、双醋型生物碱及其水解产物、特征图谱共同分析的方法，分析盐附子在加甘草、黑豆煮制后其减毒增效的科学内涵。结果发现，辅料炮制后双酯型生物碱及其水解产物单酯型生物碱和苯甲酸等成分的含量均明显低于清水煮制品，但高于甘草、黑豆单一炮制品，推测分析，这可能是由于淡附片的原料盐附子经产地加工的浸泡、炮制过程的浸漂，大量上述成分溶解在水中，造成流失；生附片上述成分含量较高，则可能是因为生附片没有经过长时间的水处理，流失量较少。

将盐附子和生附子采用相同方法炮制后，其大部分成分含量存在较大差异，生附片加甘草和黑豆辅料炮制后，其炮制品多数成分含量高于盐附子炮制的淡附片。无论是有胆附片还是无胆附片，在进行煮制后，双酯型生物碱均逐渐水解，含量逐渐降低，均符合《中国药典》对附子炮制品有毒成分的限量要求，即低于 0.010%；单酯型生物碱均逐渐生成，含量逐渐增高，均高于 0.010%，符合《中国药典》的含量要求；在特征图谱中均可检测到甘草和黑豆辅料成分，说明辅料成分均可经炮制带入附子中。加辅料炮制的附子品种中，物质组成比清水制附子更加丰富；甘草和黑豆等辅料制品成分的含量均低于清水制品，辅料对两种成分的影响趋势是一致的，说明对于附子而言，采用甘草和黑豆等辅料炮制，不会因是否加入胆巴处理而引起差异。从化学成分的角度看，盐附子和生附片加辅料煮制品的质量是相似的，直接采用生附片进行加辅料炮制既可保证药效成分含量，也可达到减毒的目的。这些研究结果表明，加甘草、黑豆炮制后，使附子中的生物碱类成分含量低于清水制品，并且会带入辅料甘草、黑豆中的成分，这些成分会影响附子的药效、毒理，使炮制品具有特殊的临床用途。但是甘草、黑豆共同炮制对附子物质基础和药效、毒理影响的方式仍需要进一步研究。

甘草制吴茱萸也可以减缓吴茱萸的毒性作用。吴茱萸为传统中药，具有散寒、止痛、助阳、止泻、降逆止呕之功，能散寒止痛，降逆止呕，助阳止泻。临床用于厥阴头痛，寒疝腹痛，寒湿脚气，经行吞酸，五更泄泻；外治口疮、高血压等症。其炮制方法很多，有酒炒、醋炒、童便炒、黄连制、黑豆汁制、甘草汁制等炮制方法和品种，其中甘草汁可减其毒性。甘草汁制吴茱萸并非古籍记载方法，而是近代才开始采用的炮制方法，其目的就是解毒和降低燥性。

现代文献及各地炮制规范记载："取甘草煮汁，将甘草汁与净吴茱萸拌匀，闷润吸尽后，置锅中文火炒至微干，取出，晾干。"通过研究发现，甘草汁制吴茱萸中吴茱萸次碱的含量与生品比较变化不大，而吴茱萸胺含量比生品增加。中试品随产地不同其成分变化不同，但制品中生物碱差异不大；市售品中，不同产地的生品和炮制品中吴茱萸次碱和吴茱萸胺的变化无明显规律性，说明产地和炮制方法都会在很大程度上影响其质量。四川、云南、陕西等地的市售品中的生物碱含量较高，可能是因为这些地区是吴茱萸道地产区的缘故。古籍记载，吴茱萸生品有小毒，具有温热苦燥、辛香走窜的副作用，《本草通玄》中有"陈久者良"的说法，经炮制后，吴茱萸辛香之气大为减少，口尝口味也有减弱，实验证明，其挥发油总量下降，经甘草制后还能降低毒性和燥性，更好地发挥效用。在本次实验过程中，选择吴茱萸胺和吴茱萸次碱为指标，进行了甘草制吴茱萸的炮制工艺研究，结果表明，炮制温度会对吴茱萸胺的含量造成影响，随着炒制温度的升高，其含量下降，吴茱萸次碱含量增高，推测成分变化导致了吴茱萸的毒性降低。

同时，采用甘草对雷公藤进行炮制，也可以达到减毒目的，雷公藤始载于《本草纲目拾遗》，具有祛风除湿、通络止痛、解毒杀虫等功效。现代药理研究表明雷公藤具有抗炎、杀菌、解热镇痛及多种免疫调节功能。因雷公藤毒性较大，传统方法外用较多，1974 年有将雷公藤内服用于治疗类风湿关节炎的报道，并取得良好的疗效。国内外大量基础研究和临床大规模、随机、双盲的前瞻性试验均证实，雷公藤是迄今为止治疗某些自身免疫性疾病疗效最为确切的一味中药。但常见的肝肾毒性严重制约着其临床应用，因此开展雷公藤减毒新方法的研究具有重要的现实意义。中医理论认为炮制是缓解药物毒性的有效措施之一，但雷公藤炮制方法鲜有古籍文献记载，且目前常用的炮制方法减毒效果不佳。

近年来对其研究主要集中在配伍减毒增效方面，配伍甘草减毒的应用已具有较好的实验和临床基础，并且有学者对其主要成分进行结构修饰以期达到存效减毒的目的。加辅料是毒性中药炮制的常用方法，其中甘草具有的调节药性，缓急解毒作用使其作为解毒辅料应用广泛，历代医书对甘草解毒也广为记载和流传。但甘草作为保肝、护肝的常用解毒中药，却很少见其应用于具有肝毒性中药的炮制。有报道对甘草制雷公藤的炮制作用机制进行了研究，研究从中药炮制减毒角度入手，采用甘草汁炮制雷公藤，在人正常肝细胞（LO2 细胞）模型上，借助高内涵分析方法，利用其高通量、直观动态监测的优势，对甘草炮制雷公藤减毒作用进行早期评估，评价甘草汁炮制雷公藤的减毒效果。结果显示，在细胞水平上，甘草汁炮制雷公藤与雷公藤配伍甘草两种方法都能有效降低雷公藤对肝细胞的毒性作用。证明了炮制减毒的作用，研究结果将有利于甘草制雷公藤在临床的推广应用，为以后开发雷公藤的低毒饮片奠定基础。

4. 白矾对毒性的影响 白矾生用具有解毒杀虫、燥湿止痒作用，多外用。煅用生肌，以矾石之名始载于《神农本草本经》，被列为上品，是天然产明矾石经加工提炼后的产物。对于以白矾为辅料来炮制解毒，其历史也比较悠久。宋代首次采用白矾来炮制具有刺激性作用的半夏。《圣济总录》中记载炮制半夏要“白矾水浸七日，焙干”；也记载了白矾水煮制半夏，“白矾水煮软，切焙”。《小儿卫生总微论方》记载“白矾水浸，去滑，炒黄”。《证治准绳》中载“白矾水煮干为度”，另有“白矾水，皂角，巴豆浸煮”等记载。

目前单用辅料白矾炮制减毒的多为天南星科的药物，如白矾浸泡半夏得到的炮制品名为清半夏，具有解半夏毒的作用。白矾之所以具有减毒作用，是因为其所含的硫酸铝钾复盐在水中离解后产生氢氧化铝，呈凝胶状态，表现为两性电离，本身带负电荷，炮制药物时，容易与毒性成分结合或吸附而减毒。此外，对于刺激性成分为草酸钙结晶的天南星科药物来说，将白矾加水制成的白矾溶液，由于白矾中含有硫酸根离子，硫酸根离子可以与不溶性草酸钙反应，逐渐溶解草酸钙针晶，从而达到炮制解毒的作用。在利用白矾炮制解毒的同时，也需要关注半夏中其他成分的变化，为更好地炮制减毒增效提供依据。

半夏的刺激性作用可以通过白矾浸泡消除，如果采用煎煮方法其解毒和增效的效果可能更好。有研究发现，单纯水浸漂去毒其实效果并不佳，而且长期浸泡，半夏中的水溶性成分损失也较大，所以现在炮制半夏多采用水与白矾浸泡共煮的方法，不但有效降低半夏刺激性毒性，而且更长于化痰。白矾在降低草酸钙针晶的致炎及凝集素蛋白的促炎作用的同时，协同增强半夏止咳化痰功效。另有研究探讨了白矾水、石灰水等不同辅料对天南星麻味消失的影响，麻味即是半夏刺激性作用的表征，结果发现，以矾水炮制去麻效果最佳，进一步验证了明矾水的解毒作用。与半夏同属天南星科的白附子，常用的炮制辅料包括有生姜、白矾等，其炮制作用与半夏相似，也可以降低毒性，消除麻辣味，增强白附子祛风痰的作用。研究发现，白附子经过炮制后，其刺激性毒性成分草酸钙毒针晶的含量下降，虽然其他化学成分如氨基酸、油酸、β- 谷甾醇也明显下降，但刺激性毒性导致的口咽、胃肠道刺激等症状有明显缓解，此外，炮制会产生一些新的化学成分 5- 羟甲基糠醛，双[5- 甲酰基 - 糠基]- 醚，新产生成分也为白矾炮制白附子减毒增效机制提供可能的依据。

近年来，大量研究发现，在天然植物中存在许多具有药效价值的多糖，由于多糖的抗氧化活性，现在已经被应用于阿尔茨海默病患者以及糖尿病和恶性肿瘤等疾病的治疗，而半夏多糖正是半夏中的一种重要有效成分，其生物学活性比较广泛，具有抗肿瘤活性，可抑制肿瘤的发生与增殖。经过炮制后发现，半夏炮制品与生品药材中所含多糖存在一定差异。有报道采用 3,5- 二硝基水杨酸法对清半夏和生品做了比较研究，发现清半夏总糖低于生品，进一步研究结果显示：还原糖含量是白矾浸泡的清半夏高于生半夏，总糖含量是生半夏高于清半夏。提示炮制过程使得半夏总糖含量降低，但还原糖含量有所增加，推测可能是多糖为水溶性成分，在炮制时出现损失，而还原糖的增加可能是引入物料的缘故。

5. 豆腐对毒性的影响 豆腐本身具有益气和中、生津润燥、清热解毒等功效，因此作为炮制辅料可以起到降低药物毒性的作用。与豆腐共同炮制药材，主要作用就表现为解药物毒性、降低副作用以及去污等。作为一种碱性凝固蛋白，豆腐能溶解部分酸性毒素，同时豆腐表面积大，空隙多，具有很好的吸附能力，能吸收部分毒素而发挥缓和药物毒性的作用。豆腐含有丰富的蛋白质，蛋白质是两性化合物，可与生物碱、鞣酸及重金属等结合，产生沉淀而降低药物的毒性。用豆腐炮制药物，一般仅适用于少数药物，如硫黄、珍珠、马钱子、白附子、乌头、甘遂、藤黄等。

豆腐炮制减毒的机制主要有以下两点：①与毒物结合。豆腐所含蛋白质作为两性化合物，可与有毒的生物碱、酸性树脂、重金属、鞣酸等结合产生沉淀而减毒。②吸附毒物。豆腐煮后，外观呈蜂窝状，使表面积增大，从而使得吸附作用增强。如用豆腐炮制藤黄，藤黄生品性味酸、涩，寒，有大毒，归脾、胃、大肠经，具有消肿排脓、散瘀解毒、杀虫止痛的功效。但生藤黄有大毒，不能内服，仅外用于痈疽肿毒、顽癣等证。将豆腐与藤黄共同煮制后，蜂窝状豆腐将藤黄中大部分毒物吸附进其中，待冷却后藤黄凝固，被吸附的毒物也凝固在豆腐中，将豆腐去除后，藤黄毒性降低，可配入成药内服，用于痈疽肿毒，顽癣，跌扑损伤。再如豆腐炮制硫黄，豆腐煮硫黄的炮制方法始见于明代的《医学纲目》，据该书记载“入豆腐中煮三五沸”，此法后来在清代也多有记述，如《握灵本草》记载“入豆腐中煮二三次”。《本草纲目拾遗》和《本草辑要》都记载“入豆腐中煮七次”。

硫黄生品性味酸，温，有毒，归肾、大肠经，具有补火助阳、通便、解毒杀虫疗疮的作用，常用于疥癣，秃疮，阴疽恶疮，与皮肤接触后，硫黄会产生硫化氢与五硫黄酸，有杀灭皮肤寄生虫的作用，对皮肤真菌有抑制作用，对疥虫有杀灭之功效；用豆腐煮制后，毒性降低，可内服，能补火助阳，通便，常用于阳痿足冷，虚喘冷哮，虚寒便秘等。硫黄与豆腐共同煮，最终豆腐会呈现黑绿色，这时取出，再用水漂 1～2 天，取出阴干，即令其毒大减。炮制后硫黄在肠内部分变为硫化氢、硫化砷，可以作为温里剂应用，如温肾通便的半硫丸、温肾补火的三气丹等，都采用豆腐炮制后的硫黄。现代研究发现，硫黄主含硫，还含有微量的硒和有毒元素砷，去除毒性后，可以较好地发挥药效作用。

现代有研究对硫黄用豆腐制后的成分和理化性质变化进行探讨，采用 DDc-Ag 法对硫黄生品及不同粒径、不同辅料量炮制品中的砷含量进行测定，结果发现，硫黄经炮制后，砷含量与生品相比，显著降低，而硫含量改变很小，表明硫黄经过豆腐炮制后，可选择性地降低或除去部分成分含量。此外，炮制品中的砷含量随硫黄粒径变小而降低，且具有明显规律性。因此，建议硫黄炮制时，尽可能粉碎程度大一些，使其粒径尽量变小从而更好地降低毒性。还有研究对硫黄炮制的辅料用量及水漂问题进行了实验比较，结果表明，硫黄采用辅料豆腐炮制，可使其毒性显著下降。

豆腐制马钱子也可降低其毒性。马钱子有大毒，历代对马钱子炮制都有采用豆腐制的方法。炮制的目的主要是降低马钱子的毒性，确保临床用药安全，其次是通过炮制，可以使马钱子易于粉碎便于制剂。《本草纲目》云："（马钱子）或云以豆腐制过用之良。"豆腐制的目的除解毒外，还包括水的软化作用使马钱子易于切片、粉碎。这样的炮制方法可简化马钱子炮制工序，降低劳动强度，并能节省药物，使药品服用安全、有效。

关白附也有采用豆腐制的记载。研究发现，经豆腐炮制后的关白附中，次乌头碱含量降低，且不同地区豆腐煮制品中关白附中关附甲素含量相差甚远，高者是低者 13 倍之多，可见炮制辅料对药物成分和药效影响较大，值得关注。调查发现，大部分省市关白附炮制主要采用豆腐煮制，每 100kg 关白附，用豆腐 25kg，说明用豆腐炮制降低关白附毒性已经在全国大部分省市取得共识。尽管目前在全国各地炮制规范中均收载了关白附的豆腐炮制工艺规范，但是其工艺和质量标准还有待进一步研究。

对于有毒中药草乌，也可采用豆腐炮制以减毒。研究人员以草乌中毒性成分双酯型生物碱乌头碱（$C_{34}H_{47}NO_{11}$）、次乌头碱（$C_{33}H_{45}NO_{10}$）和新乌头碱（$C_{33}H_{45}NO_{11}$）的总量及有效成分单酯型生物碱苯甲酰乌头原碱（$C_{32}H_{45}NO_{10}$）、苯甲酰次乌头原碱（$C_{31}H_{43}NO_{9}$）及苯甲酰新乌头原碱（$C_{31}H_{43}NO_{10}$）的总量为指标，以浸漂时间、水煮时间和豆腐用量为考察因素，采用正交试验设计法对豆腐制草乌的炮制工艺进行了优选，结果显示，最佳条件是使制得的样品单酯型生物碱在上下限范围内且处于偏高的水平，双酯型生物碱则必须在上限以下，且越低越佳。而常规的正交设计判断标准为得率越高越佳。此外，浙江传统经验也认为豆腐在草乌炮制中能起到更好的解毒作用，根据豆腐用量采用了四个水平开展实验，结果发现，毒性成分双酯型生物碱总量随豆腐用量的增加而明显减少，本研究结果有力支持了在地方中药炮制规范中使用豆腐炮制草乌的合理性。

草乌为剧毒药材，《中国药典》（2025 年版）对制草乌单酯型生物碱确定了上下限度，另对双酯型生物碱确定了合理的上限，在确保安全的前提下保证临床疗效，根据研究结果，如果减少浸漂或水煮时间，再加豆腐，可在保证双酯型生物碱限量符合要求的情况下，单酯型生物碱的量尚有提高的潜力，如此可进一步提高临床疗效，或在相同疗效的情况下可减少制草乌的用量，以节省资源，因此提出了《中国药典》增加豆腐炮制草乌品种，并提高单酯型生物碱含量的限度，从而更好地在降低毒性的同时保存更优的药效。

豆腐作为中药炮制固体辅料中不常用但不可或缺的一种固体辅料，对药物毒性的影响还是非常值得炮制学者关注的，规范相应的炮制工艺并制订相关质量标准应是豆腐制药物炮制研究的重点研究工作。

6. 滑石粉对毒性的影响 滑石粉炮制也可以降低药物的毒性。以滑石粉炮制肉豆蔻为例。肉豆蔻具有消炎、抗菌、镇静等作用，肉豆蔻的主要化学成分为挥发油和脂肪油，另外，去氢二异丁香酚是肉豆蔻的非挥发性成分，有较强的抑菌作用，属于肉豆蔻的活性成分。肉豆蔻在临床上大多数炮制后入药，这是因为肉豆蔻在含大量肉豆蔻酸和挥发油的同时，同样也含有毒性物质如肉豆蔻醚。肉豆蔻醚对人的大脑有兴奋、致幻作用，会引起恐惧感、视线模糊、作呕头痛以及行为异常等。如果人服用超过 7.5g 的肉豆蔻，就会引起眩晕、谵妄、昏睡，严重的甚至引起肝变性。现代对肉豆蔻主要采用滑石粉炒制，滑石粉炒肉豆蔻的炮制工艺通常是将滑石粉加热炒至滑利状态时，取肉豆蔻投入锅中，不断翻炒，直至有油渗出为止，出锅后放凉，滑石粉炒后要去除。有报道以挥发油及去氢二异丁香酚为指标开展综合分析，采用正交试验设计法，筛选得到滑石粉炒肉豆蔻炮制工艺，其目的是通过优化其炮制工艺参数，以探讨滑石粉炮制肉豆蔻使其毒性降低的最佳工艺条件。

目前滑石粉炒肉豆蔻的炮制工艺没有具体可量化的操作工艺参数，给生产和质量控制带来不便，针对滑石粉炒肉豆蔻的工艺进行系统研究，从滑石粉用量、滑石粉粒径、炮制温度、炮制时间 4 个方面进行考察，以挥发油与去氢二异丁香酚含量为指标，优选滑石粉炒肉豆蔻工艺。发现在一般情况下，滑石粉用量与滑石粉粒径对挥发油含量有显著性影响，随着用量的增加，挥发油含量先降低后增加，当滑石粉用量在约 70g/100g 时，炮制品挥发油量减少得最多；而随着粒径的减小，炮制品挥发油的含量亦先降低后增加，这是因为，小粒径滑石粉去油能力较强，但粒径过小，粉体表面活性增大，吸附性增强，炮制时吸附在药材表面，降低滑石粉传热速率与均匀性，使成品挥发油量反而增加。此外，肉豆蔻的有效成分去氢二异丁香酚化学性质稳定，炮制温度、炮制时间、滑石粉用量及粒径大小对其含量影响不显著。经再次工艺考察验证，发现在炮制辅料滑石粉的用量为 0.5 倍药材量，粒径 200 目，170℃炮制时间为 20min 时，其工艺最佳。

因此，建立辅料滑石粉的质量标准，应从其粒度进行研究规定；辅料滑石粉用量的多少也是影响中药炮制品质量的重要因素，从炮制减毒角度来看，应该针对不同种类药材，加入不同的滑石粉用量，并确定适宜的炮制时间。

7. 其他辅料对毒性的影响 其他辅料，如麦麸煨肉豆蔻，可以吸附其致毒成分肉豆蔻醚而达到减毒的目的，再如白术、僵蚕等经麦麸炒后，同样能使药性增强，缓和燥性。苍术所含的毒性成分为挥发油，临床炮制是麸炒或米泔水制，可有吸附作用，除去部分油脂。红娘子、斑蝥经米炒可降低毒性。

辅料炮制减毒借助了辅料本身的性能，再结合适当的炮制方法，通过辅料本身表现出来的化学作用或其他协同作用，来达到更好地降低或除去药物毒性的目的。如斑蝥生品有毒，其毒性表现为对皮肤、黏膜的强烈刺激性，引起充血、发赤和起泡，经过米炒炮制，其毒性大减。研究得知，斑蝥的有毒物质为斑蝥素，由于斑蝥素的升华温度为 84℃，升华点为 110℃，米炒时的锅温在 120℃左右，所以当斑蝥与糯米同炒时，斑蝥受热均匀，使斑蝥素部分升华致含量降低，从而使其毒性减弱。再如半夏，其毒性主要表现为对肠胃、黏膜的强烈刺激作用，用白矾、生姜、石灰等辅料炮制，就能减弱或消除刺激性；同时辅料白矾还能增强半夏的祛痰作用，生姜能增强半夏和胃止呕的功效，石灰能增强半夏温化寒痰的作用；火制法及水火共制法还可将毒性成分转化为毒性较小或无毒性物质，如马钱子经砂烫炮制后，其毒性成分士的宁和马钱子碱转化为相应的异型生物碱及氮氧化物，这些化合物的毒性显著低于原生物碱，但仍保持了马钱子的有效治疗作用。

综上所述，辅料炮制中药，首先要加强对中药毒性作用的理解，除了了解中药本身的毒性作用，还需要结合辅料种类及各自的性能、炮制加工方法、辅料与药物之间的配料比例等多方面的因素，选择适宜的炮制辅料，对毒性作用较大的中药进行炮制，以达到减毒增效的目的，是中药炮制的最终目的，唯其如此，才能为临床提供高效低毒的中药饮片，确保临床安全用药。

第五章 辅料炮制对中药化学成分的影响

化学成分是中药发挥临床疗效的物质基础，炮制是中药临床用药前必须经过的加工过程。中药在炮制过程中会受到温度、辅料及加工时间等因素的影响，导致其化学成分发生量变或质变，因而影响中药的药性，达到减毒增效的炮制目的。辅料作为在炮制过程中，除主药以外所加入的具有辅助作用的附加物料，与药性关系密切，辅料可以使某些中药中的化学成分发生变化，有的成分被溶解出来，有的成分被分解或转化成新的成分，有的成分有量的增减，加辅料炮制后的饮片化学成分、理化性质均可能发生很大的改变，从而影响药物的疗效。

中药的化学成分是其发挥临床作用的物质基础。中药所含的化学成分极为复杂，种类也同样繁多，如生物碱、苷类、挥发油、鞣质、有机酸、油脂、树脂、蛋白质、氨基酸、糖类、无机物等多类成分，因此“一药多效”是中药的主要特点之一。通过辅料炮制，某些具有比较强的还原性药物成分会发生氧化反应，从而减少这些药物成分的含量。如砂炒马钱子以河砂作为炮制辅料，在炒制过程中，既是有效成分又是毒性成分的马钱子主要成分——马钱子碱、士的宁在高温的作用下，会因为氧化反应而生成氮氧化物或其异构化产物。

辅料还会协同药物在炮制过程中发生水解反应，将某些较大毒性化学物质降解消除。如附子、川乌等，其毒性成分为双酯型生物碱等，通过金银花、生姜等辅料共同炮制，使其发生水解反应，先后脱去苯甲酰基和乙酰基，而生成原碱型生物碱，毒性大大降低；此外，辅料会引起中药在炮制过程，发生置换、分解和转化反应等。如生黄连经过酒炙成酒黄连后，会出现在生品中未发现的小檗红碱，就是由于发生了甲基转化反应。

中药在炮制过程中，不同辅料的处理，可使中药的化学成分发生一系列变化。只有清楚中药在炮制过程中所发生的化学成分变化，才能更好地了解中药炮制的目的，进而探讨中药炮制的真正意义，同时为制订合理的炮制工艺和质量标准提供科学依据。

第一节 液体辅料对中药化学成分的影响

液体辅料作为中药炮制中较广泛使用辅料的重要类别，其产生可追溯到春秋战国时期。历经几千年的发展，产生了许多液体辅料炮制品。随着科学技术的发展与研究的深入，这些液体辅料炮制的饮片其作用机制逐步得到阐释。液体辅料引起的中药化学成分、药理药效的改变机制逐渐明确，为在临床选择适宜的液体辅料进行炮制，充分发挥中药药效，临床安全用药提供了基础和保证。

一、液体辅料对含生物碱类药物的影响

生物碱是来源于自然界的含氮有机化合物，在自然界中分布非常广泛。不仅源自植物的中药含有生物碱，源自动物的中药有的也含有生物碱。在植物体内，生物碱多以与有机酸成盐的形式存在，如柠檬酸盐、草酸盐、酒石酸盐、琥珀酸盐等。少数碱性极弱的生物碱以游离态存在，如酸胺类生物碱，通常有类似于碱的性质。大多数生物碱均有较复杂的环状结构，氮元素多包含在环内，具有明显的生理活性。游离型生物碱一般不溶或难溶于水，而易溶于乙醇、三氯甲烷等有机溶剂，亦可溶于酸水（形成盐）。大多数生物碱盐类则可溶于水，难溶或不溶于有机溶剂，其中水溶性的生物碱可溶于水，因此被切片后会受到水的影响，所以尽量控制水浸泡的时间，遵循“少泡多润”的原则，避免降低药材的治疗效果。例如含有苦参碱的中药苦参以及含有槟榔碱的中药槟榔。

各种生物碱的耐热性不同，大多对高温不稳定，而加辅料炮制多采用火制高温加热法，药物中所含生物碱在炮制过程中可产生分解、氧化等变化。有研究表明，黄柏经酒炙后，小檗碱的含量降低，转化生成小檗红碱，从而对其药性产生影响；麻黄经过蜜炙之后，可降低其所含麻黄碱和伪麻黄碱的含量，使得发汗解表作用缓和。

大多数游离型生物碱不溶于水，但有些生物碱如亲水性生物碱可溶于水。如小檗碱等季铵型生物碱和麻黄碱、苦参碱、槟榔碱等小分子生物碱，含该类生物碱的药材在炮制过程中进行水洗、水浸等操作时，应尽量减少与水接触的时间。即使含有难溶于水的生物碱类药材，也应采取“少泡多润”的原则，尽量减少在水处理过程中生物碱的损失，以免影响疗效。炮制辅料对生物碱类成分可产生多种影响。

（一）酒对含生物碱类药物的影响

酒既有极性溶剂的性质，又有非极性溶剂的性质，是一种优质溶剂，具有烯醇性质。游离型生物碱或其盐类都较易溶于酒中，所以药物经过酒制后可以提高生物碱的溶出率，从而提高药物的疗效。在众多游离型生物碱中除了含极性基团较多、季铵碱类或者是分子量较低的生物碱，无法溶于水，但是可溶于三氯甲烷或者乙醇。因此，选择炮制的辅料通常为白酒或是黄酒，其中炙法多用黄酒，浸制法中多以白酒作为辅料。无论是盐类或者是游离型生物碱均能溶解于酒，从而提升治疗效果。

现代研究表明，黄连酒炙过程中，其中所含小檗碱、巴马汀、药根碱、黄连碱、表小檗碱等生物碱类成分在 160℃时含量最高，此后含量逐渐降低。表小檗碱和黄连碱分别在 170℃和 240℃时含量降至最低，170℃时可产生小檗红碱这一新的化学成分。据此推测黄连酒炙过程中 5 种生物碱均发生了不同程度的量变或质变，在这个过程中辅料黄酒发挥了重要作用，黄酒与加热协同作用可以促进黄连生物碱的含量增加或转化为新的化学物质；另外，结合超声波和酸溶碱沉方法从不同炮制品中提取出乌头生物碱，利用紫外光谱对经过酸性染料络合的生物碱进行分析，检测其中总生物碱、酯型生物碱和非酯型生物碱的含量，探究辅料青稞酒对铁棒锤药材中毒性成分和有效成分含量的影响。研究结果表明，以青稞酒作为辅料，经过不同方法炮制后铁棒锤总生物碱、酯型生物碱和非酯型生物碱的含量均有所降低，其中煮制可使酯型生物碱含量从 0.23mg/g 降至 0.03mg/g，非酯型生物碱含量从 0.63mg/g 降至 0.11mg/g，而炒制能较好地保存铁棒锤活性，表明用辅料青稞酒对铁棒锤进行炮制能较大程度地降低毒性并保存活性，起到”减毒存效”的作用，可见藏医的炮制技术更趋科学和

合理，也为研究辅料在民族药炮制中的作用提供了依据。

（二）醋对含生物碱类药物的影响

醋属于弱酸，能够促使游离型生物碱经过转变形成能与水相溶的生物碱盐，能够轻易被水煎煮出，从而提升整体治疗效果。生物碱是含氮环核化合物，它能够与酸进行结合形成盐，并且大部分都存在较为显著的生理活性。其中游离型生物碱大多难溶于水，然而与酸结合成盐后便可溶于水，而一些季铵类生物碱以及小分子生物碱就能溶于水，并且能溶于有机溶剂。如延胡索止痛和镇静作用的主要成分是延胡索乙素、延胡索甲素等生物碱，常以游离形式存在于药材中，难溶于水，在汤剂中难以发挥疗效。经过醋制后延胡索中游离型生物碱与醋酸相结合生成醋酸盐，在水中溶解度增加，从而增强其止痛效果。

此外，中药中的生物碱往往与有机酸、无机酸生成如鞣酸盐、草酸盐等复盐。它们是不溶于水的复盐，而醋制，可以取代上述复盐中的酸类而形成可溶于水的醋酸盐复盐，增加在水中的溶解度。有学者分析了辅料米醋的用量和蒸煮方式对制川乌生物碱类成分的影响，采用高效液相色谱法测定醋制川乌中的新乌头碱、次乌头碱、乌头碱、苯甲酰新乌头原碱、苯甲酰乌头原碱、苯甲酰次乌头原碱 6 种生物碱的含量，发现较《中国药典》法制川乌，醋蒸和醋煮制川乌在一定程度上促进双酯型生物碱的一级水解，抑制单酯型生物碱的二级水解，从而提高其单酯型生物碱含量，最终得出结论，醋制川乌可提高制川乌单酯型生物碱含量。同时有学者研究了辅料米醋对乌药中主要化学组分的影响，采用挥发油测定法测定了乌药各炮制品中挥发油含量，采用紫外分光光度法测定乌药各炮制品中总黄酮含量，采用酸性染料比色法测定乌药各炮制品中总生物碱含量，并综合比较乌药醋制前后挥发油、总黄酮、总生物碱的含量变化。结果显示，以米醋作为辅料对乌药进行炮制后，除总生物碱含量增加外，挥发油、总黄酮含量均有不同程度减少，醋炙乌药中去甲异波尔定的含量相比《中国药典》法炮制的乌药有所降低，推测可能为总生物碱提取所用溶剂不同和萃取损耗导致。

（三）食盐水对含生物碱类药物的影响

盐者味咸入肾，盐制中药主要取其下行入肾的作用，增强药物对下焦病证的治疗作用。如黄柏盐炙后，缓和苦燥之性，增强滋肾阴泻相火退虚热作用，故治疗阴虚发热，骨蒸劳热，盗汗等证时，临床多用盐黄柏。现代研究发现，辅料食盐水炮制有利于黄柏中生物碱类成分的溶出，当炮制温度达到 160℃以上时，在相应炮制温度下的直接烘制品和水润烘制品中柠檬苦素类成分质量分数未见明显差异，盐水润烘制品随着温度的升高其质量分数相差较大，提示水对黄柏炮制过程中的柠檬苦素类成分基本没有影响，盐炙则具有显著性影响，结果显示黄柏经盐炙后生物碱类和柠檬苦素类成分会发生量变和质变。另有研究发现，黄柏烘制品和盐炙品中小檗红碱含量均有不同程度增加，小檗红碱具有抗菌、抗肿瘤等药理作用，因此用于炎症或者肿瘤的治疗时，以黄柏烘制品和盐炙品为宜，可见辅料食盐水对于黄柏等中药中化学成分的变化具有直接的影响。

（四）蜂蜜对含生物碱类药物的影响

蜂蜜为蜜蜂科东方蜜蜂或西方蜜蜂采集花粉酿制而成。中药炮制常用的是熟蜜，即将生蜜加适量水煮沸，滤过，去沫及杂质，浓缩而成。用蜂蜜炮制药物，能与药物起协同作用，增强药物疗效或起解毒、缓和药性等作用。如百部生品有小毒，对胃有一定刺激性，而蜜炙可缓和其药性，现代研究表明，以炼蜜作为辅料对百部进行炮制后，具有止咳作用的效应成分对叶百部碱含量会有所升高，因此蜜炙百部止咳作用强于生品。采用反相高效液相色谱法（RP-HPLC）测定了麻黄及蜜炙麻黄中的麻黄碱和伪麻黄碱等生物碱含量，结果显示麻黄经过辅料炼蜜炮制之后，其中麻黄碱及伪麻黄碱含量与生品相比分别平均降低 0.194%±0.079% 和 0.153%±0.069%，表明辅料炼蜜与炮制温度可对麻黄中生物碱类成分含量产生显著影响。

此外，毒性中药乌头在炮制中以炼蜜作为辅料，亦可起到降低生品毒性的作用。乌头的蜜制方法最早见于汉代，张仲景在《金匮要略》中指出乌头“蜜煎以缓其毒性”。此后，历代医学家多以炼蜜为辅料对乌头进行炮制，唐、宋、明、清等历代医书和本草书籍上都曾有过乌头“蜜制”的记载。现代研究表明，川乌主要含生物碱类成分，其中双酯型生物碱毒性最强。川乌经过炮制后双酯型生物碱含量较之生品有所下降，故毒性降低，与生品相比，《中国药典》法制川乌中双酯型生物碱的降低率为 51.68%，以炼蜜为辅料煮川乌中双酯型生物碱的降低率为 98.76%，较之《中国药典》炮制方法减毒作用更好，因此可认为以炼蜜为辅料煮制是炮制川乌的更优之法。

（五）吴茱萸汁对含生物碱类药物的影响

吴茱萸汁即吴茱萸煎汤去渣而成。吴茱萸既是一种常用中药，也可作为一种炮制辅料，采用吴茱萸汁炮制药物，可抑制药物的苦寒之性而扶持胃气。传统理论认为，以吴茱萸汁为辅料炮制黄连，可减少黄连的寒性，使黄连寒而不滞，清热化湿，祛除肝火。关于吴茱萸汁对黄连中生物碱类成分影响的研究发现，吴茱萸汁制黄连水煎液中总生物碱、小檗碱、巴马汀含量均降低，与吴茱萸制可降低黄连寒性的传统理论相吻合。究其原因，可能与吴茱萸中所含有机酸与黄连所含生物碱作用生成了生物碱的盐，溶解度增大，从而增强了黄连和胃止呕及制酸的作用相关。

（六）姜汁对含生物碱类药物的影响

辅料姜汁的制备工艺有榨生姜汁、煮干姜汁、煮生姜汁等，姜汁有香气，其主要成分为挥发油、姜辣素、氨基酸、淀粉及树脂状物等。研究发现，姜汁制黄连中盐酸药根碱、盐酸黄连碱、盐酸小檗碱、表小檗碱等 4 种生物碱类成分的含量均高于生黄连，说明辅料姜汁可以提升黄连主要生物碱类成分的含量，从而更好地发挥药效。另有研究比较了以姜汁作为辅料，分别采用生姜煮汁制、干姜煮汁制、生姜榨汁制、生姜片拌蒸制、干姜片拌蒸制等方法对附子中苯甲酰新乌头碱、苯甲酰次乌头碱、苯甲酰乌头碱、新乌头碱、乌头碱、次乌头碱等生物碱类成分含量的影响，结果显示炮制品中总生物碱、双酯型生物碱（新乌头碱、乌头碱、次乌头碱）含量均明显低于生品，以生、干姜片拌蒸制品更明显。干姜片拌蒸制品中苯甲酰次乌头碱、苯甲酰乌头碱含量最低，生品中苯甲酰新乌头碱含量最低。故而认为以姜汁作为辅料可显著降低附子中苯甲酰新乌头碱、苯甲酰次乌头碱、苯甲酰乌头碱、新乌头碱、乌头碱、次乌头碱等毒性成分含量，其中生、干姜片拌蒸制减毒效果最佳。

（七）胆汁对含生物碱类药物的影响

以黄酒、胆汁作为辅料分别对黄连进行炮制，分别检测黄连生、制品中生物碱类成分含量。酒黄连、胆汁黄连与生品比较，总生物碱含量：胆黄连 > 酒黄连 > 生黄连；黄连中主要生物碱类成分小檗碱、巴马汀和药根碱的含量，经炮制后均有不同程度增加，其中胆黄连中生物碱类成分含量增幅最高，认为胆汁对黄连中生物碱类成分影响最大，但黄连炮制品中未产生新的化学成分。据此推测以胆汁作为辅料炮制黄连，对生物碱类成分的影响仅表现为量的影响而没有质的影响。

（八）甘草汁、黑豆汁对含生物碱类药物的影响

分别以甘草、黑豆汁作为辅料对盐附子进行炮制，并对不同炮制品中生物碱类成分含量进行检测后发现，与盐附子生品相比较，甘草汁制附子、黑豆汁制附子中所含的双酯型生物碱总量均降低 97% 以上，而甘草汁制附子、黑豆汁制附子中所含的单酯型生物碱含量均增加 60% 左右，且甘草和黑豆共制淡附片的有效成分中，单酯型生物碱含量明显高于甘草及黑豆分制的对照饮片，表明炮制辅料甘草汁、黑豆汁均可显著影响附子中所含生物碱类成分含量。

二、液体辅料对含苷类药物的影响

苷类是糖或糖的衍生物与另一非糖物质（苷元）通过糖的端基碳原子连接而成的一类化合物，旧称配糖体，广泛地存在于高等植物中，尤其在果实、种子、树皮和根部较多。苷元的结构类型差别很大，形成的苷类在性质和生物活性上往往差异也很大。苷的溶解性能常无明显的规律，一般易溶于水或乙醇，有些苷也易溶于三氯甲烷和乙酸乙酯，但难溶于乙醚和苯。溶解度还受糖分子数目和苷元所含极性基团的影响，糖分子数目越多则极性和亲水性就越大，苷元极性基团越多则在水中的溶解度越大，反之在水中的溶解度就越小。因苷类成分大多可溶于水，并且遇酸会被水解，所以在炮制或者工业制备中软化含苷类化合物的药材时，一定要尽量少泡而多润，并且避免用醋。

此外，植物细胞中往往含有相应苷类成分的分解酶，在一定温度和湿度条件下可酶解苷类成分，使含量减少，从而降低或失去疗效。黄酮类化合物多以苷类形式存在，如槐花、苦杏仁、黄芩等药物，采收后若长期放置，相应的酶便可分解其中的芦丁、苦杏仁苷、黄芩苷等，从而使这些药物疗效降低。花类药物所含的花色苷也可因酶的作用而变色脱瓣，所以含苷类药物常用炒、蒸、烘或暴晒等方法破坏或抑制酶的活性以避免有效成分酶解，保证其质量和药效。

因此，在炮制含苷类药物时，充分考虑药物的功效、有效成分、用药部位等因素，避免片面地选择炮制方法，应该根据药物的不同情况进行炮制，通过不同的炮制方法改变药性、降低毒性，更好地发挥临床疗效。不同炮制辅料对苷类的影响多种多样，含苷类成分中药经过炮制后主要可达到增强疗效，改变或缓和药性，降低毒性等目的，使其最大程度地发挥药效，达到临床治疗目的。

（一）酒对含苷类药物的影响

酒作为常用炮制辅料，可提高苷类药物的溶解度而增强疗效，如生女贞子饮片以清肝明目、滋阴润燥为主，酒制后滋补肝肾作用显著增强。辅料黄酒对女贞子化学成分含量的影响主要表现为，女贞子在炮制过程中，其中所含主要化学成分特女贞苷在高温及辅料黄酒的作用下，水解生成红景天苷，红景天苷进一步水解生成酪醇；女贞子中橄榄苦苷在高温及辅料黄酒作用下不稳定，同样发生水解，生成羟基酪醇，因此女贞子经过酒制后，其中特女贞苷和橄榄苦苷的含量显著降低，红景天苷、酪醇和羟基酪醇的含量明显增高，从而提高其补肝肾的药效。

而酒制黄芩则属于中药炮制中的“相反为制”。黄芩性凉，酒性偏热，两者药性截然相反。黄芩酒制后药性可借酒力上腾至头面部，去除上焦热邪，现代研究发现，以黄酒为辅料对黄芩进行炮制后，其中黄酮苷类成分减少，黄酮苷元类成分增多，且药理学实验表明酒黄

芩的消炎镇痛作用增强，因此推测黄芩经过酒制后，成分的改变可能也导致了其药性的改变。以黄酒作为辅料，采用不同方法炮制山萸肉，并对山萸肉不同酒制饮片中苷类成分进行检测，结果发现酒蒸山萸肉、酒炖山萸肉、加压酒蒸山萸肉中 4 种环烯醚萜苷类成分的含量均有不同程度的下降，其中酒炖萸肉中莫诺苷、獐牙菜苷和马钱苷的含量最低，加压酒蒸萸肉中山茱萸新苷的含量最低。研究发现，以黄酒作为辅料对川牛膝进行炮制之后，其中所含葛根素、杯苋甾酮、大豆苷元等苷类成分均未得到显著提升。

而通过采用超高效液相色谱与飞行时间质谱仪联用（UPLC-Q-TOF/MS）技术分析发现，酒炙前后豨莶草化学成分差异显著。正离子模式下，酒炙品中 3′,4′- 去二磺酸基苍术苷、豆甾醇 -3-*O*-β-D- 吡喃葡萄糖苷等成分的量明显升高，对映 -18- 乙酰氧基 -17- 羟基 -16β-*H*- 贝壳杉烷 -19- 酸、木犀草素等成分的量明显下降；负离子模式下，酒炙品中豨莶苷、3′,4′- 去二磺酸基苍术苷等成分的量明显升高，矢车菊黄素、豆甾醇等成分的量明显下降；酒炙后其主要活性成分奇壬醇、豨莶酸、豨莶酮、槲皮素的含量均明显升高。通过主成分分析法和正交偏最小二乘判别法分析豨莶草酒炙前后指纹图谱的差异，得到潜在的化学标记物为 3′,4′- 去二磺酸基苍术苷，上述研究结果表明，3′,4′- 去二磺酸基苍术苷等苷类成分的量变可能是豨莶草酒炙后增效和药性由寒转温的物质基础以及炮制机制。

此外，以肉苁蓉为研究对象，采用超高效液相 - 四级杆 - 飞行时间串联质谱技术（UPLC-Q-TOF/MS）分析了肉苁蓉酒炙前后化学成分含量变化，结果显示辅料黄酒及高温可使肉苁蓉中的松果菊苷、毛蕊花糖苷、β- 谷甾醇、胡萝卜苷、蔗糖、肌苷等成分含量升高，其中以苯乙醇苷类化合物松果菊苷、毛蕊花糖苷最为显著；而 8- 表马钱酸、丁二酸、京尼平苷等成分含量则呈下降趋势。上述研究，各成分含量的变化可能是肉苁蓉酒炙增强温肾助阳功效、避免滑肠致泻副作用的物质基础，为揭示酒炙科学内涵奠定了基础。

“九蒸九晒”为我国特色古法炮制技艺，是以黄酒作为辅料，对地黄、何首乌等中药反复蒸晒以改变其性味功效的一种炮制方法。生地黄味甘、苦，性凉，具有清热凉血、养阴生津的功效，经过酒炖或酒蒸后变为熟地黄，药味由苦转甜，功效由清转补，熟地黄具有滋阴补血、益精填髓的功效。生地黄的主要有效化学成分是梓醇，梓醇是环烯醚萜葡萄糖苷，具有降血糖、利尿和缓泻作用，通过检测生地黄和熟地黄中化学成分发现，在辅料黄酒及高温加热的条件下，生地黄中梓醇被水解并聚合生成黑色沉淀，同时被水解的多糖和其他苷类增加了熟地黄的甜度，表明蒸制温度和液体辅料乙醇体积分数对梓醇含量有显著影响。

此外，地黄中的毛蕊花糖苷为苯乙醇苷类的代表性成分，对神经系统、免疫系统具有明显的作用，特别是针对老年性疾病和免疫性疾病具有明显的治疗作用。实验表明，以黄酒为辅料对地黄进行蒸制会破坏毛蕊花糖苷，其含量随炮制时间的增加而降低，异毛蕊花糖苷含量随炮制时间延长而增加，究其原因，可能是生地黄中毛蕊花糖苷在酒蒸过程中部分转化为异毛蕊花糖苷。还有部分含苷类化合物的中药因为药效比较猛，经过炮制可以缓和其药性。例如中药大黄中的主要有效成分为二蒽酮的衍生物和蒽醌类的衍生物。其中起主要药理作用的是大黄苷和番茄苷等苷类化合物，这些苷类化合物具有泻下的药理作用，生大黄经过（酒蒸）炮制后成为熟大黄，熟大黄中的大黄苷明显减少，泻下作用减弱，更适于临床应用。有研究发现，生大黄中含有结合型蒽醌的量为 3.19%，而酒炒大黄中结合型蒽醌的量为 2.66%，醋炒大黄结合型蒽醌的量为 2.47%，而大黄炭中结合型蒽醌的量仅为 1.87%。可见通过炮制苷类化合物的成分降低，缓和药效，更有利于临床治疗。

（二）醋对含苷类药物的影响

苷类成分在酸性条件下容易水解，因此苷类为药物有效成分时，除有专门要求外，一般很少用醋处理。醋制柴胡为我国民间常用药材，醋制过程中，引起了Ⅰ型柴胡皂苷向Ⅱ型的转化，柴胡经过醋制后，柴胡皂苷 b_2 的含量可明显增加。对吴茱萸不同炮制品化学成分的变化进行分析，结果表明，各炮制品中黄酮苷类成分含量均下降，水洗下降最多；黄连制使三类化学组分群的含量都有所降低；酒制、盐制、甘草制、姜制可以增加喹诺酮类生物碱的溶出量。

比较商陆醋炙前后化学成分和药效的变化情况，得出商陆经醋炙后总皂苷质量分数由1.66%升至1.91%，商陆皂苷甲质量分数由0.64%增至0.82%，大鼠排尿量增多，小鼠小肠推动作用减弱。最终得出结论，商陆醋炙后总皂苷和商陆皂苷甲含量均升高，泻下作用缓和，长于利尿逐水。

香附具有疏肝解郁、理气宽中、调经止痛的功效，被历代医家誉为“气病之总司，女科之主帅”。《本草纲目》认为香附“生则上行胸膈、外达皮肤……醋浸炒则消积聚”，即香附醋制后可增强其散瘀止痛、疏肝行气的功效。现代化学研究结果显示，香附醋制后α-香附酮、总黄酮、木犀草素、微量元素等的量均有所变化，α-香附酮具有有效抑制离体子宫肌收缩和解热镇痛的作用等，可佐证醋制能增强香附疏肝理气、调经止痛功效。

（三）食盐水对含苷类药物的影响

有些中药中苷类化合物是主要的有效成分，经过辅料食盐水炮制可以使有效成分的含量增加，更好地起到治疗效果。例如中药续断主要有效成分是环烯醚萜、三萜皂苷等成分，经过盐炙后总皂苷的含量会增加，更好地达到强肝补肾的作用。可见通过炮制可以使部分含苷药物中的有效成分增加，进而提高药效。又如知母以食盐水为辅料进行炮制后，其所含皂苷E的量降低，知母皂苷BⅢ和知母皂AⅢ含量升高，表明盐炙可使知母皂苷类成分发生转化，是盐知母降血糖作用增强的主要药效物质基础之一。

补骨脂性味辛、苦，温，归肾、脾经，具有温肾助阳、纳气平喘、温脾止泻的功效，外用消风祛斑。补骨脂中主要化学成分有香豆素、黄酮、萜酚类化合物。补骨脂生品“性本大燥，毒”，有一定燥性，有伤阴之弊端。故临床常用其炮制品盐制补骨脂，中医历代认为五味中盐味咸，下行入肾，盐炙能改变药物的药性使其下行。补骨脂盐炙后，可缓和燥性，并可下行引药入肾，使其健脾止泻、温肾壮阳之功效更佳。现代研究发现，补骨脂盐炙变化较大的成分是补骨脂素、异补骨脂素、补骨脂二氢黄酮、补骨脂异黄酮、异补骨脂查耳酮、补骨脂查耳酮，主要是香豆素类和黄酮类成分，这些成分结构中大多具有异戊烯基，有抗肿瘤、抗菌、抗抑郁等多种药理作用，这可能是盐炙后燥性缓和，温补脾肾作用增强的物质基础。

（四）油对含苷类药物的影响

炮制用油包括胡麻科植物脂麻干燥成熟种子压榨的植物油在内的多种油，以麻油为主，其味甘，性微寒。用油炮制坚硬或有毒药物，可使之酥脆，降低毒性，如油制蛤蚧、三七、马钱子等。三七含多种人参皂苷和三七皂苷等成分，经油炸后总皂苷含量会降低，且随着油炸程度加深，总皂苷含量急剧下降，因此，在油炸的过程中，应注意适度炮制。

（五）姜汁对含苷类药物的影响

在关于辅料姜汁对栀子中苷类成分含量的影响研究中，有学者采用HPLC法，比较了分别按照《全国中药炮制规范》和《北京市中药饮片炮制规范》方法炮制的姜栀子中3个二萜色素苷及1个二萜色素苷元含量，结果发现两种方法炮制的姜栀子与生栀子相比，藏红花糖苷-1（crocin-1）和藏红花糖苷-2（crocin-2）含量显著降低，藏红花糖苷-3（crocin-3）含量无明显变化，藏红花酸（crocetin）含量明显增加。据此认为两种姜炙法对栀子二萜色素苷类成分均有较大影响，辅料姜汁的加入方式对该类成分的变化具有不同程度的影响。《北京市中药饮片炮制规范》中所收载的“先拌姜汁后炒”法对二萜色素苷类成分的影响明显大于《全国中药饮片炮制规范》中所收载的“炒中喷姜汁”；另外，辅料姜汁对厚朴中化学成分影响的研究发现，与生厚朴相比，姜厚朴中厚朴酚、和厚朴酚、木兰花碱、挥发油成分的含量相近，而苯乙醇苷类成分含量降低了约50%，显示姜汁炙厚朴会降低厚朴中苯乙醇苷类成分的含量。

（六）黑豆汁对含苷类药物的影响

药物经辅料黑豆汁制后，药物的疗效可增强，或降低药物的毒性与副作用等。部分中药中的苷类化合物具有毒性，经过辅料黑豆汁炮制可以降低其毒性。例如中药商陆生品具有毒性，其主要化学成分为商陆皂苷，而商陆皂苷是一种毒性成分。以米醋、牛奶、黑豆汁为辅料对生品商陆进行炮制后，毒性成分商陆皂苷的含量会发生不同程度的降低，其中醋制商陆中皂苷成分下降9.8%，奶制商陆中皂苷成分下降14.3%，黑豆制商陆中皂苷成分下降16.7%，可见辅料黑豆汁的减毒作用最佳，能够最大限度确保临床用药的安全。

三、液体辅料对含挥发油类药物的影响

挥发油也称精油，是存在于植物体内的一类具有挥发性、可随水蒸气蒸馏且与水不相混溶的油状液体。挥发油在中药中分布非常广泛，其组成成分复杂，多数以游离状态存在，有的则以结合状态存在。游离状态的挥发油在自然状态下易于挥发而损失，所以对含游离挥发油的薄荷、荆芥等宜在采收或喷润后迅速加工切制，不宜带水堆积久放，以免挥发油损失，影响质量。有些药材所含挥发油以结合状态存在于植物体内，经堆积发酵后香气方可逸出，如厚朴必须经过“发汗”（堆积发酵）后，才能加工炮制出优质的饮片。

挥发油一般具有芳香性，在常温下可以自行挥发而不留任何油迹，大多数比水轻，在水中的溶解度极小，溶于非极性有机溶剂及脂肪油中，在70%以上的乙醇中可全溶。含挥发油类药物需要着重注意浸泡时间，需要“抢水洗”，从而防止药材中的香气流失。含挥发油类药物尽量少加热或者是无须采用火制法，此类药物会受到温度的影响使其挥发油大量减少，对挥发油造成破坏，降低整体疗效。

古人很早就发现在许多植物中含有挥发性的香气物质，并指出炮制过程要尽量少加热或不加热。如《雷公炮炙论》中就对茵陈等注明“勿令犯火”。《本草纲目》木香条下记载：“凡入理气药，只生用，不见火。若实大肠，宜面煨熟用。”所以凡含挥发油的药材应及时加工处理，干燥宜阴干，加水处理宜“抢水洗”，以免挥发油损失，对加热处理尤须注意控制温度；有些药物所含挥发油具有明显的毒性和强烈的刺激性，通过加热炮制可以促使挥发油的挥发，减少挥发油的含量，从而降低其毒性反应。

如乳香、没药的挥发油对胃有较强的刺激性而致呕，生品多外用，经炮制除去大部分挥发油后，刺激性降低，可供内服。又如川楝子、肉豆蔻、小茴香等经炮制后所含黄樟醚、肉豆蔻内酯等有毒挥发油成分均有所减少；也有些药物需要通过炮制以减少或除去挥发油，以达到医疗的需要。如蜜炙麻黄，通过蜜炙加热处理，麻黄中具发汗作用的挥发油可减少1/2以上，再加上蜂蜜的辅助作用，可使炙麻黄缓和辛燥之性，更适用于喘咳的治疗。又如苍术

含挥发油较多，具有刺激性，即中医所指的“燥性”，通过炮制后，其挥发油含量明显降低，达到了去油、缓和燥性的目的；药物经炮制后，不仅挥发油的含量发生变化，也使其发生质的变化，如颜色加深，折光率增大，或产生新的成分，有的还可改变药理作用。例如，荆芥炒炭后，从其所含挥发油中可检出 9 种生荆芥油所没有的、具有止血作用的成分。肉豆蔻经煨制后，可增强其所含挥发油对家兔离体肠管收缩的抑制，从而产生实肠止泻作用。

（一）酒对含挥发油类药物的影响

以黄酒为辅料对中药川芎进行炮制后，分析其所含化学成分的变化情况，通过采用顶空固相微萃取 - 气质联用技术分析川芎酒炙前后的挥发性成分，并运用面积归一化法计算各成分的相对百分含量，发现从川芎生品中分离出 28 个成分，鉴定出 24 个成分，占总挥发性成分的 99.70%，含量较高的分别为 2- 甲基 -2,3- 二氢 -1*H*- 茚 -2- 醇（20.06%）、α- 芹子烯（17.97%）及 4- 乙基 - 壬烯 -5- 炔（9.24%）；从川芎酒炙品中分离出 21 个成分，鉴定出 18 个成分，占总挥发性成分的 89.74%，含量最高的为 4- 乙基 - 壬烯 -5- 炔（12.97%），其次为 4- 蒈烯（11.74%）和 α- 芹子烯（10.79%）。与生品相比，酒炙川芎中有效镇痛成分 α- 蒎烯、β- 榄香烯含量有所增加。研究结果表明，辅料黄酒及炮制温度、时间会对川芎中所含挥发性成分产生一定影响，使其发生量变或质变，经过酒炙后挥发性成分相对减少，但其中有镇痛作用的活性成分含量增加，因此酒炙川芎镇痛效果优于生品。

（二）醋对含挥发油类药物的影响

香附为临床常用中药，具有疏肝解郁，调经止痛的作用，其中挥发油为香附主要有效成分之一。现代研究发现，香附经过醋炙后，挥发油成分种类、质量分数均有所变化，采用 GC-MS 法对比香附生品和醋香附中挥发性共有成分，结果发现醋香附中挥发油成分种类保留更为完整。根据以上研究结果可知，醋作为香附炮制辅料科学合理，可起到稳定保护香附挥发油成分的作用。

（三）蜜对含挥发油类药物的影响

麻黄为发汗解表第一要药，现代研究表明，挥发油是麻黄发挥发汗解表作用的主要有效成分，蜜炙对麻黄发汗解表作用的影响主要在于炮制过程中所加入的辅料、炮制温度及炮制时间，这些会对挥发油类成分种类及含量产生影响，其中挥发油含量可减少 1/2 以上。辅料炼蜜一方面可使麻黄中挥发油总含量下降，另一方面使挥发油种类发生变化，从而达到减弱生品发汗作用、缓和辛燥之性的炮制目的。此外，辅料炼蜜有一定的协同作用，能增强麻黄润肺止咳的功效，更适用于表证已解而咳喘未愈患者的治疗。马兜铃生品具有毒性，不能生用，临床常以蜜炙马兜铃入药组方，经过蜜炙后可降低生品毒性。采用水蒸气蒸馏法提取生、制马兜铃饮片中挥发油，通过 GC-MS 对其化学成分进行鉴定，并以峰面积归一化法测定各组分的相对百分含量。结果发现，从马兜铃生品及蜜制品中共鉴定出 133 个化合物，占挥发油总成分的 90% 以上。马兜铃经过蜜炙后，挥发油中总化合物数量减少，同时有新化合物产生，且有部分化合物经炮制后发生变化。

（四）米泔水对含挥发油类药物的影响

米泔水即淘米时第二次滤出的灰白色液体，也有以大米粉加水充分搅拌后代米泔水用者。现代研究表明，米泔水本身具有和中、清热、除烦的功效，具有很强的吸附油脂的作用，常用来炮制含油脂类成分较多的药物，浸制某些燥烈之性较强的药物，以减少药物中油脂，降低其辛燥之性。

如苍术挥发油过量会对机体产生明显的副作用，即传统认为的"燥烈之性"，经米泔水制后，其挥发油减少，燥烈之性明显减弱。白术经米泔水漂后，其所含挥发油的量降低45.75%，挥发油的下降程度远高于其他方法炮制的白术，说明米泔水漂法可有效去其油性物质，缓和其辛燥之性，从而增强健脾和胃、补脾和中的作用。

（五）姜汁对含挥发油类药物的影响

厚朴经过姜汁炙后，可消除对咽喉的刺激性，并增加宽中和胃的功效，临床上多用厚朴炮制品。研究表明，经过姜制后，厚朴酚以及和厚朴酚的含量明显升高，而挥发油类成分含量明显降低，认为这与厚朴经生姜汁炮制后能缓和药性、增加宽中和胃作用、消除对咽喉的刺激性一致。

四、液体辅料对含有机酸类药物的影响

有机酸类指分子结构中含有羧基的化合物。在植物的叶、根、果实中广泛分布，特别是未成熟的肉质果实内，通常果实越接近成熟，其有机酸含量会逐渐减少。有机酸种类很多，常见的有脂肪族羧酸、芳香酸等。药材中常见的脂肪族羧酸有甲酸、乙酸、乳酸、草酸、琥珀酸、苹果酸、酒石酸、枸橼酸、抗坏血酸（即维生素C）等；芳香族有机酸包括苯甲酸、咖啡酸、原儿茶酸、绿原酸、没食子酸等。有机酸对人体营养及生理活动都有重要作用。

有机酸在植物体内除少数以游离状态存在外，一般都与钾、钠、钙、镁、镍、钡等离子结合成盐类存在，有些与生物碱类结合成盐，脂肪酸多与甘油结合成酯或与高级醇结合成蜡，有些有机酸是挥发油与树脂的组成成分。

低分子的有机酸大多能溶于水，因此炮制此类药材过程中用水处理时宜采用少泡多润的方法，以防止有机酸类成分的损失。但如果植物含有较多可溶性的草酸盐，因其往往有毒（如酢浆草，动物食后可产生虚弱、抑制，甚至死亡），则可通过水处理将其除去。

加热炮制可使某些有机酸被破坏。具有强烈酸性的有机酸对口腔、胃黏膜刺激性较大，因此，对含有此类有机酸的药材，宜进行加热处理，以适应临床需要。如山楂炒焦后，部分有机酸被破坏，酸性降低，从而减少了对胃肠道的刺激。有的药物经加热后，有机酸会发生质的变化，如咖啡经炒后，绿原酸被破坏，从而生成咖啡酸和奎宁酸，同时酒石酸、枸橼酸、苹果酸、草酸减少，而生成挥发性的乙酸、丙酸、丁酸、缬草酸。

辅料酒对有机酸类成分影响较大。传统炮制理论认为，生当归质润，具有补血、调经、润肠通便的功能。酒炙后，活血通经、祛瘀止痛的作用增强。有研究发现，与生当归相比，尽管酒制以后，酒当归中的邻苯二甲酸、阿魏酸及肉桂酸等酚酸类成分含量显著降低，但仍然发挥着稳定的活血通经作用。

五、液体辅料对含糖类药物的影响

糖是多羟基醛或多羟基酮及其衍生物、聚合物的总称。糖类成分在自然界中分布极广，是植物细胞与组织的重要营养物质和支持物质。糖类在植物体内的存在种类很多，根据其能否水解和分子量的大小分为单糖、寡糖和多糖。随着研究的深入，中药含有的糖类成分及其衍生物的生物活性愈来愈引起人们的注意。如柿霜中的甘露糖，为治疗小儿口疮的良药；黄芪多糖、山茱萸多糖、茯苓多糖、香菇多糖等成分，表现出明显的提高机体免疫功能作用及较广泛的抗癌活性；近年有研究表明，麻黄多糖与麻黄的宣肺平喘作用具有一定相关性。

单糖及小分子寡糖易溶于水，在热水中溶解度更大。多糖难溶于水，但能被水解成寡糖、单糖。因此，在炮制含糖类成分的药物时，一般应尽量少用水处理，必须用水浸泡时要少泡多润，尤其要注意与水共同加热的处理。

糖与苷元可结合成苷，故一些含糖苷类药物在加热处理后，可水解出糖类化合物，如生地黄制成熟地黄后甜度增加，何首乌制后还原糖含量亦增加，都与糖类成分变化有关。

（一）酒对含糖类药物的影响

五味子味酸、甘，性温，生品以敛肺止咳止汗为主，经过酒蒸制后增强益肾固精作用。现代研究表明，五味子经过酒制后，其中有效成分含量及种类均发生了变化。酒制之后，五味子中的糖类转化成不饱和结构，增加了其抗氧化性能，如 5- 羟甲基糠醛就具有较好的清除 DPPH 的能力。酒制还可以提高药物中多糖含量，如酒炙黄芪中多糖的含量也高于生品及采用其他方法和辅料炮制的黄芪，酒炙当归中水溶性糖、还原性糖的含量大于生品及其他炮制品。有研究比较了酒蒸和炆制对黄精中的单糖（果糖、葡萄糖、木糖）和寡糖（蔗糖、棉子糖、蜜二糖）含量和种类的影响，以探讨黄酒中糖类成分在炮制过程中的转化机制。结果发现，酒黄精与炆黄精中 D- 蔗糖、棉子糖、蜜二糖含量均有不同程度降低，D- 果糖、D- 葡萄糖、D- 木糖含量均明显增加，表明黄精经酒蒸和炆制后单糖和寡糖类成分含量发生明显变化，寡糖类成分 D- 蔗糖、棉子糖、蜜二糖在炮制过程中均产生质变，水解为其对应的单糖和 / 或双糖。

另有学者通过建立知母酒炙前后的指纹图谱，比较生知母与酒知母指纹图谱的变化情况，发现知母酒炙后指纹图谱中的主要色谱峰发生了明显变化，其中芒果苷、知母皂苷 N、知母皂苷 BⅡ的峰面积明显减小，而新芒果苷和知母皂苷 B 的峰面积明显增加。采用苯酚 - 硫酸法分析姜黄生品、酒炙品中多糖含量，结果发现姜黄酒炙品多糖的含量（1.38%）高于生品（0.68%），进一步研究发现，姜黄经加入黄酒炮制后，多糖含量与生品比较约提高 1 倍。酒炙品中多糖含量明显高于生品，可能是辅料黄酒提高了多糖含量的溶出所致。

（二）蜂蜜对含糖类药物的影响

蜂蜜作为炮制辅料，其本身含有大量的糖类成分。有研究表明，甘草经蜂蜜炮制后，其所含的葡萄糖和果糖量显著增加，这也正是蜂蜜中的主要成分。同时，还新产生了 5- 羟甲基糠醛，增强其补脾作用；蜜炙款冬花中蔗糖、葡萄糖含量明显升高，增强其润肺止咳化痰之功；百合蜜炙后多糖含量增加。

（三）甘草汁对含糖类药物的影响

炮制用甘草汁为豆科植物甘草煎汤去渣而成。研究发现，吴茱萸经甘草汁炮炙后，多糖得率显著上升。

六、液体辅料对含无机化合物类药物的影响

无机成分大量存在于矿物、动植物化石和甲壳类药物中，在植物药中也含有较多的无机盐类，如钠、钾、钙、镁盐等，它们大多与组织细胞中的有机酸结合成盐而存在。

炮制矿物类药物通常采用煅烧或煅烧醋淬的方法。某些含结晶水的矿物药，经煅制后失去结晶水而改变药效，如石膏、明矾、寒水石等。在加热炮制过程中，还可改变某些矿物药的化学成分，产生新的治疗作用。如炉甘石原来的主要成分为碳酸锌，煅后转变为氧化锌，具有解毒、明目退翳、收湿止痒、敛疮的作用。

有的药物中所含无机成分在加热后可转化为有毒物质或增加有害物质，如朱砂受热会

增加游离汞含量，雄黄加热后可生成剧毒的 As_2O_3，故有“雄黄见火毒如砒”之说。故此类矿物药应避免受热。

（一）酒对含无机化合物类药物的影响

采用原子吸收光谱法和原子荧光光谱法测定续断片和酒续断中无机元素的含量。结果显示续断酒炙前后样品中铁（Fe）、锰（Mn）、铜（Cu）、锌（Zn）、铅（Pb）、铬（Cd）、砷（As）、汞（Hg）无机元素的含量各有不同，炮制后较炮制前不存在整体上升或下降趋势。最终得出结论，续断经炮制后无机元素的含量及分布发生了改变，酒炙后 Fe、Mn 和 Zn 含量增加，尤其是 Mn，这可能是酒炙品补肝肾的原因之一。

（二）醋对含无机化合物类药物的影响

炮制矿物类药物通常采用煅烧或煅烧醋淬的方法，除了可改变其物理性状、使之易于粉碎、有利于有效成分溶出以外，也有化学成分的改变，更利于药物在胃肠道的吸收，从而增强疗效。如磁石，主要成分为 Fe_3O_4，在水中溶解度极小，经火煅后用醋淬，可使其转变为易于吸收的 Fe^{2+}，质地酥脆，易于粉碎与成分溶出。自然铜、礞石等也与之类似。

（三）三黄汤对含无机化合物类药物的影响

三黄汤为黄连、黄柏、黄芩加水煮至苦味淡去而得的汤汁。三黄汤煅炉甘石，可增强清热明目、敛疮收湿的功效。现代研究表明，炉甘石经三黄汤炮制后，ZnO 的含量增加，三黄汤拌品的小檗碱含量高于三黄汤淬后水飞品，但是三黄汤淬后水飞品的抑菌作用又超过三黄汤拌制品的作用，说明尽管辅料相同，但如果方法不一样，也可能对其成分产生不同的影响，从而产生不同的疗效。

七、液体辅料对含其他化学成分药物的影响

（一）液体辅料对含鞣质类药物的影响

鞣质是由没食子酸（或其聚合物）的葡萄糖（及其他多元醇）酯、黄烷醇及其衍生物的聚合物以及两者混合共同组成的植物多元酚类化合物。鞣质含有多元酚羟基，极性较强，易溶于水，尤其易溶于热水。由于鞣质类药物能够很好地与水相溶，特别是温度较高的水，因此对于水温的处理需要格外注意，严格按照“少泡多润”的方法；此外，鞣质具有极高的耐热性，同时是一种强还原剂。含鞣质类药物与铁之间相互作用，会形成一种黑绿色鞣酸铁盐沉淀。鞣质类药物的耐热性极高，因此不会受到高温的影响发生改变。经高温处理，一般变化不大。如大黄含有致泻作用的蒽苷和具有收敛作用的鞣质，经酒蒸、炒炭炮制后，蒽苷的含量明显减少，但鞣质含量变化不大，故大黄致泻作用减弱，而收敛作用相对增加。若煎煮时间过长，蒽苷被破坏殆尽，不但不能泻下，反而可导致便秘。但也有一些含鞣质药材经高温处理会影响疗效，如地榆炒炭若温度过高，其抑菌作用则大大降低，因此炮制时要掌握火候。辅料的加入对鞣质类成分影响较小。

（二）液体辅料对含树脂类药物的影响

树脂是一类复杂的混合物，大多数是由萜类化合物在植物体内经过氧化、聚合等作用而生成的，通常存在于植物组织的树脂道中。炮制可增强某些含树脂类药物的疗效，如乳香、没药醋制后，能增强活血止痛作用。又如藤黄经高温处理后，抑菌作用增强。但有的树脂如果加热不当反而影响疗效，如乳香、没药中的树脂如炒制时温度过高，可促使树脂变性，反而会影响疗效。

（三）液体辅料对含醌类药物的影响

何首乌生品长于润肠通便，经黑豆汁拌蒸之后，增强了补益肝肾、养血乌发的功能，消除了滑肠致泻的副作用。首乌的主要成分是卵磷脂和蒽醌衍生物，生首乌经黑豆汁制后，具有泻下作用的蒽醌衍生物水解成为无泻下作用的游离型蒽醌衍生物，加之含糖量增高，卵磷脂又变得易于溶解，所以制首乌不再具有泻下作用，而突出显示卵磷脂和还原糖的滋肝肾、益精血作用。另有研究发现，大黄含有多种活性成分，主要包括蒽醌类、蒽酮类、鞣质类、有机酸类、挥发油类和多糖类等，还含有淀粉、氨基酸、蛋白质和微量元素等成分。酒制后游离型蒽醌含量增加、结合型蒽醌含量减少、鞣质类含量减少。研究表明，大黄经酒炒后番泻苷和结合型蒽醌含量略有降低。大黄炮制后泻下作用缓和，与其中具有泻下作用的番泻苷和结合型蒽醌含量降低有关。

（四）液体辅料对含萜类药物的影响

京大戟性味苦寒，有毒，归肺、脾、肾经，具有泄水逐饮、消肿散结的功效，常用于水肿胀满、胸腹积水、痰饮积聚、气逆咳喘、二便不利等。京大戟生品存在明显的胃肠道毒性及炎症刺激性作用，有报道亦提出京大戟对多种细胞具有毒性作用，临床使用时常采用其醋制品，以减轻毒性反应。目前对于京大戟的研究集中在炮制解毒及毒性二萜类成分的分离，京大戟的主要毒性部位为石油醚部位，通过成分分离及炮制前后成分变化比较，发现毒性的降低可能与醋制后石油醚部位的二萜类成分含量下降相关。研究不同炮制辅料对泽泻中化学成分影响发现，与生品比较，泽泻炮制品化学成分最主要的变化是泽泻三萜类 24、25 位环氧环发生开环转化，23- 乙酰泽泻醇 B、泽泻醇 B、11- 去氧泽泻醇 B 和 23- 乙酰泽泻醇 C 含量下降，而泽泻醇 A 类化合物含量升高，且盐炙泽泻的化学成分转化最为明显。泽泻炮制后化学成分的变化情况与药效学实验结果相吻合，泽泻经酒炙、土炒和麸炒后较之生品利尿作用显著增强（利尿效应强弱依次为：酒炙品、土炒品、麸炒品、盐炙品、生品）。

第二节　固体辅料对中药化学成分的影响

在中药炮制中，常用的固体辅料有麦麸、米、土、蛤粉、河砂、滑石粉、朱砂、豆腐等，其目的就是减少药物毒副作用，减缓药物刺激作用，增强药物治疗作用，矫正药物气味。在药物炮制过程中，大部分固体辅料都是和药物一同拌炒，豆腐等少数辅料可与药物共同煮制，而朱砂、青黛等固体辅料则可用于药物的拌衣。

液体辅料渗入被炮制的药物中，更容易引起药物理化性质的改变而影响药效，但固体辅料大多是作为中间介质，为了提高炮制的均匀程度，对于药物理化性质的影响并没有液体辅料显著，但也有些固体辅料会在炮制过程中，或者吸附毒性成分，降低药物的毒副作用；或者减少药物的易挥发性成分，缓和药物的烈性，从而改变药材的性能；还有的对药物的异常腥臭气味成分产生影响，起到矫臭作用等。

稻米为禾本科植物稻的种仁，主要成分为淀粉、蛋白质、脂肪、矿物质，尚含少量 B 族维生素、多种无机盐及糖类，中药炮制多选用大米或糯米。常用米制的药物有斑蝥、青娘子、红娘子、党参等；麦麸为禾本科植物小麦的种皮，主要成分为淀粉、蛋白质、维生素等，常用麸制的药物有枳实、枳壳、僵蚕、苍术、白术、川楝子等；豆腐为豆科植物大豆种子经粉碎加工而成的乳白色固体，主含蛋白质、维生素、淀粉等物质，常用豆腐制的药物有藤黄、珍珠、硫黄等；中药炮制常用的土是灶心土、黄土、赤石脂等。灶心土又名伏龙肝，呈焦土状，黑褐色，焦黄色，附有烟熏气，主含硅酸盐、钙盐及多种碱性氧化物，常用土炒的药物有白术、山药等；蛤粉为蛤蜊科四角蛤蜊等贝壳经煅制粉碎后的灰白色粉末，主含氧化钙、碳酸钙等物质，常用蛤粉制的药物有阿胶等；滑石粉为单斜晶系鳞片状或斜方柱状的硅酸盐类矿物滑石经精选、净化、粉碎、干燥而制得的细粉，主要成分为含水硅酸镁，常用滑石粉炮制的药物有刺猬皮、鱼鳔胶、狗肾、象皮等；中药炮制用河砂作中间传热体拌炒药物，主要取其温度高、传热快、受热均匀，常用砂烫的药物有马钱子、龟甲、鳖甲、鸡内金、狗脊、骨碎补等；朱砂为三方晶系硫化物类矿物辰砂族辰砂，中药炮制用的朱砂须水飞成细粉后备用，常用朱砂拌制的药物有麦冬、茯苓、茯神、远志等。

一、固体辅料对含生物碱类药物的影响

固体辅料河砂对含生物碱类药物的影响比较具有代表性。中药炮制用河砂，应筛选粒度均匀适中的河砂，经去净泥土、杂质后，晒干备用。主要成分为二氧化硅。一般多用“油砂”，即取干净、粒度均匀的河砂，加热至烫后，再加入1%～2%的植物油，翻炒至油烟散尽，河砂呈油亮光泽时，取出备用。应用河砂作为中药炮制的辅料，主要是作中间传热体，利用其温度高、传热快的特点，使质地坚韧的药物质地酥脆，或使药物膨大鼓起，便于粉碎和利于有效成分的溶出。

此外，还可利用河砂温度高，破坏部分毒副作用成分而降低药物的毒副作用，去除非药用部位及矫味矫臭等。如马钱子的毒性成分为士的宁和马钱子碱，以河砂作为辅料对马钱子进行炒制之后，士的宁、马钱子碱含量均有不同程度下降，但士的宁下降较少，马钱子碱下降明显。马钱子碱的药理强度仅为士的宁的1/40，通过砂炒可以除去疗效较差而毒性较大的马钱子碱。士的宁的含量随温度的升高、时间延长而逐渐降低，当加热温度为270℃，加热时间在4min时，士的宁含量是最低的，故马钱子入药多砂炒，以降低毒性成分，同时质变酥脆，易于粉碎，也便于除去绒毛。另有研究发现，以河砂作为辅料炮制铁棒锤，砂炒品中分离并鉴定出7个新化合物，分别为3-乙酰乌头碱、乌头碱、16-epi-pyrodeoxyaconitine、16-epi-pyroaconitine、polyschistine-D、苯甲酰去氧乌头碱、苯甲酰乌头原碱。

二、固体辅料对含苷类药物的影响

（一）麦麸对含苷类药物的影响

麦麸为禾本科植物小麦经磨粉过筛后的种皮，呈淡黄色或褐黄色的皮状颗粒，味甘、淡，性平，能和中益脾。与药物共制能缓和药物的燥性，增强疗效，除去药物不良气味，使药物色泽均匀一致。中药枳壳具有理气宽中、行滞消胀的功效，主要有效成分为橙皮苷、柚皮苷、新橙皮苷等，以麦麸为辅料炒制后，可产生圣草酚-7-*O*-葡萄糖苷、橙皮素-7-*O*-葡萄糖苷、5-去甲基川陈皮素3个新生成分，并可显著增加柚皮素、橙皮素，以及柠檬苦素、黄柏酮酸、诺米林酸等柠檬苦素类衍生物成分含量，对提升炮制品的生物活性和生物利用率、增强临床疗效具有重要意义。枳实麸炒后亦可影响芸香柚皮苷、柚皮苷和新橙皮苷成分含量，麸炒枳实中上述3种成分的分布吸收高于生品，与枳实麸炒后具有增强健脾和胃的作用相吻合。

（二）土对含苷类药物的影响

灶心土味辛，性温，能温中和胃，止血，止呕，涩肠止泻等。与药物共制后可降低药物的刺激性，增强药物疗效。山药经土炒后，其中尿囊素、腺苷和苯丙氨酸等药效成分的含量较生品明显升高，提示辅料土及炮制温度、时间可使山药中苷类成分含量发生变化，上述实验结果与山药炮制后可增强补脾胃作用的传统理论相吻合。

（三）河砂对含苷类药物的影响

有学者研究了苍耳子生品、炒苍耳子和砂炒苍耳子中活性成分新绿原酸、绿原酸、隐绿原酸、咖啡酸、3,5- 二咖啡酰奎宁酸、4,5- 二咖啡酰奎宁酸以及毒性成分羧基苍术苷和苍术苷的质量分数，发现苍耳子清炒改进为控温砂炒后，活性成分的质量分数高，且毒性成分的质量分数低，表明辅料河砂可有效降低苍耳子中毒性苷类成分含量，确保了临床用药安全，为苍耳子炮制工艺改进提供了科学依据。

三、固体辅料对含挥发油类药物的影响

（一）麦麸对含挥发油类药物的影响

白术具有健脾益气、燥湿利水、止汗、安胎的功效，被誉为“补气健脾第一要药”。传统理论认为，白术生品燥性太强，经麸炒后，可降低辛燥之性，增强健脾燥湿，导滞止泻的作用。挥发油为白术主要有效成分之一，也为白术燥性的来源，需经炮制抑制其辛燥之偏性，但也要抑之有度，传统认为麸炒白术为佳，临床上也多以麸炒入药。白术在麸炒过程中，挥发油含量呈阶梯式降低，通过比较白术和蜜麸的总离子流图发现，白术在麸炒过程中各个色谱峰的丰度逐渐降低，而蜜麸的相应色谱峰丰度却增加比较明显。说明挥发油含量的降低一方面是由加热引起，另一方面则是由蜜麸较好的吸附作用产生的。

（二）土对含挥发油类药物的影响

当归有“妇科血病圣药”之称，其功效为补血活血，调经止痛，润肠通便，用于血虚萎黄，眩晕心悸，月经不调，经闭痛经，虚寒腹痛，风湿痹痛，跌扑损伤，痈疽疮疡，肠燥便秘。当归挥发油中主要含有邻苯二甲酸、阿魏酸、肉桂酸、洋川芎内酯 I、洋川芎内酯 A、(*E*)- 藁本内酯、(*Z*)- 藁本内酯、新当归内酯、欧当归内酯 A 等化学成分。与生品比较，土炒当归中除了邻苯二甲酸、阿魏酸、肉桂酸及洋川芎内酯 A，其他 5 种挥发油成分含量均显著降低，且 (*Z*)- 藁本内酯、新当归内酯及欧当归内酯 A 等挥发性成分含量降低幅度可达 40%～50%。因此可认为当归经土炒后挥发油成分含量的降低，可达到缓和油润而不滑肠的炮制目的。

四、固体辅料对含蛋白质、氨基酸类药物的影响

（一）米对含蛋白质、氨基酸类药物的影响

对斑蝥生品、米炒斑蝥中蛋白质及氨基酸类成分的含量及种类进行测定，结果发现米炒斑蝥中 Cu、Mg、Ca 等元素含量增高，而 Pb、As、Hg、Cd、Fe 等元素含量降低；米炒斑蝥中蛋白质含量明显低于生品，且各种氨基酸含量均有所改变。

（二）滑石粉对含蛋白质、氨基酸类药物的影响

蛋白质和氨基酸对人体和动植物的生命活动具有非常重要的意义，在动物类中药中含量较多，可直接干预疾病的治疗。中药炮制常用滑石粉作中间传热体拌炒药物可使药物受

热均匀。滑石粉烫制为炮制刺猬皮的主要方法，其目的主要是使药物质地松泡酥脆，便于煎煮和粉碎，并能矫臭矫味。刺猬皮生品中蛋白质含量达到 70% 以上，且含有 17 种氨基酸。而经过滑石粉炒制之后，刺猬皮中氨基酸含量有一定程度下降，究其原因可能是药物在加热过程中，氨基酸受到一定破坏。

五、固体辅料对含糖类药物的影响

（一）米对含糖类药物的影响

稻米味甘，性平。能补中益气，健脾和胃等。与药物共制，可增强药物疗效，降低刺激性和毒性。党参为临床常用补气药，主要含有皂苷、菊糖、微量生物碱及植物甾醇。党参经过米炒之后，5- 羟甲基糠醛（5-HMF）含量有所增加，5-HMF 是葡萄糖等单糖化合物在弱酸或高温条件下脱水产生的一种醛类化合物，广泛存在于含有糖类物质的中药材中，并且发现在 5-HMF 增加的同时，党参多糖含量逐渐减少，提示 5-HMF 可能由党参多糖转化而来。5-HMF 既具有刺激性毒性，同时又具有药理活性，党参米炒后 5-HMF 大量增加，能调控胃肠平滑肌的兴奋性收缩，再现 5-HMF 对离体胃肠平滑肌的效应，进而为揭示米炒党参健脾功效增强的机制提供了物质基础。

（二）麦麸对含糖类药物的影响

僵蚕是一味常用中药，具有较高的药用价值。临床上多用于治疗风热头痛，目赤，咽痛，风疹瘙痒，惊痫抽搐。僵蚕生品不宜入药，炮制方法多采用麸炒，包括蜜炙麸炒、姜炙麸炒等。僵蚕麸炒后颜色加深，并且产生新的成分 5-HMF，还原糖（葡萄糖和果糖）与游离氨基酸（脯氨酸和赖氨酸）含量明显减少。另有研究表明，山药经过麸炒之后，总糖含量有所增加，通过观察山药炮制前后粗多糖成分对脾虚模型小鼠胃排空率、肠推进率及脾脏指数、胸腺指数的影响，结果表明，与模型组相比，山药粗多糖能抑制脾虚小鼠胃排空及小肠推进，考察麸炒品作用有优于生品的趋势，同时脾脏指数与胸腺指数均有一定增加，表明麸炒品优于生品。综合麸炒对山药中多糖类成分以及药效作用的实验结果，提示山药多糖成分对脾虚小鼠有一定的补脾健胃作用，并初步推测调节免疫可能是其作用机制之一。

（三）土对含糖类药物的影响

中药炮制常用的是灶心土（伏龙肝）、陈壁土，也可用黄土、赤石脂等。研究不同种类辅料土对白术中主要有效成分的影响发现，多糖含量高低依次为：灶心土炒白术、黄土炒白术、赤石脂炒白术、窑土炒白术、壁土炒白术、生白术。实验结果表明，白术经不同辅料土炒炮制后，白术多糖含量均有所增高，但不同炮制品之间无显著性差异。

六、固体辅料对含其他化学成分药物的影响

（一）固体辅料对含针晶类药物的影响

半夏为天南星科植物半夏的干燥块茎，其主要功效为燥湿化痰、降逆止呕、消痞散结。研究发现半夏刺激性毒性的物质基础主要为草酸钙针晶及凝集素蛋白，白矾可与半夏草酸钙针晶发生反应从而降低半夏的刺激性毒性。研究还发现，半夏草酸钙针晶的含量和锈蚀程度与半夏刺激性有一定相关性，生半夏经过《中国药典》规定的 8% 明矾加水浸泡后，刺激性成分草酸钙针晶被锈蚀溶解，不溶性草酸钙含量从 1% 以上急剧下降到 0.5% 以下，半夏的刺激性也随之下降。

（二）固体辅料对含内酯类药物的影响

白术为临床常用补气药，但生品燥性较强，白术经土炒后白术内酯Ⅱ含量不变，白术内酯Ⅰ、白术内酯Ⅲ含量显著升高，表明辅料土对白术中内酯类成分的含量有一定影响。研究了苍术麸炒前后苍术烯内酯丙、苍术素及（4*E*,6*E*,12*E*）- 十四癸三烯 -8,10- 二炔 -1,3- 二乙酸酯变化情况，结果发现麸炒苍术片中苍术烯内酯丙、苍术素及（4*E*,6*E*,12*E*）- 十四癸三烯 -8,10- 二炔 -1,3- 二乙酸酯等成分含量降低，表明麸炒可导致苍术中倍半萜类成分和聚乙烯炔类成分含量下降。另外，考察了枳壳饮片麸炒前后主要活性成分的含量变化情况，结果发现麸炒后枳壳饮片中柚皮苷、新橙皮苷、辛弗林、川陈皮素、橘皮素、水合橘皮内酯、橘皮内酯和马尔敏含量均略微下降，而葡醛内酯含量明显上升。葡醛内酯小剂量（0.6mg/kg）对正常小鼠小肠运动具有促进作用，高剂量（9mg/kg）则具有抑制作用，该研究认为麸炒后葡醛内酯含量的升高是枳壳炮制的主要目的之一。

（三）固体辅料对含酚酸类药物的影响

探讨炮制对丹参有效成分的影响，发现丹参的不同炮制品的丹参酮$Ⅱ_A$和丹酚酸B的含量不同，丹参酮$Ⅱ_A$在原药材中的含量最高，其次依次为生品饮片、米炒品和酒制品。丹酚酸B在原药材中的含量最高，其次依次为生品饮片、酒制品和米炒品。

（四）固体辅料对含油脂类成分药物的影响

研究薏苡仁土炒炮制前后甘油三油酸酯含量的变化。结果发现薏苡仁土炒品甘油三油酸酯含量为0.76%，高于薏苡仁生品中0.54%的含量，表明薏苡仁经土炒炮制后甘油三油酸酯的含量较生品有明显提高，可作为薏苡仁功效变化的实验依据。

第六章 辅料炮制对中药药效的影响

中药是中医治疗疾病的物质基础，而中药的疗效与中药质量有着密切的相关性，要提高中药的疗效，降低中药的毒副作用，除灵活运用中药七情配伍以外，还可通过中药炮制技术，如加入辅料炮制可达到更好的减毒增效的目的。中药炮制辅料其性质、成分对所炮制的药物有一定影响，中药性能与辅料之间有着密切联系，用辅料炮制中药，或可增强与改变药物的功效，或可降低或消除药物的毒性或副作用，或可改变药物的升降浮沉与药物的作用部位及作用趋向，或可改变药物的性味，增加或扩大药物的用途；或可增强对脏腑经络的作用等。

辅料对药效的改变作用比较明显。中药饮片经过不同的辅料炮制后，其功能主治可发生不同的变化，如黄连以猪胆汁浸炒，用治肝胆实火；以醋浸炒，则治肝胆虚火；以酒炒，治上焦之火；以姜汁炒，治中焦之火；以盐水或朴硝研细调水和炒，治下焦之火；以茱萸汤浸炒，治气分湿热之火；以干漆末调水炒，治血分伏火；以黄土研细调水和炒，治食积之火。又如香附童便溲浸炒，则入血分而补虚；盐水浸炒，则入血分而润燥；青盐炒，则补肾气；酒浸炒，则行经络；醋浸炒，则消积聚；姜汁炒，则化痰饮。因此，不同中药饮片与辅料相互结合产生了针对不同疾病的特效作用。

用辅料与中药饮片共制，可以协同增强药效，以使中药更加符合临床要求。如酒制当归、川芎，增强活血化瘀，行气止痛功用；酒制青皮、香附，辛散功能增强，善行经络；酒制桑枝、桑寄生，祛风湿、通经络功能增强。如醋制，柴胡醋制，增强舒肝活血功能；延胡索醋制，增强调经止痛作用；五灵脂醋制增强活血止痛功能；龟板醋制增强滋阴潜阳作用。如蜜制，麻黄蜜制，平喘止咳作用加强；百合、款冬花、紫菀、旋覆花、五味子蜜制，止咳化痰功能增强；甘草、黄芪蜜制，补中益气作用增强。

用辅料炮制药物增强药效，实际上是药物间相须、相使配伍在中药炮制中的具体应用体现。如经醋制后，可增强药物行气理血、疏肝解郁、止痛等作用，柴胡醋炙增强疏肝止痛作用，即属于中药七情配伍中“相使”“相须”的范畴。说明了用辅料炮制中药，可看作是两种或多种中药的联合配伍应用，而经辅料炮制后产生的功效则是中药间相互配伍，尤其是对相须相使作用的结果。在对中药药效影响方面，液体辅料和固体辅料往往会有不同的侧重。

第一节 液体辅料对中药药效的影响

炮制可以增强药物疗效，改变药物性能，便于调剂制剂等，而这些往往可通过液体辅料炮制得以实现。液体辅料，作为中药炮制中较广泛使用辅料的重要类别，其使用起源最早可追溯到春秋战国时期，历经几千年的发展，有许多关于液体辅料炮制中药的记载。在炮制过程中，由于液体辅料会渗入到药材内部，其理化性质发生较大变化，对被炮制的主药可发挥协调作用。某些中药在临床使用前或者制成各剂型之前，往往需要通过液体辅料进行加工炮制。其目的在于借助药物与辅料之间的协同作用，使其药效增强。液体辅料炮制对药物药效的影响，主要有以下各方面。

一、对调节保护胃肠道作用的影响

1. 酒 高良姜酒炙后对小鼠胃排空和肠推进作用明显优于生品。大黄经酒炙、酒蒸后，结合型蒽醌类成分显著降低，而鞣质类成分变化不大，故泻下作用减弱。大黄酒制品更适用于年老体弱患者，以免泻下作用太过，并且借酒升提之性，引药上行，以清上焦实热为主，用于治疗血热妄行之吐血及火邪上炎所致的目赤肿痛。为比较地黄不同炮制品对增液汤在“润肠通便”方面的药效差异，以筛选出临床用于“津亏便秘症”的地黄炮制品种，采用小鼠炭末推进试验和小鼠肠容量试验的模型及相关指标进行筛选研究，结果发现，与空白对照组比较，地黄及炮制品所组成的增液汤在促进肠蠕动、增加肠容量的药效方面均具有显著性差异，但各给药组之间并没有显著性差异；熟地黄和酒地黄在药效方面的作用，有更强的趋势。

在矿物药炮制方面，酒同样具有显著作用。对寒水石（主成分为硫酸钙）的研究中发现，寒水石经炮制后可以增加主成分溶出度。寒水石酒制品和生品对正常小鼠均有促进肠运动作用，但小鼠对不同产地寒水石酒制品吸收比率不同，不同产地寒水石的酒制品均能调节胃液分泌，其他炮制品也表现出一定活性，但差异不显著。在高温条件下寒水石可能失去结晶水，成分也发生了变化，其药效也相应发生了变化，山东产的北寒水石酒制品较生品表现出较高活性，表明炮制有利于提高对胃肠作用的药效。

对典型苦寒药物的炮制研究发现，酒炮制缓和其苦寒之性，还表现在对胃肠道的保护和促进作用。有研究采用外翻肠囊法探讨黄连生品及不同炮制品对生物碱吸收机制的影响，结果发现，酒制黄连吸收速率常数（K_a）和表观渗透系数（P_{app}）最高，说明黄连经过酒制后，能提高盐酸小檗碱在肠吸收的速率和吸收程度，以提高其生物利用度，促进盐酸小檗碱药效的发挥。对黄连生品及其不同炮制品在药动学方面进行了研究，发现小鼠灌胃酒制黄连后，达峰时间（t_{max}）显著缩短，达峰浓度（C_{max}）明显增大，说明酒制能促进黄连中盐酸小檗碱的吸收。对于组织分布情况，随代谢时间的延长，与黄连生品比较，酒制黄连组大鼠胃、小肠和大肠中盐酸巴马汀和盐酸小檗碱的含量均显著降低，而在心、肝、脾、肺、肾中的含量则显著增加，说明黄连酒制后能延长生物碱在体内的吸收时间。大黄也常采用酒蒸法，以黄酒闷润蒸制成为熟大黄。研究发现，生大黄能明显抑制胃蛋白酶的活性，而熟大黄则对胃蛋白酶没有影响；生大黄对胃肠道胰淀粉酶、胰脂肪酶和胰蛋白酶的活性均有显著的抑制作用，而熟大黄则除了对胰脂肪酶的抑制能力优于生大黄，对胰淀粉酶和胰蛋白酶抑制能力则较弱或没有明显影响。

2. 醋 以醋炮制药物，可以提高药物的调节保护胃肠道作用。甘遂对小鼠胃肠道氧化损伤的实验研究发现，与甘遂生品相比，醋甘遂各剂量组胃肠超氧化物歧化酶（SOD）活力、谷胱甘肽（GSH）含量显著升高，乳酸脱氢酶（LDH）活力、丙二醛（MDA）含量显著下降；与空白组对比，甘遂生品各剂量组胃肠黏膜损伤显著加重，醋甘遂各剂量组胃肠黏膜损伤显著减轻。甘遂经醋炙后，能显著降低其乙酸乙酯部位对小鼠胃肠道的氧化损伤。肠推进实验表明，京大戟经过醋炮制后，对胃肠推进作用降低，减少肠蠕动，说明京大戟醋制后，对胃肠道的刺激性减弱；香附醋制可增加有效成分的溶出率，并降低挥发油含量，减少了对胃肠道的刺激。

3. 姜汁 以姜汁炮制药物，具有促进药物保护胃肠道的作用。如姜厚朴的乙酸乙酯部位能明显增强胃动力，但无更明显的小肠推进作用。相对生品，姜制厚朴对抗胃溃疡作用比生品更显著，并能增强厚朴宽中和胃作用。同时，明显延长小鼠咳嗽潜伏期，提示镇咳作用也有所增强。研究发现，不同炮制途径得到的姜汁炮制厚朴，均可抑制大鼠胃黏膜损伤。其中以生姜榨汁得到的生姜汁炮制厚朴的抑制效果最理想。而厚朴与姜炙厚朴水煎液对于小鼠胃排空均有促进作用，且姜炙厚朴水煎液组较正常组更具显著性差异。但生厚朴正丁醇部位的胃排空作用要优于姜厚朴相同部位作用，而在小肠推进作用指标上则与姜厚朴相当。

研究发现，黄连经过姜汁炮制后，可以增强其止呕作用，在保留止泻作用的基础上，缓和黄连的胃肠动力障碍。用生姜汁和干姜汁分别炮制黄连后，不同姜汁制黄连在药效上存在差异。采用生姜汁炮制的黄连在止呕和调节胃肠功能方面，其作用效果要优于干姜汁炮制的黄连；黄连经过姜汁炮制后可增强其保护胃黏膜损伤的作用，作用机制可能与其抑制白介素 -8（IL-8）、肿瘤坏死因子 -α（TNF-α）的产生和促进 6- 酮 - 前列腺素 $F_{1α}$（6-keto-$PGF_{1α}$）的产生有关，生姜汁炮制的黄连在这些指标上表现出比干姜汁更好的作用趋势。

4. 食盐水 研究菟丝子生品与盐炙品提取物中槲皮苷在大鼠血浆的药动学特征，发现槲皮苷药动学行为符合二房室模型，盐炙能促进槲皮苷在体内的吸收，并能延缓其体内消除过程。同时发现，车前子炒品、酒品和盐品对小鼠腹泻具有一定的抑制作用，同一条件下，车前子炒品作用最强，其次为酒制品和盐制品，而生品有进一步加重小鼠腹泻的趋势。另有研究以补骨脂生品、水炙品、盐炙品醇水双提取物分别灌胃给药，观察对番泻叶所致急性腹泻小鼠排便点数以及大黄造成脾虚腹泻小鼠肠推进率和胃动素含量的影响，结果发现，补骨脂盐炙品低剂量时能减少急性小鼠腹泻的稀便点数，高剂量时能抑制脾虚小鼠肠推进；水炙品和盐炙品均能促进胃动素的分泌，因此补骨脂盐炙品对急性以及脾虚腹泻治疗作用优于生品及水炙品，盐炙后止泻作用增强可能与抑制胃肠运动、促进胃动素分泌有关。

5. 油 通过探讨淫羊藿生品、加热品以及羊脂油炙品提取物中宝藿苷Ⅰ在大鼠体内的药动学特征等方面的研究发现，与生品相比，宝藿苷Ⅰ在大鼠血液中的达峰浓度（C_{max}）、药时曲线下面积（AUC）等药动学特征参数均具有统计学差异（$P<0.05$），油炙品效果最好，其次是加热品；初步表明加热炮制使淫羊藿产生更多易于吸收的生物活性黄酮，且辅料羊脂油能进一步提高活性成分黄酮的生物利用度，增强炙淫羊藿的疗效。同时对淫羊藿炮制用药进行研究，以超氧化物歧化酶（SOD）升高量为指标，建立剂量 - 效应关系和时间 - 效应关系，并转换为时间 - 效应相当体存量关系，结果三者的 C_{max}、AUC 等特征参数均具有显著性差异，同样是油炙品效果最佳，表明淫羊藿经加热后生物利用度提高，而辅料羊脂油同样进一步促进其体内吸收，从而更加促进淫羊藿调节胃肠功能。另将炙淫羊藿炮制作用分为炮制过程“热”和炮制辅料“羊脂油”两个关键环节，前期从吸收、分布、代谢、排泄（ADME）角度着重阐明了炙淫羊藿炮制过程中“热”的作用与科学内涵；同时，基于体内自组装胶束形成机制重点阐述炮制辅料“羊脂油”的作用与增效机制，主要采用 Caco-2 细胞模型与大鼠在

体肠灌流模型，初步证实在羊脂油作用下，淫羊藿主要黄酮成分淫羊藿苷会形成自组装胶束，从而改善其渗透系数，促进淫羊藿苷的肠吸收转运。

6. 米泔水 辅料米泔水常用于炮制辛燥中药，如苍术、白术等常用米泔水进行炮制，目的是缓和燥性、增强其补脾和中作用。现代研究表明，米泔水本身具有和中、清热、除烦的功效，米泔水炮制药物可以降低其毒性、纠正偏性、增强健脾止泻的功效。同时，发现米泔水漂苍术与苍术麸炒品、苍术生品都对湿盛致脾虚大鼠产生作用，且麸炒品和米泔水制品显著优于生品，并具有良好的健脾和胃、调节胃肠道功能与分泌等作用。

二、对利尿缩尿作用的影响

1. 醋 醋制对药物利尿缩尿作用影响明显。研究表明，在醋炙过程中，醋润和加热的环节可协同减少甘遂致炎症毒性；芫花醋炙后毒性明显降低，且利尿作用增强，京大戟经醋制后其利尿作用显著降低，其利尿作用的主要部位是极性较小的石油醚及三氯甲烷提取部位。在对醋制前后商陆水提取液的药效和毒性变化研究中，通过复制盐水负荷大鼠肾脏利尿药效和肠道毒性模型，以大鼠尿量、尿电解质含量、生化指标等多种检测，通过测定肾脏水通道蛋白（AQPs）和钠通道蛋白（NHE3、ATP、NCC）表达水平，以评价商陆利尿药效及作用机制。结果显示，与模型组相比，商陆醋制前后均能显著增加盐水负荷模型大鼠尿量和尿电解质含量，降低血浆抗利尿激素（ADH）含量，抑制肾脏 AQP1、AQP2、AQP3 及 NHE3、ATP 蛋白表达；生品能显著抑制肾脏 AQP4 及 NCC 蛋白表达，醋制品能显著降低血浆醛固酮（ALD）含量、升高心房利尿钠肽（ANP）含量；与生品组相比，醋制品能显著增加尿量以及增加尿钾、尿钠、血浆 ANP 含量，显著抑制肾脏 AQP3、NHE3 和 ATP 蛋白表达；肠道毒性研究结果，与模型组相比，商陆生品显著提高大鼠空肠、回肠含水量及升高 TNF-α 和 IL-1β mRNA 表达水平，醋制商陆组各肠段含水量无显著差异，与生品组比较，商陆醋制品组空肠和回肠 TNF-α 和 IL-1β mRNA 表达水平显著降低。上述实验结果表明，商陆醋制前后均有较强的利尿作用，但生品可导致肠道水肿、炎症，经醋制法炮制后，醋制商陆致肠道水肿、炎症减轻，同时可保存其利尿作用，较好地达到减毒存效的炮制目的。

2. 食盐水 盐制对药物的利尿缩尿作用影响明显。急性毒性试验表明，益智仁生品和盐炙品对小鼠的最大给药量，分别为临床成人用量的 924.4 倍和 888.8 倍。益智仁生品和盐炙品为成人用量 80 倍时，均可显著降低正常小鼠尿量。对于水负荷小鼠尿多模型，益智仁盐炙品起效的关键因素虽然主要在于药物本身，但食盐起到了协同增效作用；益智仁生品可显著降低水负荷小鼠血浆醛固酮浓度，具有保钠排钾的作用，但盐炙后该作用却降低；盐炙品能显著增加水负荷小鼠血浆抗利尿激素浓度；生品和盐炙品均随剂量增大而拮抗乙酰胆碱引起的豚鼠离体膀胱平滑肌兴奋，且盐炙后效果增强。研究结果提示，益智仁经过盐制后，盐益智仁的“缩尿”作用是药物和食盐协同增效的结果，其物质基础为“益智仁 75% 醇 - 石油醚浸出物 + 食盐”，其“缩尿”作用机制可能在于，增加抗利尿激素的分泌而增加水液的重吸收，以及产生类似 M 受体抑制剂的作用。说明益智仁临床用于治疗尿频、尿多疾病需盐炙的科学合理性，也初步证明了益智仁“盐制入肾”“缩尿”等传统中医药理论和炮制理论的正确性。

有报道应用水负荷小鼠尿多模型研究砂仁盐炙前后功效差异，结果表明，与模型组相比，盐砂仁低剂量组、砂仁低剂量组均能显著降低 0～1 小时段尿液 / 体重系数，降低率分别为 44.51%、32.96%，证明盐砂仁低剂量的缩尿作用非常显著，有优于砂仁的趋势。用同样模型进行炮制后巴戟天的初步药效学研究，发现盐巴戟天高剂量具有一定的缩尿作用，而生品作用不明显。

三、对镇痛作用的影响

1. 醋 醋制能显著增强药物疏肝解郁、行气止痛的作用。如醋制乳香、没药，经醋制后，药物活血止痛、收敛生肌的作用增强，并可矫臭矫味。有研究利用热板法和扭体法比较了乳香生品与不同炮制品对镇痛作用的差异，结果显示，在对乳香不同炮制品外周和中枢镇痛作用研究中发现，乳香不同炮制品对外周化学性痛刺激有明显的镇痛作用，对中枢性痛刺激的镇痛作用不显著，其中醋炙品镇痛作用显著优于生品和清炒品。

有研究采用 NIH 小鼠热板法和醋酸扭体法，比较延胡索生品与醋制品镇痛作用的差异，发现两者均能显著抑制二甲苯所致小鼠耳肿胀度、抑制小鼠腹腔毛细血管的通透性、提高热板法疼痛模型小鼠痛阈值，从而减少疼痛反应次数、抑制醋酸所致小鼠扭体痛反应等，以上效应与阴性对照组比较，差异显著或极其显著；与吲哚美辛阳性对照组比较，醋延胡索与生延胡索在镇痛作用方面与吲哚美辛相比差异不显著，但在抗炎作用方面要弱于吲哚美辛；醋制延胡索在镇痛作用方面，要显著优于生延胡索；在抗炎作用方面，延胡索生品与醋制品无显著性差异。研究认为延胡索具有显著的镇痛作用，并且醋延胡索的镇痛作用要优于生品。

此外，采用腹腔注射醋酸溶液致小鼠扭体疼痛的研究发现，三种不同制法的马钱子（醋炙马钱子、砂烫马钱子、油炸马钱子）均可使小鼠的扭体次数减少，并且镇痛效果与药物剂量成正比关系，而且醋炙马钱子的抗炎镇痛效果优于等剂量的砂烫马钱子和油炸马钱子。

研究发现，香附对中枢神经系统有一定的影响，可以对阈下剂量戊巴比妥钠、东莨菪碱麻醉起到协同作用，还具有解热镇痛、降温等作用。研究发现，香附有机溶剂系统分离的提取部位对缩宫素所致小鼠痛经模型有一定影响，其中香附的石油醚、乙酸乙酯部位能明显减少缩宫素所致的小鼠扭体次数，与模型组相比有显著性差异，说明香附的石油醚、乙酸乙酯部位可能是治疗痛经的有效部位。因此，有学者比较研究了醋制、酒制、净制等不同炮制方法对香附的镇痛相关药理作用的影响，主要观察了香附炮制前后对雌性未孕大鼠的在体子宫平滑肌收缩强度、频率，以及缩宫素所致大鼠痛经模型的影响。结果表明，与其他炮制方法相比，醋香附对大鼠子宫收缩确有较强的抑制作用，子宫肌张力降低，收缩力减弱，痛经缓解，且作用较快，持续时间长，醋制增强香附的调经止痛作用。

2. 鳖血 炮制辅料鳖血也具有较好的协助药物增强镇痛的作用。通过热板、扭体实验，观察比较鳖血柴胡不同比例炮制品对小鼠痛阈、扭体次数的影响。结果发现，鳖血柴胡表现出良好的痛阈抑制率，同时，鳖血柴胡能显著地减少小鼠扭体次数。综合分析，鳖血柴胡不同比例炮制品对小鼠均有显著的镇痛作用，其中以柴胡鳖血 100∶20 组作用最强。

3. 食盐水 盐炙法可增强药物的镇痛作用。采用热刺激、化学刺激两种实验方法，对橘核不同炮制品的镇痛作用进行研究，结果显示，橘核可以使得由热板刺激所致的小鼠痛阈值提高，使腹腔注射醋酸所致的小鼠扭体次数明显减少，潜伏期延长，且盐炙高、中剂量组的作用明显优于其他药物组。初步表明橘核有镇痛作用，且盐炙后作用增强。这与传统的中药炮制理论相吻合，橘核经盐炙后，治疗疝、乳腺止痛等作用增强。

4. 酒 酒制协同增强药物的镇痛作用。有学者采用小鼠扭体实验、小鼠耳肿胀实验以及小鼠皮下消血肿实验，考察了川续断的不同炮制品在镇痛、抗炎、消血肿方面的药效作用。结果显示，酒制续断镇痛作用明显，生品、清炒续断和盐制续断消血肿作用明显，而生品和酒制品抗炎作用明显。另有文献报道，采用小鼠扭体法、热板法开展镇痛作用研究时，以小鼠耳肿法及毛细血管通透性试验法进行抗炎研究，测定小鼠凝血和抗凝血时间，结果表明，续断不同炮制品均具镇痛、抗炎及抗凝血作用，且上述作用酒制续断者较强。

5. 特殊辅料 某些特殊辅料炮制也能协同增强药物的镇痛作用。如细辛，具有抗炎镇痛作用，但也有毒。有研究制备细辛和细辛炮制品（碳酸氢钠碱制），通过醋酸扭体实验、热板实验以及二甲苯致小鼠耳肿胀实验，研究细辛采用碳酸氢钠碱制炮制前后的药效学指标，结果表明，炮制后的细辛可显著提高小鼠的痛阈值，镇痛作用明显增强；炮制后的细辛水煎液低剂量组炎症抑制率为 22.80%，明显高于生品水煎液低剂量组 17.30%，抗炎作用显著增强。细辛炮制前后的药效学研究证明，生品经碱制后，毒性明显降低，且药效增强。

四、对降血糖作用的影响

1. 醋 醋制可在一定程度上增强药物的降血糖作用。五味子具有收敛固涩、益气生津、补肾宁心的功效，生品以敛肺止汗为主，醋制后增强酸涩收敛之性，涩精止泻作用更强。有研究对五味子醋制前后降血糖作用进行比较，采用腹腔注射链脲佐菌素（STZ）致大鼠高血糖模型，以血糖仪测定各组大鼠血糖值，比较五味子、醋五味子降血糖作用。结果发现，生五味子组、醋五味子组大鼠的血糖值，分别在给药 7d、14d 时降低最为明显，大鼠血糖接近空白对照组，认为生五味子、醋五味子均表现出明显的降血糖作用，但作用趋势存在显著差异，醋五味子降低血糖作用更佳。

2. 食盐水 盐炙法可增强药物的降血糖作用。有研究采用四氧嘧啶致大鼠高血糖法比较知母在盐炙前后的降血糖作用，结果发现，盐知母降血糖作用明显优于生知母，且随剂量增加作用也增强。

五、对抗炎作用的影响

1. 酒 酒制协同增强药物的抗炎作用。酒黄连能显著降低肺炎链球菌所致肺炎大鼠的白细胞和中性粒细胞水平，减少肺部细支气管和肺泡腔内炎性渗出和血管充血现象，明显缓解醋酸灼伤创伤性口腔溃疡大鼠黏膜组织的炎性程度和组织坏死情况。但酒黄连对 Ca^{2+}-ATP 酶活性的抑制作用明显弱于生黄连组，对琥珀酸脱氢酶（SDH）活性的抑制作用有减弱趋势，对 Na^{+}-K^{+}-ATP 酶活性的影响无显著性差异；黄连经酒炙后还对上焦病症的治疗有增强作用，对肝脏中能量代谢酶活性的抑制作用有所减弱。豨莶草用黄酒蒸制后，采用二甲苯致小鼠耳肿胀的方法，观察不同炮制时间的酒豨莶草对小鼠耳肿胀度的影响。结果表明，豨莶草酒蒸 8h 的炮制品，对小鼠耳肿胀炎症模型显示出明显的抑制作用，而其他酒蒸时间炮制品作用相对较弱。

2. 醋 醋制能增强药物的抗炎作用。京大戟生品有抗炎作用，醋制后，醋京大戟的乙酸乙酯提取部位抗炎活性明显提高。研究发现，乳香中的抗炎成分属于非甾体抗炎物质，作用途径在于影响机体内花生四烯酸的代谢，其中具有抗炎活性的成分有乳香酸，研究通过建立角叉菜胶诱导的大鼠胸腔白细胞游走抑制实验模型，观察乳香生品、清炒品和醋炙品抗炎作用大小，结果显示，乳香炮制前后清炒品和醋炙品抗炎作用均优于生品，提示乳香炮制后，醋制对于其抗炎作用有较显著的增强作用。

3. 蜜 蜂蜜具有缓解急症、止痛、补中益气以及减轻毒性等作用，多用于脾胃虚寒、烫伤、腹部疼痛等。有研究指出，蜂蜜也有协同增强药物的抗炎作用，且疗效甚佳。由于蜂蜜中锌含量较高，具有聪耳目等作用，研究表明，炼蜜是中医眼科外用药最为理想的配制基质，可用于治疗角膜溃疡，促进创面愈合，增强角膜营养。另有报道，桑白皮蜜炙品和生品均能明显降低哮喘大鼠 BALF 中炎症细胞数量，影响细胞因子水平变化，从而减轻气道炎症反应，改善哮喘症状。在中药炮制过程中，蜂蜜经过炼制发生了美拉德反应和焦糖化反应，其反应产物可能具有增强饮片或制剂生物活性的作用；美拉德反应极大地促进了炼蜜相关成分及活性的变化，美拉德反应和酵母菌发酵的应用改善了炼蜜的性能，从而提高了其在缓解化疗导致的消化道黏膜炎方面的应用价值。有大鼠急性咽炎药效实验研究，将中性粒细胞和淋巴细胞作为检测指标，考察金银花炮制前后对氨水刺激造成的炎症模型大鼠的影响，对照组中由于大鼠免疫系统损伤，中性粒细胞减少，而蜜炙金银花组可以使中性粒细胞增多，并降低其吞噬、消化等功能，因而减弱对炎症区的浸润与吞噬作用。一般经有效化学刺激产生的炎症，病理学多表现为炎症细胞浸润明显，其中以淋巴细胞等为主，在炎症反应中，淋巴细胞比例增加，而蜜炙金银花可以降低全血中淋巴细胞，使炎症减轻。因此，蜜炙金银花相对于金银花生品，治疗急性咽炎的作用效果更好。

4. 米泔水 米泔水制协同增强药物的抗炎作用。以米泔水炮制射干，并考察炮制前后射干对炎症的影响，结果发现，经米泔水炮制后，射干对角叉菜胶致大鼠炎症模型具有更强的抗炎效果。

5. 吴茱萸汁 吴茱萸汁炮制对药物的抗炎作用可产生一定影响。研究表明，用吴茱萸汁炮制黄连，是借助吴茱萸的辛热药性，抑制黄连苦寒药性，促使黄连寒而不滞，且强化黄连散郁火、清湿热的功效。现代研究显示，在抗炎实验中，相比对照组，生黄连给药组及各萸黄连组的动物肿胀度都有所降低，且地塞米松组、疏毛萸连组、生黄连组与对照组差异显著，据此分析，黄连原药材以及不同炮制品均可缓解小鼠耳肿胀程度；药性实验中，与对照组相比，疏毛萸连组 IL-2 明显降低，生黄连组 TSH 显著降低，认为寒凉药可能对炎症及免疫等介质产生影响，吴茱萸汁炮制黄连，在一定程度上可减轻寒性，但对整体药效影响较少。

尽管大多数中药经辅料炮制后，其抗炎药理作用会增强，也有少数中药经辅料炮制后，其抗炎的药理作用表现不及生药。如柴胡醋炙后，降低了柴胡的抗炎效果，有研究采用耳、足肿胀法观察比较生柴胡和醋柴胡的抗炎作用，结果显示，生柴胡抗炎作用较强，尤其是对急性和亚急性炎症，炮制后其抗炎作用降低可能与其炮制后功效的改变相关。栀子姜炙品水煎液对巴豆油所致小鼠耳壳炎症和醋酸所致小鼠腹腔毛细血管通透性增高有明显的抑制作用，但较生品作用明显降低，推测应主要与姜栀子中的京尼平苷受热遭到破坏或分解有关。

六、对抗肿瘤作用的影响

醋制会影响药物抗肿瘤作用。以肉瘤小鼠和荷瘤小鼠为肿瘤模型，测定莪术不同炮制品对其肿瘤的抑制作用，结果显示，莪术醋煮品和醋炙品对 S180 肉瘤小鼠的肿瘤抑制作用最强，而莪术蒸品和鲜品对H22荷瘤小鼠的肿瘤抑制作用最强。有实验比较了瑞香狼毒醋制前后对抗肿瘤作用的影响，研究采用HPLC-MS技术比较瑞香狼毒醋制前后成分差异，建立H22皮下移植瘤模型，比较醋制前后对荷瘤小鼠与正常小鼠的致死作用及体重变化，以及荷瘤小鼠连续灌胃给药后比较醋制前后对肿瘤及免疫器官的影响，荧光报告基因法研究瑞香狼毒提取物对肿瘤细胞作用的靶标基因TGF-β、AP1、NF-κB的影响等；结果发现，瑞香狼毒提取物（Zp1102）与醋制后的提取物（Zp1103）的LD_{50}分别为9.89g/kg、16.85g/kg，Zp1103半数致死剂量高于Zp1102；药效试验结果表明，Zp1102、Zp1103对报告基因AP1基本无影响；Zp1102对HepG2细胞经刺激内源性NF-κB浓度升高后的报告基因有上调作用，且能下调TGF-β的表达，但Zp1103仅能上调NF-κB的表达，对TGF-β无影响，说明瑞香狼毒醋制后提取物比未经炮制但提取工艺相同的提取物来说毒性降低，同时体内药效学实验结果表明，其抗肿瘤活性也略有降低，其机制可能与药物对转化生长因子-β（TGF-β）的调节有一定关联。

七、对止咳平喘化痰作用的影响

1. 蜜和甘草汁 两种辅料炮制对药物止咳平喘化痰均有协同增强作用。小鼠止咳药效试验表明，与对照组和生百部组比较，百部的蒸制品、蜜炙品、酒炙品、甘草炙品的止咳化痰作用均具有显著性差异，均能延长小鼠咳嗽的潜伏期。还有研究通过考察桑白皮、枇杷、紫菀等止咳化痰药物的生品及炮制品对小鼠气管酚红排泌量的影响，或对大鼠气管排痰量的影响，结果发现，桑白皮、枇杷、紫菀等中药经过蜂蜜炮制后，祛痰作用最佳，能增强润肺止咳的功效。

对于远志的镇咳化痰作用，有研究从代谢组学角度，阐明远志不同炮制品的镇咳作用，结果发现，与生品相比，蜜制远志镇咳作用更强；而蜜制远志中的总皂苷与3,6′-二芥子酰基糖酯的含量变化可能是临床上治疗咳嗽选用蜜远志的理论依据。还有采用小鼠自发活动计数法，比较不同炮制方法的远志对小鼠止咳和化痰作用，结果发现，生远志、蜜制远志、姜制远志、甘草制远志对小鼠均有明显的止咳化痰作用。其中，蜜制远志组要优于生远志组和甘草制远志组。认为蜜制远志能更好地增强远志对胃黏膜及迷走神经的刺激，增加支气管的分泌，使气管内容物易于咳出，从而产生更加的化痰作用。临床现多用蜜制远志或甘草制远志，目的是更好地减轻远志对胃肠的刺激。

有报道对远志炮制前后做薄层分析比较，并对阈下催眠剂量异戊巴比妥钠的协同作用、祛痰作用进行实验，结果表明，生远志、蜜炙远志、甘草水炙远志与对照组比较，有非常显著的镇静、祛痰作用。同样采用氨水诱发咳嗽法和比色法，观察生远志以及各炮制品水煎液对小鼠的镇咳和祛痰作用，结果表明，生远志、蜜制远志、姜制远志、炙（甘草制）远志均具有显著的镇咳作用，生远志高剂量、蜜远志低剂量、炙远志高剂量组还有明显的祛痰作用，远志与各炮制品均有止咳化痰功效等。

对于麻黄的平喘功效，有研究探讨了不同炮制方法对麻黄发汗与平喘药效的影响。选取大鼠为研究对象，制备生麻黄、清炒麻黄、蜜炙麻黄，同时制备不同部位，如：生物碱、挥发油、醇溶性与水溶性部位等，经足跖汗液分泌着色法与喷雾致喘法实验，分析不同炮制法对麻黄药效的影响。结果发现，生麻黄的发汗作用最强，其中有效部位为挥发油与醇溶性，蜜炙麻黄平喘功效最强，其中有效部位为生物碱与挥发油。采用豚鼠喷雾致喘法，观察麻黄不同炮制品的平喘作用，结果表明麻黄生品及各炮制品均能延长豚鼠平喘潜伏期，其中蜜炙麻黄和生品麻黄与对照组比较，具有极显著性差异；平喘作用由强至弱依次为蜜炙麻黄、生品麻黄和清炒麻黄，蜜炙麻黄与麻黄生品比较平喘作用同样具有极显著性差异。

2. 姜汁 姜制可增强药物镇咳作用。在镇咳实验中，有研究认为厚朴正丁醇部位具镇咳作用，姜炙后对抗浓氨致咳作用增强。

3. 酒 酒制增强药物平喘作用。有研究探讨了酒炮制前后的地龙水煎液对喷入2%氯化乙酰胆碱和0.1%磷酸组胺的等量混合液致喘的豚鼠的平喘作用，发现给药后，能使动物哮喘潜伏期明显延长，而出现十分显著的缓解哮喘作用。其中，酒制地龙低剂量的平喘作用效果最好，而且从凝血时间、尾出血时间和血栓模型实验结果来看，生品地龙组和酒制地龙同样均有抗血栓作用，尤其其他主要药效差异不明显，因此用于平喘时，采用酒地龙效果较好。

八、对调节免疫作用的影响

1. 酒 酒制可以协同增强药物调节免疫的作用。对环磷酰胺造成的免疫抑制模型小鼠，牛膝生品和酒炙牛膝都可以升高模型小鼠的脾脏质量、胸腺质量、吞噬指数、吞噬百分率，加快溶血斑、溶血素形成，升高淋巴细胞转化率。牛膝经过酒炙后，相对于生品，稍提高了小鼠的免疫功能，临床上宜用酒炙牛膝提高免疫功能。

有研究在黄精炮制后主要有效成分多糖含量降低而小分子糖含量增加的背景下，通过小鼠腹腔巨噬细胞吞噬试验、溶血素和溶血空斑试验发现，黄精炮制品中含量增高的小分子糖可增强机体的免疫功能，明显提高吞噬比例。还有研究考察了黄精生品与炮制品对小鼠免疫功能的影响，结果发现黄精生品与炮制品均可提高小鼠的非特异性免疫功能，而且黄精在经过酒制后效果明显增强。

2. 醋 醋制对药物调节免疫功能也有影响。通过实验测定五味子生品、醋制品等3种不同炮制品对CCl_4造成小鼠的肝损伤的影响，以反映机体内脂质过氧化程度的丙二醛（MDA）含量为测定指标，测定小鼠肝匀浆MDA值和小鼠的吞噬指数，比较五味子不同炮制品的抗脂质过氧化能力和免疫作用。结果发现服用醋五味子乙醇提取物的小鼠MDA含量最低，抗脂质过氧化作用最强；五味子不同炮制品均可以提高小鼠腹腔巨噬细胞的吞噬指数，增加免疫器官（胸腺和脾）的重量，其中醋制五味子的作用最强，生五味子最不明显。另外，又有以碳粒廓清实验法观察生五味子、常压蒸醋五味子、高压蒸醋五味子水煎液对免疫功能低下小鼠廓清指数、吞噬指数、脾脏指数及胸腺指数的影响。以小鼠转棒耐力、血清超氧化物歧化酶（SOD）活力、丙二醛含量为考察指标，观察五味子不同炮制品对肾阴虚模型小鼠的影响。结果表明常压蒸醋五味子组、高压蒸醋五味子组，廓清指数、胸腺指数均高于生品五味子组，且随浓度呈上升趋势。说明常压蒸醋五味子、高压蒸醋五味子均可提高小鼠腹腔巨噬细胞的吞噬功能，提高免疫器官重量和小鼠转棒耐力，增强SOD活力，降低MDA含量。且二者的补益作用未有显著性差异，作用强于生品。

3. 食盐水 盐也可以协同增强药物调节免疫的作用。有研究开展了车前子不同炮制品抗大鼠膜性肾病的比较，发现车前子盐炙品对膜性肾病大鼠的肾保护作用和对肾脏中免疫调节因子的调节作用均优于生品。另有，研究补骨脂不同炮制品在相同剂量条件下对小鼠的作用，以白细胞数量、止泻作用、雄性生殖器官重量为指标，发现对化疗药环磷酰胺引起的小鼠白细胞减少，除酒浸炒品外，其余炮制品均有显著提升白细胞数量的作用，其作用强度盐制品最强，其次为盐蒸品。由此得出结论，盐炙品对环磷酰胺所致白细胞减少的治疗作用，较其他炮制品为优。

4. 蜜 蜜炙对药物调节免疫功能可产生影响。有实验观察甘草蜜炙前后补益作用的变化，观察小鼠碳粒廓清指数，剥离肝、脾和胸腺等脏器，并计算脏器指数和吞噬性。结果表明各给药组均不同程度提高单核巨噬细胞的吞噬指数，其中水提取液中生品、炙品、清炒品与空白组比较具有显著性差异，两种提取方式中除水提清炒甘草外，其余各受试药物组均不同程度提高单核巨噬细胞的吞噬活性，其中炙甘草水提取液较为明显。3 个甘草炮制品的水提取液比较，炙甘草水提取液的胸腺指数最大，其次为生甘草水提取液；3 个甘草炮制品的醇提取液比较，亦为炙甘草醇提取液指数最大，其次为生甘草醇提取液；3 个甘草炮制品对胸腺指数的影响程度依次为炙甘草、生甘草、清炒甘草。各组爬杆时间比较，生甘草水提取液和 2 种甘草的醇提取液明显长于空白对照组，各受试药物组明显延长负重游泳时间，各药物组平衡比较，炙甘草两个提取液组优于生甘草提取液两个组，其中炙甘草醇提取液组与模型对照组比较有显著性差异。给药组间平衡比较，可见炙甘草水提取液和醇提取液两指数均较生甘草水提取液和醇提取液提高。认为甘草炮制前后功能主治有所改变，蜜炙可增强甘草的补益功能，与传统中医药理论吻合。

通过劳倦伤脾加限制饮食的造模方法建立脾气虚证大鼠模型，应用基于 UPLC-Q-TOF/MS 和氢核磁共振谱（^{1}H-NMR）的血清和尿液代谢组学筛选药效相关的标记物和代谢通路，并评估蜜炙黄芪炮制特征成分的药效，采用网络药理学的方法筛选蜜炙黄芪炮制特征成分的潜在作用靶点，发现在脾气虚证大鼠中，淋巴细胞数、白细胞数、红细胞数、血红蛋白含量、血清 D- 木糖吸收值及体征得分显著降低，通过血清代谢组学分析筛选出 18 个药效相关的潜在标记物，主要为磷脂类和胆碱类物质，如溶血磷脂酰胆碱和磷脂酰胆碱等；尿液代谢组学分析筛选出 23 个药效相关的潜在标记物，主要为氨基酸类物质，如丝氨酸、肌酸酐、马尿酸、犬尿酸等。血清和尿液中共同筛选的标记物为左旋肉碱。标记物主要涉及的代谢通路是色氨酸代谢通路，三羧酸循环，苯丙氨酸代谢，花生四烯酸代谢，甘油磷脂代谢，氨基酸代谢等。蜜炙黄芪及炮制特征成分均能恢复上述标记物的含量且接近正常组水平，其中蜜炙黄芪组的作用优于单独的黄芪药效物质组，如毛蕊异黄酮苷组，黄芪甲苷组和黄芪皂苷Ⅰ组。网络药理学研究共筛选了 29 个炮制特征成分的潜在作用靶点，其中黄芪甲苷有 7 个，黄芪皂苷Ⅰ有 12 个，毛蕊异黄酮苷有 10 个。这些靶点分别为 MIF、ALDH2、AMH、DNMT1、MAPK14 等。经靶标代谢分析发现，这些靶点与蛋白合成、能量代谢、色氨酸代谢、炎症反应及脂质代谢等有关。表明蜜炙黄芪炮制特征成分具有改善脾气虚证的作用且能通过调节细胞因子的免疫应答来提高脾气虚证大鼠的免疫功能。其作用机制与调控花生四烯酸代谢和甘油磷脂代谢提高机体的免疫功能，调控色氨酸代谢、三羧酸循环和氨基酸代谢促进机体能量供应和蛋白合成有关。

九、对抗氧化作用的影响

1. 酒 酒制能够协同增强药物清除氧自由基的作用。有研究通过将当归不同炮制品与维生素 C 合用，观察其清除氧自由基的作用。结果发现：酒当归对清除氧自由基的协同作用效果最好。而当归及其炮制品与甘露醇联合用于清除氧自由基时，仅生当归与酒当归加入甘露醇后对清除羟自由基有协同作用，甘露醇与当归炭联合应用效果不明显，说明不同炮制品对不同氧自由基的清除敏感性不同。在控制炮制条件的情况下，适当加入维生素 C 或甘露醇等氧自由基清除剂可使当归及其炮制品清除氧自由基的能力提高。通过建立羟自由基（•OH）模型及超氧阴离子自由基（O_2^{-}）模型，对当归抗氧化和清除自由基作用进行研究。结果当归炮制品体外能够抑制超氧阴离子自由基（O_2^{-}）、羟自由基（•OH）和抗脂质过氧化作用，其水提取液与醇提取液均有效，并随浓度增大清除效果增强，呈现良好剂量依赖关系。

2. 醋 醋制可协同增强药物的抗氧化作用。乳香作为一种天然植物具有较好的抗氧化作用，有实验考察了乳香不同炮制品体内抗氧化作用。结果显示，各炮制品均有抗氧化作用，但作用强度不一致，醋炙乳香的抗氧化作用与乳香生品相差不大，但其在保留药效的同时，还有效降低了乳香对胃肠的刺激性作用。研究推测，经醋制后，α- 乳香酸可通过改善氧化应激损伤，提高前列腺素 E_2（PGE_2）与一氧化氮（NO）含量，调节 Nrf2/HO-1 等途径发挥抗氧化和胃保护的功效。

3. 炼蜜和羊奶 两种辅料具有较好的抗疲劳和抗氧化作用。蜂蜜炼制后，5- 羟甲基糠醛含量增加，传统认为其对人体有害，并作为蜂蜜的质控成分。但随着研究的深入，对 5- 羟甲基糠醛的生物活性也有了新的认识。有研究利用羊奶炮制法、冷浸炮制法和蜜制炮制法来制备手掌参样品，通过小鼠的游泳实验和吊网实验来考察三种炮制品不同剂量的抗疲劳作用，同时利用药物对 1,1- 二苯基 -2- 三硝基苯肼（DPPH）自由基和 2,2- 联氮 - 二（3- 乙基 - 苯并噻唑啉 -6- 磺酸）二铵盐（ABTS）自由基的清除作用来考察三种炮制品不同浓度的抗氧化活性。结果发现不同浓度的三种炮制品对 DPPH 自由基和 ABTS 自由基均有清除作用，且表现出浓度依赖性。无论是延长作用还是清除作用，作用效果不同，其中羊奶炮制品作用最佳，其次为蜜制炮制品，且与生品相比具有显著清除自由基作用，表明手掌参有良好的抗疲劳和抗氧化活性，且羊奶炮制法可以很好地保留手掌参的药效成分。

十、对抑菌作用的影响

不同辅料炮制会协同药物产生的抗菌作用各有侧重，同种中药经不同方法炮制后，其抗菌谱会发生变化。有研究表明：何首乌及其不同炮制品（酒蒸品、黑豆蒸品、地黄汁蒸品）对不同细菌均有不同程度的抑制作用。对于卡他奈瑟菌，除酒蒸何首乌无抑制作用外，其他炮制品均有抑制作用；对于金黄色葡萄球菌，生何首乌水煎液作用均比其他炮制品强；对于白色葡萄球菌，黑豆蒸何首乌疗效最好；对白喉杆菌的抑制力，酒蒸何首乌和地黄汁蒸何首乌抑制力最强。另有，体外抑菌试验结果表明，熟大黄与生大黄的抑菌能力相当，对伤寒杆菌、志贺菌属（又称痢疾杆菌）等有很好的抑制作用。与生大黄相比，熟大黄对金黄色葡萄球菌、铜绿假单胞菌抑制作用明显增强。大黄中抗菌的有效成分主要为游离型蒽醌类成分，其中大黄酸、大黄素、芦荟大黄素抗菌效果较好，而大黄酚和大黄素甲醚作用较差。有研究通过体外抑菌试验发现，酒制黄连对金黄色葡萄球菌及白色葡萄球菌的抑制作用最强，抑菌效果优于生品及其他炮制品。此外有研究表明，酒制黄连对沙门菌、链球菌以及大肠埃希菌也有较强的抑制作用，分别是生黄连的 2 倍、4 倍、4 倍。还有研究采用谱效关系分析了黄连不同炮制品中成分的含量变化。结果表明：生姜汁制黄连中盐酸小檗碱、盐酸黄连碱与盐酸药根碱的含量最高，提示生姜汁制黄连可能主要通过增加盐酸小檗碱、盐酸黄连碱与盐酸药根碱的含量来增强黄连的抗菌作用。黄连生品对福氏志贺菌、宋氏志贺菌、金黄色葡萄球菌、白色葡萄球菌的抑制作用较强，而对伤寒杆菌、副伤寒杆菌的抑制作用较弱。

此外，多辅料炮制也能协同增强药物的抗菌功效，如三黄汤为黄连、黄柏、黄芩加水煮至苦味淡去而得的汤。过滤去渣，加入煅炉甘石细粉中搅拌均匀，吸尽后干燥可得到三黄汤制炉甘石。三黄汤制炉甘石可增强清热明目、敛疮收湿的功效。不同的制法抑菌作用不同，研究发现三黄汤淬后水飞的炉甘石抑菌作用要强于三黄汤拌制的炉甘石。

特殊辅料也能协同增强抗菌活性。如苗药了哥王为瑞香科植物南岭荛花的根及根皮，具有抗菌、抗炎镇痛、抗病毒、抗肿瘤等多种作用。有研究对了哥王生品及两种方法炮制后的炮制品的抗菌及抗炎活性进行比较，探讨两种炮制方法对了哥王药效的影响。方法分别以“汗渍法”(即将药材捆在人的腰部，用汗液浸渍药材)、人工汗液炮制法(应用人工汗液浸泡药材)炮制了哥王，制备了哥王生品及两种炮制品浸膏，采用体内及体外抗菌试验观察三种样品的抗菌活性，采用二甲苯致小鼠耳肿胀实验观察其抗炎活性。结果体外抗菌试验结果显示，了哥王生品及两种炮制品对金黄色葡萄球菌及乙型溶血性链球菌均有抗菌作用；两种炮制品的金黄色葡萄球菌最低抑菌浓度(MIC)值较小，生品的最低杀菌浓度(MBC)值较小；对乙型溶血性链球菌的 MIC 与 MBC 值均是人工汗液炮制品最小。体内抗菌试验结果表明：三种样品均能降低金黄色葡萄球菌感染小鼠的死亡率，且三种样品的作用强弱无明显差异。抗炎实验结果表明：三种受试样品均能抑制二甲苯所致的小鼠耳肿胀，各样品抑制作用强度无明显差异。可见，了哥王生品及两种炮制品均具有抗菌及抗炎活性，且三种样品的作用强弱无明显差异。

十一、对抗抑郁作用的影响

姜制对药物的抗抑郁作用影响更强。在对乌天麻不同炮制品的中枢系统行为学药理实验中，通过观察乌天麻炮制品协同戊巴比妥钠对小鼠睡眠的影响，研究其催眠作用，发现乌天麻蒸制品、蒺藜制品、姜制品和酒制品均具有一定的催眠作用。通过强迫游泳实验研究乌天麻不同炮制品的抗抑郁作用，发现除蒸制品低剂量组外，蒺藜子制、酒制和姜制给药组小鼠强迫游泳不动时间均显著减少。通过戊四氮致小鼠惊厥模型实验，研究乌天麻不同炮制品的抗惊厥作用，结果发现蒸制品和蒺藜制品在较高剂量时以及酒制品的不同剂量都能够显著缩短小鼠惊厥持续期。在对乌天麻不同炮制品中的天麻多糖体外抗氧化实验中，乌天麻姜制品在清除 DPPH 自由基、羟自由基和 ABTS 自由基时效果稍好。

特殊辅料鳖血也表现出较强的协同增强药物抗抑郁作用。有实验通过自主活动、悬尾实验和强迫游泳实验并检测脑内 5-HT 及 NE 的含量，比较柴胡不同炮制品对“行为绝望抑郁模型”小鼠的影响。结果表明，鳖血柴胡组能够显著减少两种“行为绝望”模型小鼠的不动时间；改善“行为绝望抑郁模型”小鼠的绝望行为，并增加脑内 5-HT 含量，显示出抗抑郁作用，且抗抑郁作用与剂量水平呈相关性。

十二、对保肝作用的影响

醋制能够协同增强药物保肝的作用。如柴胡具有疏散退热、疏肝解郁、升举阳气、清胆截疟的功效，对柴胡醋制前后的发汗解热作用和急性中毒肝气郁结的治疗作用进行考察，发现柴胡生品和醋制品均具有解热作用，且生品优于醋制品；而对于大鼠急性中毒肝气郁结的治疗作用，则醋制品要优于生品。此外，通过比较陈醋和米醋作为辅料炮制柴胡前后药理作用和毒性作用的研究，发现柴胡醋制的保肝作用优于生品，且毒性减弱，而两种醋制柴胡相比，陈醋制柴胡的作用略优。

鳖血制也具有改善急性肝损伤的作用。有研究提示，鳖血可以增强药物的保肝作用。鳖血柴胡与生品柴胡相比，能够增强保肝作用，其增效机制与鳖血柴胡能够显著改善 CCl_4 致急性肝损伤大鼠血清中GOT、GPT、LDH、TBA的增高水平有关。

十三、对抗高血压作用的影响

猪心血具有一定的协同降血压作用。如丹参采用猪心血炮制，就是具有地方特色的炮制品种，临床常用于治疗脑缺血引起的心神不宁、心悸怔忡及痰迷心窍等症，对于心脑血管疾病具有显著疗效。有研究通过对猪血蛋白体外酶解模拟体内代谢，获得抑制血管紧张素转换酶（ACE）活性的降血压活性肽，并对自发性高血压大鼠进行体内抗高血压活性的测定，为猪血抗高血压功效的物质基础研究提供科学依据。由此可见，猪血不仅含有维生素和铁等补血成分，而且其丰富的猪血红蛋白和血浆蛋白能通过胃蛋白酶酶解成为具有治疗心脑血管疾病的活性肽。

十四、对活血化瘀作用的影响

酒炒制具有协同增强活血化瘀的功效。研究发现，出血时间的长短与毛细血管功能、组织收缩力、组织因子、血小板的数量和功能、纤溶等因素有关。凝血时间的长短主要与各种凝血因子的含量和功能作用有关。丹参及其炮制品的水煎液能明显延长出血时间及凝血时间，且炮制后作用更强，说明丹参黄酒炮制后其活血化瘀作用更强。为探讨炮制工艺（白酒与黄酒炮制）对丹参、大黄活血祛瘀作用的影响，采用肾上腺素致怒及寒冷造成大鼠血瘀模型，比较丹参、大黄的炮制品对血液流变学指标及对血小板功能、抗凝血指标的影响。结果表明丹参各炮制品均有明显的活血作用，酒制大黄、生大黄与白酒都有一定的作用，但生大黄与白酒作用较弱，结果表明丹参、大黄以酒制后药效学活血化瘀作用明显加强。此外，柴胡、酒柴胡药效学比较研究采用盐酸肾上腺素致大鼠急性血瘀模型，以血液流变学和凝血四项为检测指标，评价酒炙前后柴胡饮片对血瘀大鼠的活血化瘀作用，结果表明：不同剂量的柴胡和酒柴胡对血瘀证模型大鼠的血液流变学指标和凝血四项指标有不同程度改善作用，且相同剂量下酒炙品较生品药效显著，与“酒炙增强其行血通经作用”理论一致。有学者对生水蛭、酒炙水蛭、酒火炙水蛭样品的安全性进行考察，给予最大给药量时，实验小鼠未见异常。通过比较生水蛭、烫水蛭水提取物、甲醇提取物的抗凝血效果发现，生水蛭甲醇提取液的抗凝血效果优于烫水蛭甲醇提取液，甲醇提取液抗凝血效果优于水煎液。

除了酒炒制，酒蒸制也具有较好的协同增强活血作用，采用皮下注射盐酸肾上腺素附加冰水浴构建大鼠急性血瘀模型，比较了生、熟大黄对急性血瘀模型大鼠血液流变性的影响。结果发现，生、熟大黄对急性血瘀模型大鼠的血液流变学的各项指标均有所改变，其中熟大黄低剂量可下调血浆黏度，高剂量可延长凝血酶原时间（PT）和凝血酶时间（TT）。有多种实验采用相同模型研究证实，熟大黄的活血化瘀作用强于生大黄，熟大黄可明显降低血小板黏附和聚集作用。还有实验采用高分子右旋糖酐复制大鼠血瘀模型，比较了生、熟大黄对血瘀大鼠血液流变性的影响。熟大黄与等剂量生大黄组相比较，其血液流变学的各项指标均有所不同，其中熟大黄低剂量组全血黏度与生大黄低剂量组相比较有极显著性差异。此外，采用皮下注射盐酸肾上腺素、灌胃热性中药的方法，建立大鼠的热结血瘀模型，比较生、熟大黄对热结血瘀模型大鼠血液流变学的影响。结果发现，熟大黄各项指标与等剂量的生大黄组相比较均有所改变，其中熟大黄高剂量组全血黏度、红细胞刚性指数、变形指数与生大黄高剂量组相比较有显著性差异。熟大黄活血化瘀作用增强的机制可能为熟大黄中大黄素含量增加，减弱人体血小板的凝集功能，人体组织液通过渗透作用向血管内流动，使血液稀释，血容量增加、血液凝聚状态降低、纤维酶活性增强，可促进血管畅通。比较生大黄、熟大黄、酒大黄和大黄炭的活血化瘀作用，结果除大黄炭组外，其余炮制品均显示出一定的活血作用。

醋制同样有协同活血的功效。有研究探讨了莪术醋制后的活血作用变化，发现莪术醋制后能明显降低血小板黏附率、降低全血黏度（WBV），说明莪术醋制后活血作用增强。醋制艾叶能缩短小鼠出血时间。五灵脂经醋炙后可增强其散瘀止血的功效，酒炙可增强其活血止痛的作用。将乳香生品、清炒品与醋制品制成煎剂、散剂和混悬剂，以小鼠足爪的外伤肿胀度为指标，观察了不同剂型、炮制品的乳香对外伤致血瘀模型的药效影响。结果显示，3 种剂型、3 种炮制品对外伤引起的血瘀肿胀均有显著或非常显著的消除作用。各剂型的药效相近，各剂量组之间的药效差异无统计学意义，提示乳香入煎剂的用法具有合理性。乳香还能降低血小板黏附性，具有活血化瘀作用。还有实验采用体外血小板黏附率测定法测定血小板黏附性，探讨乳香及醋制品对动物血小板黏附性的影响。结果显示乳香经醋制后，活血化瘀作用更进一步增强，提示乳香生用活血、醋制祛瘀具有一定科学道理，故在临床使用乳香治疗血瘀痛经等疾病时，应该考虑使用乳香醋制品，以发挥更好的临床疗效。血瘀证的血液流变学一般会出现血液“凝、黏、浓、聚”的改变，研究表明 β- 乳香酸能显著改善血瘀证大鼠血液流变学异常，并保护其血管内皮功能，进一步证实了乳香活血行血祛瘀功效。

十五、对调节代谢作用的影响

盐制和姜制等辅料炮制具有一定的调节代谢作用。有研究以药效学指标比较黄柏不同炮制品的药性变化，以研究炮制机制。通过比较黄柏与其炮制品对 2,4- 二硝基苯酚所致热证大鼠血浆中的代谢物质[乳酸（LA）、丙酮酸（PA）、甘油三酯（TG）]、细胞炎症因子（IL-6、IL-8、肿瘤坏死因子）、环核苷酸[环磷酸腺苷（cAMP）、环磷酸鸟苷（cGMP）、cAMP/cGMP 比值]的影响来判定黄柏寒性变化以及黄柏的炮制机制。结果发现：生黄柏和盐黄柏都可以有效升高 2,4- 二硝基苯酚所致热证大鼠血浆中 TG、cGMP 的量，降低大鼠血浆中 LA、PA、IL-6、IL-8、TNF-α、cAMP 的量及 cAMP/cGMP 比值。盐黄柏较黄柏作用更加显著，存在明显差异，黄柏盐炙后寒性增强。研究补骨脂盐炙前后对去势大鼠骨代谢的影响，取血清检测血钙（Ca）、血磷（P）和碱性磷酸酶（ALP），结果认为补骨脂盐炙后，在一定剂量条件下，能增加血清 Ca 含量，影响骨吸收与代谢，有利于骨质疏松的治疗。另有通过代谢组学方法研究发现，姜制黄连组大鼠血样中 5 种氨基酸的含量呈增加趋势，表明姜制黄连对大鼠氨基酸能量代谢的能力强于生黄连。

十六、对温肾壮阳作用的影响

盐炙法能增强药物的温肾壮阳作用。采用氢化可的松造成小鼠肾阳虚模型，分别灌胃给予补骨脂生品、水炙品及盐炙品的醇水双提取物，然后解剖小鼠，取脾、肾、睾丸称重做比较。结果表明：补骨脂盐炙组能提高肾阳虚小鼠脾脏、睾丸、胸腺指数，与生品组和模型组相比均有显著差异，补骨脂盐炙品增加小鼠睾丸和包皮腺重量的能力是生品的 2 倍，可见盐炙补骨脂对肾阳虚小鼠的胸腺、睾丸、脾脏指数提高作用明显，能缓解小鼠肾阳虚相关症状，与中医临床认识相符。同时，发现与生品和水炙品相比，补骨脂盐炙后能降低小鼠血 cAMP/cGMP 比值，对抗氢化可的松所致免疫抑制，提高免疫效应方面，对肾阳虚有一定治疗作用，证明盐对补骨脂温肾壮阳的药效有辅助作用。

十七、对泻下作用的影响

辅料炮制可以缓和药物的峻泻作用。如大黄是我国临床常用中药之一，泻下攻积为其主要药效，泻下的主要成分为番泻苷 A。生大黄中结合型蒽醌含量显著高于熟大黄，泻下作用远超熟大黄。经研究证明，熟大黄的泻下作用比生大黄降低 95% 左右，熟大黄的致泻效价则仅为生大黄的 56%。研究证实，生大黄的泻下能力最强，熟大黄的泻下作用最弱；大黄的煎煮时间过长，其泻下成分被破坏，导致泻下作用减弱，而熟大黄的主要成分为鞣质，鞣质有止泻作用。因此，熟大黄与生大黄相比，泻下作用缓和。利用热性中药结合肠蠕动抑制剂洛哌丁胺并限制饮水，建立热结便秘大鼠模型，应用实时荧光定量聚合酶链反应（real-time fluorescence quantitative PCR）检测生大黄和熟大黄对该模型大鼠结肠 c-kit mRNA 表达的影响。结果表明：大黄各炮制品能对抗造模引起的大鼠结肠 c-kit mRNA 表达的降低，生大黄组比熟大黄组作用明显，但两者之间差异不显著，这可能是大黄治疗热结便秘及各炮制品作用强度不同的机制之一。采用热结便秘大鼠，比较生、熟大黄的泻下作用差异，结果发现生大黄的泻下指数明显高于熟大黄，在胃肠激素和肠神经递质调控作用方面，二者具有明显差异，这可能是大黄生泻熟缓的作用机制之一。

第二节　固体辅料对中药药效的影响

中药采用辅料炮制最早的文字记录是在医书《五十二病方》中，明代《本草蒙筌》一书中首次将辅料的炮制准则进行了系统的归纳总结。目前，使用最为频繁的固体辅料炮制药物有四十多种。

固体辅料对药物的药效同样产生不同的影响。如以砂烫含生物碱类的中药，由于生物碱的抗热性能不一样，一些生物碱在较高温度作用下，会发生分解，从而实现解除毒性，增加药效的目标。马钱子用热砂烫后，马钱子碱和士的宁转变为毒性较小的异构化物及氮氧化物，在降低毒性的同时，保留其药效。再如，对挥发油的影响，辅料麦麸炒或者是煨制，可使药物中挥发油含量降低或者种类发生改变。如苍术等药物经过麦麸翻炒炮制后，挥发油含量下降，可以减缓其燥热药性；枳壳、枳实经由麦麸翻炒炮制后，同样具有缓和峻烈的特性；麦麸热煨豆蔻可以减少豆蔻的刺激作用。此外，辅料豆腐由于具有沉淀和吸附等特性，能够很好地吸收药物本身杂质，达到减少药物本身的毒性的目的。如藤黄经过与豆腐炖煮炮制后，药物中的树脂类有效成分的溶解性显著增强，减轻药物的毒副作用，便于药物调制等。由此可见，固体辅料尽管主要起到炮制中间介质的作用，但炮制药物时可以使其受热均匀，更好地达到炮制要求，与此同时，对中药的药效仍然会产生一定的影响。

一、对调节保护胃肠道作用的影响

1. 麦麸 性味甘淡，具有健脾和中的功效。而麸炒制药物，可在某种程度上降低药物寒性或燥性，协同增强药物功效，驱除不良气味并使药物传热均匀。麸炒在临床上应用广泛。

枳壳经麸炒后可将其大量挥发油以及黄酮成分得以吸收保留，增强药物功效并降低对胃肠道刺激的不良反应。

有研究通过整体动物实验、离体器官实验及激素水平和蛋白表达水平实验，全面系统地考察了木香生品、麸煨品的2个活性单体木香烃内酯和去氢木香内酯对胃肠平滑肌的影响及作用机制；并结合麸煨前后化学成分的变化研究，探讨木香生用理气，煨熟止泻的作用机制，从而解析了木香的炮制原理。木香生品中的木香烃内酯和去氢木香内酯含量比值较大，理气作用强；麸煨后，两者含量比值降低，止泻作用增强。还有研究考察了木香、麦麸制木香的水煎液和挥发油对大鼠胃黏膜急性损伤模型的影响，以考察木香及其麸制品对胃肠功能的影响。结果发现木香生品及其麸制品的挥发油均可显著降低盐酸-乙醇所致大鼠胃黏膜溃疡指数，而且木香麸煨品的高剂量挥发油对大鼠胃黏膜损伤保护作用强于生品。木香麸制前后对盐酸-乙醇所致胃黏膜损伤大鼠的胃泌素分泌量影响不一，只有木香生品有增加胃泌素含量作用，说明木香麸煨后确实对大鼠胃黏膜损伤有保护增强作用。

又有研究以湿阻中焦证大鼠为模型，探讨苍术炮制前后水提取物药效变化，从药效变化的角度探讨苍术的炮制机制。结果与生品相比，麸炒苍术的水提取物能明显增强模型大鼠小肠推进率、提高血清胃泌素水平，提示苍术麸炒以后能增强健脾和胃作用；模型大鼠尿量增加和尿AQP2含量降低，麸炒苍术后降低尿量，提高尿AQP2含量，提示苍术麸炒后燥性得以缓和。

白术已被证实对胃肠功能具有双向调节作用，往往在胃肠功能正常或低下时能促进胃肠运动，而在脾虚泄泻或胃肠功能亢进时则呈抑制作用。有实验采用豚鼠离体肠肌实验，经张力换能器和生物信号采集系统，用炮制前后的白术醇提取物，分别刺激离体肠肌和经1.0μg/ml乙酰胆碱预处理的离体肠肌，测量肠肌的肌张力变化，观察炮制前后白术对离体肠肌张力及幅度的变化，并与阿托品的作用进行比较。结果发现，生白术醇提取物及麸炒白术醇提取物一定浓度范围内对离体肠肌具有抑制作用，且麸炒后抑制作用增强，抑制率为76.5%；生白术醇提取物及麸炒白术醇提取物对乙酰胆碱所致的肠肌兴奋具有显著的抑制作用，麸炒后作用较生品增强，抑制率为49.3%，表明白术醇提取物对肠肌具有抑制作用，麸炒炮制后抑制作用增强。

有研究对比了泽泻炮制前后对大鼠胃泌素含量以及十二指肠Na^+-K^+-ATP酶活性的影响，探讨泽泻炮制前后健脾作用的变化。采用离体器官实验法，以大鼠离体十二指肠平滑肌的收缩幅度、相对张力及收缩频率为指标，观察在克氏液中泽泻炮制前后提取液对大鼠离体十二指肠平滑肌的影响。结果发现，泽泻麸制品高剂量组中血清胃泌素含量明显高于相同剂量生品组；麸制品高剂量组Na^+-K^+-ATP酶含量明显高于相同剂量生品组；生品和麸制品在高浓度时，对大鼠离体十二指肠收缩振幅及相对张力都有增强，表明泽泻能增加大鼠血清胃泌素含量、提高十二指肠 Na^+-K^+-ATP 酶活性，以及大鼠离体十二指肠肠管的运动功能，且呈剂量依赖关系，炮制后作用增强。

2. 土 以土炒制药物对胃肠道也具有较好的调节作用。通过药效学、化学、药动学等方面，对土炒增强白术健脾止泻作用的炮制原理进行了系统研究，阐明了土炒炮制的科学性。基于土炒传统要求需在药物表面挂土，土可与饮片煎剂一同进入体内的特点，提出研究假说“土除了可在体外对药物成分变化产生影响，也可在体内产生作用而达到增效目的”。研究采用血药浓度法，对白术土炒前后水煎液中活性成分白术内酯Ⅲ在大鼠体内的吸收代谢情况进行了初步比较研究。结果发现，白术内酯Ⅲ为一级吸收的二室模型，与生品、清炒品、单体给药组相比，在土炒水煎液中其 AUC、C_{max} 有增大趋势，t_{max} 明显延迟，提示辅料进入机体后可对有效成分的吸收代谢等产生影响。

白扁豆经土炒炮制后，对小鼠的胃排空和小肠推进也具有显著抑制作用，并且可以恢复脾虚泄泻小鼠胃肠激素水平，使其趋于正常值，土炒后健脾止泻作用增强。通过动物实验观察不同中药炮制品组成的参苓白术散及党参代人参组成的参苓白术散的药效时，采用正常动物、脾虚模型动物，研究比较白术、山药等药物不同炮制品组方的参苓白术散对小鼠小肠推进率、腹泻指数、脾虚指数和 RBC-C3b-RR、RBC-IC-R、血清淀粉酶和 D- 木糖的变化的影响。结果发现，由人参、白术、山药生品组方的参苓白术散组可极显著性提高 RBC-C3b-RR 及降低 RBC-IC-R；由党参代人参与白术、山药土炒品组成的参苓白术散能极显著性降低脾虚小鼠的腹泻指数及提高脾虚小鼠的脾虚指数；由党参代人参与白术、山药的麸炒品组成的参苓白术散能极显著性提高脾虚小鼠血清淀粉酶和 D- 木糖的含量，阳性对照的蒙脱石散组对上述免疫指标则没有显著影响，提示蒙脱石散虽有止泻作用，但并没有提高脾虚小鼠免疫功能的作用。参苓白术散在临床上治疗脾虚泄泻引起的腹泻便溏、纳呆，组方时白术、山药应用土炒品；治疗脾胃不和、食少胀满、运化失常时，白术、山药应用麸炒品，治疗提高机体免疫力时，白术、山药应用生品。并确证参苓白术散用于补脾健胃和健脾止泻时，在组方时，可以用党参代替人参。

3. 河砂 砂烫法可以协同增强部分药物对胃肠的影响。实验通过观察不同剂量的鸡内金生品和砂烫品对正常小鼠胃排空及小肠推进的影响，对鸡内金生品及砂烫品促进胃肠运动功能进行研究。结果表明，鸡内金生品与砂烫品均能增加正常小鼠的小肠推进率，有促进肠蠕动作用，且砂烫品促进肠蠕动作用强于生品。另有实验采用连续灌胃、禁食、解剖、结扎取胃液的方法，研究鸡内金生品与传统砂炒法、焯法处理加砂烫法（新法）等不同炮制品水煎液对大鼠胃液及胃蛋白酶的影响，结果表明，在对大鼠胃液量的影响方面，各药物组的胃液量均显著增加；在对游离酸的影响方面，新法生品（仅焯法处理）与新法炒品（焯法处理加砂烫法）两组能使大鼠胃游离酸浓度增加非常显著，《中国药典》生品与炒品组之间则无显著性差异；《中国药典》生品组对胃蛋白酶活性无明显影响，《中国药典》炒品、新法生品、新法炒品组则能显著增加大鼠胃蛋白酶活性，且各药物组均能显著增加大鼠胃蛋白酶排出量，其中《中国药典》炒品、新法生品、新法炒品的影响显著，结果显示鸡内金不同炮制品对大鼠胃液量与胃蛋白酶活性的影响与鸡内金消食化积的传统功效相一致。鸡内金各种炮制品均能不同程度地减少小肠推进率，新法炮制所得生品对小肠推进率的影响最大，但新法炮制生品组却与空白组极为接近，且与《中国药典》法生品组和两种炒制品组均明显不同，其机制尚不明确。

除麦麸、土、河砂外，滑石粉味甘、淡，性寒，有利水通淋之功，因此有学者提出，用滑石粉炒鸡内金，也可能会对胃肠道产生影响，起到化坚消食、利水的作用，用于泌尿系结石、胆结石、小儿消化不良而致的腹泻等症。

二、对止血作用的影响

1. 河砂 砂烫可能会影响药物止血作用。通过对狗脊及其炮制品和狗脊毛的镇痛、止血作用研究发现，狗脊毛和低剂量狗脊生品、砂烫品镇痛作用不明显，高剂量狗脊生品、砂烫品镇痛作用显著，且砂烫品的镇痛作用强于生品。止血实验结果表明，狗脊和狗脊毛未见有止血作用。相反，除低剂量生品外，各样品液均显著延长出血时间或凝血时间。结果说明了生品、砂烫品和狗脊毛内服具有不同程度的活血作用，其中砂烫品的活血作用最强，同时也表明了历来传统用于外伤止血的狗脊毛，其止血的作用机制应该是物理作用，内服则显示有活血作用趋势，提示砂烫狗脊可以增强其镇痛、活血作用，而经炮制后分离的狗脊毛可外用止血。

研究表明，狗脊毛茸对瘢痕组织及拔牙等外伤性出血有较好止血作用，且效果较吸收性明胶海绵迅速。同时，狗脊毛茸似乎可以被组织逐渐消化吸收，其还具有升高血小板数量的作用。经对兔、犬实验证明，狗脊毛茸对瘢痕组织的止血原理是物理作用，毛茸粉的止血效果更好，提示若以毛茸进行止血治疗时，应通过炮制将其粉碎成粉。

此外，有研究报道，用砂烫艾叶同样能缩短小鼠出血时间，止血作用与生艾叶比较，作用明显。

2. 滑石粉和蛤粉 滑石粉炒和蛤粉炒能协同增强止血功效。研究表明，滑石粉炒阿胶能增强阿胶收敛止血和生新血的作用。有研究以小鼠出血时间与凝血时间为指标，比较生品、蛤粉炒、蒲黄炒、蒲黄烘、烘法、微波法、真空法所得炮制品的止血作用差异。结果发现，阿胶 6 种炮制品均有明显的止血作用，与空白组比较有显著或极显著性差异，其中蛤粉炒止血作用最强，其次是真空法、蒲黄烘、微波法、烘阿胶，蒲黄炒止血作用较弱，生阿胶止血作用最低。真空法与蛤粉炒阿胶的止血作用与宫血宁相当，无显著性差异，由此得出结论认为，因蛤粉炒阿胶出血时间与凝血时间最短，阿胶最佳炮制方法仍然是传统的蛤粉炒制。

3. 蒲黄 蒲黄为香蒲科植物水烛香蒲、东方香蒲或同属植物的干燥花粉，味甘性平，具有止血、化瘀、通淋功能。用蒲黄炒阿胶可借蒲黄活血化瘀、止血而不留瘀的作用增强阿胶的滋阴补血止血之功，有利于阿胶补血功能的发挥。临床常用于崩漏、咯血、吐血等出血证的初期，疗效较佳。

三、对镇痛作用的影响

小鼠扭体法、热板法镇痛实验表明，与生品相比，豆腐和姜矾制关白附对醋酸引起的疼痛有更强的镇痛作用，而对热板引起的疼痛作用则不明显。

四、对平喘作用的影响

有研究发现经过炮制后，广地龙的肌苷含量有所降低，但是地龙在经过酒制、醋制和蛤粉制后，次黄嘌呤含量都有明显的升高。其中蛤粉制的次黄嘌呤含量最高，其次是黄酒制、白酒制、醋制，净制生品效果不及蛤粉制地龙。此实验为地龙经蛤粉炮制可增强平喘疗效提供重要依据，且有证据显示蛤粉制地龙中的核苷酸含量高。

五、对抗炎作用的影响

不同辅料炒可以协同增强药物抗炎作用。采用耳肿胀模型观察吴茱萸不同炮制品的抗炎作用的研究表明，甘草制吴茱萸、炒吴茱萸、砂烫吴茱萸和砂烫盐炙吴茱萸均有抗炎作用，但以砂烫吴茱萸组和砂烫盐炙吴茱萸组的抗炎作用最强。

辅料明矾可以通过降低天南星科药物的毒性反应而起到抗炎作用。天南星科中药半夏、掌叶半夏、天南星和白附子均具有强烈的促炎毒性，故临床上常采用白矾水浸泡或生姜加白矾加热煮制的方法进行炮制以降低毒性。有研究采用此方法炮制四种有毒中药，研究对引起炎症的凝集素蛋白进行考察。采用免疫印迹（Western blot）法半定量测定半夏、掌叶半夏、天南星、白附子及其不同炮制品中凝集素蛋白的含量。采用生姜汁、白矾水、加热煮制的方法分别炮制四种有毒中药的凝集素蛋白，考察不同炮制方法对四种凝集素蛋白含量的影响；用 SDS-PAGE 法结合银染技术鉴定四种凝集素经炮制后的蛋白沉淀；采用 MALDI-TOF 检测不同炮制方法对四种凝集素蛋白一级结构的影响。

结果表明，生掌叶半夏、生半夏、生天南星和生白附子中各凝集素蛋白的含量依次减少，白矾炮制后的清半夏中半夏凝集素的含量更低，而姜半夏、制天南星和制白附子中均未检测到活性凝集素蛋白。加热煮制能够导致四种活性凝集素含量大大降低，白矾水浸泡同样降低四种活性凝集素蛋白的含量，而生姜汁浸泡对活性凝集素蛋白的含量基本无影响。SDS-PAGE 法结合银染技术以及 MALDI-TOF 结果显示，采用白矾水浸泡以及单独加热煮制的方法进行炮制，可导致凝集素蛋白变性同时发生降解，从而导致具有活性的凝集素蛋白的含量显著降低。

研究结果说明，炮制工艺和辅料中以白矾水浸泡和加热煮制这四种有毒中药可降低其毒性，但单独采用生姜汁浸泡无显著降毒作用。这就是采用白矾水浸泡和生姜加白矾煮制的工艺能够一直沿用至今，而单独姜浸炮制工艺已被淘汰的原因。

四种有毒中药块茎中的毒针晶可刺入机体组织，针晶及块茎中的凝集素蛋白可随针晶进入组织，与组织巨噬细胞膜上的 TNFR1、TLR4 受体结合，诱导氧化应激，并激活下游 MAPK、NF-κB 及 NLRP3 信号通路，导致炎症因子大量释放，并进一步促发炎症级联反应，导致强烈的炎症刺激性毒性。

可见复制法炮制解毒的机制在于，白矾可破坏四种有毒中药中针晶的结构，同时辅料白矾以及加热煮制的方法能够导致凝集素蛋白变性或降解，从而显著降低中药的刺激性、毒性。单独以生姜汁浸泡不能破坏凝集素蛋白，而生姜加上白矾煮制的炮制作用机制的关键是白矾和加热的共同作用。

六、对抑菌作用的影响

辅料炮制可影响药物的抑菌作用，有研究比较了苍术及其炮制品的抗溃疡活性，结果发现，苍术与麸炒苍术对胃溃疡均有一定的治疗作用，但麸炒苍术较苍术显著减轻了对胃组织的损伤作用，证明苍术经辅料麦麸炮制后，抑菌作用得到增强。

七、对调节代谢作用的影响

炮制对调节代谢产生影响，如麸煨肉豆蔻可以通过调节机体糖代谢、氨基酸及脂肪代谢、能量代谢，调节肠道菌群等来提高治疗效果，表明麦麸在一定程度上影响了肉豆蔻的代谢调节作用。

第七章 辅料炮制对中医临床疗效的影响

中医诊病的特点是辨证施治、整体观，中医临证用药的特点是炮制、复方入药。中医重视人体本身的统一性、完整性及其与自然界的相互关系，同时也非常重视患者的个体差异。辨证施治又是中医工作的基本法则，从诊断到治疗的整个过程中，都要考虑人体阴阳的盛衰，气血及脏腑的寒热虚实，气候、环境及生活起居对人体的影响。因此，治疗原则、遣方用药都必须根据这些情况，并针对患者的具体病证做出正确决定。而药物经过炮制加工后，可调整药性，引导药性直达病所，使其升降有序，补泻调畅，解毒纠偏，促进药物综合疗效的发挥，对于中医临床疗效具有重要影响作用。

中药用辅料炮制起源甚早，在中药炮制过程中加入不同性味的辅料进行炮制，利用辅料的性味相辅或相制药物的性味，从而使炮制的药物能够达到调整药性，引药入经而影响药物作用趋向，增强临床疗效的目的。早在春秋战国时期的《五十二病方》，就有酒浸渍的记载，后辅料种类逐渐增多，但较系统地阐述辅料作用的首推明代陈嘉谟的《本草蒙筌》："酒制升提，姜制发散，入盐走肾脏，仍使软坚，用醋注肝经，且资住痛。童便制，除劣性降下；米泔制，去燥性和中，乳制滋润回枯，助生阴血；蜜制甘缓难化，增益元阳。陈壁土制，窃真气骤补中焦，麦麸皮制，抑酷性勿伤上膈。"系统总结了炮制辅料对中医临床疗效的影响。清代张仲岩的《修事指南》在论述辅料的炮制作用时在辅料种类上有所增加，并在炮制理论上有所发挥。

中医使用的中药基本上都是炮制后的饮片，中药在临床应用前，均须炮制。炮制对提高临床疗效具有重要的作用，如何首乌，生品苦泄，性兼发散，且能润肠通便，故治肠燥便秘，解毒疗疮须生用；而用于补肝肾、益精血时，须将生首乌制成熟首乌，制首乌其性甘温而涩，纯补无散，尤其适用于脾胃虚弱者，以免因滑泻作用导致未补其虚、先伤其正，同时增强其补肝肾的作用。中药经过炮制，可以更好地适应临床用药，既可以纠正药物过偏之性，如栀子苦寒之性很强，经用辛温的姜汁炮制过后，苦寒之性降低，避免其伤及脾胃；又可以使中药的性味得到增强，如用辛热的酒来炮制仙茅，可以增强仙茅温肾壮阳的作用；还可以改变药物性味，扩大药物的用途，如生地黄甘寒，能够清热凉血、养阴生津，制成熟地黄后，变为甘温以滋阴补血；药物的作用趋向也会发生改变，如生黄柏，性沉降主清下焦湿热，酒制过后，借助酒的甘、辛，温的升浮之性，能清上焦热邪；更可以降低药物的毒副作用，毒性药物经过炮制之后，毒性成分结构发生变化，毒性成分含量降低，从而降低毒性；药物加入辅料炮制后，还可以改变归经，引导药力直达病所，更好地发挥中药的临床疗效。每个炮制品都具有各自的作用特点，在遣方用药时要根据不同病症，选用恰当的炮制品，才能达到理想的疗效。

由于中药成分复杂，常常是一药多效，同时对多个脏腑、经络起作用，但患者通常并非各个部位都发生病变，故治病时不应利用药物的所有作用，而是根据病情有所选择，或用其性，或用其味，或气味并用。临床用药时通常嫌其药物作用分散，甚至对未病变部位产生不良反应。所以为了使药物集中在病变部位发挥疗效，常常加入辅料炮制，使其对病变部位的作用增强，而对无关部位的作用减弱。这样既能突出药效对主脏主腑的治疗作用，又不至于影响其他无关的脏腑。炮制可对药物原有的性能予以取舍，权衡损益，使药物的某些作用突出，某些作用减弱，充分发挥药物的治疗作用，避免不利因素，力求符合疾病的实际治疗要求。如柴胡具有和解表里、疏肝止痛、升举阳气等多种作用，不同处方中应用其不同功能。在现代科学技术环境下，国内外中医药界学者围绕炮制辅料对中药药性、药效、化学成分的影响进行了系列基础研究。在炮制辅料对药物化学成分影响方面，研究发现中药经过加热、水浸以及酒浸、醋浸、药汁浸等辅料炮制处理后，化学成分的性质发生了不同程度的变化，进而影响中药的临床治疗效果。对于有效成分为生物碱的药物来说，炮制时应该尽量减少损失，提高有效成分的溶出率，如止痛要药延胡索，以生物碱为主要有效成分，醋制后其生物碱的溶出率较生品高出近一倍，镇痛效果大大提高；一些药物所含的有效成分生物碱不耐热且易溶于水，炮制时应不加热或少加热，或者尽量避免与水的接触，以免有效成分的损失；而针对一些毒性生物碱，则常采用水漂、加热等处理方法，使毒性成分含量降低或者结构发生改变，以降低毒性保证药物的安全，如回阳救逆要药附子，其有效成分为生物碱，可是其生品所含的双酯型生物碱有很强的心脏毒性，经加热等炮制处理后水解形成毒性较小的乌头原碱或乌头次碱，临床上使用附子炮制品在保证药效的同时减少了毒性和不良反应；有些药物的不同药用部位含有的生物碱活性不同，应该区分不同的药用部位，如麻黄茎和麻黄根都源于麻黄，源于同一植物，经过净选加工处理后得不同药用部位，麻黄茎中主含麻黄碱和伪麻黄碱，能够升高血压；而麻黄根中含有的麻根碱则降低血压，临床应用时应该注意区分。在炮制辅料对药性影响方面，中药药性与炮制辅料之间的关系甚为密切，可借助辅料的协同、调节作用，使药物的固有性能得到改善，充分发挥治疗效果，而这往往需通过药物与辅料共同加热而达到。有学者在现代炮制药理学研究的指导下，对中药“生熟异用”炮制理论体系中的“生泻熟补”“生升熟降”“生峻熟缓”等理论进行了系统的阐述，文中重点阐释了与临床用药关系密切的四大中药传统炮制理论，以酒、醋、食盐水、姜汁、蜂蜜、甘草汁、吴茱萸汁、羊脂油、土、麦麸、米等辅料对药物的影响作为实例，加强了临床医师对辅料炮制药物作用特点以及临床应用的深刻认识，为临床合理选择炮制品种提供科学依据。

第一节　液体辅料对中医临床疗效的影响

液体辅料作为中药炮制中较广泛使用辅料的重要类别，其来源可追溯到春秋战国时期。

液体辅料以增强疗效为主，从增强疗效而言，液体辅料较固体辅料更为突出，因液体辅料本身就有一定的功效，共同加热使药物增加了辅料的作用。

如酒具有辛热行散的作用，可缓和药物的苦寒之性，免伤脾胃，使其寒而不滞，更好发挥清热泻火的作用。如大黄，酒炙后引药上行，清上焦实热，还可缓和泻下时腹痛之弊；活血药经酒炙后可增强活血通络的作用，使其力速，适用于瘀滞肿痛较剧的病症，如酒乳香、酒五灵脂等；酒又能宣行药势，降低滋补的滞腻之性，使其滞而不腻，如酒蒸熟地黄等，能更好也发挥滋阴补血作用。

辅料醋味酸苦，性温，具有散瘀止痛的作用，与药物相须炮制可以引药入肝经血分，增强散瘀止痛、疏肝行气的功效，《本草汇言》载“凡诸药宜入肝者，须以醋拌炒制，应病如神”，如香附为理气药，具有理气解郁，调经止痛的功效，经醋制后，可增强行气止痛的作用，使其作用缓和而持久，适用于血脉瘀滞而致的出血证或瘀滞经痛等证。

盐味咸寒，具有强筋骨，软坚散结等功效，盐味咸，咸能引药入肾，对温肾药而言，利用咸味的辅助，使气厚之药得到味的配合，达到增强其补肾作用，又可缓和燥性，如韭菜子盐炙，可避免辛散温燥而伤阴，又可下行入肾增强补肾纳气的作用。滋阴泄热药用盐制则可加速其下行，增强滋阴降火之力，如盐知母。

姜制能抑制药物寒性，增强化痰止咳的作用，还可起到解毒作用，如姜制半夏。厚朴姜制后，可缓和毒性，消除对咽喉的刺激性；姜制竹茹可增强化痰止呕的作用。

蜜炙可增强药物润肺止咳和补益中气的作用，并可消除药物的过偏之性，如麻黄蜜炙后可消除其过于辛温发散作用，马兜铃蜜炙可消除苦劣之性，增强润肺止咳的作用，蜜炙黄芪增强补中益气的作用。

此外，还可用药汁互制，以发挥辅料与主药的综合疗效，满足临床用药的需要。如黑豆汁制何首乌，增强补肝肾作用；吴茱萸制黄连，利用气味相制的原理，使黄连寒而不滞，专于清肝胆郁火，本身亦是左金丸的寒热配伍形式，以治肝火犯胃的呕吐吞酸，是由于肝有火，胃也热，单用黄连苦寒治热，难以兼顾肝胃，故重用黄连，配少量吴茱萸（6∶1），意义在于以黄连苦寒泻火为主，少佐吴茱萸辛热，用热药反佐以制黄连之寒；且吴茱萸辛热，能入肝降逆，以使肝胃和调；用甘草汁炮制药物能缓和药性、降低药物毒性，常用甘草汁制的药物有半夏、远志等。

其他液体辅料还有黑豆汁、胆汁、麻油等，应根据临床用药需求来选用。

一、常用液体辅料的影响

（一）酒对临床疗效的影响

炮制辅料用酒以黄酒为主，浸制法亦可使用白酒。酒制有助于药物中有效成分的溶出，以增强疗效，如酒制当归增强活血化瘀的作用；酒制续断增强祛风通络的作用等；酒制黄连、酒制黄芩、酒制大黄，可缓和药物苦寒之性，防止临床应用时苦寒败胃等；动物类药有腥膻气味，酒制还能够矫臭矫味，如酒制乌梢蛇，更适合临床病患的服用等。

传统中药炮制理论认为：药物酒制后有升提的作用，是中药炮制的经典理论之一。酒制中药历史悠久，早在《五十二病方》中就有酒制丸、酒送服的记载。从古至今，用酒炮制中药，是中药炮制的重要方法之一，引药上行是酒炙法主要目的之一。临床上常用的一些苦寒药，如大黄、黄连、黄芩、黄柏，性本沉降下行，多用于清中、下焦湿热，酒炙后可借酒的升提之力引药上行，以清上焦邪热。关于酒炙方法与炮制目的在历代有不少记载，如李杲在《用药法象》中说：“黄芩、黄连、黄柏、知母，病在头面及手梢皮肤者，须用酒炒之，借酒力以上腾也。”陈嘉谟在《本草蒙筌》一书中更是明确提出了“酒制升提”。明代医药学家李时珍曾说：“沉者引之以酒，则浮而上至颠顶。”认为以酒的辛热升散之性而引导药性上至颠顶通行一身。以下以大黄、黄连、川芎、白芍为例，具体说明以酒作为辅料对上述中药进行炮制，药物性味功效以及临床适应证的变化。

1. 大黄 大黄味苦性寒。归脾、胃、大肠、肝、心包经。可泻下攻积，清热泻火，凉血解毒，逐瘀通经，利湿退黄。

大黄生品苦寒沉降，走而不守，直达下焦，泻下作用迅猛，经过酒制之后可缓和其苦寒之性、泻下作用，免伤脾胃，又可以增强活血化瘀作用，并借酒升提之性，引药上行，善清上焦血分热毒。《中国药典》收载的黄连上清丸中大黄规定酒炙。酒大黄在临床应用广泛，如《外台秘要》大黄散、《张氏医通》三黄栀子豉汤中治疗上焦实热证；《证治准绳》大黄汤中配牡丹皮治疗里急后重，老年体弱的便秘；《幼科发挥》三黄枳朴丸治疗湿热痢疾兼食积；《伤寒论》抵当汤中配桃仁、水蛭治疗瘀血蓄积，妇女瘀阻经闭腹痛；《医学发明》复元活血汤中配柴胡治疗跌打损伤，血积胁下或头面；《三因极一病证方论》大黄左经汤中配细辛、茯苓治疗腰腿痹痛；大活络丸中配蕲蛇（酒制）、制草乌治疗中风瘫痪等。

现代临床疗效证明，大黄经酒炮制后，可用于治疗心脑血管病、高脂血症、胸腹腔积液、脂肪肝、酒精性肝硬化、肝纤维化、肾小球肾炎、血小板减少性紫癜等疾病，还可用于治疗某些眼科疾病，如单纯疱疹性角膜炎，均取得了明显的疗效。因此，可以在临床选择上焦实热，口腔溃疡或口舌生疮，眼目红肿的患者。采用黄连上清丸方剂，观察临床酒大黄作用效果。在指标设计上不但体现临床效果的增强，还同时观察记录患者是否有严重的腹泻、腹痛等副作用，可以全面考察大黄酒制的临床意义。

大黄酒制前后作用趋向发生明显改变，可作为研究酒制升提的代表药物。对大黄“酒制升提”机制进行研究，阐明大黄酒制后对血 - 脑脊液屏障通透性影响的物质基础，再复制上焦实热，口腔溃疡或口舌生疮，眼目红肿的病理模型，从多途径研究“酒制升提”的科学内涵，以期从现代科学层面上深入地解释“酒制升提”原理，以促进炮制学科的发展，对临床用药有很大的指导意义

2. 黄连 黄连味苦性寒。归心、脾、胃、胆、大肠经。具有清热燥湿，泻火解毒之功。黄连应用广泛。

酒黄连善清上焦火热，能引药上行，缓其寒性，善清头目之火。如治肝阳上亢之头痛、目赤肿痛和口疮的黄连天花粉丸等。有报道使用随机平行对照方法，将 80 例住院及门诊患者按随机数字表法分为两组，治疗期间低盐低脂饮食，戒烟限酒，以观察药物对高血压头痛的治疗效果。其中对照组 35 例给予非洛地平缓释片，治疗组 40 例给予酒黄连与非洛地平缓释片，黄连用黄酒拌匀，闷透，置锅内用文火炒干，取出放凉，研末装入胶囊即得。治疗组同对照组，连续治疗 14 天，观测临床症状、血压、血常规、肝肾功能、心电图、不良反应等。结果发现，酒黄连联合非洛地平缓释片治疗高血压头痛方面效果显著，值得推广。

3. 川芎 川芎味辛，性温。归肝、胆、心包经。可活血行气，祛风止痛。

酒炙川芎能引药上行，增强活血行气止痛作用，多用于血瘀头痛，偏头痛，风寒湿痛，产后瘀阻腹痛等。如治血瘀头痛的通窍活血汤，治风寒湿痹、肢体关节疼痛的蠲痹汤，治产后恶露不下、瘀阻腹痛的生化汤等。临床以酒川芎治疗妇女月经不调，常常与香附（六制）、阿胶珠等调经止痛药配伍使用，发挥其活血调经的功效作用，如正元丹（《证治准绳》）。酒炙川芎也可用于妇女子宫出血证，一般 3 剂即可止血。

酒炙川芎还可治疗气血郁结而致腹部脘胁窜痛等症，常与酒炙白芍、生地黄等药材配伍同用。也可治疗吐血、衄血等出血病症，如四物绛覆汤（《重订通俗伤寒论》）。酒川芎用

于治疗偏头痛，在《斗门方》可用治偏头痛，治法为单用川芎一味中药，用酒浸泡后服用药酒。《本草纲目》中有“偏头风痛，京芎细剉，浸酒日饮之”的用途功效论述。

4. 白芍 白芍味苦、酸，性微寒。归肝、脾经。具养血敛阴，柔肝止痛，平抑肝阳之功。

白芍经酒制后，酸寒伐肝之性降低，入血分，善于调经止血，柔肝止痛，用于肝郁血虚，胁痛腹痛，月经不调，四肢挛痛。

如在当归四逆汤中选用酒白芍，可以增强其温经散寒、养血通脉的功效，用以治疗多种疾病，比如风湿性关节炎、肩关节周围炎、肌腱鞘炎、血栓闭塞性脉管炎以及输卵管闭塞等。该方中当归以酒制，则可共成益气强心、通阳活血之效，用以治疗先天性心脏病。

又如《景岳全书》的痛泻要方，适应证是肠鸣腹痛，大便泄泻，泻而痛不减。白芍泻肝养血而止痛，泻肝本以生白芍作用较强，但白芍究为阴酸寒之品，酒炒可缓和白芍酸寒之性，泻肝养血而不克伐脾胃生发之气，即泻肝而不忘顾及脾胃；且酒性辛热，能宣行药势，增强其止痛作用。临床实践发现，大剂量生白芍和酒炒白芍解痉止痛作用都很好，但对脾虚不运的患者，服用生白芍后痰涎明显增多，而服用酒白芍后则此现象不明显。

（二）醋对临床疗效的影响

炮制用醋以米醋等食用醋为主。米醋味酸、苦，性温，主入肝经血分，具有收敛、解毒、散瘀止痛、矫味的作用。故醋炙法多用于疏肝解郁、散瘀止痛、攻下逐水的药物。现以甘遂、柴胡、香附为例，具体说明以醋作为辅料，对上述药物性味功效以及临床适应证的影响。

1. 甘遂 甘遂味苦性寒；有毒。归肺、肾、大肠经。可泻水逐饮，消肿散结。

甘遂经过醋炙之后毒性降低，峻泻作用缓和，用于腹水胀满，痰饮积聚，气逆喘咳，风痰癫痫，二便不利。如治疗腹水胀满、小便短少、便秘结的舟车丸，治疗癥瘕的甘遂破结散等，在促进腹腔炎症吸收及胃肠功能恢复方面具有优势。

醋甘遂敷脐疗法可促进腹腔镜结直肠癌根治术后患者肠鸣音恢复时间缩短、术后首次排气时间缩短和术后首次排便时间缩短。

此外，醋甘遂联合治疗术后早期炎性肠梗阻，具有胃肠功能恢复快、感染易控制的优点，可显著提高治疗效果。对治疗组 41 例在常规治疗基础上加用醋甘遂联合复方大承气汤进行治疗，发现醋甘遂和复方大承气汤联合应用可明显改善麻痹性肠梗阻患者的临床症状、体征，促进胃肠功能的恢复，缩短治疗时间，疗效显著，值得临床推广应用。

2. 柴胡 柴胡味辛、苦，性微寒。归肝、胆经。可疏散退热，疏肝解郁，升举阳气。其应用有以下几个方面。

柴胡生品升散之性较强，经过醋炙之后，升散之性缓和，疏肝止痛作用增强，多用于肝郁气滞的胁肋胀痛，腹痛及月经不调等证。如治疗肝气郁结的柴胡疏肝散，治疗肝郁血虚，月经不调的逍遥散等。

临床使用醋柴胡联合龙骨牡蛎汤加减联合西药治疗抑郁障碍，选取 80 例抑郁障碍者为观察对象，对照组人数 38 例（西药帕罗西汀治疗）、观察组人数 42 例（加柴胡龙骨牡蛎汤加减治疗），通过对比治疗前后患者 HAMD 评分差异，统计治疗期间不良反应发生情况，以评价不同药物用于抑郁障碍治疗的效果。结果表明，组间不良反应发生率比较，观察组低于对照组；观察组治疗总有效率高于对照组。在西药基础上加用柴胡龙骨牡蛎汤，治疗效果理想、患者症状改善明显，不良反应少。

对柴胡疏肝散进行加减，使用醋柴胡用以治疗肝气犯胃型胃脘痛，谨遵“通则不痛”的治疗原则，以“疏肝和胃、理气止痛”为法，方见神效。可见，在不同处方中应用其不同功能。如在小柴胡汤中宜生用，且用量较大，突出生品气味俱薄，轻清升散，疏邪透表，和解退热之力，为方中君药；在补中益气汤中，柴胡升阳举陷，不但用量宜小，且宜生用，取其轻扬而升或助他药升提的作用；在柴胡疏肝散、逍遥散中，柴胡以醋炙为宜，取其升散之力减弱，突出疏肝止痛之力。由此可见，药物通过恰当的炮制，在不同的方剂中发挥不同的作用，对病症的针对性更强，有利于提高临床疗效。

3. 香附 香附味辛、微苦、微甘，性平。归肝、脾、三焦经。其功效为疏肝解郁，理气宽中，调经止痛。香附的应用如下。

香附醋炙之后，专入肝经，疏肝止痛的作用增强，并能消积化滞。如治疗伤食腹痛的香砂平胃散（《医宗金鉴》）；治疗血中气滞的香附芎归汤（《沈氏尊生汤》）；治疗寒凝气滞、胃脘疼痛的良附丸（《良方集腋》）。

临床上重用醋香附为主要辨证加味治疗妇女郁症，结果发现，在 1 584 名患者中，痊愈 1 560 例，总有效率 98.5%。结论认为香附用等量陈米醋浸泡微炒入药，味浓气浑，酸甘敛阴止痛，可增强香附的理气解郁，调畅气机功效。

（三）食盐水对临床疗效的影响

食盐味咸性寒，有清热凉血，软坚散结，润燥的作用。故盐炙法多用于补肾固精，疗疝止痛，利尿和泻相火的药物。经过盐制后能够改变药性，增强滋补肝肾、滋阴降火等作用，如盐制车前子、盐制黄柏、盐制杜仲等。“盐炙入肾”是中药炮制的重要理论之一，中医使用食盐炮制药物源远流长，盐炙首载于《雷公炮炙论》，《本草纲目》对盐的作用进行了大量的总结性论述，陈嘉谟在《本草蒙筌》中指出“入盐走肾脏，仍使软坚”，李梴在《医学入门》中指出“入肾用盐”，《修事指南》指出“益智仁盐炒，止小便频数”等。“盐炙入肾”的理论和实用价值已在数千年的临床实践中得到证实，被历代医家所认可。

目前盐炙入肾的理论解释仅局限于“盐味咸，咸入肾”的中医药理论的解释，缺乏令人信服的“盐炙入肾”作用机制的科学内涵解释，导致中医师临证处方时逐渐淡化中药炮制品的选用，严重影响中药临床效果。故对于“盐炙入肾”的理论必须运用现代科学技术进行系统研究。

现以泽泻、益智仁、补骨脂为例，具体说明以食盐水作为辅料，对上述药物性味功效以及临床适应证的影响。

1. 泽泻 泽泻味甘性寒。归肾、膀胱经。其功效为利水渗湿，泄热。泽泻可用于治疗水肿，小便不利，泄泻。

泽泻经盐炙后，引药下行，并能增强泻热作用，利尿而不伤阴。小剂量于补方中，可泻肾降浊，并能防止补药之滋腻，可用于阴虚火旺，利水清热养阴，如治疗水热互结，小便不利，腰痛重者。另外在治疗皮炎湿疹类皮肤病时，方中泽泻选用盐炙，可治疗湿疹、脂溢性皮炎、接触性皮炎、特应性皮炎、汗疱疹等疾病。

2. 益智仁 益智仁生品主归脾经，以温脾摄涎唾为主，多用于脾胃虚寒，口涎自流。如治伤寒阴胜，呕吐泻痢的益智散，治脾胃虚寒、不能固摄的摄涎秘方。盐炙后辛燥之性减弱，专行下焦，主归肾经，以固精、缩尿为主，用于肾经虚寒的遗精、遗尿。

如治肾气虚寒致膀胱不约，小便频数或遗尿，既可用本品与食盐同煎服，又可与山药、乌药等同用。如宋代《妇人良方》缩泉丸，由盐益智仁、山药和乌药组成。其中盐益智仁温补脾肾、涩精缩尿，为君药；乌药温膀胱，助气化，止小便频数，为臣药；山药健脾补肾，肾气健，寒邪去，膀胱功能复常，为使药。三药合用，温肾祛寒，健脾运湿，使全方作用侧重于肾，兼能顾脾。肾气足，则膀胱固，同时健后天之脾，又可益先天之肾。故该方的主要功效是温肾缩尿，常用于下元虚冷，小便频数及小儿遗尿等证。益智仁生品治脾虚不能统摄涎唾，以致口涎自流者，可加党参、山药等，其作用在中焦而不在下焦，以温脾为主。如果益智仁不盐炙，缩泉丸治疗的针对性、选择性就大受影响。

经过数百年临床应用，缩泉丸目前主要用于小儿肾气虚寒所致遗尿、尿频，其作用被验证有效。如临症治疗 6 岁男孩遗尿症，望其面尚红润，其母曰每晚尿床 1～2 次，饮食尚可，稍畏寒，诊其脉右手迟脉软弱，当属肾气不充，膀胱虚冷而失约，而致遗尿。处以桂附地黄丸去牡丹皮、泽泻，加缩泉丸方，嘱服三剂再诊，其母曰稍有好转，效不更方，原方再加鸡内金，嘱服五剂后再诊，隔夜仍尿床一次，其母甚急。自认辨证、遣方无误，应该从药上找原因，视其药物益智仁为生品，仍处以原方，当时药房无盐炙益智仁，嘱其母将益智仁加少量盐水浸润，再炒至颜色加深，再进三剂，诸症悉除。究其原因益智仁生品主入脾经、以温脾止泻、摄涎唾力胜。盐炙后专行下焦，长于温肾，固精，缩尿；若不盐炙，则药力不专，这也只是炮制理论盐炙入肾的可靠性临床验证。

有研究以缩泉丸中君药盐益智仁为主轴，建立量效曲线，再分别以臣药乌药、佐药山药相配伍，观察对主症尿多或遗尿的疗效，以此阐明方剂配伍君、臣、佐、使的协调或增效关系，证实前人配伍的科学性。选择适宜的尿频、尿多动物模型，对缩泉丸全方及处方中单味药物的疗效进行评价，着重比较与炮制品作用特点有关的指标治疗前后的变化，以了解各炮制品药效的差异，阐明盐炙益智仁温肾缩尿、固精的机制，从而揭示“盐炙入肾”理论的科学内涵。

3. 补骨脂 补骨脂味辛、苦，性温。归肾、脾经。具有温肾壮阳、除湿止痒的功能。盐炙补骨脂，可引药入肾，增强温肾助阳、纳气、止泻的作用，用于阳痿遗精，遗尿尿频，腰膝冷痛，肾虚作喘，五更泄泻。

有研究证实，补骨脂盐炙、肉豆蔻炮制品对脾虚腹泻均有明显的止泻作用。另外，肉豆蔻及其炮制品均有很好的抗菌作用，尤其对肺炎杆菌、变形杆菌及金黄色葡萄球菌作用最强，这为补骨脂盐制后增强治疗脾肾虚寒而致腹泻的作用提供了一定理论依据。

（四）姜汁对临床疗效的影响

炮制所用辅料姜汁为经生姜榨汁或干姜煮汁制备而成，功同生姜，但是偏于祛痰止呕。如姜汁制黄连，用生姜汁能抑制药物的寒性；而姜汁制竹茹则可增强疗效。现以黄连、厚朴、竹茹为例，具体说明以姜汁作为辅料，对上述药物性味功效以及临床适应证的影响。

1. 厚朴 厚朴味苦、辛，性温。归脾、胃、肺、大肠经。其功效为燥湿消痰，下气除满。

厚朴姜制后可消除其对咽喉的刺激性，并增强宽中和胃的功效，多用于湿阻气滞，脘腹胀满或呕吐泻痢，积滞便秘，痰饮咳喘，梅核气。如治湿滞脾胃的平胃散，治积滞便秘、腹中胀闷的厚朴三物汤等。厚朴排气合剂由张仲景《金匮要略》厚朴三物汤（含姜厚朴、大黄、枳实），加木香而成，具有疏肝理气、健脾和胃的药理功效。临床中发现，对于口服急性有机磷农药中毒的患者，在综合治疗基础上配合应用厚朴排气合剂，采用中西医结合的方法，与高渗液、吸附剂协同作用，增强了胃肠道的蠕动，使排便时间缩短和次数增多，导泻效果增强，有利于残留毒物的排出。同时姜厚朴在临床中还常被用于治疗慢性萎缩性胃炎，疗效显著。在治疗小儿肠系膜淋巴结炎时，有医生常用姜竹茹、姜半夏等，使得脾升胃降，进而化痰降逆。

2. 竹茹 竹茹味甘，性微寒。归肺、胃经。具有清热化痰、除烦的功能。多用于痰热咳嗽或者痰火内扰，心烦不安。

竹茹以姜汁制后，能增加降逆止呕的功效，多用于呕哕、呃逆，如治疗妊娠恶阻而偏热的芩连半夏竹茹汤（《中医妇科治疗学》）；治疗胃虚有热，呃逆的橘皮竹茹汤（《金匮要略》）。

此外姜汁制半夏不仅降低毒性，还增强了降逆止呕的作用，以温中化痰、降逆止呕为主，用于痰饮呕吐，胃脘痞满。如治疗痰饮呕吐的小半夏汤（《金匮要略》）；治疗胃脘痞满的半夏泻心汤（《伤寒论》）。

（五）蜂蜜对临床疗效的影响

蜂蜜味甘，性平。归肺、脾、大肠经。其功效为补中，润燥，止痛，解毒。因此，蜜炙法多用于止咳平喘、补脾益气的药物，如蜜制款冬花、蜜制枇杷叶、蜜制紫菀、蜜制黄芪、蜜制甘草等，还可以缓和药性以及降低药物不良作用，适合临床需求。蜂蜜虽言性平，实则生用性偏凉，能清热解毒；熟用性偏温，以补脾气、润肺燥之力胜。《医学入门》指出："（蜜）炙则性温，能健脾胃和中……补三焦元气。"故蜜炙法所用的蜂蜜都要先加热炼制过。

蜜炙药物所用的炼蜜不宜过多过老，否则黏性太强，不宜与药物拌匀；炼蜜用开水稀释时，要严格控制水量（为炼蜜量的1/3～1/2），以蜜汁能与药物拌匀而又无剩余为宜。若加水量过多，则药物过湿，不易炒干，成品容易发霉；蜜炙时，火力一定要小，以免焦化；炙的时间可稍长，要尽量将水分除去，避免发霉；蜜炙药物须凉后密闭贮存，以免吸潮发黏或发酵变质；贮存的环境除应通风干燥外，还应置于阴凉处，不宜受日光直接照射。现以黄芪、紫菀、枇杷叶、麻黄、百部为例，具体说明以炼蜜作为辅料，对上述药物性味功效以及临床适应证的影响。

1. 黄芪 黄芪味甘，性微温。归脾、肺经。其功效为补气健脾，升阳举陷，益卫固表，利尿消肿，托毒生肌。黄芪蜜炙之后甘温而偏润，长于益气补中。多用于脾肺气虚，食少便溏，气短乏力或者兼中气下陷之久泻脱肛、子宫下垂以及气虚不能摄血的便血、崩漏等出血证；也可用于气虚便秘。如治疗面色萎黄、语声低微、四肢乏力、食少便溏的补气运脾汤（《医学统旨》）；治疗中气下陷的补中益气汤（《成方切用》）；治疗心脾两虚的归脾汤（《成方切用》）。具体应用如下。

黄芪中多糖具有免疫调节活性，可显著增强非特异性免疫功能和体液免疫功能，而蜜炙黄芪多糖含量增加，可使补益作用增强。黄芪蜜炙过程中蜂蜜可增强补益作用。研究表明，生黄芪补气固表、利尿、托毒排脓、敛疮生肌作用与其所含黄酮和皂苷类成分有关。黄芪甲苷和黄酮苷由于在蜜炙过程中发生了水解和解离，含量有所下降，推测与黄芪蜜炙后相应药理作用的减弱有关。同时，该类成分含量降低也相对突出了多糖的药效作用。

2. 紫菀 紫菀味苦、辛、甘，性微温，归肺经。其功效为润肺化痰止咳。可用于治疗咳嗽有痰。本品甘润苦泄，性温而不热，质润而不燥，长于润肺下气，开肺郁，化痰浊而止咳。凡是咳嗽之证，无论外感、内伤，病程长短，寒热虚实，皆可用之。

紫菀经甘润滋补的蜂蜜炙后，则转泻为润，以润肺止咳力胜，故蜜紫菀多用于肺虚久咳或者肺虚咳血。如治疗肺气虚损的紫菀汤（《医方集解》）；治疗骨蒸劳热的紫菀散（《太平圣惠方》）。临床中治疗咳嗽时，多以止嗽散为基础方进行化裁应用。方中蜜紫菀长于润肺下气，开肺郁，化痰浊而止咳逆；百部，取其甘润苦降，润肺降气止咳，以蜜枇杷叶清肺、降肺而止咳化痰，君臣相配，宣利肺气，止咳化痰，取得较好疗效。以自拟清肺止咳汤，采用蜜麻黄宣开肺气，诸药合用，共奏宣肺开郁、清肺化痰止咳之功，治疗小儿肺炎，取得满意疗效。

3. 枇杷叶 枇杷叶味苦，性微寒。归肺、胃经。其功效为清肺止咳，降逆止呕。可用于治疗肺热咳嗽，气逆喘急。本品味苦能降，性寒能清，具有清降肺气之功。

枇杷叶经过蜜炙后，能增强其润肺止咳的作用，多用于肺燥咳嗽。如治疗肺燥伤阴或肺阴素亏，干咳无痰的清燥救肺汤；治咳嗽气短，痰多黏稠的儿童清肺丸；治阴虚火动咳血的滋阴保肺汤等。

4. 麻黄 麻黄味辛、微苦，性温。归肺、膀胱经。可发汗解表，宣肺平喘，利水消肿。

麻黄在麻黄汤中起发汗解表，宣肺平喘作用，故原方生用；麻黄经过蜜炙之后，性温偏润，辛散发汗作用缓和，以宣肺平喘力胜。多用于表证较轻，而肺气壅闭，咳嗽气喘较重的患者，如用于咳嗽气喘，痰多胸满的麻杏石甘汤；若表证不明显，而喘咳较重者，用三拗汤或麻杏石膏汤时，麻黄主要起宣肺平喘的作用，临床常用蜜炙麻黄，取其发散之力不太峻猛，避免徒伤其表，又增强止咳平喘之功；若为老人和小儿，表证已解，喘咳未愈而不剧者，可考虑用蜜炙麻黄绒，能达到病轻药缓，药证相符的要求，并可避免小儿服用麻黄后出现的烦躁不安，或老人服后引起的不眠等副作用。

5. 百部 百部味甘、苦，性微温。归肺经。其功效为润肺止咳，杀虫灭虱。

百部蜜炙后，可缓和对胃的刺激性，并增强润肺止咳的功效。可用于肺痨咳嗽、百日咳。如治疗阴虚咳嗽、痰中带血或者肺痨久咳的月华丸，治疗百日咳的百部煎，治疗小儿痰热蕴肺所致咳嗽的小儿百部止咳糖浆等。

二、特殊液体辅料的影响

除上述常用液体炮制辅料外，中药炮制中还用到其他特殊液体辅料，一类是甘草、吴茱萸等药物的汁液；二类是米泔、黑豆、麻油等生活中常用食材；三类是动物血、童便、胆汁等。可根据药物的特殊性质和中医临床辨证施治的用药要求，选择适宜的特殊液体辅料炮制，充分发挥药效，保证用药安全。

1. 羊脂油对临床疗效的影响 羊脂油味甘，性微温。能补虚助阳，润燥，祛风，解毒。

羊脂油制淫羊藿具有一定代表性，淫羊藿味辛、甘，性温。归肾、肝经。可补肾壮阳，祛风除湿。淫羊藿制后才具有补肾壮阳、强筋骨作用。羊脂油炙淫羊藿所用的辅料羊脂油性味甘热、能温散寒邪，补肾助阳，两者结合能增强温肾助阳作用，多用于治疗阳痿、不孕，如用于肾气衰弱、阳痿不举的三肾丸。

2. 甘草汁对临床疗效的影响 甘草汁为典型的药汁类辅料，为甘草饮片水煎去渣而得的黄棕色或深棕色的液体。药物经甘草汁制后能缓和药性，降低毒性。早在《神农本草经》中就有甘草“解毒”的记载，常以甘草汁作为辅料炮制的药物有远志、半夏、吴茱萸、附子等。其中远志味苦、辛，性温。归心、肾、肺经。具有安神益智、祛痰开窍、消散痈肿的功能。远志生品“戟人咽喉”，多外用涂敷，用于痈疽肿毒，乳房肿痛。

甘草汁制远志为取甘草加适量水煎煮两次，合并煎液浓缩至甘草量的10倍，再加入净远志，用文火煮至汤被吸尽，取出，干燥。每100kg远志段，用甘草6kg。远志以甘草水制后，既能缓和燥性，又能消除麻味，防止刺喉，以安神益智为主。用于心神不安，惊悸，失眠，健忘，如治疗失眠健忘的远志丸。

3. 胆汁对临床疗效的影响 胆汁系猪、牛、羊的新鲜胆汁，味苦，性大寒。能清肝明目，利胆通肠，解毒消肿，润燥。与药物共制后，能降低药物的毒性或燥性，增强疗效，主要用于制备胆南星。

生天南星辛温燥烈，有毒，多外用。其不仅具有镇痛、镇静的作用，还可抑制肿瘤细胞的活性。但由于其味苦、辛温、有毒且具有辛烈开泄之性，遂使众多医家慎用或弃用。《本草汇言》曰：天南星，前人以牛胆制之，名曰胆星。牛胆苦寒而润，有益肝镇惊之功，制星之燥而使不毒，所以胆南星临床应用则更为安全。胆南星为取制天南星细粉，加入净胆汁（或胆膏粉及适量清水）拌匀，蒸 60 分钟至透，取出放凉，制成小块，干燥。或取天南星细粉，加入净胆汁（或胆膏粉及适量清水）拌匀，放温暖处，发酵 5～7 天后，再连续蒸或者隔水炖 9 昼夜，每隔 2 小时搅拌一次，除去腥臭气，至呈黑色浸膏状，口尝无麻感为度，取出，晾干。再蒸软，趁热制成小块。每 100kg 制天南星细粉，用牛（或羊、猪）胆汁 400kg（胆膏粉 40kg）。以胆汁为辅料反复炮制后，胆南星毒性降低，其燥烈之性缓和，药性由温转凉，味由辛转苦，功能由温化寒痰转为清化热痰。以清化热痰、息风定惊力强，多用于痰热咳喘，急惊风，癫痫等症。如治疗热痰咳嗽的清气化痰丸（《医方考》），治疗小儿急惊风的牛黄抱龙丸（《医学入门》），治疗癫痫突发的天南星散（《证治准绳》）等。

现代临床针对癌性疼痛患者，在传统辨证论治基础上加入胆南星，以期达到专方专药、效专力宏的目的。以胆南星对癌性疼痛患者进行治疗，疗效显著。此外，还有报道将胆南星与天麻、牛黄、全蝎等配伍治疗小儿肺炎；与百部、麻黄、甘草配伍治疗小儿百日咳；与其他药配伍治疗癫痫症及脑血管病后遗症等，均取得明显疗效。胆南星与吴茱萸研末，醋调成糊，及与黄连、黄柏、大黄等研制成饼，外敷涌泉穴，还可用于治疗流涎及流行性腮腺炎。

第二节 固体辅料对中医临床疗效的影响

用以炮制的固体辅料种类较多，有稻米、麦麸、白矾、豆腐、土、蛤粉、滑石粉、河砂、朱砂等。固体辅料虽然主要作为中间传热体，使炮制药物的程度更加均匀，确保临床疗效，但固体辅料对临床作用同样会产生较多影响。

一、常用固体辅料的影响

（一）米对临床疗效的影响

稻米味甘，性平。能补中益气，健脾和胃，除烦止渴，止泻痢，与药物共制，可增强药物健脾和胃的疗效，降低刺激性和毒性。米常用于昆虫类药物的炮制，虫类药物为血肉有情之品，具蠕动之性以松动病根，药性峻猛，能逐瘀血，破坚痞，搜剔疏拔，通利血脉及九窍，起效迅速，切合病情，堪当大用。虫类中药如斑蝥、红娘子等有毒，以米炒后入药，一方面降低毒性，另一方面产生较强疗效。如米炒斑蝥在治疗恶性肿瘤等疾病中就具有重要作用。现以斑蝥、党参为例，具体说明以米作为辅料，对药物疗效产生的影响。

1. 斑蝥 斑蝥味辛，性热；有大毒。归肝、肾、胃经。有破血逐瘀，散结消癥的功能。常用于治疗血瘀经闭，可配伍桃仁、大黄药用。

米炒后，其毒性降低，气味矫正，可内服。以通经、破癥散结为主。用于经闭癥瘕、狂犬咬伤、瘰疬、肝癌及胃癌。如治疗瘀血阻滞，月经闭塞的斑蝥通经丸。斑蝥经米炒后，急性毒性与肾脏毒性可明显降低，因为经炮制后其毒性成分一部分被辅料米吸附，一部分加热升华。目前研究认为用稀碱共煮亦能降低其毒性，急性毒性试验亦表明，碱处理新法炮制的斑蝥较米炒者毒性低，而在亚急性毒性中，两者差别不大。碱处理组与米炒组相比，在外观和组织损害方面略轻，产生病变的例数较少。证明斑蝥素的内酯环被氢氧化钠水解后，毒性减弱，副作用降低，最大限度地保留了抗癌成分。斑蝥生品及炮制品均显示一定的抗癌活性，且含量越高，作用越强。斑蝥经碱液处理后，不仅毒性减弱，而且抗癌活性进一步提高。

2. 党参 党参味甘，性平。归脾、肺经。具有补中益气、健脾益肺的功能。党参擅长益气生津，常用于气津两伤或者气血两亏。

米炒党参气变清香，能增强和胃、健脾止泻作用。多用于脾胃虚弱，食少，便溏。如治疗脾虚泄泻的理中汤(《伤寒论》)。

(二)麦麸对临床疗效的影响

麦麸味甘、淡，性平。能和中益脾，与药物共制能缓和药物的燥性，增强健脾和中的功效，除去药物不良气味，使药物色泽均匀一致。麦麸还能吸附油质，也可作为煨制的辅料，常以麦麸制的药物有枳壳、枳实、僵蚕、苍术、白术等。现以枳实、苍术为例。

1. 枳实 枳实味苦、辛、酸，性微寒。归脾、胃经。可破气消积，化痰除痞。

枳实麸炒之后，可以缓和其峻烈之性，以免损伤正气，以散结消痞力胜。用于食积胃脘痞满，积滞便秘，湿热泻痢。如治疗食积不化而致脘腹胀满的枳术丸和治疗下痢泄泻的枳实导滞丸(《内外伤辨惑论》)；治疗大肠热结，便秘腹满的大承气汤，具有峻下热结之功。另外，麸炒枳实因其作用缓和，适宜于年老体弱而气滞者。

2. 苍术 苍术味辛、苦，性温。归脾、胃、肝经。具有燥湿健脾，祛风，散寒，明目的功能。生苍术温燥而辛烈，祛风、散寒之力强。用于风湿痹痛，肌肤麻木不仁，脚膝疼痛，风寒感冒，肢体疼痛，湿温发热，肢节酸痛。麸炒苍术辛味减弱，燥性缓和，气变芳香，增强了健脾和胃的作用，可用于脾胃不和，痰饮停滞，脘腹痞满，青盲，雀目。如治脾胃不和的平胃散和痰饮内停的不换金正气散等。当脾虚内湿较盛时，苍术为常用药，但宜制用。因湿为阴邪，其性黏滞，难以速除；又因脾虚运化无权，水湿容易停滞中焦。反过来，湿盛又易困脾，降低脾土的运化功能。所以脾虚湿困的病症，疗程较长，用药时间较久。苍术温燥辛烈之性甚强，虽能燥湿运脾，但久服过于温燥之品容易伤胃阴，助胃热，顾此失彼。如平胃散用苍术应用麸炒品，因平胃散适用于脾阳不运，寒湿阻滞之证，法当运脾除湿，以振奋已困脾阳，温化中焦寒湿，麸炒后燥性缓和，且有焦香气，香能启脾开胃，即增强健运脾土的作用，又避免伤胃阴之弊，能达到慢病缓治的用药要求。

(三)河砂对临床疗效的影响

河砂常用作中间传热体拌炒药物，主要取其温度高、传热快的特点，可使坚硬的药物受热均匀，经砂炒后药物质地变松脆，以便粉碎和利于煎出有效成分，增强药物特有疗效。此外，砂烫还可以破坏药物毒性成分，易于除去非药用部位。常以砂烫炒的药物有骨碎补、狗脊、鳖甲、马钱子等。现以穿山甲、马钱子为例，具体说明以河砂作为辅料，对药物性味功效以及临床适应证的影响。

1. 穿山甲 穿山甲为鲮鲤科动物穿山甲 *Manis pentadactyla* Linnaeus 的鳞甲。味咸，性微寒，归肝、胃经。具有活血消癥，通经下乳，消肿排脓，搜风通络的功效。穿山甲质地坚硬，不易煎煮和粉碎，并有腥臭气，一般炮制后用。

穿山甲经炮制后，质地变得酥脆，易于粉碎及有效成分的煎出，并矫正其腥臭之气。炮山甲以砂炒制，味咸，性微寒，归肝、胃经。有活血消癥、通经下乳、消肿排脓、搜风通络的作用。咸能软坚，性善走窜，功专行散，可宣通脏腑、贯彻经络、透达关窍、直达病所，凡血凝血聚为病，皆能散之。治疗肝经郁结、经络痞塞、聚结成核的乳腺癌，常将炮山甲与王不留行、郁金、夏枯草、山慈菇等配合应用；治疗痰气交阻、气滞血瘀的恶性淋巴瘤，常与昆布、海藻、牡蛎、象贝母、生黄芪等配合应用；治疗脑膜瘤，常配合莪术、石见穿、山慈菇、蝉蜕、蜈蚣、牡蛎等应用。现代药理研究证明炮山甲能够增强人体免疫力，其所含穿山甲碱具有抗白血病及乳头状癌细胞的作用。（注：2020 年，国家林业和草原局发布公告，将穿山甲属所有种由国家二级保护野生动物调整为国家一级保护野生动物，穿山甲所有种在我国受到严格保护，不再应用。）

2. 马钱子 马钱子味苦，性温。有大毒。归肝、脾经。可散结消肿，通络止痛。

砂烫马钱子又可称为制马钱子，为取净马钱子用河砂炒至膨胀，内部呈棕黄色时取出入药者。马钱子经砂烫后，毒性降低且质地酥脆，易于粉碎，可供内服，常制成丸散剂应用。多用于风湿痹痛，跌打损伤，骨折瘀痛，痈疽疮毒，瘰疬，痰核，麻木瘫痪。如治疗风湿疼痛的疏风定痛丸，治疗跌打损伤、疔疮肿痛的马前散，治疗瘰疬痰核、痈疽发背肿毒的五虎散，治疗麻木瘫痪的振颓丸。有研究探讨制马钱子治疗重症肌无力的机制，认为其机制主要表现在“益气强肌、扶助正气、解毒散结及通络化瘀”等方面。益气强肌主要是其中的番木鳖能提高脊髓反射的应激性，促进神经传导，增加骨骼肌紧张度，从而改善肌无力状况；扶助正气主要指制马钱子改善神经功能，从而增强各个器官的功能，特别是促进消化功能和改善心肌功能。药理研究表明，制马钱子可以改善机体微循环，具有抗血栓的功能，这与张锡纯所述“其开通经络，透达关节之力实远胜于他药”相互印证。有学者认为，制马钱子治疗重症肌无力具有积极的临床意义，应该加紧其临床研究。还有对 30 例重症肌无力患者的治疗进行研究，发现均取得较好疗效。

（四）土对临床疗效的影响

灶心土味辛，性温。能温中和胃，止血，止呕，涩肠止泻等，明代《本草蒙筌》有“陈壁土制，窃真气骤补中焦”的记载。故常用来炮制补脾止泻的药物。与药物共制后可降低药物的刺激性，增强药物补脾止泻的功效，常用土制的药物有白术、当归、山药等。现以白术、山药为例，具体说明以土作为辅料，对药物性味功效以及临床适应证的影响。

1. 白术 白术味甘、苦，性温。归脾、胃经。其功效为益气健脾，燥湿利水，止汗，安胎。

白术经土炒之后，借土气助脾，补脾止泻力胜，用于脾虚食少，泄泻便溏，胎动不安。如治疗脾虚泄泻的理中丸和附子理中丸；治疗脾虚食少的大健脾丸；治疗胎动不安的千金保胎丸。麸炒白术能缓和燥性，借麸入中，增强健脾、消胀作用。用于脾胃不和，运化失常，食少胀满倦怠乏力，表虚自汗。如治疗脾虚气滞、脘腹胀满的枳术丸；治疗脾气不足、中气下陷的补中益气汤；治疗气虚自汗的玉屏风散。土炒白术，除了增强药物健脾除湿的功效，还可用于治疗烧伤，如应用健脾除湿汤来治疗大面积烧伤患者应用了土炒白术，取得了满意的疗效。在主治肝旺脾虚的腹痛泄泻的痛泻要方（白术、白芍、陈皮、防风）中，由于肝克脾而致脾虚运化失常，腹痛肠鸣泄泻，泻必腹痛而脉弦是其主症。《医方考》曰：“泻责之脾，痛责之肝，肝责之实，脾责之虚，脾虚肝实，故令痛泻。”其病机是“先因脾虚，后受肝侮，脾受肝制，导致肝旺脾虚”。中医治病原则是实则泻之，虚则补之，故立此泻肝补脾之法。方中白术健脾补中，为方中主药，但生品健脾燥湿力强，并有滞气而致腹胀，尤其脾虚患者更易如此，故原方要求土炒，以增强补脾止泻之能，以土炒之法，又可避免气滞腹胀，更适合该方的病机。

2. 山药 山药味甘，性平。归脾、肺、肾经。其功效为补脾养胃，生津益肺，补肾涩精。

土炒之后的饮片，表面呈土红色，粘有土粉，略具焦香气，以补脾止泻为主，用于脾虚久泻，或者大便泄泻。如治疗脾虚久泻、身体羸瘦的扶中汤（《医学衷中参西录》）。

二、特殊固体辅料的影响

除常见的土、河砂、稻米及麦麸以外，固体辅料还有一些比较特殊的原料，如白矾、豆腐、蛤粉、蒲黄、生石灰及朱砂等。现以半夏、阿胶为例，具体说明特殊固体辅料白矾、石灰、蛤粉、蒲黄等对药物临床疗效的影响。

1. 白矾、石灰对半夏临床疗效的影响 白矾又称明矾，其味酸、涩，性寒。能解毒，祛痰杀虫，收敛燥湿，防腐。与药物共制后，可防止腐烂，降低毒性，增强疗效。常以白矾制的药物有半夏、天南星等。半夏味辛，性温。有毒。归脾、胃、肺经。有燥湿化痰，降逆止呕，消痞散结之功；外用可消肿止痛。

目前，半夏的主要炮制品种包括半夏、清半夏、姜半夏以及法半夏等。其中清半夏以白矾加水浸泡而成，为燥湿化痰，降逆止呕，消痞散结的常用中药，炮制能降低毒性，缓和药性，消除副作用。以白矾为辅料炮制后，清半夏长于化痰，以燥湿化痰为主，用于湿痰咳嗽，痰热内结，风痰吐逆，痰涎凝聚，咯吐不出，如治疗寒痰咳嗽的二陈汤。现代临床研究表明清半夏有止咳平喘、抗炎、抗衰老、镇静、抗肿瘤、止呕等作用。运用清半夏来治疗代谢综合征，主要包括腹型肥胖、糖代谢异常或糖尿病、高血压、血脂异常、高尿酸血症、微量白蛋白尿等疾病，取得了较好的疗效。

法半夏的辅料为石灰和甘草。其中石灰属于较特殊的炮制固体辅料，石灰加水后，其pH偏碱性，而法半夏的炮制要求中，也要求保持浸液pH在12以上。法半夏偏于祛寒痰，同时具有调和脾胃的作用，用于痰多咳嗽，痰饮眩悸。亦多用于中药成方制剂中，如香砂养胃丸。在临床应用半夏白术天麻汤加减，方中法半夏治疗失眠、偏头痛、抑郁症、梅尼埃病、高血压、阻塞性睡眠呼吸暂停低通气综合征等，取得了显著的临床疗效。

2. 蛤粉、蒲黄对阿胶临床疗效的影响 阿胶味甘，性平。归肺、肝、肾经。具有补血滋阴，润燥，止血之效。

阿胶生品滋腻之性较强，易伤脾胃。以蛤粉为辅料炒制之后降低了滋腻之性，质变酥脆，利于粉碎，同时也矫正了不良气味，善于益肺润燥。用于阴虚咳嗽，久咳少痰或者痰中带血，如治疗肺虚火盛，咳喘咽干痰少，或痰中带血的补肺阿胶汤。阿胶除了可用蛤粉作为辅料炮制，亦可以蒲黄为辅料。蒲黄本身是中药，味甘，性平，可止血，化瘀，通淋等。用蒲黄作为辅料来炮制阿胶，一方面可降低阿胶的滋腻之性，另一方面可使其质地变得更为酥脆，利于粉碎，同时也矫正了阿胶的不良气味；此外，蒲黄炒阿胶以止血安络力强，多用于阴虚咳血，崩漏，便血。如治疗脾阳不足所致的大便下血，或吐血，血色黯淡，四肢不温的黄土汤；治疗冲任不固，崩中漏下，妊娠下血的胶艾汤。在临床中选用蒲黄炒阿胶治疗创伤感染患者，疗效显著。其能补血、活血、止血，有和营化瘀之效，能使感染创面迅速转化，改变气血不畅、邪毒滞留的恶性循环，更有效地达到创伤早日愈合的目的。

辅料炮制对中医临床的治疗效果具有较大影响，它源自我国古代人民长期的临床探索，融合了历代先哲众多的心血和厚重的文化背景，经过千百年的积累呈现在中医体系之中。可以明确地说中药炮制辅料具有博大精深、独特的理论和工艺体系，而这一工艺和理论体系对其临床治疗的有效性被历代医学家认可。然而辅料炮制前后药性改变的物质基础与炮制方法的科学性，受到部分人质疑，因此必须对中药炮制的科学内涵进行系统研究，找到令人信服的科学依据，这也是摆在炮制工作者面前的一项艰巨任务，但同时也为炮制工作者提供了广泛的研究课题，为新的炮制方法及理论的可靠性提供了更大的研究空间。

中药炮制辅料的应用，虽有经典的辅料作用理论，但由于研究起步较晚，有很多炮制理论还局限在传统的理论层面，缺乏令人信服的科学解释。如酒制升提、姜制发散、盐走肾脏等诸多理论，均与中医临床疗效密切相关，必须借助现代科技手段进行系统研究，探索其科学内涵。总之，无论是固体辅料还是液体辅料，均可使药物疗效产生影响，从而实现“一药多效”或者“生熟异用”的炮制效果，扩大中药的临床使用范围，发挥更好的治疗作用。

下篇

中药炮制辅料分类品种及应用

第八章 各炮制辅料的历史沿革与现代研究

第一节　液体辅料

一、酒

【历史沿革】我国有数千年文明历史，古人在自然界中发现了水果发酵酒，逐步运用酒来养生保健和治疗疾病。中国现存的先秦古书中，提到酒的著作有很多，中国最早的文字甲骨文和金文（铭刻在铜器上）都有“酒”字。酒的酿造起源于旧石器时代，最早应用的记载见于《五十二病方》。至新石器时代中期，仰韶文化时，酿酒就开始了。至龙山文化时，酒已用于医疗方面。从科技史和民俗学的角度而言，春秋时期是一个酿酒与饮酒同趋大盛的时代；《篷栊夜话》云：“黄山多猿猱，春夏采花于石洼中，酝酿成汤，闻数百步。”《礼记·内则》：“稻醴清糟，黍醴清糟，粱醴清糟，或以酏为醴”。秦汉之际，酒已用于制药酒和制药，以此增强治疗效果。

酒制始于唐代，发展于宋代，总结提高在明清。我国本草专著《神农本草经》已记载“宜酒渍者，宜水煮者”。我国第一部炮制专著《雷公炮炙论》中已记载用酒作辅料炮炙药材，方法有酒蒸、酒渍、酒煅淬、酒煮等，酒制品种已达38种。唐代用酒作辅料炮制药材得到了进一步发展，制法增加到10多种，唐代昝殷撰《经效产宝》云：“鹿角，浇令赤，酒中淬之，冷又烧之。更淬，以角碎为度。”至宋代，药物炮制方面，炮制方法发展更快，酒制法的应用更加广泛，方法也日益完善。《太平圣惠方》云“天南星，一两，用酒一升，微火煮令酒尽，取出切，暴干”“磁石，酒淬七遍细研”。酒制方法增加酒刷制等。到明清时期，酒制品种增加到267种，炮制理论得到进一步发展和提高。明代傅仁宇《审视瑶函》云：“芩连知柏之类，制之必以酒炒，庶免寒润泄泻之患。”明代陈嘉谟《本草蒙筌》云：“酒制升提，姜制发散。”清代张仲岩《修事指南》云“凡酒制升提”。总之，酒制药用历代都有发展，而且代代相承，沿用至今。

随着历史前进，科学的发展，人们对酒作为辅料炮制药材的方法和理论也在不断地深化、提高和完善。历代医家主张以黄酒入药，且以绍兴黄酒为佳。目前用于制药的有黄酒、白酒两类，主要成分是乙醇，其他成分有酯类、有机酸类等物质。酒制方法以酒炒制、酒蒸制为主，亦有酒煮制、酒炖制、酒浸渍、酒煅淬、酒润切制等。中药酒制技术应用范围广泛，临床常用的苦寒清热药、养血活血药、祛风通络药、温补肝肾药等多用酒制法炮制。

【炮制作用】

1. 引药上行　酒性大热，味辛烈，可引药上行。如酒制黄连，黄连味苦，性寒，归心、肝、胃、大肠经，具泻火解毒、清热燥湿之功，多用于湿热痞满、呕吐吞酸、泻痢、黄疸、高热神昏、心火亢盛、心烦不寐、血热吐衄、目赤、牙痛、消渴、痈肿疔疮；外治湿疹、湿疮、耳道流脓，如治疗热毒壅盛、高热烦躁和痈疽疔疮的黄连解毒汤。酒制后能引药上行，缓其寒性，长于清心除烦，善清上焦火热，多用于目赤肿痛、口舌生疮和失眠惊悸，如治疗目赤肿痛和口舌生疮的黄连天花粉丸。有些苦寒药利用酒上行发散的作用来制约其苦寒峻下之烈，从而使药物峻下急烈的作用变为缓下，也间接说明了酒的升提作用。

"酒制升提"虽立说于明代（陈嘉谟《本草蒙筌》），但却源于前人酒制药物的长期临床实践。汉代张仲景"栝蒌薤白白酒汤"中，用白酒为导引，"取其色白而上通于胸肺，借其性，引而上行而后下达"。李杲在其《用药法象》中所言："病在头面及手梢皮肤者，须用酒炒之，借酒力以上腾也。"张元素在其《珍珠囊》中也有云："病在上为天，制度宜炒酒洗。"此说提出以后，与陈嘉谟同时代的李中梓，稍后的李梴、李时珍以及清代的张仲岩等都做过肯定的表述。其实，认为得酒之上行者还有干地黄，"酒浸，上行外行"；当归"治头痛，酒煮服清，取其浮而上也"；赤芍"酒浸稍能升发"；白芍"酒浸行经，亦能升阴中之阳"；艾叶"酒制助其焰"；补骨脂"暖上焦，酒炒蒸"；小茴香"得酒良，上行宜酒炒黄"；川芎上行头目"治偏头痛，酒浸服之"；白头翁则有人认为酒制可以抑制其苦寒之性，从而可使其升举上行等。可见"酒制升提"之说，是陈嘉谟对前人酒制药物作用的概括总结。

2. 活血通络 酒还具有活血通络的作用。一些药材通过酒制来增强药材本身的活血通络之效。如续断味苦、辛，性微温，归肝、肾经，具有补肝肾、强筋骨、续折伤、止崩漏的功能，用于腰膝酸软，风湿痹痛，崩漏，胎漏，跌扑损伤，如治疗风寒湿痹、肢体麻木的续断丸。酒制后可以增强其通血脉、续筋骨、止崩漏的作用，多用于风湿痹痛、跌扑损伤。如治疗跌打损伤、疼痛剧烈的接骨散。

3. 矫臭、防腐 动物类药材常具有难闻的腥臭气味，主要来源于其蛋白质类成分被细菌分解后会产生三甲胺、氨基戊醛等具有特定臭味的成分。酒可溶解这些成分，受热后这些成分可随着乙醇挥发。另外，酒中还含有酯类等成分，可发生美拉德反应，从而达到矫臭的目的。乌梢蛇味甘，性平，归肝经，具有祛风止痒的功能，如用于治疗风瘙瘾疹的乌蛇膏。而酒制后不但可矫臭、防腐，更能增强祛风、通络、止痉之效，且利于服用和贮存，多用于风湿痹痛，麻木拘挛，中风口眼㖞斜，半身不遂，痉挛抽搐，破伤风，麻风疥癣，瘰疬恶疮，如用以治疗风湿痹痛、手足缓弱、不能伸举的乌蛇丸。

【现代研究进展】

1. 质量标准研究 白酒是我国特有的传统酒类饮品，是全球六大蒸馏酒之首。我国白酒以酱香、清香及浓香三大香型为主。因消费者的口味多样化，从而催生出以该三大香型为基础，各香型之间相互融合的更多类型的白酒。因此，我国针对白酒的多样化也制定了多样化的国家标准，其中包括10种香型共15个白酒国家标准。

自2019年4月起，GB/T 13662—2018《黄酒》正式实施。该国标中采用了简便、快速的常规化学方法对总糖、酒精度、非糖固形物、氨基酸态氮和氧化钙等项目进行了检测。该国标的出台并实行有利于广大黄酒生产企业提高其生产水平、技术水平以及管理水平，同时还能促进黄酒行业的多元化发展，并且可以积极推动市场的繁荣，这对于整个黄酒行业技术质量的进步和产业的发展具有重大意义。

对于酒的质量标准，多从理化指标方面开展检查，如感官、总糖、非糖固形物及固形物等。

（1）感官检查：在进行感官检查前，应做酒样的准备。将待检测的酒样进行密码编号，调温至15～25℃。将洁净的评酒杯对应酒样编号，对号注入适量酒样。首先进行外观评价，将注入酒样的评酒杯置于明亮处，举杯齐眉，用眼观察杯中酒的透明度、澄清度以及有无沉淀和聚集物等，做好详细记录。接着进行香气与口味评价，手握杯柱，慢慢将酒杯置于鼻孔下方，嗅闻其挥发香气，慢慢摇动酒杯，嗅闻香气。用手握酒杯腹部2min，摇动后，再闻其香气，依次上述程序，判断是原料香或其他异香，写出评语。饮入适量酒样于口中，尽量均匀分布于味觉区，仔细品评口感，有了明确感觉后咽下，再回味口感及后味，记录口感特征。最后进行风格评价，依据外观、香气、口味的特征，综合评价酒样的风格及典型性程度，写出评价结论。

（2）总糖：实际上，黄酒的酿制过程及种类的不同，导致用于测定各类黄酒总糖含量的方法也有不同。国家标准GB/T 13662—2018《黄酒》中将廉爱农法与亚铁氰化钾滴定法均作为黄酒中的总糖含量测定方法。然而在实际操作中，其易受到外界的影响而致测定结果出现偏差。因此，对GB/T 13662—2018《黄酒》中的廉爱农法进行了改良，其结果表明进行改良，可有效改善国家标准方法中的滴定终点混浊、容易产生沉淀以及难以确定滴定终点等现象。

廉爱农法的原理为费林试剂与还原糖共沸，生成氧化亚铜沉淀。以次甲基蓝为指示液，用试样水解液滴定沸腾状态的费林溶液。达到终点时，稍微过量的还原糖将次甲基蓝还原成无色为终点，依据试样水解液的消耗体积，计算总糖含量。值得注意的是，廉爱农法作为仲裁法的同时，只适用于甜黄酒和半甜黄酒。而干黄酒与半干黄酒的测定方法为亚铁氰化钾滴定法，该法也应作为仲裁法。其原理为费林溶液与还原糖共沸，在碱性溶液中将铜离子还原成亚铜离子，并与溶液中的亚铁氰化钾络合而呈黄色。以次甲基蓝为指示剂，达到终点时，稍微过量的还原糖将次甲基蓝还原成无色为终点。依据试样水解液的消耗体积，计算总糖含量。除上述4种类型的黄酒，其他类型的黄酒测定总糖含量可按照费林试剂-间接碘量电位滴定法进行。其原理为用中性乙酸铅将试样进行澄清处理，费林溶液与还原糖共沸，在碱性溶液中将铜离子还原成亚铜离子，亚铜离子可以将 I^- 还原为 I_2，之后由硫代硫酸钠溶液滴定生成的 I_2，用氧化还原电极测出氧化还原反应中电动势的变化，电动势变化斜率最大时为反应终点，根据硫代硫酸钠溶液的使用量计算试样中总糖的含量。

因酿造工艺的不同，白酒国家标准并不包含总糖这一检测指标。

（3）酒精度：GB 5009.225—2023《食品安全国家标准 酒和食用酒精中乙醇浓度的测定》标准代替了GB 5009.225—2016《食品安全国家标准 酒中乙醇浓度的测定》。标准规定了酒和食用酒精中乙醇浓度（酒精度）的测定方法。第一法密度瓶法适用于酒和食用酒精中乙醇浓度（酒精度）的测定。第二法酒精计法适用于酒（除啤酒外）和食用酒精中乙醇浓度（酒精度）的测定。第三法气相色谱法适用于啤酒、葡萄酒和果酒中乙醇浓度（酒精度）的测定。第四法U形振荡管数字密度计法适用于酒和食用酒精中乙醇浓度（酒精度）的测定。

（4）非糖固形物及固形物：非糖固形物指的是将黄酒中的水分、乙醇等挥发性成分除去后，其残留物称为总固形物，总固形物减去总糖即为非糖固形物。非糖固形物决定了黄酒的色泽、风味及功效等方面，且其含量越高，说明该黄酒的品质越佳，风味越好。GB/T 13662—2018《黄酒》采用了重量法及仪器法来对其进行测定。

固形物指的是白酒经蒸发、烘干后所得到的不挥发性物质。其检验应当按照 GB/T 10345—2022《白酒分析方法》中的称量法来进行。

（5）β- 苯乙醇：β- 苯乙醇具有类似玫瑰及桃的香气，属于风味性成分，为黄酒中的主要香气成分，且其含量最高。黄酒中的该成分主要由苯丙氨酸经酵母菌代谢后而产生，会产生强烈的致醉性；且目前市场上出现人为添加该成分以提高其检测含量，而现有的检测技术难以区分其来源。因此，国家标准 GB/T 13662—2018《黄酒》取消了该指标，这点值得注意。

各类白酒国家标准中，只有 GB/T 10781.3—2006《米香型白酒》对其中的 β- 苯乙醇的含量做了要求。

2. 化学成分研究 酒类除含有水、乙醇、酸类、酯类、醇类和芳香族化合物等微量有机化合物以外，黄酒还含有蛋白质、氨基酸、碳水化合物以及维生素等，且含有多种有机酸、酯类物质以及矿质元素。

（1）风味化合物：白酒中的风味化合物在复杂的基质中所存在着，其本身的质量浓度是比较低的。同时，因为风味化合物本身有着各自不相同的极性和溶解性，因此，到目前为止，还没有任何一种单一的处理方法能够彻底地提取出白酒中所包含的全部化合物。

影响白酒风味的因素主要有原料、微生物群落、生产工艺等。粮食和水果（国外白酒主要采用）经过糊化、糖化、蒸馏等过程，在成品白酒中溶解了经过微生物作用所释放出来的香味物质。进入 21 世纪后，国内的研究学者利用新型分析技术，在白酒中所发现的风味化合物超过了 100 种，其中仅醇类的数目就超过 200 种，白酒中含量最少的酯类物质也超过了 100 种，苯及杂环类化合物超过了 200 种。

通过研究数据可以看出，随着时代的发展，利用先进的分析技术手段测定白酒中的挥发性风味成分对于改良白酒的生产工艺，提高白酒的品质有着非常重要的意义。其中，酯类、醇类及芳香族化合物等的种类繁多，并决定了各种酒类的香气及风味等特征。比如浓香型白酒的香气以酯类的香气为主，主体香味成分是乙酸乙酯。乙酸乙酯较高的相对百分含量，决定了这类香型白酒的主要风味特征。浓香型白酒的乙酸乙酯含量要明显高于酱香型白酒，并且乙酸乙酯的相对百分含量在香味成分中占有很大的比例。通过比较醇类、酯类和酸类物质的数量和相对百分含量可知，浓香型白酒中对香味的贡献呈现出酯类大于醇类，酯类大于酸类的现象。在清香型白酒中，乙酸乙酯极容易挥发，气味特征明显，含量较高；乳酸乙酯沸点较高，且气味较弱，在酒体中表现出的气味特征就不如乙酸乙酯强烈。因此清香型白酒主体香气表现为以乙酸乙酯为主、乳酸乙酯为辅的清雅、纯正、协调的复合型香气，优雅舒适。酱香型白酒是天然发酵产品，乳酸乙酯是酱香型白酒的特征性成分。酱香型白酒含有丰富的酯类化合物，除了具有乙酸乙酯、乳酸乙酯，少量的还含有丁酸乙酯、庚酸乙酯和辛酸乙酯，还含有高级脂肪酸乙酯，即棕榈酸乙酯、油酸乙酯以及亚油酸乙酯。酱香型白酒是较好的高档白酒，这类酱香型白酒的香气香而不艳、低而不淡、醇香优雅、回味悠长。通过对三种香型白酒的香气成分进行分析可知，浓香型白酒的主体香气成分是乙酸乙酯；清香型白酒的香气成分以乙酸乙酯为主，乳酸乙酯为辅；而酱香型白酒的香气成分，是以乳酸乙酯为主的。

（2）口味化合物：新蒸馏出的白酒，具有辛辣、冲、暴等特点，饮用后的口感糙而不醇和，必须经过一定时间的贮存，其香、味才会逐步变得醇厚和顺口以及协调。这是因为白酒在贮存过程中会发生十分复杂的物理变化以及化学变化。在新蒸馏白酒贮存过程中的最初十天内，白酒内微量成分变化最为活跃的是乙醛和乙缩醛。乙醛和乙缩醛是白酒中较为重要的香味物质，乙缩醛具有羊乳干酪味，柔和爽口，味甜带涩，它与乙醛一起对酒体的香气发挥着较强的平衡和协调作用，其在白酒中绝对含量的多少及其比例的关系，在一定程度上是衡量白酒老熟是否完全的重要标志之一。因此，传统工艺生产出来的白酒必须经过适当的时间贮存以后，再销售。

而黄酒中的化学成分，除具有白酒中的大部分化学成分之外，如醇类、酸类、酯类等，β- 苯乙醇的相对百分含量是较高的。因此，β- 苯乙醇是黄酒的特征性香气成分之一。黄酒中还含有多种多酚类化学成分，具有清除自由基、预防心血管疾病、抗癌、抗衰老等多种生理功能。多酚类化合物是黄酒发挥调味、药理、保健等作用的基础化学物质，但是由于酚酸类化合物与黄酮类化合物的性质差异较大，因此黄酒中的多酚类化合物难以准确测定。同时，随着黄酒陈酿时间的延长，没食子酸、儿茶素、咖啡酸等化合物的含量呈现降低的趋势。从我国南北地域上来看，南方的黄酒中的物质总含量均高于北方黄酒的物质总含量。

3. 药理作用研究 酒是一种日常生活中常见的饮料和药物，随着其种类的多样化以及质量的飞跃，慢慢成为人们生活中难以缺少的饮品。饮酒对人体健康而言是一把双刃剑，它具有益处及害处的双重属性。适量饮酒有一定的活血作用，红酒还有一定的抗衰老、助消化、增食欲等作用。但是，人们若是饮酒过度或者嗜酒成性，反而会带来更多的疾病困扰。

（1）对心血管作用：饮酒的多少跟心血管类疾病的发病率之间呈现U形的关系，因此人们极其关注饮酒对心脏功能的影响及其发病机制。饮酒量较低时，因饮酒而带来的危险程度最低，饮酒量的增加会导致其所带来的危险性提高。

有研究以心肌梗死疾病举例说明了不饮酒（或戒酒）人群的心肌梗死的发病率会显著高于中、轻度饮酒人群，中、轻度饮酒人群的饮酒量为每天不超过 2 杯，1 杯以 35ml 为准。而当人群的饮酒量大于每天 2 杯后，其心肌梗死的发病率将会大大提升。同时研究还表明，中、轻度饮酒人群因心血管疾病而导致的病死率仅为不饮酒者的 70%，其中饮品为葡萄酒的最为明显。轻度饮酒者，即每日不超过 1 杯的人群的心血管疾病发病率是戒酒者的 2/3；而当被研究人群的饮酒量增至每天 2 杯时，发病率降至 50%；当饮酒量每天 3～6 杯或更多后，即重度饮酒，其心血管疾病的发病率将会提升至戒酒者的 1.2～1.6 倍。

有调查发现，饮酒量较轻者的心肌梗死和心绞痛的发病率会低于不饮酒者。大量针对酒精与冠心病、中风等心血管疾病之间关系的研究均表明饮酒量为中、轻度会有益于降低心血管疾病的发病率。

研究指出饮酒量较轻的保护机制主要源于以下几个方面：①提高血中高密度脂蛋白胆固醇（HDL-cholesterol；HDL-C）的含量；②提升纤溶酶的活性；③降低血小板凝聚性；④提高胰岛素的敏感性等。这些机制会明显降低致命性或非致命性的心肌缺血发病率，进一步显著降低轻、中度饮酒者的冠心病及中风发病率，从而起到提高相关人群健康及寿命的功效。

有研究明确指出，高密度脂蛋白胆固醇总量（包括 HDL、HDL2 和 HDL3）是衡量人体健康非常重要的参考指标。高密度脂蛋白胆固醇具有保护心肌的功能，它在血清当中的含量会在戒酒人群中显著降低，但是其含量会伴随人群摄入酒精含量的升高而升高，同时心肌损害性的低密度脂蛋白（LDL）血清含量会随之减少。然而，研究同时表明，过量饮酒将会产生副作用，且该副作用是升高 HDL 无法对抗的。

有学者另外研究发现，饮酒频率较高人群一旦进行了短暂的戒酒后，其高密度脂蛋白胆固醇总量将明显降低到正常非饮酒人群的水平。但是有学者在早前进行的研究中发现，在肝功能损害的嗜酒者中高密度脂蛋白含量差异较大，即高密度脂蛋白在戒酒后会出现 50% 左右的反向提升，学者在深入研究后指出，因饮酒而导致高密度脂蛋白血清浓度的提高能够被肝功能低下所抑制。这表明若是嗜酒者的肝功能具有病变，则 HDL-C 无法再对心肌产生保护作用。

此外，酒精激活纤溶及抑制凝血的作用还能够降低血栓产生的概率，并且能够有效减少中风、心肌梗死及冠心病等心血管疾病的发作，降低病死率，因此酒精在一定程度上可以保护心肌。

饮酒与血栓形成之间的关系表明，长期饮酒有可能激活大鼠体内凝血因子，使凝血加快，易于发生血栓。同时存在的抗凝功能增强可能是大鼠机体反馈性的反应。随着白酒灌胃时间的延长，凝血功能增强更为明显，而此时抗凝功能失去代偿性增强，容易造成血栓形成的发生。

（2）对内分泌及代谢病作用：对于糖尿病患者能否饮酒的问题，一直存在着较大的争议，由于酒精可以增加胰岛素的敏感性并且可以降低因非胰岛素依赖型糖尿病而导致的发病率，因此具有积极的治疗意义。因为酒精会导致人体的凝血功能发生障碍，所以嗜酒人群的凝血功能将会低于正常人群，但是在其戒酒一周之后会转变为易凝血的状态。研究者通过动物实验，发现酒精能够极为显著地降低以饱和脂肪酸为主食的大鼠的血小板功能，然而其无法对以不饱和脂肪酸为主食的大鼠产生影响。研究者还发现该作用在人体上表现得更加显著。人们对于酒精与凝血之间的关系存在较大的分歧，其原因之一在于不同的促凝剂如二磷酸腺苷（ADP）、肾上腺素、花生四烯酸等会产生不同的反应。然而单酒精而言，它无法影响出血时间，但是可以明显延长因使用阿司匹林而导致的出血时间。学者通过体内以及体外研究均证实，酒精能够导致凝血因子浓度降低、血栓素合成减少，血管舒张性前列环素合成增加等凝血系统功能的低下。但正是酒精的这种抗凝功能以及激活纤溶酶的特点，为其保护冠心病、中风等与凝血直接相关的心血管疾病提供了基础。

（3）抗炎、抗菌作用：黄酒可以在提高拟杆菌门的同时降低厚壁菌门的组成比例；并且其可以提高双歧杆菌属（*Bifidobacterium*）、嗜黏蛋白 - 艾克曼菌属（*Akkermansia muciniphila*）和拟杆菌属（*Bacteroides*）组成比例。但黄酒有抑制大鼠体重增加的趋势，可能在于它能够调节与肥胖有关的肠道菌群比例。

文献报道，酱香型白酒中含有丰富的吡嗪类化合物，其含量显著高于普通的白酒。而该类化合物又大量地存在于多种香料之中。同时，研究显示部分吡嗪类化合物具有一定的生物活性，如含有吡嗪环的噻唑啉、噻唑烷酮具有显著的抗菌作用，川芎嗪对红藻氨酸诱导的大鼠海马兴奋性毒性具有保护作用，可保护大鼠大脑免受缺血再灌注损伤及改善体内的肝脏炎症等。研究表明，酱香型白酒中的吡嗪类物质具有增强细胞抗炎性损伤的能力，其发挥抗炎作用与减少 RAW264.7 细胞炎症介质生成与释放、抑制花生四烯酸代谢途径 PGE_2 的合成的关键酶活性密切相关。多种商品白酒中含有吡嗪、2- 甲基吡嗪、2,5- 二甲基吡嗪、2,6- 二甲基吡嗪、2,3- 二甲基吡嗪、2,3- 二乙基吡嗪、2,3,5- 三甲基吡嗪、四甲基吡嗪 8 种吡嗪类化合物。上述吡嗪类化合物也具有一定的保健功效。四甲基吡嗪又名川芎嗪，是川芎的主要成分，其具有保肝、护肝、防止肝纤维化等功效；对 α- 葡萄糖苷酶有抑制作用，对于高血糖有一定的改善作用，对甘油三酯有分解能力；同时具有抗氧化功能。2- 甲基吡嗪具有抗氧化功能，而且对 α- 葡萄糖苷酶有较弱的抑制作用，对于高血糖有一定的改善作用，还具有分解甘油三酯的能力，为机体提供能量来源。2,3- 二甲基吡嗪和 2,3,5- 三甲基吡嗪具有抗氧化功能。

（4）抗氧化、调节免疫作用：芝麻香型白酒中检测出二甲基二硫醚、二甲基四硫醚、3- 甲硫基丙醛、糠硫醇、二糠基二硫醚、二异丙基二硫醚和二甲基硫代亚磺酸酯共 7 种含硫化合物。另外，茅台酒中还具有二甲基二硫醚、二甲基三硫醚、2- 噻吩醛、苯并噻唑等 6 种含硫化合物。二甲基二硫醚、二甲基三硫醚和二甲基四硫醚是内源性抗氧化物，具有减少细胞的氧化应激损伤和延长动物寿命的作用，可能在内源性抗氧化防御体系中发挥了重要作用。二甲基三硫醚还是薤白的成分之一，抑制血小板聚集的效果显著。3- 甲硫基丙醛具有一定的抗氧化活性；还可抑制 α- 葡萄糖苷酶的活性，具有降血糖作用。3- 甲硫基丙酸乙酯具有一定的抗氧化活性。糠硫醇同样具有一定的抗氧化活性，可以在一定程度上抑制己醛被氧化为己酸。

酯类是白酒中的主要香气物质，对白酒风味有重要贡献，如在陶香型白酒中检出 41 种酯类化合物，是陶香型白酒香气的主要贡献成分。另外，有些酯类化合物同样有一定的保健功效。乙酸乙酯对乙醛有抑制作用，它可以通过肾功能加速对人体不能够适应的物质的新陈代谢。乳酸乙酯可以起到促进乙醇刺激大脑皮质的作用，使人兴奋。乙酸乙酯能起到除肺火，稳定心肺的作用。庚酸乙酯、亚麻酸乙酯、亚油酸乙酯等高级脂肪酸酯在人体内水解后生成脂肪酸，可以抑制胆固醇的合成。某些商品白酒中检测到当归内酯，其作为一种新发现的生物反应免疫调节剂，应用前景非常广泛，比如可以用于肿瘤生物治疗，肿瘤患者经过一系列治疗之后，机体的免疫功能会受到损伤，尤其是机体细胞的免疫功能，当归内酯能使机体细胞的免疫功能快速恢复至正常水平，并促其增殖，以产生功能性拮抗作用。当归内酯还是中药当归、川芎当中的重要成分，进一步证明了其具有确切的治疗作用。

采用全二维 - 飞行气质联用仪结合液质联用仪在某商品白酒中检测出了阿魏酸、愈创木酚、4- 甲基愈创木酚、4- 乙基愈创木酚、儿茶酚等 8 种酚类化合物。在某商品白酒中通过气相色谱 - 嗅闻结合气质联用仪检测出苯酚、4- 甲基苯酚、4- 乙基苯酚、4- 乙基愈创木酚；在某商品白酒中检测到愈创木酚、4- 甲基愈创木酚、4- 乙基愈创木酚、4- 乙基苯酚、4- 乙烯基酚等酚类化合物。阿魏酸是目前国际上公认的抗癌物质，同时是一种天然的抗氧化剂，进入人体被吸收后，可以表现出明显的抗氧化、消除自由基等作用，同时还具有抗血栓、消炎镇痛功效，临床上可用来治疗冠心病、脑血管病、脉管炎及白细胞减少和血小板减少等病症。阿魏酸主要通过抑制血栓形成以及降低血液黏度来治疗缺血性中风，阿魏酸同时还是川芎、升麻、当归等中药的主要功效成分；4- 甲基愈创木酚和 4- 乙基愈创木酚可以有效预防疾病、延缓衰老，具有促进人体健康的作用，另外 4- 乙基愈创木酚还有降低血糖的活性；儿茶酚混合物以及其中的两个衍生物——表儿茶酚和表没食子儿茶酚，能够浓度依赖性地舒张去甲肾上腺素收缩的动脉，以及抑制血管平滑肌细胞增生，预防心血管疾病。

白酒中还含有地衣素——一种不挥发性脂酞类化合物。具有抑菌活性、抗癌活性、抗病毒活性、溶纤活性，对白酒的保健功能有重要贡献。

（5）肝损伤作用：过量饮酒是当今世界范围内一个重要的公共卫生问题，严重影响人们的身心健康。世界卫生组织的统计显示，全世界约有 1 500 万～2 000 万人酗酒，其中 10%～20% 有不同程度的酒精性肝病。过量饮酒可导致肝脏损伤，由此引发的相关疾病数量也逐年上升，酒精性肝病（alcoholic liver disease，ALD）临床最为常见，包括轻症酒精性肝病、酒精性脂肪肝、酒精性肝炎、酒精性肝纤维化和酒精性肝硬化。

影响酒精性肝损伤进展或加重的因素较多，目前国内外研究已经发现的危险因素主要包括：饮酒量或饮酒年限、酒精饮料品种、饮酒方式、性别、种族、肥胖、肝炎病毒感染、遗传因素、营养状况等。有研究显示，酒精所造成的肝损伤是有阈值效应的，即达到一定饮酒量或饮酒年限，就会大大增加肝损害风险。不同的酒精饮料对肝脏所造成的损害是有差异的，而不同的饮酒方式更是造成肝损伤的一个重要因素，空腹饮酒较伴有进餐的饮酒方式更易造成肝损伤。此外，种族及遗传因素也是酒精性肝病的重要危险因素。当然并不是所有的饮酒者都会出现酒精性肝病，酒精性肝病只会发生在一小部分饮酒人群中，这表明同一地区群体之间还存在着个体差异，肥胖或超重可增加酒精性肝病发病或加重的风险。肝炎病毒感染与酒精对肝脏损害起协同作用，在肝炎病毒感染基础上饮酒，或在酒精性肝病基础上感染乙型或丙型肝炎病毒，都可加速肝脏疾病的发生和发展，且更易并发肝硬化及肝癌。

乙醇是世界上常见的被滥用物质，乙醇可使肠道内细菌过度生长，释放大量脂多糖，通过氧化应激作用促使反应性氧化物增加，诱发肝脏脂肪聚集，从而导致酒精性肝病的发生；在氧化应激相关的脂质过氧化及炎症细胞因子的作用下，造成炎症、坏死和纤维化。因此，酒精性肝病发病机制与酒精代谢引发的氧化应激、细胞因子释放、线粒体损伤、肝细胞凋亡等密切相关，其中，最主要的是酒精在体内代谢所引起的氧化应激作用。

氧化应激作用会导致肝细胞内部分细胞器的结构发生改变，进而引起肝细胞功能的紊乱。酒精性肝损伤除氧化应激作用外，大量酒精的摄入会导致肝内的甘油三酯（TG）聚集，血清总胆固醇（TC）含量升高，且产生大量的肝脏内核因子（NF-κB）；当肝组织受到损伤，肝细胞膜的通透性增大，存在于肝细胞质内的谷丙转氨酶（GPT）和肝细胞线粒体中的谷草转氨酶（GOT）会大量进入血清。因此，TG、TC、GOT、GPT 以及 γ- 谷氨酰转移酶（γ-GT）是肝细胞损害的敏感性指标。

酒精性肝炎、酒精性肝纤维化、酒精性肝硬化是酒精性肝病演变的不同阶段，在病情上存在差异，反映在中医证候、病因病机上也必定存在着差异，只有把握了其病因病机的演变规律，才能全面认识酒精性肝病的发生发展变化规律，指导临床辨证治疗。目前对该病病因病机的认识，多数研究集中在临床经验总结及证候推演上。然而，酒精性肝病证候常互相兼夹错杂，且有许多主观因素，未能反映出酒精性肝病的本质和证候特征，对该病病因病机演变规律的认识尚缺乏大样本的临床研究，也缺乏公认的辨证依据、分型标准和疗效评价标准。认识酒精性肝病的证候特点，探讨其证候的演变规律，是酒精性肝病证候研究的当务之急，也为制订其辨证分型标准做奠基性工作。

酒作为炮制辅料应用时，由于其用量相对较小，因此可以发挥其协同药物增效作用，而避免因饮酒过量导致的损伤。面向未来，学界亟须将中医辨证理论和方法、临床流行病学调研方法及多元统计分析方法有机地结合起来，前瞻性地对酒作为辅料，其本身对炮制药物化学成分和药理药效影响；对酒制药物干预疾病的证候特点和病因病机发生发展规律，以及治疗前后的药效作用进行系统研究，以期寻找实用的并可遵循的炮制依据，旨在更好地阐释炮制机制，为临床治疗提供方法和理论指导。

二、醋

【历史沿革】 食醋的使用在我国有着悠久的历史，中国是世界上用谷物酿醋最早的国家，也是应用食醋最早的国家，有人认为在 1 万年前醋就应用于人们的生活中，文字记载的至少也有 5 000 年的应用历史。公元前 1058 年，《周礼》中已有醋的记载，春秋战国时期已出现专门酿醋的作坊，《齐民要术》中记载"酢，今醋也，以米、麦、高粱或酒、酒糟酿成"。食醋历史上有醯、酢、苦酒之称。据庄颁著《物原类考》的考证，认为"酱成于盐，同时已有醋，一名苦酒，周时称醯，汉时称醋"。《物原类考》食原中第七条，第四十条中记有"殷果作醋，周公作酱芥辣"。《周礼》云"醯人：掌共五齐，七菹"。《礼记》云"大功之丧，不食醯酱"，又云"宋襄公葬其夫人，醯、醢百瓮"。从这些记载看来，食醋业到周以及战国时期已很发达，其主要用途为帝王贵族的食品并作丧礼等。

北魏时期，我国制醋的工艺已相当完备。贾思勰《齐民要术》中已详载作醋法，内述作大酢法、秫米神酢法等达 23 种之多，主要以麦曲（即黄衣）作糖化剂和发酵剂。贾思勰不但明确提出了醋之产生是由于"衣"（发酵剂）的作用，而且是微生物史上第一个提出"醋酸菌是生物"概念的人，较欧洲关于醋酸菌是生物还是非生物的争论要早 1 300 年。至明代，《本草乘雅半偈》更明确总结为醋"五谷及秕糠饴果皆可造"。因此，从古至今，因不同原料、不同工艺、不同产地而形成了品种繁多的各种食醋。一方面为中国饮食和医药提供了丰富多彩的醋的品种；另一方面也在客观上对醋在医药中的使用需要逐步统一提出了要求。现代认为醋具有防治动脉硬化、杀菌、灭毒的功效。醋除本身的作用外，还能作为中药饮片炮制的重要辅料，通过不同工艺对中药进行醋制。历代中药进行醋制的品种最多，约有 100 多种，因此醋的质量直接影响中药饮片的质量。

以醋炮制药物早在春秋战国就有记载，"取商牢（即商陆），渍醯（即醋）中"（《五十二病方》）。有南北朝刘宋时期有"若用醋煮，即先沸醋三十余沸，后入茱萸，待醋尽，晒干。每用十两，使醋一镒为度"（《雷公炮炙论》）。唐代陈藏器曰"药中用之，当取二三年米醋良"（《本草拾遗》）。宋代王怀隐有"一两用米醋一中盏浸一宿，掘一地坑可深五六寸，用炭火烧令赤，去灰，入茱萸及醋，用盆合，勿令泄气，候冷取出""硇砂二两，以醋一盏化去夹石"（《太平圣惠方》）。明代有"惟米醋二三年者入药""愈久愈良"（《本草纲目》）。"凡诸药宜入肝者，须以醋拌炒制，应病如神"（《本草汇言》）。陈嘉谟曰"用醋注肝经，且资住痛"（《本草蒙筌》）。清代有"三棱欲其入气，火炮；欲其入血，醋炒"（《得配本草》）。王翃指出，雄黄"以米醋入萝卜汁煮干乃可入药，不尔有毒、水飞用"（《握灵本草》）。

关于炮制辅料用醋历代本草如《本草拾遗》《食疗本草》等均记载使用米醋，《中国药典》（2025 年版）炮制通则中也规定使用米醋。此外，《本草纲目》载"惟米醋二三年者入药"，国家级规划教材《中药炮制学》中亦有米醋陈久者炮制效果佳的论述。

目前《中国药典》（2025 年版）中收录的醋制品种仅为 20 种，而历代曾以醋作为辅料进行炮制的药物不少于 200 种，随着现代科学技术的进步以及对中药有效成分研究的逐步深入，可以通过更加科学的方法对这些品种的醋制法炮制前后所含成分及功效作用变化进行对比分析，并探讨这些品种醋制的临床意义，以便更好地为临床和患者服务。

【炮制作用】

1. 引药归经，增加药物活血化瘀、理气止痛的功效 醋，味酸性微温，入血分。药物经醋制后，可引药归于肝经，增强入血收敛、散瘀止痛的功能。如柴胡生用能升阳解热、发表和里，醋制后能增强其疏肝解郁的功能；香附为理气药，具有理气解郁、调经止痛的功效，醋制后能增强其行气止痛的作用；艾叶为理血药，醋制后能增强其温经止血的作用；三棱为活血化瘀药，醋制后能增强其消瘀止痛的作用；乳香、没药为活血祛瘀药，醋制后能增强其消肿止痛的作用。

2. 缓和药性，消除和降低毒副作用 有些药物有较好的疗效，但毒性和副作用太大，临床应用时很不安全，但醋制后能降低其毒副作用，服用后不会产生不良反应。如泻水逐饮的峻下药甘遂、大戟、芫花等，均是苦寒有毒之品，生用极不安全，要醋制后才可使用。大戟中所含的有毒成分是三萜类化合物及大戟苷等，有类似巴豆油和斑蝥类的刺激作用，用醋煮后，与醋酸作用生成的衍生物能消除刺激作用；又如《本草纲目》中载"芫花留数年陈久者良，用时以好醋煮十数沸，去醋以水浸一宿，晒干用，则毒灭也。或以醋炒者次之"，亦表明通过辅料醋炮制，可以降低芫花生品的毒性。如草乌、半夏等可用醋洗煮，使醋酸与有毒的生物碱生成醋酸盐并溶于醋中，使药物毒性减小；如一些有毒的白花蛇、全蝎，须用醋制法减毒后使用，白花蛇以醋泡一宿，全蝎用滚醋泡，斑蝥用麸炒醋煮。

3. 有利于药物有效成分溶出，达到提高药效的目的 有些药物，经过醋制可以使有效成分游离出来，增强疗效。如生延胡索所含的游离型生物碱难溶于水，醋制后生物碱和醋酸结合生成可溶性的醋酸盐，总生物碱含量提高，止痛效果大增；五味子主要成分是挥发油、五味子素、柠檬酸、苹果酸、维生素 C（即抗坏血酸）等，用醋蒸制，可使这些成分与钾、钙等金属离子结合成盐的柠檬酸、苹果酸、酒石酸等游离出来，增加了五味子收涩敛肝的作用。

4. 使药物酥脆便于粉碎，利于制剂 一些动物、贝壳、矿物类药物，经醋淬制后，质地疏松易碎。如赭石、磁石、自然铜等矿石类质地坚硬的药物，经火煅烧后入醋浸淬，即变得质地松脆而容易碾末，易于煎出有效成分；莪术质坚，一般加工较难，入醋煮后质软，既便于切片，又可引药入肝，增其行气破血，消积止痛的功效。还有龟板、鳖甲等动物骨甲，须用砂炒、醋浸去其腥臭气，又可使其质变酥脆，容易粉碎，醋酸还能与骨甲的钙质生成可溶性盐类化合物，易于煎出有效成分。禹余粮主要含有三氧化二铁，还有白陶土、铅、镁、钾、钠、磷等成分，具有止泻止血的功效，经火煅醋淬后，可使其质地疏松，并增加固涩止泻的作用。

5. 消除药物异味，便于调剂贮藏 醋能和具腥膻气味的三甲胺类结合成盐而无臭气，故可除去药物的腥膻气味，起到矫臭、矫味的作用。如五灵脂是动物鼯鼠的干燥粪便，气味腥臭而味苦，其成分主要有维生素 A 类物质、树脂、尿酸等。醋炒能除去异味，利于杀菌，便于贮藏。又如鸡内金、龟板等均有不良的臭味或不快之味，经醋制后，高热使一部分不良气味成分升华消失，更因醋具有良好穿透性，助之膨胀疏松，空隙变大而易于升华。另一部分由于醋具有挥发性而随之挥发，达到矫臭矫味的目的。

6. 杀菌防腐 醋具有杀菌防腐作用，它能在 30min 内杀死化脓性葡萄球菌、沙门菌、大肠菌、赤痢菌、嗜盐细菌等。

【现代研究进展】

1. 质量标准研究 醋古称酢、醯、苦酒、米醋。炮制用醋为食用醋（米醋或其他发酵醋），化学醋是由冰醋酸加水稀释而成 3%～4% 的溶液，不含醋的其他成分，不能使用。醋制所用的辅料主要有米醋及醋精，米醋含乙酸4%～6%，醋精含乙酸30%。总结醋制法有醋炒、醋蒸、醋煮、醋淬、醋煅、醋炖、醋净提等方法，其中醋炒最为常用，醋炒方法大致可分为3种，一是先拌醋后炒，将定量的米醋与药物拌匀，放置闷润，待醋被吸尽后，置锅内用文火炒至一定程度，取出放晾，这种方法优点是能使醋渗入药物组织内部。二是先炒药后加醋，先将药物捣碎置锅内炒至表面熔化发亮（树脂类），或炒至表面颜色改变，有腥气溢出（动物粪便类）喷洒定量米醋，炒至微干，起锅后继续翻动，摊开放晾。因树脂类和动物粪便类药物若先用醋拌润，就会粘结成块，炒制时受热不均匀，影响疗效。三是火烫（煅）醋淬法，多用于矿物类及质地坚硬类药物，经火烫（煅）醋淬后药物质地变酥脆，易于粉碎和煎出有效成分，提高疗效。

随着人民生活水平的提高和食品工业的迅速发展，调味品的生产和市场也出现了空前的繁荣和兴旺，工艺改进，品种增加，质量提高，并逐步向营养、卫生、方便和适口的方向发展，对醋作为食品和炮制辅料的质量要求也越来越高。

人体的细胞及组织主要由蛋白质组成，氨基酸是蛋白质的分解产物。人体与自然界中存在的蛋白质大约由20多种氨基酸组成，其中亮氨酸等8种氨基酸人体自身不能合成，必须从食物中摄取。现代生活中，人们越来越注重补充营养物质，由此可见氨基酸对人体有很重要的作用，食醋中氨基酸的含量将成为评定食醋质量的因素之一，醋已逐渐从单纯的调味品转为食疗食品之一，将它列为检验项目是十分必要的。

液态发酵食醋是以粮食、糖类、果类或酒精为原料，采用液态酒液或酒醪发酵酿制而成的食醋，采用深层发酵新工艺，原料经液化、糖化及酒精发酵后，酒醪送入发酵罐内，接入纯粹培养逐级扩大的醋酸菌液，控制温度及通风量，加速乙醇的氧化，生成醋酸，缩短生产周期。

酿造食醋中普遍存在沉淀物。因为酿造食醋是由含淀粉、蛋白质为主的谷类原料加上麸皮、大糠等辅料，经过多道工艺后酿制而成酸性液体调味品。其生产周期长，工艺复杂。含有乙酸、有机酸、糖类、可溶性淀粉、氨基酸、可溶性蛋白质、微量元素等数百种物质。其中，很多物质在食醋的存储过程中，会发生程度不同的各种反应。刚生产出来的食醋放置久了后，其中的一些可溶性物质在各种反应作用下，会生成不溶性物质沉到容器底部或附着在瓶壁上，使外观不佳。酿造食醋浓度越高，各类反应越明显，从而形成的沉淀物会越多。而一些只含醋精、糖精、色素的劣质配制食醋，由于其成分简单，反而不会有沉淀物析出。因此，酿造食醋产品中有沉淀物是一种普遍现象，而沉淀物均对人体无害。

现实生活中有醋厂工人不易感冒，严重急性呼吸综合征、甲型流感期间用醋进行熏蒸等实例，足以说明醋中含量较高的有机酸对于防病治病具有一定作用。因此，增加有机酸指标作为特征指标，不仅是酿造食醋保鲜防腐的重要保证，同时也为进一步开发醋的药用功能起到抛砖引玉的积极作用。

按照国家标准来说，米醋有以下几种标准，如GB/T 18187—2000《酿造食醋》、SB 10337—2012《配制食醋》、GB/T 18623—2011《地理标志产品　镇江香醋》等，规定的总酸含量分别为3.5g/100ml、2.5g/100ml、4.5～6.0g/100ml，但不同的醋乙酸含量不同，虽然不影响作为生活调料使用，但作为炮制药物的辅料，不同乙酸含量的醋可能会对药物产生不同的影响。

目前关于酿造食醋与配制食醋的各质量标准具体内容如下。

（1）GB 2719—2018《食品安全国家标准食醋》，指出食醋是单独或混合使用各种含有淀粉、糖的物料、食用酒精，经微生物发酵酿制而成的液体酸性调味品。食醋生产应当具有完整的发酵酿造工艺，不得使用冰乙酸等原料配制生产食醋。

（2）SB/T 10337—2012《配制食醋》，指出配制食醋以酿造食醋为主体，与冰乙酸等混合配制而成的调味食醋，且酿造食醋的添加量不得少于50%。

（3）GB 2760—2024《食品安全国家标准 食品添加剂使用标准》：乙酸（又名醋酸）作为酸度调节剂，允许在各类食品中按生产需要适量使用。其使用范围不包括食醋以及该标准表A.2中第1至68项所列食品类别（如鲜水果、鲜蔬菜、婴幼儿配方食品等）。

其中GB 2760—2024《食品安全国家标准 食品添加剂使用标准》中明确指出乙酸（又名醋酸）其功能为"酸度调节剂"，用它作为配制食醋产品的主要原料显然不妥。

理化要求：总酸（以乙酸计），酿造食醋≥3.5g/dl，配制食醋≥2.5g/dl；不挥发酸（以乳酸计），酿造食醋≥0.5g/dl，配制食醋无要求；可溶性无盐固形物，酿造食醋≥1.0g/dl，配制食醋≥0.5g/dl。

2. 化学成分研究 食醋是我国人民非常喜爱的传统酸性调味品，在我国至少具有五千年的应用历史。食醋中含有丰富的有机酸、氨基酸、糖类、醇类、酯类及少量的维生素和矿物质等，这些化学成分的组成与含量对食醋的质量及产品特色有重大的影响。而不同地域的食醋由于其酿造工艺、原料、地理环境等不同，其营养成分的组成及含量存在较大的差异，最终影响到食醋的风味、口感以及特色品质。

目前对食醋的质量评价是通过各种技术对其成分进行检测以控制质量：如气相色谱-质谱联用主要用于食醋中的挥发性成分分析；高效液相色谱主要用于食醋中氨基酸、有机酸成分分析，指纹图谱的建立；紫外分光光度法用于测定食醋中的总黄酮、总多酚等，电化学检测-色谱法用于测定食醋中氨基酸的含量，这些方法只能分析醋中的某一类成分，而不能对食醋进行整体有效的分析。由于食醋化学组成的复杂性（原料种类多、工艺复杂），对醋的真伪鉴别、品质鉴定以及质量评价等需要采用具有整体观的研究思路，即可以同时检测多种成分的新方法，才能更好地控制醋的质量。

此外，代谢组学技术是继基因组学、蛋白质组学之后的一种新型组学技术，以组群指标分析为基础，以高通量检测和数据处理为手段，具有整体观的研究思路，特别适合于传统食品、中草药等复杂体系分析。近年来基于核磁共振（nuclear magnetic resonance，NMR）、气相色谱-质谱联用（gas chromatography-mass spectrometry，GC-MS）、液相色谱-质谱法（liquid chromatography-mass spectrometry，LC-MS）等技术的代谢组学方法已成功应用于传统食品的真伪鉴别和品质评价、药物的安全性评估、疾病诊断以及药物作用机制研究等。从代谢组学分析产生的海量数据中最大限度地获取识别信息，必须借助多元统计分析方法，通过降维的方法简化样本之间变量的诠释，包括监管模式和无监管模式两大类。其中，无监管模式如主成分分析（PCA），能够探索分析数据的内部结构，初步反映样本的聚集情况。而监管模式如最小二乘判别分析（partial least square-discriminant analysis，PLS-DA）则可以增大样本间的差异并找出导致类别间差异的主要元素。基于 ^{1}H-NMR技术的代谢组学分析具有许多优点，如方法重现性好、分析时间短（通常为5min）、备样方法简单、可以获得几乎全部含氢化合物的信息，通过谱图中的化学位移、耦合常数、峰形等参数可直接推测出化学结构。目前，该方法体系已应用于葡萄酒、意大利香酯醋、啤酒、酱油等研究，用于不同产地、品牌、酿造年限的区分。

对市售的食醋采用基于 ^{1}H-NMR 技术的代谢组学方法进行分析，建立不同食醋的代谢轮廓，并通过多元统计分析方法鉴定不同食醋之间的差异化学成分，为不同食醋的功效成分研究和质量标准建立提供参考。建立食醋核磁共振（^{1}H-NMR）代谢组学方法和分类模型，通过多元统计分析方法鉴定不同食醋的差异化学成分。食醋样品经脱气处理加入含 0.05g/100ml TSP 的 D_2O 溶液后直接进行核磁分析，采用 MestReNova 软件对核磁图谱进行分段积分后，将数据导入 SIMCA-P11.0（Umetrics，umea，Sweden）软件进行主成分分析。结果显示，山西陈醋、镇江香醋、白醋的化学组成明显不同；通过偏最小二乘法－判别分析鉴定不同食醋之间的差异化学成分，其中氨基酸的核磁分析结果与氨基酸分析仪所得结果一致。本研究为复杂液态食品的分析提供了一种具有整体观的新方法，不仅可以明确不同来源样品的化学组成差异情况，而且可以鉴定差异化学成分，方法简单，可以直接用于食醋产品的快速检验。

近年来，研究人员对食醋的化学成分开展了大量研究工作，研究较多的成分包括氨基酸、有机酸、糖类、总黄酮、川芎嗪、挥发性成分、无机元素等。随着对食醋研究的深入，又有很多新的物质成分的研究报道，如多元醇、类黑精等。其中，氨基酸、有机酸、挥发性成分在食醋中含量较高，研究也最为深入，化学结构相对清楚，而芳香有机酸类、黄酮类、类黑精、多元醇、糖类的结构研究相对薄弱，但这些成分多具有抗氧化、抗炎、降脂等作用，对于深入研究食醋的保健功能具有重要意义。

（1）氨基酸：在食醋的生产过程中，微生物分解植物中的蛋白质生成游离氨基酸，大量氨基酸的存在使酿造食醋富含营养，味道醇厚柔和。在现有酿造食醋氨基酸成分研究的文献中，已有 26 种氨基酸被报道，包括 20 种组成蛋白质的编码氨基酸（包含人体所需的 8 种必需氨基酸、2 种半必需氨基酸及 12 种非必需氨基酸）以及 6 种其他氨基酸（胱氨酸、鸟氨酸、牛磺酸、α- 氨基己二酸、α- 氨基丁酸和 γ- 氨基丁酸）。与配制食醋相比，酿造食醋中含有较多的甘氨酸、丙氨酸、缬氨酸、亮氨酸、异亮氨酸、苏氨酸、丝氨酸等，有研究认为这些氨基酸可以作为鉴别酿造食醋和配制食醋的检测指标。

不同种类酿造食醋中氨基酸的种类及含量均存在差异，这可能与其酿造原料、发酵方式、菌种、陈酿时间等的不同有关。有研究采用氨基酸分析仪对不同食醋（山西老陈醋、保宁醋、镇江香醋、永春老醋）的氨基酸组成进行了分析，发现共有的氨基酸有 14 种，包括甘氨酸、丙氨酸、丝氨酸、苏氨酸、脯氨酸、亮氨酸、缬氨酸、异亮氨酸、苯丙氨酸、胱氨酸、谷氨酸、甲硫氨酸、天冬酰胺、γ- 氨基丁酸。保宁醋、山西老陈醋、镇江香醋中含量较高的氨基酸为亮氨酸、谷氨酸、缬氨酸，而液态发酵食醋福建红曲醋中异亮氨酸、甘氨酸的含量较高；α- 氨基己二酸仅在永春老醋中检测到，而精氨酸、组氨酸、赖氨酸和鸟氨酸未在永春老醋中检测到；在山西老陈醋中未检测到 α- 氨基丁酸和酪氨酸。另有研究采用氨基酸分析仪对不同年限山西老陈醋进行了分析，结果显示老陈醋中还含有牛磺酸、色氨酸、半胱氨酸、天冬氨酸、组氨酸。用电化学检测色谱法检测了 3 份酿造食醋样品中 18 种氨基酸的含量，除了上述氨基酸还在食醋中检测到谷氨酰胺。对不同食醋中氨基酸总量进行了比较，结果显示，保宁醋中氨基酸总量最高（3 438.55mg/100ml），其次为镇江香醋（1 682.36mg/100ml）和山西老陈醋（1 346.54mg/100ml），最低为永春老醋（3 年陈酿为 737.55mg/100ml，5 年为 840.16mg/100ml，8 年为 933.7mg/100ml）。比较 9 个品牌 13 种山西老陈醋的氨基酸组成，以 17 种氨基酸计算的氨基酸总量范围在 565.5～3 371.5mg/100ml，其中丙氨酸含量最高，其平均值为 272.2mg/100ml，占氨基酸总量的 14.43%；组氨酸含量最低，其平均值为 20.0mg/100ml，仅占氨基酸总量的 1.06%。进一步对不同陈酿期 9 种山西老陈醋进行了比较发现 17 种氨基酸总量范围在 630～3 200mg/100ml，随着酿造时间的延长，氨基酸总量呈升高趋势，10 种氨基酸含量随着陈酿时间的延长呈现逐渐升高趋势，而其余 7 种氨基酸含量随着陈酿时间未见明显升高，说明这些氨基酸在陈酿过程中可能参与化学反应，导致含量发生复杂的动态变化。此外，陈酿期分别为 3 年、5 年和 8 年的福建红曲醋中的氨基酸总量呈上升趋势。

酿造食醋的风味与其所含氨基酸种类和含量存在一定联系。根据呈味情况，食醋中所检出的氨基酸可以分为甜味氨基酸、鲜味氨基酸、苦味氨基酸和涩味氨基酸 4 类。其中，酿造食醋中苦味氨基酸（如亮氨酸、异亮氨酸、缬氨酸等）种类最多，并且对食醋的滋味有所贡献。但是食醋中鲜有苦味感，这可能与滋味间的相互作用相关。在食醋中，甜味氨基酸的种类也较多，其中，丙氨酸和甘氨酸的含量较高，鲜味氨基酸种类最少，主要为天冬氨酸和谷氨酸。通过对照各类氨基酸在水中的呈味阈值计算其味道强度值，发现谷氨酸、丙氨酸和缬氨酸对食醋滋味贡献较大。

食醋中氨基酸的检测方法主要包括：氨基酸分析仪检测法、离子交换色谱 - 电化学检测法、气相色谱法等，不同的检测方法对食醋中含有的氨基酸有一定的选择性。有研究采用氨基酸分析仪在山西老陈醋中未检测到胱氨酸和色氨酸，认为可能是胱氨酸在蛋白质中含量较少，而色氨酸与其他成分共存时易分解；但另有研究采用氨基酸分析仪在山西老陈醋中检测到胱氨酸的存在，采用毛细管电泳 - 电化学检测法检测到了山西老陈醋中存在色氨酸。因此，全面的食醋氨基酸分析需要综合运用多种分析手段。

（2）有机酸：据报道，目前在酿造食醋中共检测到 32 种有机酸。乙酸在酿造食醋中含量最高，可达总有机酸的 30% 以上。食醋中除甲酸、乙酸、丙酸、丁酸等挥发性有机酸外，还含有一些非挥发性有机酸，如草酸、柠檬酸、琥珀酸、酒石酸、富马酸等。部分有机酸与三羧酸循环有关，如柠檬酸、丙酮酸、苹果酸等，这些有机酸是食醋发酵过程中存在的醋酸菌、乳酸菌、酵母菌等微生物通过丙酮酸或三羧酸循环形成的。此外，酿造食醋中还含有一些芳香有机酸。在日本糙米醋中检测到的芳香有机酸包括阿魏酸、芥子酸、没食子酸、水杨酸、绿原酸、香草酸、反式对香豆酸、二氢阿魏酸和二氢芥子酸；在山西老陈醋中检测到的芳香有机酸包括原儿茶酸、对羟基苯甲酸、水杨酸、芥子酸、阿魏酸、香豆酸、二氢芥子酸和二氢阿魏酸。谷物酿造食醋中含有较多的二氢阿魏酸和二氢芥子酸，主要源于发酵过程中阿魏酸和芥子酸中的反式双键的还原。

不同种类的酿造食醋中所含有机酸的含量也存在一定差异，其原因在于酿造原料、工艺，以及陈酿期的不同。对于不同地域的 11 个典型发酵食醋中 10 种有机酸进行比较，结果表明：乙酸和乳酸占总有机酸的 80% 以上，而 α- 酮戊二酸和富马酸含量最低，在大部分样本中均未检测到；苹果酸、丙酮酸和琥珀酸在镇江香醋中含量较高，乳酸在保宁醋中含量较高，柠檬酸、富马酸在山西老陈醋中含量较高。对于 6 个品牌的山西老陈醋中的 8 种有机酸进行了比较，结果显示不同老陈醋样品中有机酸含量差异较大，其中酒石酸、柠檬酸含量波动范围最大。酿造工艺对食醋有机酸的组成也有较大影响，如液态发酵和固态发酵的保宁醋中有机酸的组成和含量也存在较大差异。有机酸的含量和比例在陈酿过程中也会发生变化，原因在于食醋陈酿过程中有机酸可能参与复杂的化学反应以及水分的蒸发，部分挥发性有机酸在陈酿过程中含量可能下降，如乙酸、丙酸、丁酸等。

各种酿造食醋的风味差别除了与氨基酸有关，还与其中有机酸的种类、含量以及相互比例的差异有关。如山西老陈醋中琥珀酸、苹果酸和 α- 酮戊二酸含量较其他种类的食醋高，使其在 pH 升高的同时酸味得到了缓冲，从而入口绵软，减少刺激感；镇江香醋具有酸而不涩的口感，可能是因为其在发酵过程中丙酮酸、苹果酸和琥珀酸较其他区域的食醋更易积累；而保宁醋因含大量乳酸而具有酸味柔和、酸中回甜的特点。

食醋中含有与人体三羧酸循环有关的有机酸，如柠檬酸、丙酮酸、苹果酸等。文献报道，食醋中的有机酸有一定的抑制细菌、调节血糖、调节血脂的功能。此外，食醋中的芳香有机酸类大多具有一定生物活性，如原儿茶酸具有一定的抗氧化、抗高血糖、抗炎以及抗癌作用；咖啡酸具有抗氧化、增加白细胞及升高血小板浓度、抗炎、抗病毒、抗菌等作用；香草酸具有防止 DNA 氧化损伤以及抑制酪氨酸酶的作用；二氢阿魏酸具有清除自由基活性，且作用强于阿魏酸。

（3）多元醇和糖类：多元醇是含有 2 个羟基以上的醇类，包括六元醇（山梨醇、甘露醇、麦芽糖醇等）、五元醇（木糖醇、阿拉伯糖醇）、四元醇（赤藓醇）等，是淀粉、糖类等原料经过发酵的产物。这类成分大多具有一定的生物学功能，常作为保健食品的原料。白酒中的多元醇是其甜味的主要来源，其甜度随羟基数的增加而增强，可以使白酒更加丰满醇厚。酿造食醋中的多元醇类也与其风味密切相关，赤藓醇、阿拉伯糖醇、甘露醇是食醋甜味来源之一。目前已报道的食醋多元醇类成分包括赤藓醇、阿拉伯糖醇、木糖醇、肌醇、甘露醇、山梨醇，其含量测定方法主要是衍生化后采用气相色谱 - 质谱联用进行测定。有研究以 6 种多元醇为指标，对 37 份地理标志山西老陈醋、47 份地理标志镇江香醋及 52 份非地理标志食醋进行了质量浓度测定，结果表明 6 种多元醇在所测的食醋样品中质量浓度差异较大，如山西老陈醋中赤藓醇的质量浓度（221mg/L）明显高于镇江香醋（73mg/L），而镇江香醋中肌醇的质量浓度（343mg/L）、甘露醇的质量浓度（359mg/L）明显高于山西老陈醋（肌醇的质量浓度 251mg/L、甘露醇的质量浓度 224mg/L）。

对食醋中糖类含量测定多以总糖或者总还原糖为指标进行。食醋的糖分与风味、食醋的稠厚度有关，已报道的糖类物质包括葡萄糖、麦芽糖、甘露糖、阿拉伯糖、棉子糖、山梨糖等，主要来源于各种原料中所含的寡糖，也可能来源于原料中多糖在发酵过程中的降解。建立食醋核磁共振指纹技术可检测到酿造食醋中含有的葡萄糖、乳糖、蔗糖等糖类成分，但糖类成分的准确鉴定需要进一步采用气相色谱 - 质谱联用技术。不同谷物酿造食醋中糖类成分差异比较研究鲜见报道。有研究报道苹果醋中含有果糖、葡萄糖和蔗糖，意大利香脂醋（主要原料为葡萄）中含有木糖、阿拉伯糖、核糖、鼠李糖、果糖、半乳糖、甘露糖、葡萄糖以及蔗糖，柿子醋中检测到具有免疫调节活性的多糖（阿拉伯 -β-3,6- 半乳聚糖）。这些研究对粮食酿制食醋中糖类的研究具有一定借鉴意义。

（4）黄酮类：目前认为食醋中的黄酮类成分与其保健功能密切相关，现有研究大多采用紫外 - 可见分光光度法测定总黄酮（以芦丁为标准品）。有研究对 26 种不同食醋中总黄酮的质量浓度进行了比较，结果显示不同食醋中总黄酮质量浓度差异较大，3 年陈酿山西老陈醋总黄酮质量浓度（2.135mg/ml）最高，镇江香醋（1.22～2.03mg/ml）和山西老陈醋总黄酮质量浓度（1.120～2.135mg/ml）较高，其次是北京产食醋（1.372mg/ml）和上海产香醋（1.508mg/ml）。

有研究显示，在 5 年陈酿山西老陈醋中测得的总黄酮质量浓度为 3.03mg/ml。现有报道中对食醋中黄酮类成分的结构研究相对较少。采用高效液相色谱法对日本糙米醋中的黄酮类成分进行分析，以 20 种黄酮类（包括芦丁、木犀草素、槲皮素、异鼠李素等）作为对照品，通过保留时间对照的方式在糙米醋中仅检测到儿茶素 1 种黄酮类成分。酿造食醋中的黄酮类成分与食醋的品质和保健价值密切相关，山西老陈醋新的国家标准中也增加了总黄酮的测定，但由于所含黄酮类成分的结构尚不清楚，目前难以建立专属性更强的高效液相色谱测定方法。因此，食醋中黄酮类成分的结构还需进行深入研究。

（5）川芎嗪：川芎嗪又称四甲基吡嗪，是中药川芎的主要有效成分之一，具有强心、扩张血管、改善微循环及改善心脑血管的功能等作用。临床上将其广泛用于治疗血瘀证冠心病、关节炎、中枢神经系统疾病及呼吸系统疾病等，并取得较好疗效。

食醋中含有川芎嗪，但其生成机制尚不清楚，一般认为酿造食醋中川芎嗪来自氨基酸和还原糖的美拉德反应，其生成机制有两种假说：一种认为在美拉德反应后期，还原酮或者脱氧还原酮经 Strecker 降解后可能生成川芎嗪；另外一种认为食醋中由氨基酸和糖代谢产生的乙偶姻与氨气反应生成中间产物氨基丁酮，氨基丁酮又与乙偶姻缩合形成川芎嗪。

目前，食醋中川芎嗪的含量测定主要集中在山西老陈醋和镇江香醋，鲜见保宁醋和永春老醋中川芎嗪的含量检测报道；而白醋和白米醋中则未检测到川芎嗪。对全国 36 个食醋样本中川芎嗪质量浓度进行了测定，其质量浓度范围在 0.017～131.108mg/kg，镇江香醋和山西老陈醋中川芎嗪的质量浓度普遍较高，说明川芎嗪的质量浓度在不同种类的酿造食醋中差异较大；其中，镇江香醋中川芎嗪的质量浓度范围在 4.60～131.11μg/ml。有研究比较了 62 份地理标志山西老陈醋和 82 份非地理标志山西老陈醋以及其他 48 份对照食醋中川芎嗪的质量浓度，地理标志山西老陈醋中川芎嗪质量浓度范围在 10.2～88.7μg/ml，且其平均值和中位值明显高于非地理标志山西老陈醋及其他对照陈醋。随着陈酿时间的延长，山西老陈醋和镇江香醋中川芎嗪的含量均呈升高的趋势。

（6）挥发性成分：食醋中的挥发性成分也是其风味形成的重要组成部分，已有大量文献涉及对酿造食醋中挥发性成分的研究，定性分析和定量检测到的化学成分有上百种，包括醇类、酯类、酮类、醛类、酸类及吡嗪类化合物。在定量分析方面，应用气相色谱法通过标准品和内标定量的方法，建立了山西老陈醋中的 9 种香气成分的测定与分析方法；另有研究利用固相微萃取 - 气相色谱 - 质谱联用对山西老陈醋中的 23 种挥发性成分进行了定量分析，包括酯类、醇类、醛类、酮类、酚类及杂环化合物。食醋中挥发性成分种类和含量的差异与酿醋的原料密切相关。有研究利用气相色谱 - 质谱联用指纹图谱对几种中国传统食醋（山西老陈醋、镇江香醋、龙门米醋）挥发性成分的相对峰面积进行分析，结果表明，酸类化合物在这几种食醋中的相对含量相差不大，镇江香醋和山西老陈醋中酯类成分种类和含量均较高，而龙门米醋中的酮类化合物的相对含量明显较高。

不同厂家山西老陈醋的挥发性成分种类和含量也有一定差异，因此，生产工艺、生产环境及生产过程中质量控制也可能导致挥发性成分种类和含量的差异。另外，有研究利用气相色谱 - 质谱联用对 5 年和 8 年两种陈酿期山西老陈醋进行对比分析得出，随着陈酿期的延长，由于部分挥发性成分损失或转化为其他成分，香气成分的总量呈减少趋势，但其种类随陈酿期的延长而增加。

（7）类黑精：类黑精指碳水化合物（一般指糖类）与带有自由氨基的含氮化合物（如氨基

酸、肽、蛋白质等）之间发生美拉德反应，在反应后期形成的一种棕褐色物质，是一类结构复杂、聚合度不等的高分子化合物的混合体。研究发现，类黑精具有抗氧化、抗菌、抗肿瘤等多种生物活性。老陈醋含有类黑精成分，研究发现，熏醅工艺提高老陈醋的抗氧化活性的原因在于：此工艺可产生大量不同分子质量的类黑精组分，进一步研究发现类黑精的抗氧化作用与自由基清除和线粒体自噬有关。此外，研究人员还发现老陈醋中的类黑精组分对大肠埃希菌、金黄色葡萄球菌、枯草芽孢杆菌等具有显著的抑制作用，其中 3～5kDa 分子质量的类黑精组分抑菌活力最强；基于体外胆汁胶束法的降血脂活性测定结果表明，3～5kDa 分子质量的类黑精组分降血脂活性最佳。血管紧张素转换酶抑制实验显示老陈醋中类黑精对血管紧张素转换酶的抑制活性中心为类黑精核心，而不是以非共价键连接在类黑精骨架上的低分子质量复合物。研究镇江香醋中类黑精的还原能力、清除羟自由基活性、亚铁离子螯合能力，结果显示，镇江香醋中的类黑精成分也具有一定的抗氧化作用。

（8）无机元素：食醋中无机物主要来源于酿造时所选用的水、原料，以及酿造所用工具、容器等。综合文献报道，在现有对食醋中无机元素的检测中，共检测到 40 种元素，包括 K、Ca、Na、Mg、Mn、Zn、Cu 等 36 种金属元素，以及 P、Se、B、As 4 种非金属元素。有研究认为，从食醋元素组成来看，食醋虽然呈现酸性，但含有较多的 K、Ca、Na、Mg，所以为碱性食品。

采用电感耦合等离子体质谱法（inductively coupled plasma mass spectrometry，ICP-MS）和电感耦合等离子体原子发射光谱法（inductively coupled plasma atomic emission spectrometry，ICP-AES）测定了山西老陈醋和镇江香醋中 38 种无机元素的含量，其中 12 种元素的含量在镇江香醋和山西老陈醋中存在显著性差异，镇江香醋中的 Cd、Ba、Mn、Zn、Ni、Mo 的含量高于山西老陈醋，而山西老陈醋中的 Al、Ca、Fe、Pb、Cs、As 的含量则高于镇江香醋，山西老陈醋中的 Ca、Fe 元素高的原因在于山西水的硬度普遍高于镇江地区。

另有报道比较了米醋、陈醋、香醋、白醋中 10 种元素的含量，发现 Ca、Mg、Fe、Zn 和 Mn 元素在香醋中的含量均为最高，Mn 在白醋中未检测到，Cu 在米醋和陈醋中未检测到。

醋中成分会随着陈放时间而变化。随着醋的放置，酯类物质、杂环类化合物的含量会随之增加，醋样中还原糖、氨基酸的含量不断地减少，同时挥发性风味物质如醇类、酸类含量呈现不断减少的趋势，黄酮及多酚类物质的含量呈现先下降后上升的趋势。醋中的总酸、总酯、氨基酸态氮和还原糖含量都在陈放后处于较高水平。

研究最多的是，陈放时间的变化对醋中的川芎嗪产生途径影响的研究。川芎嗪最早产于醋酸发酵阶段，并随发酵时间的增加缓慢增加，但含量极低；在熏醅阶段，其含量显著增加并呈现持续升高的态势；在陈酿阶段，随着陈放时间的增加其含量稳步提升。陈放 2 年的醋中川芎嗪含量为 180.69μg/ml，储藏 6 年后达到 696.63μg/ml，是未陈放醋（34.7μg/ml）的 20 倍。熏醅及陈放阶段的美拉德反应被认为是川芎嗪产生的主要途径。另有少部分研究者认为，川芎嗪是通过乙偶姻（3- 羟基 -2- 丁酮）途径形成的。尽管市售 12 个批次不同厂家生产的相同陈放期米醋中川芎嗪含量有一定差异，但 Spearman 统计分析显示，川芎嗪含量与陈放期相关系数为 0.926，表明川芎嗪含量与陈放期有很好的相关性。

此外，为探究古人醋炙意图，许多学者对醋炙前后的中药成分变化也进行了分析，以揭示醋炙所引起的药效变化。如延胡索具有活血、行气、止痛的功能，由于醋中酸类成分的存在，延胡索中水溶性较差的游离型生物碱与酸形成盐，从而增加生物碱的水溶性，提高了溶出率，使活血止痛活性增强。北柴胡醋炙品有效成分柴胡皂苷 a 含量比清炒品更高，柴胡中挥发油成分在醋炙后含量下降了约 20%，减缓升阳解表作用，但增强疏肝解郁作用。有研究者建立香附炮制前后指纹图谱，分析显示，香附醋炙后成分与生香附迥异。另有研究显示，乳香在醋炙后五种乳香酸类成分变化如下：α- 乳香酸、11- 羰基 -β- 乳香酸和 11- 羰基 -β- 乙酰乳香酸的含量升高；β- 乳香酸和 3- 乙酰 -β- 乳香酸的含量降低。

3. 药理作用研究 传统食醋中含有多酚、黄酮、类黑精等多种天然抗氧化成分，由于它们显著的抗氧化活性可抵抗机体的氧化应激状态，维持机体内氧化与抗氧化系统平衡，从而具有预防心血管疾病、护肝、延缓衰老等作用。近年来国内外学者对食醋的抗氧化功能及机制进行了探究，对深入了解食醋的抗氧化保健功能及开发新型保健食品具有积极作用。食醋保健功能自古以来已为人们熟知，具有开胃消食、缓解疲劳、调节血糖、调节脂质代谢、抗氧化、促进食欲等保健作用。《本草纲目》提出“（醋）消痈肿，散水气，杀邪毒，理诸药，消毒”。现代认为醋具有防治动脉硬化、杀菌、灭毒的功效。

（1）预防心血管疾病：心血管疾病是导致人类死亡的主要原因，其中高胆固醇、高血压、吸烟、肥胖和缺乏运动是引起心血管疾病的主要危险因素。研究报道传统食醋中的多酚类和黄酮类等成分因其具有较强的抗氧化活性，能够抑制胆固醇及不饱和脂肪酸氧化，减少胆固醇及其氧化物在动脉壁上沉积，促进不饱和脂肪酸对胆固醇的转运和清除，从而抑制动脉硬化形成，起到预防心血管疾病的作用。

有研究对我国传统食醋中的恒顺香醋、保宁香醋、水塔老陈醋和岐山醋进行了抗氧化活性分析，结果发现岐山醋的总抗氧化能力和 DPPH 自由基清除作用最强，并且在小鼠高血脂模型中，岐山醋实验组小鼠血清中的总胆固醇、甘油三酯和动脉硬化指数均比对照组低，具有明显的降血脂作用。研究发现，意大利传统香脂醋具有较强的自由基清除能力，能降低清道夫受体表达，抑制低密度脂蛋白氧化，进而抑制人单核巨噬细胞 THP-1 因 LDL 氧化诱导形成泡沫细胞，从而防止血管内皮细胞的氧化。采用传统方法酿造食醋以葡萄为原料，给高胆固醇血症兔服用不同剂量的食醋，检测其血浆中的生化指标，结果发现服用高剂量食醋的兔血浆中 LDL- 胆固醇、氧化 -LDL、丙二醛、TC 和载脂蛋白 B 含量显著降低。结果表明，食醋能够减少动脉粥样硬化的危险因素，对心血管系统具有保护作用。

（2）护肝作用：不同诱因导致的急慢性肝病，如病毒性肝炎、药物性肝病、非酒精性脂肪性肝炎、自身免疫性肝病等均能造成肝细胞损伤。肝细胞比其他细胞含有更多的超氧化物歧化酶、过氧化氢酶等，从而具有更强的抗氧化功能。肝细胞内一旦有过量的活性氧（ROS）产生或抗氧化机制低下时，便易引起氧化应激，加剧肝细胞损伤。氧化应激是肝细胞损伤的一个重要机制，在各种肝病的发生、发展过程中起重要的作用。

有学者以 ^{60}Co γ 射线诱导的肝损伤小鼠模型为研究对象，考察了传统燕麦醋的抗氧化能力。结果发现，在服用食醋 30d 后小鼠肝组织和血清中的 MDA 含量明显下降，抗氧化酶 SOD 和谷胱甘肽过氧化物酶活力显著升高，提示燕麦醋能够减轻小鼠肝脏氧化损伤，显示出较强的抗氧化活性。给对乙酰氨基酚诱导的小鼠肝损伤模型口服 2ml/kg 的菠萝醋后，血清中谷丙转氨酶、谷草转氨酶、TG 及肝脏细胞色素 P450 水平明显降低，肝脏中的还原型谷胱甘肽、SOD、脂质过氧化值水平明显升高，结果证明菠萝醋能够恢复受损肝脏的抗氧化水平。枳椇醋对慢性酒精性肝损伤小鼠有肝保护作用，枳椇醋能够显著降低小鼠血清中的 GPT、GOT、γ- 谷氨酰转移酶的活性，降低血清和肝组织中的 TG、TC 含量，使肝细胞中的

MDA 水平显著降低。结果表明枳椇醋能够减少酒精的副作用，对慢性酒精性肝损伤具有一定的保护作用。

（3）抗衰老及美容护肤：自由基氧化应激学说是衰老的主要机制之一，机体随着年龄的增长，清除自由基的能力逐渐减弱，致使自由基在体内过量堆积，造成细胞损伤、组织器官功能紊乱，导致衰老。皮肤长期接受紫外线照射时，可产生过量 ROS，造成氧化与抗氧化系统失调，皮肤新陈代谢功能减弱，色素沉积在皮肤上形成斑点，引起皮肤衰老。

近年来研究表明食醋通过清除体内过多的自由基，增强机体抗氧化酶活性，减少脂质过氧化等机制，减轻皮肤氧化，减少色素沉着，延缓衰老；同时食醋中的醋酸、醛类和甘油等成分可使血管扩张，促进皮肤血液循环，增加皮肤光泽，具有美容功效。国内有学者研究发现，传统湘西香醋具有较强的抗氧化活性，可使黄褐斑小鼠模型的肝脏和皮肤组织中 MDA 和 NO 含量明显降低，SOD 活力明显升高，小鼠皮肤黄褐斑数量减少、颜色变浅。日本传统糙米醋对 12-*O*- 十四烷酰佛波醇 -13- 乙酸（TPA）诱导小鼠模型具有抗氧化活性，研究发现，食醋的乙酸乙酯萃取物能够抑制小鼠皮肤水肿和降低髓过氧化物酶活性，还能显著抑制 TPA 诱导的小鼠皮肤 H_2O_2 生成和降低脂质过氧化水平。食醋萃取物能够显著抑制 TPA 诱导的氧化应激，并对小鼠皮肤具有一定的抗炎和抗肿瘤作用。

（4）防癌抗癌：恶性肿瘤是威胁人类健康的致命疾病之一。研究表明，肿瘤的形成与 ROS 的水平有关。过量的 ROS 可损伤 DNA 及 DNA 修复的相关酶系，活化原癌基因，造成细胞内多种信号分子及其调控因子的异常，最终导致细胞癌变。传统食醋中含有的多酚和黄酮类物质可使致癌物毒性降低或消失，阻止和抑制肿瘤的发生。研究报道传统食醋能够诱导肿瘤细胞分化，抑制肿瘤细胞增殖，以及促进其凋亡和坏死，具有防癌抗癌的作用。

日本传统糙米醋具有较强的自由基清除能力，其乙酸乙酯萃取物能够抑制多种肿瘤细胞增殖，包括结肠腺癌细胞、肺癌细胞、乳腺癌细胞、膀胱癌细胞和前列腺癌细胞等，其中对结肠腺癌细胞的抑制作用最明显，并通过诱导 p21 蛋白的表达将细胞周期阻滞在 G_0/G_1 期。日本黑醋能够增加 RIPK3 和 HMG-1 蛋白表达，通过程序性坏死来抑制皮肤鳞癌细胞的增殖。传统自然发酵的甘蔗醋具有很强的自由基清除能力，能够抑制人白血病细胞 HL-60 增殖，并在微生物发酵过程中，甘蔗汁转化成更多的脂溶性活性物质诱导细胞凋亡。

（5）杀菌抗病毒：现代医药研究证实，醋中的醋酸对包括金黄色葡萄球菌、白色葡萄球菌、甲型链球菌、卡他球菌、肺炎链球菌、大肠埃希菌、志贺菌、沙门菌等，甚至对麻疹病毒、腮腺炎病毒、流感病毒等，都具有很强的杀灭作用。

此外，醋中的挥发性物质和氨基酸等可以刺激人的大脑神经，促进消化液的分泌，帮助消化。同时，醋可使食物中所含钙、铁、磷等无机盐充分溶解，有利于食物中营养成分的吸收。醋中丰富的氨基酸、有机酸等营养物质能促使新陈代谢顺利进行，提高肝的解毒功能。炮制理论中醋制“引药入肝”也借助了醋对肝脏的调节作用，达到疏肝解郁、行气止痛的作用。醋还有一定的利尿作用，并可降低血糖的含量，使尿液呈碱性。

因醋中有丰富的有机酸，可促进糖代谢，并使肌肉中的疲劳相关物质乳酸和丙酮酸等被分解，从而解除疲劳。同时，醋中所含的焦性葡萄糖、活性醋酸、柠檬酸可进入三羧酸循环，使体能较快地恢复。

另有学者研究发现，醋炙能降低甘遂对人正常肝细胞（LO2 细胞）的毒性，醋炙同样使甘遂乙酸乙酯部位致小鼠肝脏氧化损伤程度降低，醋炙处理还降低了甘遂对小鼠胃肠道氧化损伤作用。与甘遂生品相比，醋甘遂各剂量组胃肠超氧化物歧化酶（SOD）活力、谷胱甘肽（GSH）含量显著升高，乳酸脱氢酶（LDH）活力、丙二醛（MDA）含量显著下降，与空白组对比，甘遂生品各剂量组胃肠黏膜损伤显著加重，醋甘遂各剂量组胃肠黏膜损伤显著减轻。甘遂经醋炙后，能显著降低其乙酸乙酯部位对小鼠胃肠道的氧化损伤，此为进一步探讨醋炙甘遂减毒机制提供了有力依据。柴胡醋炙能显著降低 CCl_4 中毒小鼠的血清谷丙转氨酶（SGPT），显著增加麻醉大鼠胆汁流量。乳香醋炙后其抗炎作用明显增强，其抗炎机制与抑制总蛋白渗出及抑制 PGE_2、NO 生成有关。醋炙延胡索与净制延胡索均能显著抑制二甲苯所致小鼠耳肿胀度、抑制小鼠腹腔毛细血管的通透性、提高热板法疼痛模型小鼠痛阈值从而减少疼痛反应次数、抑制醋酸所致小鼠扭体痛反应，但是醋炙延胡索在镇痛方面，要优于净制延胡索。

综上所述，可以看出中药用醋制，能够缓和药物的药性，降低毒副作用，增强疗效，引药入肝等。中药醋制方法历史悠久，是传统中药炮制学的一个重要组成部分，是中医用药的一大特色和优势，其作用基本可以通过现代药理研究证明，但仍存在一些亟待研究解决的问题，必须坚持深入发掘和提高，以传统炮制技术经验和中医用药特点为基础，运用现代先进科学技术的新成就进行研究，阐明其原理，以求进一步发展。

三、食盐水

【历史沿革】 盐在日常生活中扮演重要的角色。被认为是中国最早史书的《尚书》中记载有“若作和羹，尔惟盐梅”。明代《天工开物》中，对盐的重要性进行了生动描述“口之于味也，辛酸甘苦经年绝一无恙。独食盐禁戒旬日，则缚鸡胜匹倦怠恹然。岂非‘天一生水’，而此味为生人生气之源哉？”故至今盐仍有“五味之首”“百味之首”之说。

历史上，中药盐的演变经历由简到繁，再由繁到简的过程。从《神农本草经》记载 3 种盐品（戎盐、大盐、卤盐），到《本草经集注》记载的 7 种盐品，反映了历史上盐的来源和制备技术的多样性。中华人民共和国成立后，除 1953 年版、2000 年版、2005 年版外，其他版《中国药典》在正文或附录中仅收载一种盐品——大青盐，并严格限定其来源、性状和含量：自盐湖中采挖，断面光亮，是具有玻璃样光泽的半透明结晶，含氯化钠不得少于 97.0% 等。结束了盐品混杂的局面。

从古代文献看，盐早在公元前就被作为中药应用于临床，如《五十二病方》中有“赣戎盐若美盐”“盐财”的描述，其中“财”有“宝”之意。《神农本草经》首次总结了盐的功效，后世本草基本继承了这一认识，并在中医药不断实践和发展过程中，丰富其性味、归经、功能、主治等，客观修正前人认识的不足。如唐之后本草著作中，完善了盐的性味，并增加了主治，如“疗心腹痛”等；唐代《银海精微》提出了食盐“补肾引至下部”，为后世总结盐“入肾经”提供依据；宋代《证类本草》增加了用药的注意事项，提出食盐“多食伤肺”的观点；元代《汤液本草》认为“炒盐补心”，为后世总结盐“入心经”提供依据；明代《本草纲目》中，戎盐、光明盐项下已没有“去毒蛊”“杀鬼蛊”的描述；清代《要药分剂》明确记载了盐的归经等。

盐既是生活必需品，也是传统中药之一。以其作为辅料炮制药物的传统制药技术统称为盐制法，是中药辅料炮制重要内容之一。

盐制首见于南北朝刘宋时期，此时期有盐煮、盐洗，如“凡使薏苡仁，每一两以糯米一两同炒熟，去糯米用；亦有更以盐汤煮过者”（《雷公炮炙论》）。北宋有载牡丹散“干漆（炒，二两），苏木、鬼箭、蓬莪术（炮，各一分），甘草（半盐汤炙，半生）、当归、桂心、牡丹皮、芍药、陈皮去白、红花、延胡索（炒）、没药（别研令细）、乌药（各一两），上为末。每服二钱，水一盏，煎至七分，不拘时候”（《太平惠民和剂局方》）。

元代王好古有“益智仁治夜多小便，入盐同煎，有神效”（《汤液本草》）。载七枣汤中附子的使用“一个，炮，又以盐水浸，再炮。如此七次，去皮脐”（《丹溪心法》）。

明代李时珍在《本草纲目》中有记载“治下焦之火，则以盐水炒”；载“苍术刮净一斤，分作四分：一分米泔浸炒，一分盐水浸炒，一分川椒炒，一分破故纸炒”；载“南人取其（山姜）未大开者，谓之含胎花，以盐水淹藏入甜糟中，经冬如琥珀色”；载“（卷柏）凡用，以盐水煮半日，再以井水煮半日，晒干焙用”；载“冬月取（楸）干叶，盐水浸软，或取根皮捣烂，傅之皆效”；载“（榆）暴干为末，淡盐水拌，或炙或晒干，拌菜食之，亦辛滑下水气”。此外，还有“清肝胆火用吴茱萸拌炒，清上焦火宜酒炒，清中焦火姜汁炒，清下焦火盐水炒”“盐水煮食，治肺痨”的记载（《滇南本草》）。有“入下焦用盐水浸，肺燥者，童便浸晒”“白梅，以盐水曝干，藏密器中，临用去核，性暖无毒”（《医学入门》）的记载等。徐彦纯有“用附子、乌头者当以童便浸之，以杀其毒，且可助下行之力，入盐尤捷也”“心虚则盐炒之”“以盐炒补心肺”（《本草发挥》）。李中梓认为“盐制润下”（《本草通玄》）。

清代尤乘说黄柏“用盐水炒，使咸以入肾，主降阴火，以救肾水”（《药品辨义》）。严洁认为菟丝子“补肾气，淡盐水拌炒”，泽泻“滋阴利水盐水炒”，砂仁“阴虚者宜盐水浸透，炒黑用”，补骨脂“暖肾，盐水炒”；有卷柏“修治，以盐水煮半日，再以井水煮半日”（《本草乘雅半偈》）。有“黑豆之小者，曰马料豆，盐水煮食，尤能补肾”“入脾胃土炒，入肾盐水炒”（《本草害利》）。在《本草便读》中载“白霜梅即青梅，用盐水浸之，日晒夜浸，十日后，即有霜起乃成矣，味酸咸、性平”。《本草述钩元》载“用盐水浸一日，取出晒干，再同盐炒过用”“治下虚，盐水或蒸或炒用”“下行则盐水润焙，勿犯铁器”等。《本草衍义》记载“此物有毒，昔有病腹大，夜间蚯蚓鸣于身，有人教用盐水浸之而愈”。《本草纲目拾遗》载“阳痿不起：《祝氏效方》棉花子水浸晒干，烧酒拌炒，去壳用仁，半斤，破故纸盐水炒，韭菜子炒，各二两，为末，葱汁为丸梧子大，每服二钱，空心酒下”。《本草从新》载“上行酒浸，下行盐水拌，忌铁”“熟则下走肝肾，旁彻腰膝，童便浸炒，盐水浸炒，则入血分。青盐炒则入肾”。《本草求真》载“治火痰童便制，寒痰姜汁制，治下焦盐水制。核去皮炒用”。

盐水制药始载于《雷公炮炙论》，记载了石决明、蓖麻子的盐水制药法。宋代之后，盐制法逐渐发展，增加了盐水浸、盐水炙等盐制法；明清时期盐水制法逐渐发展成体系，增加了盐水润、盐水炒、盐水拌等炮制方法。

继历朝历代的发展创新，盐制饮片品种有100余种。现今沿用盐制方法多为盐水炙、盐水蒸。2025年版《中国药典》收载盐制药物包括：小茴香、车前子、巴戟天、关黄柏、杜仲、沙苑子、补骨脂、附子、知母、泽泻、胡芦巴、荔枝核、韭菜子、益智仁、黄柏、菟丝子、续断等，多以补肾药物和收涩药物为主。

在古代炮制加盐同炒中，食盐用量较大，而在其他炮制方法中食盐用量较少，2025年版《中国药典》记载的以盐为辅料的炮制方法中，以盐炒制法为主。2025年版《中国药典》规定：盐炙时，用食盐，应先加适量水溶解后，滤过，备用。除另有规定外，每100kg待炮炙品用食盐2kg。除此之外，还有盐水蒸，2025年版《中国药典》收载盐蒸巴戟天。

【炮制作用】

1. 引药入肾，增加药物补肝肾作用 盐制药物的目的在于引药下行，增强疗效，主降阴火，以救肾水，增强其药效。历代医籍认为凡药入肾盐制者良，如《万病回春》曰："（补骨脂）温，腰膝酸痛，兴阳固精，盐酒炒用。""菟丝子……补肾气，淡盐水拌炒。"（《得配本草》）等。如杜仲为补肾安胎要药，生用偏于益肝舒筋，盐炙后可直走下焦，增强补肝肾的作用。车前子为利水渗湿药，盐制后可增强入肾利水的功效。小茴香盐炙后可增强疗疝止痛的功效。可见补肾、疗疝、利尿药盐制后可引药下行，增强疗效。

2. 缓和辛燥之性，增强滋阴降火作用 益智仁生品入脾肾经，具有温脾止泻、固精缩尿的功效，经过盐制后，增强对肾经的作用，提高滋阴降火的功效。如砂仁"阴虚者宜盐水浸透，炒黑用"（《得配本草》），黄柏"滋肾水，泻膀胱，必资乎盐炒"（《本草述》等）。在五脏补泻法中尚见"心虚则盐炒补之""以盐炒补心肺"。对后世影响最深的是《本草蒙筌》中的入盐走肾软坚的理论，清代至今，盐制理论虽不断发展，但仍以此为指导，临床上凡是归肾和膀胱经的药物多用盐制，盐炙后引药下行，专于入肾增强滋阴降火功效，被用于肾虚火旺等症。如知母、黄柏盐制引药入肾经，可增强滋阴降火、清热凉血的功效。

3. 改变药物质地，增加有效成分溶出 通过盐制，还能改变某些药物的质地，使其有效成分易于溶出，增强药效。如杜仲，含杜仲胶树脂，被称为硬性橡胶，以盐炙，经中火加热后，炒至丝易断，即硬性橡胶被破坏，利于杜仲有效成分溶出，增强杜仲补肝肾、强筋骨、安胎的作用。

4. 增强矫味、矫臭的作用 盐制还能矫味、矫臭、去除药物毒副作用等，如《雷公炮炙论》记载：白垩盐汤飞"免结涩人肠也"。吴茱萸盐水洗一百转"自然无涎……别有大效"。

【现代研究进展】

1. 质量标准研究

（1）食盐：来源于能够储存盐水的地方，例如海水，经过煎煮晾晒，得到的结晶。李时珍的《本草纲目》将盐分为食盐、青盐、白盐。用食盐作为辅料炮制中药材始见于《雷公炮炙论》，食盐自古代沿用至今。

（2）青盐：来源于氯化物卤石晶体。用青盐作为炮制辅料炮制中药材最初见于宋代《太平圣惠方》。青盐炮制药物曾在古代使用，但在现代已不再使用。

（3）白盐：来源于卤石晶体，化学成分与青盐类似，比较纯净。白盐用来炮制药物始见于南北朝刘宋时期的《雷公炮炙论》。白盐炮制药物历代应用较少，现代已不再使用。

由于产地等因素的影响，盐的颜色或质量存在差异。唐代《新修本草》记载"色类各不同，以河东最为胜。此间东海盐、官盐白，草粒细。北海盐黄，草粒大"。《中华本草》认为"食盐以色白、纯净、无杂质者为佳"。由此可见，食盐的颜色是古今对其质量优劣评价的一项重要指标。南北朝时期陶弘景："又有并州两监末盐，乃刮碱煎炼，不甚佳，其碱盖下品所著卤碱，生河东盐池者，谓此也。"这说明卤碱是影响食盐品质的重要因素，卤碱的含量越高，食盐的质量越差。

历版《中国药典》及各省市炮制规范均无食盐的标准。食盐作为食品，其国标不断发展完善，目前要求符合国家标准 GB/T 5461—2016《食用盐》。标准规定：食用盐按其生产和加工方法可分为精制盐、粉碎洗涤盐、日晒盐；按其等级可分为优级、一级、二级。感官要求白色，味咸，无异味，无明显的与盐无关的外来异物；理化指标主要包括粒度，白度，氯化钠、硫酸根、水分、水不溶物等含量；污染物限量主要包含铅、总砷、镉、总汞、钡。目前，对食盐水未有相关质量要求，亦未见文献报道。因此，为保证饮片质量及临床用药的安全、有效，有必要建立食盐水的质量标准。

现行有效的食用盐产品标准有：GB 2721—2015《食品安全国家标准　食用盐》，GB/T 5461—2016《食用盐》，NY/T 1040—2021《绿色食品　食用盐》，QB/T 2019—2020《低钠盐》，QB/T 2020—2016《调味盐》，QB/T 2446—2018《自然食用盐》，QB/T 2606—2018《肠衣盐》，QB/T 2743—2015《泡菜盐》，QB/T 2829—2022《螺旋藻碘盐》，QB/T 2830—2015《榨菜盐》等。

GB 2721—2015《食品安全国家标准　食用盐》规定食盐（低钠盐除外）中氯化钠含量以干基计不得低于97.00g/100g。其他产品标准也都有氯化钠含量的规定。

中药炮制用辅料药用盐以食盐为主，但并未有相关标准并明确为哪类食盐，目前按照GB/T 5461—2016《食用盐》国家标准要求执行。

古代所用食盐均为天然开采，不加任何添加剂，也无加碘盐，食盐加碘是在20世纪50—60年代为治疗碘缺乏病而施行“全民食盐加碘”的公共卫生防治措施。食盐加碘后，作为炮制药用辅料，对炮制饮片有何影响，尚无任何研究资料支撑，因此药用盐中是否存在碘化物，只作为定性鉴别，可判断加入碘化物或不加入碘化物。目前关于食盐作为炮制辅料的质量标准尚未完全制订和颁布，作为炮制辅料的食盐质量标准值得进一步研究。

2. 化学成分研究　食盐为海水或盐井、盐池、盐泉中盐水经煎晒而成的结晶，炮制用食盐水为食盐的澄明水溶液。主要成分是氯化钠（化学式 NaCl，相对分子质量 58.44），尚含少量的氯化镁、硫酸镁、硫酸钙等物质及其他铁、磷、碘等元素。

氯化钠是食盐的主要成分，为离子型化合物。纯净的氯化钠是无色透明的立方晶体，由于杂质的存在，氯化钠多为白色立方晶体或细小的晶体粉末，密度为 $2.165g/cm^3$。味咸，含杂质时易潮解，该性质与其含有氯化镁等水溶性杂质有关；溶于水或甘油，难溶于乙醇，不溶于盐酸，水溶液中性并且导电。

碘是人体内合成甲状腺激素的重要元素，甲状腺激素直接影响着人体的生长、发育与代谢。碘有“智力元素”之称，胚胎期、婴幼儿期（智力发育期）若摄入量不足，将会引起不同程度上的智力障碍。我国大部分地区缺碘，国家强制在食用盐中加入少量的碘酸钾，以预防生理性缺碘病症。近年来，社会上出现了一些甲状腺疾病，其病因是碘元素摄入量过高。食盐中加碘量的问题已经引起了国家相关部门的重视，在2011年卫生部修改并下调食用盐加碘标准，碘元素含量标准限制在20～30mg/kg。因此，控制好食盐中加碘量已成为食盐加工企业的重点，也是影响国计民生的大事。

目前，食盐中碘元素的测试方法主要为碘量法、分光光度法、离子色谱法和液相法等。传统测量方法为碘量法。碘量法前处理步骤复杂、实验精度高，需要专业的分析人员才能完成。分光光度法、离子色谱法等测量方法，对测量人员的要求有所降低，但仍需要复杂、烦琐的前处理步骤，实验产生的废液不符合环保要求，也不满足食盐加工企业快速检测需求。

食盐由于颗粒度不均匀，而且具有吸湿性，在较短时间内易于出现结块现象，不仅会影响食盐的感官品质和包装运输，还不便于消费者的烹饪食用。因此，目前市场销售的食盐一般均添加抗结剂。GB 2760—2024《食品安全国家标准　食品添加剂使用标准》规定，食盐中允许添加的抗结剂有五种，分别为亚铁氰化钾（钠）、柠檬酸铁铵、二氧化硅、硅酸钙、酒石酸铁。柠檬酸铁铵和亚铁氰化钾（钠）较为常用，其中柠檬酸铁铵可以用于绿色食品，而亚铁氰化钾（钠）不允许添加于绿色食品中。亚铁氰化钾作为抗结剂，其中铁和氰化物之间结构稳定，只有当温度高于400℃时，才可能会分解产生氰化钾，但日常烹调温度通常是340℃左右，因此在烹调温度下很难使亚铁氰化钾分解。亚铁氰化钾属于配位化合物，溶于水，在水溶液中离解为 K^+ 和阴离子 $[Fe(CN)_6]^-$。鉴于成本、混料均匀度等因素，亚铁氰化钾为食盐生产企业首选的抗结剂，企业在生产食盐过程中亚铁氰化钾的添加量一般控制在5～7mg/kg及以下，低于国家标准允许使用量0.01g/kg。

同时测定日常生活中常见的几种营养强化盐中7种有益元素Ca、Mg、Fe、Zn、Se、Na、K的含量，采用4200型微波等离子体原子发射光谱仪（MP-AES），系统地探究了介质的种类、酸的浓度、样品的前处理方式对测量结果准确度和精密度的影响。分析结果表明，7种元素在0～10mg/L的线性范围内相关系数均≥0.994，方法检出限（LOD）的范围为0.323 8～32.56μg/L，各个条件下的线性范围宽度均可达到3个数量级以上，样品加标回收率在96.6%～110.3%。该方法准确快速、成本低、安全性高，适用于食盐中众多元素的同时检测分析，对食盐的营养评估、提高市民对食盐的正确选择意识具有重要的指导意义。

氯化钠是食用盐的主要成分，是食盐咸味的主要来源。作为食盐生产企业必须控制的指标，氯化钠项目的检测尤为重要，但是不同产品标准规定的氯化钠的检测方法存在着或多或少的差别，常用的氯化钠测定方法为计算法，涉及5个项目的检测，且计算过程烦琐。根据食盐中杂质化合物的不同将食用盐分成几个类型，将复杂的计算过程列表表示，使计算过程变得清晰明了。有研究同时汇总了现行食用盐标准中氯化钠含量的测定方法，并进行了比较分析，可为管理部门、生产企业及检验人员提供参考。采用离子色谱法测定氯离子的质量浓度，通过氯离子的质量浓度与离子色谱峰的峰面积或峰高的线性关系来计算氯化钠的质量分数，建立一种简便、可靠的测定食盐中氯化钠质量分数的分析方法。实验结果显示，该方法具有良好的精确度，该方法使食盐品质的鉴定变得简便和易于掌握，能更好地指导食盐的生产与使用，并为市场上食盐的管理控制提供可靠依据。

3. 药理作用研究 食盐既是常用调味品之一，也是盐制法的炮制辅料，具有涌吐、清火、凉血、解毒、入肾主骨、软坚散结、定痛的作用，并能防腐、矫味矫臭。能促进胃液的分泌和蛋白质的吸收，并通过血液循环到达肾脏，使泌尿功能旺盛，起到宣化膀胱、增强利尿作用。还可用于食品调味和腌鱼肉蔬菜，以及供盐析肥皂和鞣制皮革等。经高度精制的氯化钠可用来生产生理盐水，用于临床治疗和生理实验，如失钠、失水、失血等情况。从中医药的传统理论出发，盐水制能改变药物的性能，增强药物的作用。如杜仲，甘温，生用偏于补肝强筋、补肾壮骨；盐制后，可直达下焦，亦入肾，咸苦泻相火，多用于肾虚腰痛，阳痿不举，妇女胎漏、胎动不安。益智仁，辛温，生用燥性较大，温脾胃止泻，收摄涎唾力强，多用于呕吐、泄泻、口涎自流等；盐炙后可缓和辛味，可治遗精、夜多小便、尿有余沥。肾脏的生理特点决定其对 Na^+ 有特殊重吸收作用，在临床应用中，盐水制的药物中大量的有效成分伴随着 Na^+ 的重吸收而被肾脏吸收。明代李时珍在《本草纲目》中指出："盐为百病之主，百病无不用之。故服补肾药用盐汤者，咸归肾，引药气入本脏也。补心药用盐炒者，心苦虚，以咸补之也。补脾药用盐炒者，虚则补其母，脾乃心之子也。治积聚结核用之者，咸能软坚也。诸痈疽眼目及血病用之者，咸走血也。诸风热病用之者，寒胜热也。大小便病用之者，咸能润下也。骨病、齿病用之者，肾主骨，咸入骨也。吐药用之者，咸引水聚也，能收豆腐与此同义。诸蛊及虫伤用之者，取其解毒也。"

从现代医学角度来看，人体既不能缺水，也不能缺盐。盐在临床上担任着重要的角色，注射生理盐水成为医院救治患者最普遍、最常见的手段。因为生理盐水可以补充人体细胞内外电解质的丢失，并维持细胞内外电解质平衡和渗透压平衡，满足人体新陈代谢的生理需要。比如，若临床见呕吐、腹泻、大汗、大面积烧伤、手术后食欲不足以及各种中毒而引起严重失水、休克时，一般都要注射生理盐水。

临床上应用某些中成药时，需要用淡盐水来送服，或用生理盐水送服中成药亦可。其作用是：引药入肾，同气相求。一般来说，一些补肾的中成药多要求用淡盐水送服。比如六味地黄丸、金匮肾气丸、滋肾育胎丸、知柏地黄丸、金锁固精丸等。

盐的药用价值包括：治疗咽喉肿痛，对于咽喉炎患者，用淡盐水含漱咽部，有消炎止痛的作用；治疗沙眼和眼结膜炎，每天清晨用淡盐水洗眼，有明目和治疗的作用；用茄根加盐水洗脚，可治疗冻疮；被蜂、蝎、蜈蚣叮咬后，立即用浓盐水洗患处，可止痛消肿去毒；用盐水洗头，可减少头发脱落；用纱布包住炒好的盐，热敷于关节，可治疗因潮湿、风湿等引起的关节炎；体育运动后，用温盐水泡洗脚、腿，可避免次日腿、脚的酸痛和疲劳，在洗澡水中放少许盐，可止身痒；每天用淡盐水漱口，可消除口臭，同时还可以抑制牙龈出血；清晨起来，喝一杯盐开水，可治疗大小便不通等。

（1）补充体液和清洗创口：在治疗上，浓度为 0.85% 的氯化钠溶液和血液的渗透压相当，用来补充体液和洗涤创口等，都比较适宜。用浓度为 0.85% 的氯化钠溶液清洗创口时，不但有清创和消炎的作用，还可减少疼痛。而在腹泻引起的严重脱水、酸中毒，或剧烈呕吐使胃液大量损失致脱水和碱中毒时，可皮下注射或静脉注射大量的氯化钠溶液，除直接补充体液外，尚可纠正酸或碱中毒的现象。在外伤或手术大量失血时，在无全血或血浆的情况下，可用复方氯化钠溶液静脉滴注补充体液以保生命安全。

（2）稀释体内毒素并加速体内毒素排出：在某些传染病感染或药物中毒时，往往把药物加在浓度为 0.85% 的氯化钠溶液中通过静脉滴注的方式给药。这里除药物的作用以外，还可利用大量的氯化钠溶液来稀释体内毒素，并利用肾脏有排出过多的氯化钠的功能而呈现利尿现象，加速体内毒素排出体外。

（3）辅助治疗慢性炎症：在一些慢性炎症治疗中，食盐常被作为辅助药物来用。例如慢性咽炎患者，每天早上饮一些淡盐汤，或者每天 2～3 次用盐汤含漱咽部，可起到消炎止痛的作用；悬雍垂（即小舌头）下垂时，往往有咽部梗阻感，用筷子蘸上一点食盐滴在小舌头上，可较快地使炎症消失，小舌头上缩而恢复正常。

（4）解毒作用：被蜂、蝎、蜈蚣等毒虫叮咬后，立即用浓盐水洗患处，可止痛消肿去毒。

（5）止腹部痛：腹部受寒引起腹痛及急性膀胱麻痹、小便不通时，可用食盐 250g，炒热装入布袋，热敷腹痛处与小腹部，能引起散寒、止痛、通小便的功效。

（6）治暑热脱水：在高温环境下作业的人，可用含盐汽水来降温解渴。这是因为人在大量出汗后，除须补充一定的水分外，还必须适当补充一定量的氯化钠，否则会引起机体体液渗透压紊乱而导致骨骼肌痉挛、平滑肌绞痛、中枢神经系统抑制等中毒症状。

（7）作为生理盐水的药理作用：在医疗上，生理盐水经常被使用，如果用于人的身上，生理盐水的浓度通常为 0.85%，生理盐水经常被用来清洗伤口，在换药或者注射的时候也会使用生理盐水，这是一种无菌的液体，这种液体的浓度和渗透压与人体的组织很相似。

1）避免细胞破裂：生理盐水的渗透压与细胞外液相近，不会导致细胞脱水或细胞过度吸水而破裂。

2）清洗伤口：生理盐水其实就是低浓度的盐水，经常用作清洗伤口，以及补充血容量。

3）纠正酸中毒：用生理盐水和5%或10%葡萄糖溶液（GS）交替静脉滴注的方法，能补充电解质、纠正酸中毒、克服酮中毒，又能补充水分及热量。

4）维持体液的张力：生理盐水能供给电解质和维持体液的张力，可以用于补液等，也常用作体外培养活组织、细胞的溶液。

5）治疗鼻炎：一般只用于萎缩性鼻炎。

6）治疗代谢性碱中毒：胃肠道 H^+ 丢失过多，常见于一些高位肠梗阻等疾病所引起的肠胃引流，会导致大量的含有HCl的胃液丢失；或者低氯性碱中毒，氯的大量丢失和氯摄入不足可导致低氯性碱中毒，常见于长期应用利尿剂的患者，呋塞米、依他尼酸等利尿剂能抑制近球小管对 Na^+ 和 Cl^- 的重吸收，增加 Na^+ 和 Cl^- 的排泄而起到利尿作用。

综上，盐在人的身体当中发挥着重要作用，一般情况下，氯化钠保持动态平衡。盐作为生活中的必需物质，如果长期不能吃到盐，身体就会出现一系列的症状，不但会浑身没有力气，而且还会出现器官紊乱的情况。

但是盐摄入过多也存在一定危害，主要有：①引起高血压，研究表明，高血压的患病率与食盐的摄入量有一定关系，从我国的饮食习惯中可以看出，在我国食盐摄入量较少的广东省，高血压的发病率仅为3.5%，而在喜欢吃咸的北方，高血压发病率明显增高。食盐会使血管对各种升血压物质的敏感性增加，引起细小动脉痉挛，使血压升高，而且还可能使肾细小动脉硬化过程加快，这些都会引起高血压。②危害心脏，食用过多食盐会使小动脉收缩，对心脏有害。③导致胃癌，食盐中实际上并没有致癌物质，但是它会破坏胃黏膜，从而使致癌物质易影响胃部，从而导致胃癌。④引起水肿，食用过多食盐容易引起水肿，因为食盐中的钠会在体内堆积，引起水肿，还会增加肾脏的负担，引起相关疾病。不吃食盐或食用过多都会有这样或那样的危害，总的来说，平时在饮食中应该注意，减少食盐的摄入量，饮食偏向清淡，才能有效减少疾病的发生。

而食盐作为炮制辅料时，其相比于药材而言，用量较少（2%），能够起到一定的降毒、减燥性、增强药效的作用。用食盐炮制药物后，药物炮制前后的药理作用变化也能够比较直观、有效地反映食盐作为炮制辅料的药理作用。

如巴戟天为“四大南药”之一，具有补肾阳、强筋骨、祛风湿的功效，为温肾壮阳的常用中药之一。以食盐炮制后，盐巴戟天对腺嘌呤诱导的阳虚证小鼠模型有改善作用，可以改善模型小鼠的体征及肾脏和睾丸的病理状态，降低血肌酐和尿素氮含量，升高17-羟基皮质类固醇（17-OH-CS）、睾酮、三碘甲腺原氨酸（T_3）和甲状腺素（T_4）水平。

有研究表明，生知母、盐知母均能抑制α-葡萄糖苷酶活性，对2型糖尿病大鼠糖代谢有改善治疗作用，盐制后作用显著增强，且强于阿卡波糖，表明食盐具有一定的协助药物改善血糖的作用，其作用机制与降低空腹血糖（FBG）、改善糖耐量和胰岛素抵抗、增强胰岛素敏感性有关。

益智仁盐炙前后对腺嘌呤所致肾阳虚多尿模型大鼠肾脏指数和病理变化均具较好改善作用，但盐炙后作用明显增强，有研究表明益智仁生品与盐炙品对腺嘌呤所致肾阳虚多尿模型mRNA和蛋白表达均具较好的改善作用，且盐炙后作用明显增强。有研究者以益智仁盐炙后“温肾缩尿”功效增强为切入点，建立符合药物特点的腺嘌呤肾阳虚多尿小鼠模型，以缩泉丸为载体研究益智仁盐炙前后对模型小鼠尿量、肾功能的影响，从方剂的角度阐明了益智仁“盐炙入肾、温肾缩尿”作用增强的机制。

还有学者致力于研究炮制前后的补骨脂水煎液中补骨脂素和异补骨脂素在大鼠体内的药动学特性，为解释补骨脂炮制增效机制提供参考。结果表明，补骨脂盐炙后，补骨脂素和异补骨脂素在大鼠体内吸收增加，作用维持时间延长、消除慢，这可能是补骨脂炮制增效的原因之一。杜仲盐制后，其化学成分阿魏醛、表松脂素、松脂素、medioresinol 和中脂素的含量都有所增加。

盐制还可以对药物的降血糖作用产生明显影响，如采用 HPLC 法，以对硝基苯 -α-D- 吡喃葡萄糖苷（PNPG）为底物，分析水解产物中对硝基酚（PNP）的浓度，比较生知母和盐知母对 α- 葡萄糖苷酶的抑制作用；采用链脲佐菌素（STZ）诱导 2 型糖尿病大鼠模型，以阿卡波糖为阳性对照，比较生知母、盐知母水煎液对糖尿病大鼠空腹血糖（FBG）水平的影响，进行口服葡萄糖耐量试验，并采用酶联免疫吸附测定法检测糖化血红蛋白（HbA1c）和血清胰岛素（FINS）水平，并计算胰岛素抵抗指数（Homa-IR）和胰岛素敏感指数（ISI）。实验结果显示，生知母和盐知母水煎液对 α- 葡萄糖苷酶有较强的抑制作用，呈浓度正相关，且盐知母优于生知母；各给药组均能明显降低 FBG、HbA1c、FINS、Homa-IR，升高 ISI，改善糖耐量。其中除对 ISI 作用外，盐知母均优于生知母，且盐知母对 FINS 的作用强于阳性对照药阿卡波糖。得出实验结论为生知母、盐知母均能抑制 α- 葡萄糖苷酶活性，对 2 型糖尿病大鼠糖代谢有改善治疗作用，盐制后作用显著增强。

采用食盐炮制药物，可以显著增强药物补肝肾、滋阴降火、利尿等作用，近年来对盐炙药物的化学成分和药理作用开展了系列研究，可一定程度地阐释其炮制作用，但“盐炙入肾”“盐制治下”等炮制机制尚有待深入研究，亟待充分运用现代科学技术，全面科学地阐述盐制理论，揭示盐制药物的炮制本质内涵。

四、姜汁

【历史沿革】 姜作为炮制辅料，主要是制备姜汁以供应用。姜汁的制备方法始见于汉代张仲景“生姜一斛出汁三合半。皆薄切之，乃捣绞取汁，无生者用干者，一两当二两”（《金匮玉函经》），但这里的姜汁并非作为炮制辅料，只是作为单味药汁入药。

到南北朝时期及陶弘景所著《本草经集注》中，出现了姜汁作为辅料应用的雏形，先后提出了生姜汁解半夏毒和姜汁制半夏，“半夏毒，用生姜汁，煮干姜汁并解之”“半夏，有毒，用之必须生姜，此是取其所畏，以相制耳”。

而生姜汁正式作为炮制辅料，则始见于南北朝时期龚庆宣的《刘涓子鬼遗方》“半夏汤洗七遍，生姜浸一宿，熬过”。即是多次漂洗处理后，用姜汁浸炒的；另外增加的有姜自然汁拌蒸、姜汁炙的炮制方法，同一时期我国最早的一部炮制专著《雷公炮炙论》中均有记述。

明代的《本草蒙筌》中，提出“姜制发散”的理论概述。《医学入门》中有“入脾姜制”的记载。《本草发挥》中记载“竹沥滑痰，非佐以姜汁不行经络”。清代刘若金有生地黄“用姜汁拌炒，免致泥膈”（《本草述》）等。其产生的理论基础是《神农本草经》中药物配伍关系的“七情”，先有生姜的配伍应用，后才有姜制法的出现。

历代文献中姜制饮片多达 90 多种，姜制方法有生姜浸、生姜自然汁拌蒸、姜汁炙（炒）、姜汁浸焙、姜汁煮、生姜汁淬、姜汁浸、姜汁煨等近 20 种；现今沿用姜制方法多为姜汁炒、姜汁煮。姜制法在中药炮制及临床应用中具有极其重要的地位和作用，常用姜制的中药有半夏、厚朴、黄连、竹茹、草果、天南星、白附子等。

【炮制作用】

1. 制其寒性，增强和胃止呕作用 生姜汁辛温，可散寒止呕，某些中药经过姜或者姜汁辅料炮制后，药性会发生改变，从而引起药效的改变，能增强其散寒除满、降逆止呕的作用。如栀子和黄连均为大苦大寒之品，但经过辛温的姜汁制后，其苦寒之性大为降低；再如厚朴、竹茹，厚朴味辛主行散，长于运中焦之气而疏利气机，为行气除胀要药，经生姜汁炒后可增强其温中和胃、降逆除胀之力，《斗门方》以姜制厚朴为末内服以治气胀胸闷、饮食不下。竹茹甘，微寒，清热化痰，除烦止呕，经姜汁炙后可增强其降逆止呕之效，因此用其治疗胃热呕吐、妊娠恶阻时多用姜汁炙。

2. 降低毒副作用，增强疗效 具有毒副作用的药物与姜汁共制后，通过姜汁辅料本身的作用，以及炮制时的加热过程，可以直接或间接降低其毒副作用，如生姜、白矾、石灰制半夏，生姜、白矾制天南星等。南北朝时期陶弘景《本草经集注》曰："半夏，有毒，用之必须生姜，此是取其所畏，以相制耳。"此外，宋代寇宗奭《本草衍义》中对厚朴炮制的描述，曰："不以姜制，则棘人喉舌。"现代药理实验证实了姜制的确能降低部分中药的毒性和刺激性。姜制法对半夏毒性和刺激性的影响证明姜制半夏可消除生半夏对胃黏膜的刺激以维持胃黏膜正常的生理功能，表明姜制半夏可明显降低半夏的毒性和刺激性。

3. 纠正过苦过寒药性 生姜，味辛，气微温，因此通过姜制可改变某些中药的性味，从而使其切合临床病证，如大苦大寒之黄连易伤人脾胃，经生姜汁炙后可降低其苦寒之性，可发挥泻火解毒而不伤胃气的作用，并能健胃止呕，用于寒热互结、湿热中阻、痞满呕吐之证。

【现代研究进展】

1. 质量标准研究 通过研究梳理我国现行的生姜各类标准，发现共有 32 项有关姜的标准，其中国家标准 7 项、行业标准 11 项、地方标准 14 项。按照标准主题内容进行分类，主要有产品质量评定类、地理标志 / 特定品种产品类、等级规格类、成分测定方法类、生产技术规程 / 规范类及其他。为科学客观地评价生姜质量，拟重点对上述标准中与生姜质量评定和成分指标限量等相关的标准内容作进一步整理。

GB/T 30383—2013《生姜》规定了生姜及姜粉的理化指标应符合相关要求，该标准适用于生姜的质量评定及其贸易。其中，水分（质量分数，干基），整姜或片状生姜≤12.0%；姜粉≤11.0%。总灰分（质量分数，干基）≤8.0%。酸不溶性灰分（质量分数，干基）≤1.5%。挥发油（干基），整姜或片状生姜≥1.5ml/100g；姜粉≥1.0ml/100g。钙（质量分数，以氧化物计），未漂白≤1.1%；漂白（可选）≤2.5%。NY/T 2376—2013《农产品等级规格　姜》规定了生姜等级与规格的有关要求。相关规定如表 8-1 和表 8-2 所示。

2. 化学成分研究 姜汁作为炮制辅料入药是姜的一个重要用途，而生姜和干姜都可以通过不同方式得到姜汁，并都可以作为姜制的炮制辅料。因为生姜与干姜功效不同，所以用二者制备的姜汁在实际的炮制应用时功效也会存在一定差异，应引起关注。姜的化学成分比较多，主要含有挥发油类、姜辣素类、黄酮类、氨基酸及微量元素等。

（1）挥发油类：姜中挥发油的主要成分为萜类物质，如单萜类的 α- 蒎烯、莰烯，倍半萜类的 α- 姜烯、金合欢烯等。内用具有止泻、祛风、解热、健胃等作用，对于坏血病等症有一

表 8-1　中国标准及各国药典对生姜化学成分和限量要求的规定

指标（干基）	BP2025（《英国药典》）	EP11.0（《欧洲药典》）	USP40-NF42（《美国药典》）	JP18（《日本药典》）	2025 年版《中国药典》	GB/T 30383—2013	
						整的或片状	姜粉
淀粉			≥42%				
水溶性浸出物			≥10%				
醇溶性浸出物			≥4.5%				
水溶性灰分			≥1.9%				
挥发油			≥1.8%		≥0.12%	≥1.5%	≥1.0%
6- 姜辣素			≥0.8%	≥0.3%	≥0.05%		
8- 姜酚和 10- 姜酚					≥0.04%		
8- 姜烯酚和 10- 姜烯酚			≤0.18%				
水分	≤10%	≤10%	≤10%			≤12%	≤11%
总灰分	≤6.0%	≤6.0%	≤8.0%	≤8.0%	≤2.0%	≤8.0%	
酸不溶性灰分			≤2.0%			≤1.5%	
重金属				≤10ppm			
砷				≤5ppm			
细菌总数			≤10^5cfu/g				
霉菌和酵母菌总数			≤10^3cfu/g				
耐胆汁革兰氏阴性菌			≤10^3cfu/g				

表 8-2　NY/T 2376—2013　生姜等级与规格要求

等级 / 规格	要求
特级	同一品种。形态一致、块茎完整；表面新鲜、光滑，色泽一致；无皱缩失水，无机械伤，无病虫害造成的损伤
一级	同一品种。形态基本一致、块茎较完整；表面较新鲜、较光滑，色泽较一致；表皮无明显皱缩失水和病虫害造成的损伤
二级	同一品种或相似品种。形态允许有少量不一致，允许有少量不完整块茎；表皮允许轻微皱缩失水和病虫害造成的损伤；允许有发芽迹象；允许有轻微的虫蚀现象；允许轻微的木栓化裂缝
大（L）	单株块茎质量≥300g，且同一包装中的最大和最小质量的差异≤50g
中（M）	单株块茎质量在 200～300g，且同一包装中的最大和最小质量的差异≤30g
小（S）	单株块茎质量≤200g，且同一包装中的最大和最小质量的差异≤20g

定效果，外用治疗风湿及肌肉绞痛等。而根据姜的品种不同，挥发油成分与含量亦有所不同，采用水蒸气蒸馏法提取姜中挥发油，并利用 GC-MS 进行成分分析，可以检测出 60 种化合物。在该实验中将生姜与干姜的挥发油成分进行比较，发现两者存在一定的差异，生姜、干姜各有部分成分未能被检测出来，其中生姜 2 种，而干姜中有 12 种成分检测不到。另有研究表明生姜中挥发油含量高于干姜。

（2）姜辣素类：姜辣素类成分复杂，因为姜中含有许多辣味物质，故而姜具有辣味，而这些物质统称为姜辣素。这些辣味成分有一个共同点，均含有 3- 甲氧基 -4- 羟基苯基官能团，但官能团所连接的脂肪链不同，据此可以将这些辣味成分分成姜酚、姜烯酚、副姜油酮、姜油酮、姜辣二酮、姜辣二醇共 6 类。姜辣素除了能够保肝利胆、止呕、健胃，还具有抗胃溃疡、抗凝血及抗肿瘤等功效。一般用溶剂浸提法和超临界流体萃取法提取姜中的姜辣素，溶剂浸提法多选择乙醚、丙酮、乙醇、乙酸乙酯、甲醇等作为溶剂，但溶剂法有一些缺点，易受残留溶剂的污染甚至沉淀变色，致使其用途受到一定限制。与溶剂法对比，超临界流体萃取法具有一定的优势，其萃取溶剂是高压液态 CO_2，反应条件温和、萃取效率高，此外温室的萃取条件还能够减少不稳定组分的分解，对于溶剂分离彻底，能同时萃取挥发性与非挥发性成分，由此得到较高含量的姜辣素。在检测方面，现在有很多方法应用，如滴定法、气相色谱法（GC）、气相色谱 - 质谱联用法（GC-MS）、高效液相色谱法（HPLC）等。其中 HPLC 是目前应用最多的方法。采用 Folin- 酚试剂法测定姜辣素。干姜和生姜的姜辣素差异，对两种姜的总姜酚含量进行了检测，采用的检测方法是紫外分光光度法，结果显示生姜中总姜酚含量大于干姜。

（3）黄酮类：黄酮类物质也是姜的主要成分，此类物质有明显的药用保健功能，能抗溃疡、抗菌抗炎、抗氧化、抗衰老、降血脂、治疗心脑血管疾病等。另外该类化合物作为天然抗氧化剂，具有良好的开发前景。黄酮类成分一般多用 CO_2 超临界流体萃取法和溶剂提取法提取。对提取生姜中总黄酮的方法进行比较，发现索氏有机溶剂提取法对黄酮类成分的提取效果较好。分析方法有紫外分光光度法、薄层色谱法等。

（4）氨基酸：氨基酸是一种对人体有益的有机化合物，其种类有 20 种之多，具备多种临床应用效果。近年来在姜中也发现多种人体必需氨基酸。通过测定不同姜中水解氨基酸的含量，发现氨基酸在鲜姜中的含量比在干姜中的含量高。氨基酸分为游离氨基酸和结合氨基酸，在生姜中的总氨基酸多为游离氨基酸，而干姜中多为结合氨基酸。

（5）微量元素：姜中含有铁、锰、锌、钠、铝等多种微量元素，有益于人体健康。研究采用电感耦合等离子体原子发射光谱法（ICP-AES）测定干姜和生姜中几种微量元素含量，发现铁、锰、锌、钠、铝的含量差异较明显，而且在干姜和生姜中含量差异明显，且生姜中微量元素含量高于干姜。

（6）二苯基庚烷类：二苯基庚烷（diphenylheptane）是主要存在于姜科植物中的一类比较特殊的化合物，是具有 1,7 二取代苯基并以庚烷骨架为母体结构的化合物的统称，可分为链状二苯基庚烷类化合物和环状二苯基庚烷类化合物。该类化合物属多酚类物质。此类化合物，具有多种生物学和药理学活性，包括抗氧化、抗肝毒性、抗炎、止吐、抗肿瘤等。在 1991 年首先分离得到 13 个化合物，并检测了其抗氧化活性，1996 年又从姜的二氯甲烷提取物中分离到 5 个新的环状二苯基庚烷类化合物。2007 年从姜中分离得到 3 个新的链状二苯基庚烷类化合物，并检测了其抗氧化活性；同年得到了一个新的环状二苯基庚烷类化合物；2010

年从干姜乙醇提取物中分离得到2个新的链状二苯基庚烷类化合物。

（7）其他成分：除上述主要成分外，干姜中还含有少量糖苷类化合物和多种维生素。糖苷类化合物主要由一些萜类化合物和单个葡萄糖基所构成，除此之外，在少数姜辣素中有时也会接上糖基。

3. 药理作用研究 生姜含挥发油、姜辣素等，能促进血液循环，刺激汗腺分泌，促进发汗，具有驱寒解表的功效。姜辣素能刺激胃液分泌，促进消化功能。姜制目的在于增强药物化痰止呕功效，解毒及抑制其苦寒之性等。

（1）镇吐作用：姜能抑制妊娠呕吐、某些妇科内镜检查的术后呕吐及抗肿瘤药物引起的呕吐等多种呕吐。另外，姜的药效直接到达胃肠道，不会触及神经，因此比传统止呕药更安全。采用家鸽 $CuSO_4$ 法，用不同姜的制备液对家鸽分别灌胃，研究发现姜确实具有镇吐作用，且生姜镇吐作用强于干姜。

（2）抗炎作用：生姜中含有生姜精油及6-姜醇，两者是生姜的主要抗炎成分。通过小鼠耳肿胀试验发现生姜油有明显的抗炎作用。干姜抗炎成分包括脂溶性姜酚和一些未知水溶性成分，干姜的醚提取物和水提取物都有显著的抗炎作用。

（3）抗氧化作用：干姜醚提取物具有抗氧化作用。观察经不同溶剂提取的生姜抗氧化成分对油脂的抗氧化效果，发现生姜有明显抗氧化作用。近来有研究发现姜的超临界流体萃取物可以有效保护剧烈运动引起的肌肉细胞的损伤，从根本上增加活性氧。到目前为止，从姜中已经分离出几十种具有活性的抗氧化成分，均带有—OH，根据结构的不同被归为2个大类，即姜酚类和二苯基庚烷类。

（4）抗缺氧作用：运用心肌细胞缺氧缺糖性损伤模型，观察各实验组与模型组动物体内乳酸脱氢酶（LDH）的含量，结果实验组LDH含量明显下降，说明干姜具有保护心肌细胞的功效，有抗心肌缺氧作用。生姜醇提取物能明显提高小鼠对缺氧的耐受力，表明生姜具有抗缺氧作用。

（5）抗菌作用：研究发现，生姜提取物能够明显抑制及灭活常见皮肤癣菌，最低抑菌浓度（MIC）为0.062 5%～0.125%，最低杀菌浓度（MBC）为0.125%～0.250%，说明生姜提取物的抑菌及杀菌活性特别明显。生姜能够增加血溶菌酶的活性，从而达到抗菌的目的，这是其抗菌机制的一种。家兔耳郭肿胀法观察到干姜醇提取物同样具有明显的体外抑菌效果。当进食受污染的食品，引起急性胃肠炎时，适量吃些生姜可起到防治作用。生姜提取液具有显著抑制皮肤真菌和杀滴虫的功效，可治疗各种痈肿疮毒。另外，可用生姜水含漱治疗口臭和牙周炎。

（6）抗血小板凝聚作用：干姜水提取物与干姜挥发油可以显著抑制血小板的凝聚。生姜醇提取物可以显著抑制由二磷酸腺苷（ADP）导致的血小板凝聚，且抑制强度和用药浓度成正比。

（7）解热作用：分别用内毒素、干酵母、2,4-二硝基苯酚制造三种大鼠发热模型，用 CO_2 超临界提取干姜总油灌服给药，结果显示干姜油对这三种发热模型均有抑制作用，0.5g/kg、1.0g/kg能抑制实验性发热的体温升高，15～30min后即能使发热实验动物体温下降，解热作用能持续4小时以上。由此可以认为，干姜有明确的解热作用，其脂溶性成分，包括挥发油与姜辣素类是干姜解热作用的主要有效成分。

（8）对心血管系统的作用：实验及临床研究表明，姜辣素能够改善心脑血管系统功能，其中起主要作用的是姜酚。分别用三氯甲烷、乌头碱、毒毛花苷G药物制备3种心律失常模型，观察干姜乙酸乙酯提取物对心律失常的拮抗作用，结果显示，干姜乙酸乙酯提取物可降低心室颤动发生率，提高致心律失常的药物用量，而3种心律失常模型的机制各不相同，但干姜的乙酸乙酯提取物可显著抑制这3种不同类型的心律失常，说明干姜其抗心律失常的作用可靠。采用气管夹闭窒息法制作心搏骤停-心肺复苏后的大鼠心力衰竭模型，考察干姜水煎液对该模型大鼠血管紧张素（Ang）、血清肿瘤坏死因子α（TNF-α）、丙二醛（MDA）及一氧化氮（NO）的影响，提示干姜水煎液对急性心肌缺血大鼠Ang和急性心肌缺血大鼠心搏骤停均有一定调控作用，结果表明干姜可以改善心功能，缓解急性心肌缺血缺氧的症状，发挥“回阳通脉”功效。

（9）对消化系统的作用：研究显示，干姜醇提取物对水浸束缚应激致胃溃疡模型、无水乙醇致胃损伤模型和幽门结扎致胃溃疡模型的胃黏膜损伤均有良好保护作用，可使实验动物溃疡指数显著降低。但对幽门结扎型大鼠胃液量、胃酸浓度、胃蛋白酶活性无抑制作用，提示其机制可能与增强胃黏膜防御能力有关。采用胆总管插管引流胆汁方法，观察干姜醇提取物对大鼠胆汁分泌的影响，结果显示，干姜醇提取物经口或十二指肠给药均能明显增加胆汁分泌量，维持时间长达3～4h，口服作用更强。干姜含芳香性挥发油，对消化道有轻度刺激作用，可使肠张力、节律及蠕动增强，从而促进胃肠的消化功能。在炎热的夏天，或者某些疾病的原因，人体唾液、胃液分泌会减少，而影响食欲，如果饭前吃几片生姜，可刺激唾液、胃液和消化液分泌，增加胃肠蠕动，增进食欲。这就是人们常说的“冬吃萝卜夏吃姜”“饭不香吃生姜”的道理。

（10）抗癌作用：生姜含有的多元酸人参萜醇，能抑制癌细胞的扩散，还能防止癌细胞的增殖，因此常常服用生姜可以达到抗癌的作用。研究发现，6-姜酚对人脊髓细胞性白血病有抑制作用，对比6-姜酚在正常和低氧低糖两种模式下对于人肝癌细胞株HepG2细胞的杀伤作用和化疗增敏作用，结果表明，6-姜酚作用于HepG2细胞后，细胞生长受到明显抑制，且抑制率随浓度的升高而升高，抑制率具有浓度依赖性。Real-time PCR检测表明，正常培养条件下，*BCL2*、*BIRC5* mRNA表达降低，*BAX*表达无明显变化。低氧低糖条件下，*BCL2*、*BIRC5*表达明显降低。其机制可能是6-姜酚通过下调*BIRC5* mRNA表达降低，*BAX*表达无明显变化。低氧低糖条件下*BCL2*、*BIRC5*表达明显降低，其机制可能是6-姜酚通过下调*BIRC5* mRNA的表达，降低Survivin蛋白抑制肿瘤细胞的凋亡的能力，对HepG2细胞产生杀伤和化疗增敏作用，在低氧低糖环境中这种作用表现得更为明显。

（11）改善局部血液循环：在干姜擦剂治疗手足皴裂的研究中发现，与对照组相比，总有效率达到88.6%，高于对照组的68.0%。这主要是因为：干姜辛热，含挥发油等辛辣成分，可以促进局部的血液循环，起到保护创面、促进愈合作用。干姜的水提取物和挥发油具有抑制血小板聚集、预防血栓形成的作用。研究表明，干姜水提取物组在10g/kg、20g/kg剂量下，均能够延迟血栓的形成，挥发油组在0.75ml/kg、1.5ml/kg剂量下，同样能够延迟血栓的形成。干姜水提取物能够明显抑制血小板聚集，并且存在剂量依赖关系。去甲肾上腺素是一种血小板致凝剂，可以快速促进血小板的聚集。研究表明，干姜可明显抑制去甲肾上腺素引起的血小板聚集作用，且抑制强度呈剂量依赖性。通过戊巴比妥钠造模来研究干姜提取物对兔心力衰竭的保护作用，结果显示，干姜提取物会增加戊巴比妥钠所致兔急性心力衰竭模型形成所需的时间和造模剂的用量，明显改善血流动力学指标，这表明干姜提取物对兔急性心力衰竭模型的形成具有保护作用。研究人员进一步研究了干姜提取物对兔心力衰竭时心功能的影响，结果表明，干姜提取物能改善心力衰竭兔的心肌舒缩性能，减轻心力衰竭症状，作用随剂量增加而增强。

（12）降温提神：在炎热的时候，姜有兴奋、排汗降温、提神的作用。对于一般暑热表现为头昏、心悸、胸闷恶心等的患者，可以适当喝点姜汤，将大有裨益。中国传统的防暑中成药——人丹中就含有生姜成分，其作用就是健胃、提神、醒脑。

（13）驱寒散邪：除了降温提神作用，生姜还有驱散寒邪的作用，着凉、受寒等引起的感冒、头疼、腹痛等，喝些姜汤水，可促进血液循环，使全身发热，有助于驱除体内风寒。脚上有多个穴位，身体上的各个脏器都能在脚上找到相应的穴位，适当泡脚能改善末梢循环，如果泡脚水中加入适量的生姜，生姜性热，既可以快速驱寒，又能预防流行性感冒。

（14）抗衰老作用：经常吃生姜可以抗衰老。医学家观察发现，因为生姜中的姜辣素进入体内后，能产生一种抗氧化酶，它有很强的抗氧自由基的作用，比维生素 E 抗氧自由基的作用还要强，作用机制是防止脂肪食物变质。同时，生姜的辛辣成分被人体吸收后，可抑制体内过氧化脂质的产生，从而达到抗衰老的作用。

（15）治疗牙痛：生姜还含有姜醇、姜酚、姜油萜、姜烯、辣素等成分，这些物质具有良好的杀菌、消炎、止痛作用，牙痛时嚼上几片生姜，可缓解疼痛。

（16）止痒：在手工剥芋头皮的过程中，手部皮肤易奇痒难忍，如果用生姜片涂擦痒处，则痒感可消退。

（17）预防胆结石：生姜中所含的大量姜酚，能抑制前列腺素的过多分泌，减少胆汁中黏蛋白含量，避免因黏蛋白过多，与胆汁中钙离子和胆红素结合而形成胆结石。此外，生姜中含有较多的油树脂，有较强的利胆作用。

（18）其他作用：干姜还具有抗晕动病、改善脂质代谢、降血脂、降血糖和增强免疫等作用。采用干姜口含法治疗妊娠引起的恶心、呕吐，可取得良好的效果；6- 姜酚能有效抑制脂肪生成，还可以抗高血糖、高胰岛素血症等。生姜还可以用于治疗偏头疼，偏头疼发作时，可用热姜水浸泡双手，浸泡 15 分钟左右，痛感就会减轻，甚至消失。另外，生姜还可以用于神经衰弱的治疗，每天早、晚空腹各饮用热姜水 1～2 杯，可收到补气、提神之效，坚持服用，对神经衰弱、头晕、烦躁等症具有良好疗效。

生姜虽好，也要注意它的一些用法和禁忌。一般来说，姜最好不要去皮，削皮后不能发挥姜的整体功效；不要吃腐烂的生姜，腐烂的生姜会产生一种毒性很强的物质，可使肝细胞变性、坏死，从而诱发肝癌、食管癌等；对于阴虚火旺、目赤内热或患有痈肿疮疖、肺炎、肺结核、胃溃疡、肾盂肾炎、糖尿病、痔疮的人来说，不宜长期食用生姜。

生姜作为炮制辅料，在炮制过程中可缓和药物药性，增强止呕、宽中和胃、镇咳、降低毒性等作用。

有研究发现，厚朴与姜炙厚朴水煎液对小鼠胃排空均有促进作用，建立了小鼠胃排空模型，以小鼠胃内容物中甲基橙光密度为考察指标，结果表明，厚朴与姜炙厚朴水煎液对小鼠胃排空均有促进作用，且姜炙厚朴水煎液组较正常组更具显著性差异。另有研究表明，净厚朴正丁醇部位胃排空作用优于姜炙厚朴，小肠推进作用与姜炙厚朴相当。抗溃疡作用姜炙厚朴强于净厚朴。在镇咳实验研究中，认为厚朴正丁醇部位具镇咳作用，姜炙后对抗浓氨致咳作用增强。姜炙厚朴乙酸乙酯部位能明显增强胃动力，但无更明显的小肠推进作用；相对生品，其对抗胃溃疡作用显著；能增强宽中和胃作用；明显延长小鼠咳嗽潜伏期，提示其镇咳作用增强。姜汁制厚朴还可抑制大鼠胃黏膜损伤，以生姜榨汁效果最理想。

有研究发现，黄连经过姜汁炮制后，其止呕作用增强，在保留止泻作用的基础上缓和胃肠动力障碍；生姜汁、干姜汁炮制的黄连在药效上存在一定的差异，采用生姜汁炮制的黄连在止呕和在调节胃肠功能方面效果较干姜汁好。黄连经过姜汁炮制后可增强其保护胃黏膜损伤的作用，作用机制可能与抑制 IL-8、TNF-α 的产生和促进 6- 酮 - 前列腺素 $F_{1\alpha}$（6-keto-$PGF_{1\alpha}$）的产生有关，生姜汁的炮制效果较干姜汁好。

还有采用代谢组学方法研究姜制对药物药性的影响，通过研究外源物质对体内代谢所产生的整体效应，探讨药物对机体所形成的生化物质的总体代谢的调控作用。如姜汁为辛温之物，用其炮制苦寒的黄连与酒和吴茱萸炙黄连均属于“反制”范畴，萸黄连是“以热制寒”的经典药物，通过代谢组学对姜汁炮制黄连寒热药性进行了探索，以姜汁作为炮制辅料，利用基于高效液相色谱 - 质谱联用（HPLC-MS/MS）技术的代谢物组学分析方法观察大鼠血样中代谢物的变化，并寻找能量代谢的生物标记物，考察黄连姜制前后的药性差异，以探究姜汁对黄连药性的影响。实验结果显示，给药第 29 天生黄连组和姜黄连组大鼠血样中内源性物质的代谢状态差异最大。通过查找内源性生物标记物发现，与生黄连组相比，姜黄连组大鼠血样中代谢物涉及氨基酸能量代谢的标记物的量增加，提示姜制黄连组氨基酸能量代谢强于生黄连组，二者寒热药性存在差异。得出实验结论为通过大鼠代谢物生物效应可以考察生黄连与姜黄连药性的差异，且结果与传统的“姜制黄连以热制寒，缓和黄连苦寒之性”的炮制理论相一致。

附子性大热、有毒，传统中医理论有“附子无姜不热”的说法，有研究表明，姜辣素对附子毒性成分有抑制作用，故姜制附子有一定的理论基础。还有研究通过实验考察姜制附子对大鼠机体热性的影响，通过扫描电镜观察大鼠微观舌体表面角质化程度，记录大鼠宏观代谢指标、体重、肛温、饮食量、饮水量、肝组织 Na^+-K^+-ATP 酶活性，测定血清肾上腺素（EPI）、前列腺素 E_2（PGE_2）水平。结果与空白组比较，各姜制组大鼠舌体丝状乳头数目增多，以生姜煮汁制附子组最显著（$P<0.05$）；舌体丝状乳头、蕈状乳头角质层均明显增厚；体重、饮食量均无明显变化；肛温变化不定，并且第 26 天开始，除生姜榨汁制附子组外，均有显著变化；饮水量随饲养时间延长逐渐增加，第 31 天更显著，干姜煮汁制附子组 Na^+-K^+-ATP 酶活性显著降低；生姜榨汁制附子组 EPI、PGE_2 水平显著升高。结论：不同姜制附子均能对大鼠机体产生热性相关影响，以生姜榨汁制附子的热性作用最显著。

在降低毒副作用方面，自古以来，半夏一直被列为有毒中药。但半夏是否为妊娠禁忌中药，从古至今一直存在争议。生半夏有一定毒性，炮制后毒性降低。为了研究生半夏姜制或煎煮对小鼠妊娠及胚胎发育的影响，初步探讨半夏减毒的影响因素，有人采用一般急性毒性试验法及致畸敏感期药物生殖毒性试验方法，分别比较了生半夏混悬液、姜半夏混悬液、生半夏汤剂对小鼠的急性毒性及对小鼠妊娠与胚胎发育的影响。结果显示，在急性毒性试验中，生半夏混悬液（36g/kg）与生半夏汤剂（180g/kg）给药后，小鼠死亡率分别为 50%、22.2%；姜半夏混悬液（36g/kg）组与正常组无显著差异。生殖毒性试验中，生半夏混悬液（6g/kg）组母鼠死亡率达 30%，孕期增重少，胎仔尾长短于正常对照组，差异显著（$P<0.05$）；生半夏汤剂（30g/kg）组对母鼠无影响，胎仔身长短于正常对照组（$P<0.05$）；姜半夏混悬液（6g/kg）给药后，所有指标与正常对照组无显著差异。得出结论：生半夏混悬液急性毒性较高，且有显

著的母体毒性及胚胎毒性，煎煮后其汤剂毒性降低，对母体无毒性但影响胎仔的生长发育；姜半夏混悬液无任何母体或胚胎毒性，从而也证实了姜制可以解除毒性这一理论。

通过姜炮制药物，可以起到有效的减毒、增效、缓性的作用。近年来围绕姜汁炮制药物的化学成分和药效作用开展了大量研究，可在一定程度上阐释其炮制原理，大部分已有较为明确的科学数据加以证明，也进一步验证了传统炮制中的"姜制发散""纠偏""解毒、止呕"等理论的科学性。面向未来，还有待于围绕姜制理论开展深入、系统研究。

五、蜜

【历史沿革】 蜜作为药用记载，最早见于《神农本草经》，被列为上品。《本草纲目》对蜜的作用记载更为详细，如"生则性凉，故能清热""熟则性温，故能补中"，这里的"熟"即指炼蜜。从古至今，中药蜜丸、炮制辅料用蜜都为"炼蜜"。

南北朝时期名医陶弘景曰："凡用蜜，皆先大煎，掠去其沫，令色微黄，则丸药经久不坏。"《雷公炮炙论》云："凡炼蜜一斤，只得十二两半是数，若炒，火过，并用不得。"《备急千金要方》曰："凡用蜜，先火煎，掠去沫，令色微黄，则丸经久不坏。掠之多少，随蜜精粗，遂至大稠，于丸弥佳。"《本草纲目》载："凡炼沙蜜，每斤入水四两，银石器内，以桑柴火慢炼，掠去浮沫，至滴水成珠不散乃用。"《握灵本草》载："凡炼制每斤入水四两，慢火炼，掠去沫，至滴水成珠乃用。"

晋代有蜜炙(《肘后备急方》)；南北朝刘宋时期有蜜浸、蜜浸蒸(《雷公炮炙论》)，梁代有蜜炼、蜜煎(《本草经集注》)；唐代有蜜炙令焦(《备急千金要方》)、蜜煮(《食疗本草》)；宋代有蜜炒(《本草衍义》《圣济总录》《太平惠民和剂局方》)；元代有反复(蜜)润晒法，以蜜揩锅底(《活幼新书》)。明代有文火下烧(《景岳全书·本草正》)、蜜水润，炙干(《医学纲目》)，生蜜水浸后晒干，再以蜜涂，文武火炙(《济阴纲目》)，《明医杂著》记载"(知母)蜜水浸，拌炒""(黄柏)蜜水浸炙"，注意到了辅料的渗透问题。《医学纲目》中猪牙皂"蜜水润，炙干"，《济阴纲目》对黄梁木的处理是"生蜜水浸后晒干，再以蜜涂，文武火炙"，说明蜜炙法中，辅料对药物的浸润得到了医家的重视。清代有蜜水焙(《顾松园医镜·本草必用》)、蜜煨(《修事指南》)。蜜制法应用较广泛，流传至今，常用的蜜制中药有紫菀、款冬花、马兜铃、甘草、黄芪、麻黄等。

【炮制作用】

1. 增强润肺止咳的作用 清代程曦撰写的《医家四要》一书中记载橘皮用蜜水炒后可用于治痰咳；《本草述钩元》也有记载，柴胡用蜜水炒对咳嗽出汗者有良好的治疗效果；紫菀味辛、苦，性温，生品以散寒、降气化痰为主，经蜜制之后，其润肺下气、消痰止咳的功效增强；百部生品长于止咳化痰、灭虱杀虫，蜜制之后，其润肺止咳的功效增强。

2. 增强补脾益气的作用 蜂蜜味甘，性平，蜜制之后可引药入脾，具有甘缓益脾的作用。如甘草生品味甘，偏凉，长于泻火解毒、化痰止咳，蜜制之后具有补脾益气、化痰止咳的功效；黄芪生品长于益卫固表、脱毒生肌、利尿消肿，蜜制后益气补中作用增强。

3. 缓和药性 蜜制后可缓和药性。蜂蜜味甘，性平，熟用则性偏温，常用于缓和药性，如麻黄味辛、微苦，性温，生品发汗解表、利水消肿力强。麻黄的发汗作用，主要有效成分是其所含的挥发油，蜜制后，挥发油损耗，发汗作用减弱，辛散作用缓和，以宣肺平喘力胜。

4. 矫味和消除副作用 蜜制可降低毒性，如马兜铃生品味苦，性寒，易致恶心呕吐，蜜制之后能缓和其苦寒之性，可矫味，减少致呕的副作用，并增强润肺止咳功效。研究发现蜜制马兜铃中马兜铃酸 A 的含量较生品下降了 53%～69%，而马兜铃酸 A 被认为具有一定的毒副作用，炮制后其含量下降，毒副作用显著降低。

【现代研究进展】

1. 质量标准研究 蜂蜜为蜜蜂科昆虫东方蜜蜂 *Apis cerana* Fabricius 或西方蜜蜂 *Apis mellifera* Linnaeus 所酿的蜜。根据国际食品法典委员会制定的蜂蜜标准及欧盟的蜂蜜标准，蜂蜜可按照来源、外观和生产方式进行分类。不同种类蜂蜜的内在和外在质量存在差异，近年提出的化学成分检测和指纹图谱鉴别方法，不但能鉴别真伪，更能评价蜂蜜质量，使蜂蜜质量得以保证。

我国针对蜂蜜的质量制定了一系列标准，包括感官分析、理化性质和安全指标、真实性等几个方面的要求。对蜂蜜的感官要求包括色泽、滋味和气味、状态、杂质 4 个方面。不同种蜂蜜的颜色从水白色（几乎无色）至暗褐色；且必须含有蜜源植物的花的气味，没有酸或酒的挥发性气味和其他异味；按甜度，可分为甜、甜润或甜腻；常温下呈黏稠流体状或部分及全部结晶，自然光状态下观察，不得含有蜜蜂肢体、幼虫、蜡屑及其他正常视力可见杂质。蜂蜜本身具有高黏稠性、旋光性、光折射性、抗菌性等性质，GB 14963—2011《食品安全国家标准　蜂蜜》以及 GH/T 18796—2012《蜂蜜》等相关文件要求，蜂蜜中锌（Zn）含量不大于 25mg/kg，灰分均小于 0.4%。在水分和含糖量上，要求一级品水分≤20%，二级品≤24%，其中荔枝蜂蜜、龙眼蜂蜜、柑橘蜂蜜、鹅掌蜂蜜、乌桕蜂蜜等特殊蜜种的水分要求一级品≤23%，二级品≤26%。而蔗糖含量要求：桉树蜂蜜、柑橘蜂蜜、紫花苜蓿蜂蜜、荔枝蜂蜜、野桂花蜂蜜≤10%，其他蜂蜜≤5%。所有蜂蜜的果糖和葡萄糖含量必须≥60%。新鲜蜂蜜淀粉酶值（指 1g 蜂蜜所含淀粉酶在 40℃下，于 1h 内转化 1% 淀粉溶液的 ml 数值）一般为 13.9～17.9，因品种间的差异，枣花蜜一般高于 23，荞麦蜜高于 30，蜂蜜的酶值和蜂蜜的新鲜程度及蜂蜜浓度成正比。

除了理化性质，安全指标上要求蜜源应安全无毒，不得来源于雷公藤 *Tripterygium wilfordii* Hook.f.、博落回 *Macleaya cordata*（Willd.）R.Br.、狼毒 *Stellera chamaejasme* L. 等有毒蜜源植物。农药残留和微生物安全性指标中规定，其中铅（Pb）含量不大于 1mg/kg，四环素族抗生素残留量不大于 0.05mg/kg，羟甲基糠醛不大于 40mg/kg，酸度不大于 40ml/kg，菌落总数不大于 1 000CFU/g，大肠菌群不大于 0.3MPN/g，嗜渗酵母计数不大于 200CFU/g，霉菌不大于 200CFU/g，而特殊要求的致病菌（沙门菌、志贺菌、金黄色葡萄球菌）是不得检出的。

另外，由于蜂蜜的特殊性质，还要求在加工过程中不可高温处理，防止蜂蜜成分发生变化，酶失活。不得使用化学或生化处理方法来改变蜂蜜结晶变化，破坏蜂蜜质量。蜂蜜不得添加或混入淀粉类、糖类、代糖类物质。蜂蜜中 C-4 植物糖百分含量不得大于 7%。GH/T 18796—2012《蜂蜜》以 C-4 植物糖来评判蜂蜜真伪。文献报道，蜂蜜 C-13 一般在 −23.5‰～−27.5‰，而玉米糖浆或甘蔗糖浆的 C-13 值是 −9.7‰。蜂蜜中，只要混入了上述糖浆，无论多少或是否经蜜蜂酿造，C-4 植物糖肯定是不合格的。经过掺假率计算，只要 C-4 植物糖超过 7%，无论蜂蜜其他指标多好，都判该蜂蜜为假蜜。一般来说，草本植物蜜的 C-13 相对较高（油菜蜜在 −25‰～−27‰），灌木植物的 C-13 居中，木本植物蜜的 C-13 较低。现在欧洲国家为了判别蜂蜜真假，除检测 C-4 植物糖外，还要检验蜂蜜 6 项 C-13 平衡，即蜂蜜 C-13、蜂蜜蛋白 C-13、果糖 C-13、葡萄糖 C-13、双糖 C-13、三糖 C-13 之间的平衡。认为蜂蜜 C-13

和蛋白 C-13 之间的绝对值小于 1，C-4 植物糖小于 7%，其他 C-13 之间的绝对值小于 2.1，外来酶（β 酶）小于 20μg/kg 方判为合格。

蜂蜜必须经过炼制后方可作为中药辅料使用。资料显示，2025 年版《中国药典》及各省市药材炮制规范没有明确规定具体的炼制工艺和炼蜜的质量标准。对蜂蜜炼制的温度、时间与蜂蜜含水量、酸度、密度的关系进行研究，结果表明，随着温度的升高、时间的延长，蜂蜜的水分降低，酸度、密度增加。

中药蜜丸必不可少的就是蜂蜜，因为蜂蜜在炼制过程中有去除杂质、杀死微生物、降低含水量、增加蜂蜜的黏合性等特点。根据炼制加工程度的不同可以分为 3 种规格，即老蜜、中蜜和嫩蜜，根据中药处方需要的不同选择不同炼制程度的蜂蜜。①嫩蜜的制备方式：将蜂蜜加热到 105～115℃，从而使蜂蜜含水量达到 17%～20%，并且使其相对密度约为 1.35，稍有黏性但是蜂蜜的色泽没有明显变化即可。对于黏性较强的胶质、糖分、淀粉、黏液质、动物组织和油脂等含量丰富的中药丸剂可以用嫩蜜进行制作。②中蜜的制备方式：将嫩蜜不断加热到 116～118℃，从而使蜂蜜含水量达到 14%～16%，并且使其相对密度约为 1.37，出现浅黄色均匀光泽细气泡，手捻有黏性但两手指分开时无白丝出现即可。黏性中等的中药，制丸时采用中蜜。③老蜜的制备方式：中蜜持续加热至 119～122℃，从而使蜂蜜含水量低于 10%，并且使其相对密度约为 1.40，这时会产生带有光泽的红棕色大气泡，滴入水中成珠状，手捻黏性很强且两手指分开时有长白丝出现。黏性差的纤维性和矿物性中药制丸时为了改变药丸粗糙和不滋润的表面一般采用老蜜。

此外，通过采用 $L_9(3^4)$ 正交试验，以水分、5- 羟甲基糠醛含量、葡萄糖与果糖含量为评价指标，对蜂蜜炼制工艺加热时间、温度参数进行优化。研究显示：炼蜜最佳工艺为取滤过蜂蜜，在 80～100℃加热，炼制 9～12min。探讨减压与常压炼蜜对蜂蜜的影响。结果显示：减压法炼蜜因受热温度不超过 70℃，对蜂蜜的成分影响不大，炼蜜仍然具有原蜜的营养价值、味道和颜色。

2. 化学成分研究 蜂蜜富含糖类物质、酚类物质、蛋白质、氨基酸、脂肪酸及多种人类必需的微量元素。蜂蜜中的主要成分为糖类化合物，其中以葡萄糖和果糖的含量较高，在蜂蜜中所占比例高达 65%～80%；蔗糖的成分相对较少，不超过 8%；麦芽糖和乳糖含量较低。其次为水分，水分达到 20% 左右。此外，还含有酚类化合物，如脱落酸、丁香酸、异阿魏酸、苯甲酸等。其余的物质有蛋白质、多酚、黄酮类化合物、酶、游离氨基酸、色素、生物碱、维生素和香气化合物等，大约占 5%。其中，蜂蜜含有很多人体必需的矿物质元素，K、Ca、Na、Mg 含量较高。

蜂蜜中的氨基酸主要有赖氨酸、组氨酸、精氨酸、苏氨酸等 17 种氨基酸，占 0.1%～0.78%。蜂蜜虽含有氨基酸、蛋白质、维生素等多种营养成分，而果葡糖浆成分单一，除糖类以外，几乎没有其他营养成分。相关研究表明，蜂蜜中含有多种必需氨基酸，而果葡糖浆中没有。在蜂蜜中掺入果葡糖浆后，其氨基酸含量理论上会降低。虽然一些学者研究了甲醛滴定法、薄层色谱法、茚三酮比色法、氨基酸自动分析法、柱前衍生液相色谱法、气相色谱法等方法测定蜂蜜中的各种氨基酸含量。甲醛滴定法的结果稳定性不好，薄层色谱法难以定量，而氨基酸自动分析法、液相色谱法及气相色谱法则需专门的仪器，并不适合在普通实验室或现场快速检测。比较而言，茚三酮比色法不仅仪器简单，而且可快速获得准确、稳定的检测结果。

蜂蜜是一种高度复杂的过饱和混合物。糖类成分含量约占蜂蜜干物质的 95%～99%，其中以果糖和葡萄糖含量最高，其次是蔗糖，3 种糖含量占总糖的绝大部分。我国现行 GB 14963—2011《食品安全国家标准　蜂蜜》将糖含量作为蜂蜜的指标性成分，并规定蜂蜜中果糖和葡萄糖含量应大于等于 6%，蔗糖含量低于 5%，糖类成分赋予了蜂蜜的甜味、吸湿性和触变性等特性。

蜂蜜中多酚类物质包括酚酸类物质和黄酮类物质，酚酸类化合物主要由苯甲酸和肉桂酸及其酯组成。其中，阿魏酸、咖啡酸和 p- 香豆酸等是比较常见的羟基肉桂酸类，而丁香酸、香草酸等是比较常见的羟基苯甲酸类。

蜂蜜中的黄酮类物质较常见的有：黄芩素、芹菜素和槲皮素等黄酮类化合物；橙皮素和乔松素等二氢黄酮类化合物；染料木素等异黄酮类化合物；白杨素、桑色素、山柰酚和高良姜素等黄酮醇类化合物；柚皮素、短叶松素和儿茶素等黄烷类化合物。蜂蜜中的黄酮类化合物种类繁多，达上千种，大部分来源于植物花蜜、花粉和蜂胶。因蜜源不同，总黄酮含量差异较大（大致含量区间在 20～6 350μg/100g），而且来源于不同产地的相同蜜源植物，其黄酮含量也存在差异。如澳大利亚的石楠蜜中黄酮含量约为 2.12mg/100g，葡萄牙的石楠蜜中则为 60～500μg/100g。在不同季节采收的蜂蜜，虽黄酮含量不同，但所含特征性黄酮成分相同。因此，有学者认为黄酮可以作为区别蜂蜜的指标。

蜂蜜中的蛋白质主要包括一些酶和游离的氨基酸，约占蜂蜜总量的 0.5%。其中酶类主要成分有淀粉酶、蔗糖转化酶、葡萄糖氧化酶、过氧化氢酶、脂肪酶等，淀粉酶和蔗糖转化酶是蜂蜜中比较常见的两种酶。其中绝大多数蜂蜜中脯氨酸占总游离氨基酸量的 50%。

蜂蜜含有极为丰富的矿物质。由于蜂蜜生产环境以及花蜜原材料并不相同，所以不同蜂蜜中的矿物质含量与种类也并不相同。一般杨槐蜜中的锌与钙含量较为丰富，而枣花蜜中的铜与铁含量最高。因为蜂蜜中的矿物质含量与种类和人体血液内矿物质极为相似，所以可利用蜂蜜代替蔗糖以帮助个体获取到更多的矿物质。

目前，已有超过 400 种物质从不同蜂蜜的挥发性组分中鉴别出来，因蜂蜜品种繁多，新发现的挥发性成分依然在持续增加。以我国 17 种蜜源蜂蜜为研究对象，从所有蜂蜜样品的挥发性组分中共发现了 79 种物质，分属于醇类（22.78%）、醛类（17.72%）、芳香烃类（17.72%）、酯类（16.46%）、酮类（7.59%）、醚类（7.59%）、酸类（5.06%）、酚类（2.53%）、萜烯类（1.27%）和烷烃类（1.27%），其中苯乙醇、乙酸和糠醛的含量最高。

蜂蜜中除了含有糖类、蛋白质等物质，还含有生物体生长和代谢所必需的维生素，其中以维生素 B（包括 B_1、B_2、B_5、B_6）最为丰富，其次是维生素 C。蜂蜜中含有丰富的人体必需的微量元素，如安纳托利亚东南部蜂的蜂蜜中含有微量元素 Cu、Mn、Zn 等，且不同种类蜂蜜所含的微量元素有一定差异。还包含非蛋白质氨基酸，如 β- 丙氨酸、γ- 氨基丁酸和鸟氨酸，以及一定量的胆碱和乙酰胆碱，且还含有一些色素、蜡质、花粉等物质。

款冬花蜜炙后，蔗糖、葡萄糖含量明显升高，黄酮类成分芦丁含量亦显著升高，有机酸类成分绿原酸、亚麻酸和亚油酸含量降低（此类成分大多能溶于水，在炮制时水量过多可能导致有机酸含量损失），生物碱类成分在高温条件下不稳定，受热遭破坏或分解，所以蜜制后款冬花毒性降低。

百部经蜜制后，其主要有效成分百部宁、百部碱、*N*- 氧 - 对叶百部碱及其同分异构体、对叶百部碱 H 的含量明显减少，可能是这些生物碱在高温条件下不稳定，受热易遭破坏或分解所导致。

甘草蜜制后，葡萄糖和果糖含量显著增加，新产生了 5- 羟甲基糠醛；甘草经蜜炙后成分比例的改变和蜂蜜的加入可能是甘草蜜炙后增强补脾作用的物质基础，这些变化为加蜜和加热作用的结果。

桔梗生品总皂苷含量稍低于炒黄（老）、炒黄（中）及蜜制品总皂苷含量，桔梗炮制品用加热方法破坏或抑制了酶的活性，从而保证桔梗总皂苷免受酶解，保存了药效。而蜜制样品总皂苷含量稍高于清炒制品，可能是由于蜂蜜作为辅料应用后与药物有协同作用，保护了一部分桔梗皂苷免被破坏。

3. 药理作用研究 蜂蜜作为保健品辅助治疗疾病，具有久远的历史。从中医的角度讲，蜂蜜可润肠、治疗便秘、祛痰、止咳、补脾益肾，还可以改善心肌功能、保持血压平衡、增强免疫力、改善睡眠、安神益智、增强记忆力等。

（1）抗菌、抗炎作用：现代药理及临床实践研究均证明，蜂蜜具有滋润、抗菌、消炎、保护创面、促进细胞再生等功能，对大肠埃希菌、铜绿假单胞菌、金黄色葡萄球菌、耐甲氧西林金黄色葡萄球菌（MRSA）等多种病原菌具有抑制作用。蜂蜜中的黄酮类组分含量与蜂蜜的抗菌性呈一定程度的正相关，蜂蜜能够刺激或抑制单核吞噬细胞合成与释放特定细胞因子，调控氧化应激，调控角化细胞、成纤维细胞和内皮细胞等的炎症反应。

蜂蜜可以应用于系统性红斑狼疮并发皮肤感染性溃疡的治疗，通过控制伤口感染、清除坏死组织、提供伤口营养、调节伤口愈合的相关细胞因子等多种途径促进伤口愈合。红外线照射联合蜂蜜治疗坏疽性脓皮病患者，有助于缓解疼痛，促进溃疡伤口的愈合。通过观察蜂蜜对分娩会阴侧切患者临床治疗效果，分析疼痛感评分、伤口感染控制及愈合时间、治疗效果。结果发现，在分娩会阴侧切之后伤口感染实际治疗的过程中，采用蜂蜜敷的方法，有助于提升治疗效果，减少疼痛问题。

有学者用蜂蜜多酚提取物研究对急性酒精所致大鼠肝损伤的保护作用，蜂蜜多酚各剂量组均能降低谷丙转氨酶、谷草转氨酶、丙二醛、肿瘤坏死因子 -α 水平，提高肝脏超氧化物歧化酶、过氧化氢酶、谷胱甘肽过氧化物酶的活力及还原型谷胱甘肽的水平，下调细胞外信号调节蛋白激酶（ERK），c-Jun N 端激酶（JNK）及 p38 激酶（p38）mRNA 表达量，并改善肝脏病理学变化。可见蜂蜜多酚提取物对大鼠急性酒精性肝损伤具有明显的保护作用，此机制可能与其抗氧化和抗炎活性有关。

（2）抗氧化作用：蜂蜜可作为抗氧化剂，由于蜜源植物种类繁多，各种蜂蜜的成分不尽相同，其抗氧化作用也存在一定的差异。相关研究表明，蜂蜜中酚、酸的含量与蜂蜜的抗氧化能力，在一定范围内成正比和剂量效应关系。酚、酸含量较高，则抗氧化作用较强。蜂蜜中的酚类物质、黄酮类化合物能够清除机体中过多的自由基，维持机体氧化还原反应的动态平衡，预防恶性肿瘤等疾病的发生。研究表明，深色蜂蜜较浅色蜂蜜的酚类物质与黄酮类物质含量更高。比较蜂蜜颜色深浅对自由基清除能力，结果表明颜色深的蜂蜜比颜色浅的蜂蜜对 DPPH 自由基的清除效果显著。蜂蜜中总酚含量越高，对自由基的清除能力越强。

荆条蜜是我国四大名蜜之一，具有独特的香气和口感，色泽一般为较浅的琥珀色。在一般的保存条件下比较容易形成结晶，晶体为白色，质感细腻。研究发现，荆条蜜能抑制 DNA 损伤、抑制血清脂质化，对机体自由基的清除效果显著，提高氧自由基的吸收能力，起抗氧化作用的物质主要是酚类化合物。

食用蜂蜜可以增加机体血液中的抗氧化物质，提升血浆中酚、酸的含量，抑制亚硝基的活性。通过小鼠实验发现，蜂蜜能够显著增加小鼠红细胞内谷胱甘肽过氧化物酶（GSH-Px）的活性，降低过氧化氢酶（CAT）的活性。荞麦蜜能够增加机体内血清的抗氧化能力，且效果显著。此外，蜂蜜中含有一种重要抗氧化物质——酚类化合物，可以将自身的氢提供给引起脂质过氧化的自由基，从而转变成稳定的酚基自由基，抑制脂质过氧化。朱明元等研究蜂蜜对成年小鼠体内脂质过氧化作用的影响。结果证明：蜂蜜可降低小鼠体内肝脏脂褐质含量，提高血清SOD活力。

（3）皮肤保护作用：蜂蜜中含有的维生素、矿物质元素、氨基酸等都对皮肤有益，其中维生素可以调节细胞代谢，维持皮肤的生理平衡，减少痤疮的发生。蜂蜜具有保水性和吸湿性，可以维持肌肤水分，防止细胞失水引起皮肤老化，减少脸部皱纹。蜂蜜还能有效抑制脸部螨虫及有害菌的生长，并且不伤害皮肤。

（4）抗肿瘤作用：蜂蜜可作为防癌、抗癌的辅助药物用于临床。据研究，蜂蜜可防止大鼠五种类型肿瘤的转移，并能增强氟尿嘧啶和环磷酰胺等化疗药物的效果。蜂蜜抗肿瘤的原因是它含有抗肿瘤成分——咖啡酸，而咖啡酸能有效地抑制动物的结肠癌和皮肤癌。给动物喂蜂蜜，可防止动物肿瘤的发生和转移。蜂蜜的抗肿瘤成分具有中度抗肿瘤作用和显著的抗肿瘤转移作用，可增强环磷酰胺和氟尿嘧啶的疗效，且可以减小化疗药物的毒性。蜂蜜中的蜂王浆蛋白（apalbumin-1 和 apalbumin-2）有抗肿瘤作用，这些蛋白质能刺激巨噬细胞释放细胞因子，如 TNF-α、白细胞介素 -1（IL-1）和白细胞介素 -6（IL-6）。蜂蜜（体积分数在 1% 时）能刺激单核细胞释放 TNF-α、IL-1β 和 IL-6。TNF-α 的释放能在调节重要细胞进程如凋亡、细胞增殖和炎症反应中发挥关键的作用。

（5）调节胃肠道作用：现代药理实验表明，蜂蜜具有润肠通便、治疗便秘的作用。观察蜂蜜对洛哌丁胺诱导的便秘小鼠肠道微生态的影响，检测小肠推进率、结肠组织血管活性肠肽（VIP）、P 物质（SP）、5- 羟色胺（5-HT）和肠道菌群的结果表明：蜂蜜治疗至第 12 天时，蜂蜜组小鼠比模型组的 SP 增加，粪便含水量及小肠推进率增加；蜂蜜组小鼠与模型组相比，VIP、5-HT 变化不明显。此外，蜂蜜干预后便秘小鼠肠道中拟杆菌属和厚壁菌属的细菌丰度有所降低，另枝菌属 *Alistipes obesi* 的含量增加。同时研究表明，蜂蜜对小鼠 5-HT 分泌水平无明显影响，可以提高便秘小鼠结肠组织中 SP 含量、增加粪便含水量、加快小肠推进率、调节肠道微生态失衡，对便秘发挥一定的治疗作用。

蜂蜜作为炮制辅料，往往会增强炮制药物的药效作用。有研究发现，生甘草和蜜炙甘草均能有效地促进小鼠脾淋巴细胞的增殖，且与 Con A、LPS 对 T 淋巴细胞、B 淋巴细胞的增殖具有协同刺激作用；相同剂量下，蜜炙甘草相比生品能显著增加小鼠的免疫功能。桑白皮生品和蜜炙品均能明显降低哮喘大鼠支气管肺泡灌洗液（BALF）中炎症细胞数量，影响细胞因子水平变化，从而减轻气道炎症反应，改善哮喘症状。曹丽等采用小鼠甲醛致痛反应、热板法、醋酸扭体实验和小鼠自发活动及举双肢法，观察升麻和兴安升麻生药和蜜制品的镇痛和镇静活性，结果发现不同品种升麻的镇痛和镇静活性经过蜜制后均显著增强。临床上，山楂与蜂蜜联用已用于冠心病的预防和治疗，可能是由于蜂蜜具有补中益气、缓急止痛的功效。

通过炼蜜炮制药物，可以起到有效的协同增效作用，近年来围绕炼蜜炮制药物的化学成分和药效作用开展了大量研究，可在一定程度上阐释其炮制原理，大部分已有较为明确的科学数据加以证明，也进一步验证了传统炮制中的“甘缓”“增益元阳”等理论的科学性。面向未来，还有待于围绕蜜制理论开展深入、系统研究。

六、油

【历史沿革】 油炙法所用的辅料包括植物油和动物油脂两类，常用麻油和羊脂油，并以羊脂油应用最广。南北朝刘宋时期的《雷公炮炙论》载：“炒，有拌糯米于鏊上同炒，麸炒枳壳，羊脂炒淫羊藿，羊脂炙鹿茸，羊脂油煎薏苡根。”唐代有羊脂煎（《备急千金要方》）；元代有羊脂渍（《活幼心书》）；明代有“羊酥油、猪脂油涂烧，咸渗骨容易脆断”（《本草蒙筌》），羊脂拌炒（《医学入门》）；清代有油煎马钱子（《验方新编》）。此外，《中药炮制学辞典》也有记载：“羊脂油炙淫羊藿能增强温肾助阳作用，用于阳痿、不孕。羊脂油炙石韦，能增强药物润肺定喘、化痰止咳作用（满族）。羊脂炙鹿茸，易于酥脆。”目前，仍沿袭用油炮制的中药有淫羊藿。

【炮制作用】

1. 增强疗效 羊脂油炙淫羊藿能增强温肾助阳作用，用于阳痿、不孕；羊脂油炙石韦，能增强药物润肺定喘、化痰止咳助阳的作用。

2. 利于粉碎，便于制剂和服用 部分中药质地坚硬，煎煮无法使有效成分很好地溶出，利用油炙法可以提高有效成分的溶出率，如羊脂油炙鹿茸、蛤蚧、豹骨、三七等，使药物质地易于酥脆，便于成分溶出。

【现代研究进展】

1. 质量标准研究 目前炮制所用的辅料有植物油和动物脂（习称动物油）两类，常用的有芝麻油、羊脂油。此外，菜油、酥油也可使用。按照推荐性国家标准GB/T 8233—2018《芝麻油》与GB/T 8233—2008相比，取消了原标准中对成品芝麻油（现修改为精炼芝麻油）质量指标中含皂量和冷冻试验的要求。

芝麻油分为芝麻香油、芝麻原油、小磨芝麻香油和精炼芝麻油四种。芝麻香油：芝麻籽经过焙炒采用压榨或压滤工艺制取的具有浓郁香味的成品芝麻油。其中，经石磨磨浆，采用水代法加工制取的成品芝麻油称为小磨芝麻香油。芝麻原油：芝麻籽或压榨法所得芝麻饼及水代法所得芝麻渣采用溶剂浸出工艺制取的未经精炼的不能直接食用的芝麻油。

精炼芝麻油：芝麻原油经精炼加工制成的成品芝麻油。

（1）芝麻油基本组成和主要物理参数：特征指标是反映芝麻油基本特征的指标，包括折光指数（n^{20}，1.457 5～1.479 2）、相对密度（d_{20}^{20}，0.915～0.924）、碘值［104～120（g/100g）］、皂化值（以KOH计，186～195mg/g）、主要脂肪酸组成等，通过特征指标可以检测掺伪芝麻油。各类植物油不能仅凭一种或两种特征指标鉴定其真伪，需要用一组特征指标来进行综合判定。

（2）芝麻原油不分等级，质量指标有①气味、滋味：具有芝麻原油固有的气味和滋味，无异味；②色泽：橙黄色至棕红色；③不溶性杂质含量：≤0.5%；④水分及挥发物含量：≤0.2%。

（3）芝麻香油（包括小磨芝麻香油）分为两个等级：一级和二级。质量指标有气味、滋味、色泽、透明度（20℃）、不溶性杂质含量、水分及挥发物含量、酸价、过氧化值、溶剂残留量等，其中酸价、过氧化值、溶剂残留量是强制检测的项目，溶剂残留量不得检出。①气味、滋味：具有浓郁的芝麻油固有香味和滋味，口感好，无异味。②色泽：橙黄色、橙红色至棕红色。

③透明度（20℃）：一级透明，二级允许微浊。④不溶性杂质含量：两个等级≤0.05%。⑤水分及挥发物含量：两个等级≤0.20%。⑥酸价（以 KOH 计）：一级≤2.5mg/g，二级≤3.0mg/g；⑦过氧化值：一级≤0.15g/100g，二级≤0.18g/100g。

（4）精炼芝麻油质量指标：分为两个等级，一级和二级。指标有气味、滋味、色泽、透明度（20℃）、不溶性杂质含量、水分及挥发物含量、酸价、过氧化值、溶剂残留量等，其中酸价、过氧化值、溶剂残留量是强制检测的项目。①气味、滋味：具有精炼芝麻油固有的气味和滋味，无异味；②色泽：浅黄色至橙黄色；③透明度（20℃）：一级透明，二级允许微浊；④不溶性杂质含量：两个等级≤0.05%；⑤水分及挥发物含量：一级≤0.05%，二级≤0.10%；⑥酸价（以 KOH 计）：一级≤0.60mg/g，二级≤3.0mg/g。

羊脂油为牛科动物山羊或绵羊的脂肪经熬制而成，以尾油为佳。作为常用的食用油脂，食品国家标准和动植物油脂进出口标准等行业标准中，收载了多项针对动植物油脂通用指标的质量判定或质量分析方法。目前对羊脂油尚未制订统一的药用质量标准，仅在食品标准中对羊脂油的外观性状等制订了一些理化指标限度要求：羊脂油为黄白色或淡黄色，富滑腻感，气特异，有特殊的羊膻臭气，在 40℃时融化为澄明液体。另外还包括水分及挥发物、皂化值、羟值、丙二醛等检验指标，并规定羊脂油中酸价即 KOH 的含量不超过 2.5mg/g，羊脂油的过氧化值应不得超过 0.20g/100g，丙二醛在羊脂油中的含量不得超过 0.25mg/100g，脂肪含量 10% 及以上（以脂肪计）不超过 2mg/kg、1mg/kg 和 1mg/kg。标准中适用于羊脂油的共有 29 项，如外观性状等指标只是一些感官特征的传统经验检查，酸价、过氧化值、丙二醛含量等少数分析指标有限量要求外，其余各项仅描述了质量分析方法，并未针对羊脂油特性建立比较有专属性的质量标准。另外，也存在着同一分析指标不同检验方法，不同限度要求的情况，这些都不利于羊脂油的质量控制，有待于进一步完善。

羊脂油的炼制工艺全国不统一，而 2025 年版《中国药典》及各省市炮制规范也均未作出较为详细的规定，导致各省用于炼制羊脂油的油源不尽相同，仅宁夏的油源就有母羊肚子油、山羊油、公羊油、羯羊尾油、母羊尾油、羯羊肚子油等。同时，熬制羊脂油的温度和时间也没有明确、统一的规定，这些均对饮片的质量有着直接的影响。李伟等将新疆地区中药炮制辅料羊脂油进行初步筛选，结果显示，阿勒泰羊（肥臀羊）羊尾油部位的脂肪油得率高，脂肪油有效成分（油酸、棕榈酸）含量较多，可作为新疆地区羊脂油的首选对象。另外，黄兰岚等整理并分析了羊脂油现行相关标准及质量控制方法，从外观性状、理化指标、限量检查或含量分析、重金属及农药残留量以及卫生学检查等方面进行了阐述。这对制订羊脂油的药用质量标准具有积极意义，但是其中有些质量分析方法的专属性不强，没有针对羊脂油的特性，有些质量判定指标较模糊，有些分析指标不全面等，这都需要我们进一步完善其药用质量标准。为了规范羊脂油的使用，保证中药饮片质量，进而保障人们临床用药安全，制订羊脂油的药用标准迫在眉睫。

2. 化学成分研究 芝麻油是一种健康油，它以油酸、亚油酸、棕榈酸、甘油酯为主要成分，既含蛋白质、氨基酸，还含有芝麻素、脂麻油酚、卵磷脂、蔗糖、多缩戊糖、钙、磷、铁等，以及维生素 A、维生素 D、维生素 E 等。

目前针对芝麻油挥发性的成分进行了研究。利用顶空气相色谱－质谱法分析了芝麻油的挥发性气味成分，主要分为含氧、含氮和含硫三类化合物，如吡嗪类、噻唑类、呋喃类。从芝麻油中萃取出 211 种香气成分，发现氨基酸和糖之间的褐变或焦糖化反应产物吡嗪类化合物含量最高，38 种吡嗪类化合物约占总量的 40%，其中 2- 甲基吡嗪（17.20%）为芝麻油香气中含量最高的化合物，这些吡嗪类化合物呈现焙烤味。抽取焙烤芝麻的挥发性化合物进行组分分析发现，2- 糠基乙醇具有令人愉快的焙烤味，是重要的特征风味化合物。

采用固相微萃取 - 气质联用技术对 7 个品牌芝麻油样品进行分析，对不同芝麻油香气成分的相似度和差异性进行研究，结合之前的实验结果，探讨芝麻油特征香气的成分，为芝麻油加工的质量控制和鉴别提供理论支持。结果发现，从不同品牌芝麻油样品中分离鉴定出 56 种挥发性香气成分，确定了 7 种主要共有香气成分，并通过香气强度分析，发现 2- 乙基 -5- 甲基吡嗪、2,5- 二甲基吡嗪、2,6- 二甲基吡嗪 3 种挥发性成分是调控芝麻油主体香气的重要物质；对香气强度大于 1 的 3 种主要共有香气成分的方差分析表明，2- 乙基 -5- 甲基吡嗪是体现不同品种芝麻油特征香气的最重要成分。吡嗪类化合物呈焙烤香，气味清新，2- 乙基 -5- 甲基吡嗪、2,5- 二甲基吡嗪、2,6- 二甲基吡嗪 3 种香气成分的感官特性均为坚果香、焙烤香，是体现芝麻油具有焙烤香特征香气的主要挥发性成分。因此，在芝麻炒制、压榨或浸出、精炼过程中，监测、调控这 3 种物质含量消长变化，有利于芝麻油香气的形成和稳定，对芝麻炒制产香参数的控制和芝麻油生产具有重要的理论指导意义。

常见油炸药物有三七、蛤蚧，通过油炸或油酥后，质变酥脆，易于粉碎，并可以矫正不良气味。有实验发现，三七不同炮制溶剂样品对血小板的聚集率与炮制时间、皂苷含量等没有明显的量效关系，油炸三七的抗血小板凝集抑制率最高，但其皂苷类成分变化并不明显。这可能与油炸三七时是瞬间受热，三七所含的酶被破坏，没有来得及降解皂苷类成分有关。油酥制可以提高蛤蚧中浸出物、蛋白质和总氨基酸含量。油酥制对蛤蚧常量元素 Ca、K、Na、Mg 的含量影响不大，但可以提高微量元素 Fe、Zn、Cu、Mn、Co、Se 的总量。

羊脂油是山羊或绵羊的脂肪油，主要以甘油酯为主，由于甘油酯属于高级饱和脂肪酸且含量较高，所以质地比较坚硬。另外，羊脂油中还含有棕榈酸（palmitic acid）、硬脂酸（stearic acid）及少量的肉豆蔻酸（myristic acid）等饱和脂肪酸。此外，羊脂油所含的不饱和脂肪酸主要是油酸（oleic acid）及少量的亚油酸（linoleic acid）。

研究采用气相色谱 - 质谱联用技术对甲酯化后的羊脂油脂肪酸类成分进行了分析，并用面积归一化法测定了各成分的相对含量。结果显示，羊脂油含有脂肪酸 16 种，其中不饱和脂肪酸 9 种：油酸、反式 -9- 十八碳烯酸、*Z*-11- 十八碳烯酸甲酯、棕榈油酸、7,10- 十八碳二烯酸、亚油酸、2- 己基环丙烷酸、10- 十九烯酸、*Z*-11- 十四碳烯酸甲酯。饱和脂肪酸 7 种：棕榈酸、硬脂酸、肉豆蔻酸、十七烷酸、十五烷酸、14- 甲基棕榈酸、15- 甲基棕榈酸。明确羊脂油的化学成分有助于对其进行真假辨别和质量优劣评价，也可为日后炮制辅料标准的制订提供可靠的数据来源。

进一步对羊脂油进行分析，发现其含有大量脂肪酸类成分，如油酸、硬脂酸、棕榈酸、甘油酯等。这些脂肪酸类成分具有脂肪长链以及表面活性，可以促进形成胶束、囊泡等多种药物载体的超分子自组装体结构。而人体内固有的胆汁酸或盐具有亲水基和疏水基，是一种天然的生物表面活性剂。胆汁酸盐可与脂类如磷脂、甘油酯、脂肪酸以及其他表面活性剂形成混合胶束作为药物载体，促进药物的吸收。

有学者对粗毛淫羊藿 4 种炮制品（清炒品、酒炙品、盐炙品、羊脂炙品）进行研究，并用紫外分光光度法测定生品及 4 种不同炮制品中总黄酮的含量。实验显示，淫羊藿羊脂炙品的总黄酮含量与生品相比，下降了 27.04%；淫羊藿油炙品与加热品的药动学相比，油炙品中宝藿苷Ⅰ的达峰浓度和药时曲线下面积显著增加，初步揭示辅料羊脂油可能具有促进淫羊藿活性黄酮吸收的作用。

3. 药理作用研究 芝麻油所含的亚油酸和亚麻酸属于不饱和脂肪酸，在人体内无法自我合成，但却是必需获得且不可缺少的脂肪酸。亚油酸参与胆固醇代谢、舒展血管上皮细胞韧性，同时有助于生长发育，具有良好的润肠通便作用，对便秘具有一定的预防和治疗作用；亚麻酸可以促进淋巴B细胞分化增殖，提高获得外源免疫能力。芝麻油所含维生素E对改善血液循环、促进新陈代谢有很好的效果，对软化血管和保持血管弹性效果较佳。卵磷脂是一种天然的解毒剂，它能分解体内过多的毒素，经肝脏和肾脏的处理排出体外，还具有良好的亲水性和亲油性，能为皮肤提供充分的水分和氧气，使皮肤变得光滑柔润。

有研究利用兔动脉粥样硬化模型，探讨黑芝麻油对硬化的血管壁的影响。结果发现，黑芝麻油饲喂组中TC、TG、LDL均显著低于正常饲喂组，能降低血清中TC和LDL水平，说明其所含芝麻素对动脉粥样硬化有预防和减轻的功能。木酚素和维生素E被认为具有抗神经退化的生物活性。芝麻中的木酚素类和生育酚类等抗氧化性物质能有效地清除细胞内的自由基，阻止其引发的细胞膜内不饱和脂质的过氧化反应，延缓细胞衰老。芝麻油可减轻小鼠氧化应激和缓解注射内毒素后的肝中毒症状。芝麻木酚素具有促进乙醇代谢以及加强肝脏解毒活性的作用，可防治过量乙醇导致的肝功能障碍。

羊脂油具有补虚润燥、祛风化毒、辟瘟气、润肌肤等作用。内服具有补虚活血、润燥、驱寒、解毒、强筋骨、润肤之功效，并可预防体寒，也可治疗虚劳羸瘦、久痢、口干、便秘、肌肤皲裂等症。外涂于脖子、耳朵、鼻梁等部位，可对伤寒、咳嗽等症有奇效。中药炮制以羊脂油作辅料时，常用于本身具有补肾壮阳、强筋壮骨等功效的药物的炮制，以起到协同增效等作用。常见药材淫羊藿，经羊脂油炮制，炮制后的淫羊藿，因与肾功能密切相关的钙、锰、锌等元素溶出增加，从而提高了淫羊藿的药效。此外，用羊脂油涂烧动物骨骼，使其容易脆断，如油酥蛤蚧等。

研究发现，在羊脂油作用下，淫羊藿总黄酮可在体内自组装形成胶束，改善下丘脑-垂体-肾上腺-胸腺轴及主要性腺组织睾丸的病理状况，发挥增强淫羊藿温肾助阳的功效。有研究报道了基于淫羊藿黄酮自组装胶束体内形成机制，探讨炙淫羊藿炮制辅料羊脂油的增效机制，结果显示，羊脂油能明显改善胶束在体内的形成。加入羊脂油后，宝藿苷Ⅰ在Caco-2单层细胞模型中的转运量及大鼠在体肠灌流模型中4段肠道（十二指肠、空肠、回肠、结肠）的渗透系数较宝藿苷Ⅰ-胆酸盐胶束组提高。而体内药动学研究表明，加入羊脂油形成胶束后宝藿苷Ⅰ在大鼠体内的生物利用度明显改善，进一步证明炮制辅料羊脂油能够促进宝藿苷Ⅰ自组装胶束的形成与吸收，从而发挥其增效作用。在胃肠道模拟环境条件下，羊脂油促进了淫羊藿苷纳米胶束的自组装形成，增加了淫羊藿苷的溶解度，提高了它的肠吸收，从而发挥增效作用。

通过油制，可以改变药物质地、起到协同增效的作用，近年来围绕油炙药物的化学成分和药效作用开展了大量研究，可在一定程度上阐释其炮制原理。未来，还有待于围绕油炙理论开展深入、系统研究。

七、胆汁

【历史沿革】 东晋有牛胆浸（《神仙传》），唐代用牛胆炮制吴茱萸，治疗阴冷（《千金翼方》)，有猪胆调黄柏末治疗汤火伤疮(《外台秘要》)；宋代用牛胆汁制天南星(《小儿药证直诀》)；明代有猪胆汁浸炒黄连、黄芩，治肝胆之实火(《本草通玄》)，李时珍在《本草纲目》中道："方家用猪胆，取其寒能胜热，滑能润燥，苦能入心，又能去肝胆之火也。"《本草乘雅半偈》中则写道胆汁为要药用者，指出"名色性气，合属燥金；味苦气温又得火化，为肺金之用药也。"从理论上阐述了胆汁炮制天南星的合理性。清代有猪胆汁炒黄连、柴胡(《本草思辨录》)等。胆汁常用于炮制天南星、半夏曲等药物。

【炮制作用】

1. 除去药物的燥性、泻胆火　胆汁味苦，性寒，归肝、胆、肺经。张仲岩的《修事指南》中记载："猪胆汁制泻胆火而达木郁，牛胆汁制去燥烈而清润。"可见胆汁的炮制作用为去除药物的燥性、泻肝胆实火。

2. 增强药物功效　《本草思辨录》认为"利不止、厥逆无脉、干呕烦者，白通加猪胆汁汤主之。是胆汁明为干呕烦而加……予见一医治或泻或止，每以猪胆汁炒黄连、柴胡和他药用之遂止，不以胆汁炒则不应"，可见胆汁具有增强药物疗效的功效。

【现代研究进展】

1. 质量标准研究　2017 年《浙江省中药材标准》记载猪胆汁为棕黄色至黄绿色的黏稠液体，气微腥，味苦，规定其相对密度按照《中国药典》相对密度测定法和比重瓶法测定，不得低于 1.02。异性有机物置显微镜下观察，不得有植物组织、动物组织或淀粉等。

2025 年版《中国药典》收载有猪胆粉的质量标准，即猪胆汁的干燥品，规定薄层色谱法检查其不得显示与牛、羊胆对照药材相同的斑点，还原糖检查两液接界面不得显紫红色环，异性有机物检查不得有植物组织、动物组织或淀粉等，水分不得过 10.0%，照高效液相色谱法进行含量测定，本品按干燥品计算，含牛磺猪脱氧胆酸($C_{26}H_{45}O_6NS$)不得少于 2.0%。2025 年版《中国药典》在人工牛黄中收载了牛胆粉，即牛胆汁加工而成的粉末，规定其水分不得过 5.0%。

2. 化学成分研究　作为猪、牛和羊的胆囊汁，近代研究显示，胆汁的主要化学成分包括胆汁酸、胆色素、胆固醇、无机元素及氨基酸类等。其中胆汁酸类成分是其主要成分，主要有猪胆酸、猪脱氧胆酸、鹅脱氧胆酸、牛磺猪脱氧胆酸、牛磺鹅脱氧胆酸、甘氨猪脱氧胆酸和甘氨鹅脱氧胆酸等，其中尤以甘氨结合型胆汁酸含量为最高，胆汁既是中药，同时也是重要的中药炮制辅料，可降低中药毒性或燥性，或改变药性。

目前有关于各种胆汁中胆汁酸类成分的测定研究，如采用高效液相色谱(HPLC)或液相色谱 - 质谱联用(LC-MS)测定时有报道。2025 年版《中国药典》还有猪胆粉的质量标准，牛胆粉则收载于人工牛黄的质量标准项下。有学者采用 HPLC，研究建立猪胆汁、牛胆汁、羊胆汁指纹图谱的分析方法。结果显示，猪胆汁、牛胆汁、羊胆汁色谱图分别有 14、9、8 个共有指纹峰，各峰相似度均大于 0.92。以甘氨猪脱氧胆酸(GHDCA)、牛磺胆酸(TCA)分别作为猪胆汁和牛胆汁、羊胆汁 HPLC 指纹图谱的参照物，方法学考察结果符合指纹图谱建立要求，各共有指纹峰相对保留时间 RSD 小于 1.5%，相对峰面积 RSD 均小于 5.0%。归属猪胆汁共有指纹峰有牛磺猪脱氧胆酸(THDCA)、牛磺鹅脱氧胆酸(TCDCA)、甘氨猪脱氧胆酸(GHDCA)和甘氨鹅脱氧胆酸(GCDCA)，牛胆汁、羊胆汁共有指纹峰有牛磺胆酸(TCA)、牛磺鹅脱氧胆酸(TCDCA)、甘氨胆酸(GCA)、甘氨鹅脱氧胆酸(GCDCA)和甘氨脱氧胆酸(GDCA)。研究结果表明，猪胆汁、牛胆汁、羊胆汁主要成分为结合型胆汁酸，猪胆汁与牛胆汁、羊胆汁中的胆汁酸类成分存在显著性差异。

还有学者采用直接干燥法、皂化法、真空冷冻干燥法、离心法制备胆酸，通过紫外分光光度法测定胆酸含量，考察不同预处理方法对胆酸含量的影响。结果显示，不同预处理方法对羊胆汁中胆酸含量影响较大，皂化后粗品、皂化后精品、冷冻干燥品、离心干燥品 1、离心干燥品 2、胆囊直接干燥品的胆酸质量分数分别为 63.41%、79.55%、39.67%、30.62%、41.71%、36.26%。可见，综合干燥品总得率及胆酸含量考虑，直接离心后加 95% 乙醇除去蛋白成分的方法和真空冷冻干燥法较好。

采用胆汁炮制中药增强泻肝胆实火的作用，与胆汁炮制使药物的成分发生变化相关，如牛胆汁中总胆酸对次乌头碱、乌头碱含量降低影响较大。此外，猪胆汁、牛胆汁、羊胆汁主要成分为结合型胆汁酸，猪胆汁与牛胆汁、羊胆汁中的胆汁酸类成分存在显著性差异；三者的 HPLC 指纹图谱，特征性强、重复性好，可用于鉴别猪胆汁、牛胆汁、羊胆汁，控制胆汁质量。

通过综合比较猪胆汁、牛胆汁、羊胆汁制胆南星中胆酸类成分质量分数和清热作用，发现作为制备胆南星的辅料，牛胆汁、猪胆汁优于羊胆汁。以猪胆汁及天南星、制天南星为原料，分别制备发酵法胆南星及混合蒸制法胆南星，采用高效液相色谱 - 蒸发光散射检测器（HPLC-ELSD）检测比较 2 种胆南星中胆汁酸类成分的差异；以 3 种游离胆汁酸类成分为指标，采用 HPLC-ELSD 检测发酵制胆南星炮制品中的胆汁酸类成分的含量，研究结果表明，胆南星发酵过程可使胆汁中的结合型胆汁酸类成分转化为游离型胆汁酸。

有研究采用紫外分光光度法（UV）测定黄连、胆黄连水煎液中总生物碱含量，实验结果显示，黄连水煎液、胆黄连水煎液中总生物碱的转移率分别为 71.17% 和 78.50%；黄连水煎液中盐酸药根碱、盐酸巴马汀、盐酸小檗碱的转移率分别为 73.93%、51.59%、56.16%，胆黄连水煎液中三者的转移率分别为 80.42%、64.21%、64.79%。由此可见，猪胆汁炮制能够增加黄连中生物碱类成分在水煎液中的溶出，可达到增强寒性的炮制目的。

3. 药理作用研究 胆汁具有清热解毒、润燥通便、止咳平喘的功效，可降低中药毒性或燥性，还可以改变药性。近年来研究以羊胆汁为主。

有资料表明，胆汁的成分牛磺胆酸（TCA）和牛磺脱氧胆酸（TDCA）有良好的抗炎作用，且药效显著。有学者通过建立多种实验性炎症的动物模型，观察羊胆汁及其主要成分对急性、慢性炎症的作用，亦对其抗炎作用机制进行较深入探讨，并将羊胆汁主要成分牛磺胆酸和牛磺脱氧胆酸的抗炎作用及作用机制与全羊胆汁的抗炎作用及作用机制进行对比研究，初步探讨羊胆汁中是否尚含有其他抗炎成分。应用放射免疫测定方法，测定模型组（A）、羊胆汁低剂量组（B）、羊胆汁中剂量组（C）、羊胆汁高剂量组（D）、牛磺胆酸（E）、牛磺脱氧胆酸（F）及牛磺胆酸与牛磺脱氧胆酸的混合组（G）对炎症介质 PGE_2、IL-6、NO 含量的影响。结果发现，与 A 组比较，B、C、D、E、F、G 组对急慢性炎症均有显著或极显著抑制作用（$P<0.05$ 或 $P<0.01$），均能减少炎症介质 PGE_2、IL-6、NO 的含量（$P<0.05$ 或 $P<0.01$），而 B、C、D 组分别与 E、F、G 组比较，各组差别均没有统计学意义，但 C、D 组作用有优于 E、F、G 组的趋势。综上可知，羊胆汁对急性、慢性炎症均有显著的抑制作用，其作用优于 TCA、TDCA 及二者混合物。其抗炎作用机制主要是，通过抑制 PGE_2、NO、IL-6 炎症介质的释放，而发挥抗炎作用；TCA 和 TDCA 不仅是羊胆汁的主要成分，也是其抗炎的主要有效成分。同时研究还发现了羊胆汁的抗炎作用有优于 TCA 和 TDCA 的混合物的趋势，说明羊胆汁中

尚可能含有其他的抗炎成分，这些成分在消除炎症中也起到一定的作用，或者存在某种物质，能够协同 TCA 和 TDCA 共同发挥抗炎作用。

还有学者通过对角叉菜胶所致大鼠足肿胀模型血清中 PGE_2、NO 含量的测定，初步探讨并比较研究羊胆汁及其主要成分治疗慢性支气管炎的作用机制。按照经典镇咳实验观测受试药物对氨水所致小鼠咳嗽及咳嗽潜伏期的影响，并测定各受试药物对炎性组织中酚红含量的影响。另测定了肿足炎性渗出液中 PGE_2 及血清中 NO 含量。结果发现，羊胆汁及其主要成分可延长氨水所致小鼠咳嗽的潜伏期，减少咳嗽次数；且能够使炎性组织中酚红的含量增加。羊胆汁及其主要成分 TCA、TDCA 尚可使肿足炎性渗出液中 PGE_2 及血清中 NO 含量降低。羊全胆汁高、中剂量组的各项指标优于其主要成分 TCA、TDCA 及 TCA 和 TDCA 混合组。可见羊胆汁与其主要成分可通过延长氨水所致小鼠咳嗽的潜伏期，减少咳嗽次数，增加炎性组织中酚红含量而达到治疗慢性支气管炎的目的。羊胆汁与其主要成分对慢性支气管炎的治疗还可降低炎性组织中 PGE_2 及血清 NO 含量，从而实现抑制呼吸系统的炎症。作为羊全胆汁主要成分的 TCA 和 TDCA 并不完全是其治疗慢性支气管炎的主要有效成分，胆汁中可能仍然有未知成分协同 TCA 和 TDCA 发挥药理作用，对此类未知有效成分仍有待于进一步的科学研究。

此外对于猪胆汁也有部分报道，如对猪胆粉和猪胆的抗菌作用开展研究，其中猪胆粉的制作沿用了传统猪胆的制法，将猪宰杀后，剖腹取出猪的胆囊，除可以胆汁鲜用外，还可以将胆囊晾至干燥，常常在胆囊半干时将其略微压扁。由于该法制备过程常出现动物组织腐坏等卫生问题，操作不便，现在多取猪胆汁滤过、干燥、粉碎制得猪胆粉入药或储藏。猪胆粉为黄色或灰黄色粉末，易吸潮，气微腥，味苦，性味苦、寒，归肝、胆、肺、大肠经，具有清热、解毒、止咳以及平喘等功效。可用于热病所致的燥渴、哮喘、目赤、喉痹、痢疾、便秘、痈疮肿毒等病症的治疗。报道认为，猪胆粉具有明显的抑菌作用（抑制金黄色葡萄球菌和大肠埃希菌），并且与其他动物胆粉类药材的作用效果基本一致。在各类胆汁酸中，结合型胆汁酸比游离型胆汁酸的抑菌作用要强。

另据报道，猪胆还可有效抑制二甲苯引起的小鼠耳肿胀状况，同时降低小鼠的毛细血管通透性。同时其具有一定的抗炎效果，该机制可能与猪胆降低血管通透性、抑制炎症介质生成及增强清除氧自由基、抗脂质过氧化等能力有一定联系。此外猪胆对减轻大鼠足跖肿胀以及减少小鼠的扭动次数均有较好的效果。

猪胆粉对咳嗽、惊厥和发热也具有一定的作用，不仅可作用于呼吸系统，也可作用于消化系统、心血管系统及中枢神经系统等。猪脱氧胆酸通过影响尿激酶型的纤溶酶原活化剂受体（uPAR），影响肿瘤细胞周围基质的纤溶状况及肿瘤细胞的侵袭和转移，体外试验表明猪脱氧胆酸可影响肝癌细胞 HepG2 培养上清液中的 uPAR，而具有一定的抑制肝癌细胞 HepG2 转移的能力。猪胆可以保护由连二亚硫酸钠引起的 ECV304 细胞系缺氧损伤，并且通过药效学差别研究发现，猪胆与熊胆中各自的主要成分，即猪脱氧胆酸和牛磺熊脱氧胆酸的该保护作用类似。

用胆汁炮制药物，也会使药物的药效发生改变。研究以小鼠的急性毒性试验考察不同胆汁炮制对天南星的减毒作用，以小鼠自主活动、睡眠时间及戊四氮引起的惊厥试验考察不同胆汁炮制方法对天南星的增（存）效作用，研究发现以猪胆汁、牛胆汁作为辅料炮制天南星能够起到减毒存效的作用。羊胆汁通过降低一氧化氮和白介素 -6 的含量而发挥抗炎作用，此外，羊胆汁对急性、慢性炎症均有显著的抑制作用，其作用优于其主要成分 TCA、TDCA 及二者混合物的作用。

有研究通过考察不同胆汁（猪胆汁、牛胆汁、羊胆汁）及其制成的胆南星对急性肺损伤大鼠的保护作用差异，以期为胆南星的胆汁选择和饮片分级提供参考，结果显示，不同胆汁（猪、牛、羊）及其制成的胆南星均对 LPS 诱发的急性肺损伤大鼠具有保护作用，且牛胆汁制胆南星和羊胆汁制胆南星的治疗效果优于猪胆汁制胆南星。

胆汁制可以起到有效的协同作用，近年来围绕胆汁炮制药物的化学成分和药效作用开展了大量研究，可在一定程度上阐释其炮制原理，面向未来，还有待于围绕胆汁制理论开展深入、系统研究。

八、血

【历史沿革】 血作为炮制辅料，常见的为鳖血，也有部分地区采用猪心血。东晋有鳖血调乌头末用于治中风口歪（《肘后备急方》），宋代有用鳖血浸胡黄连治疗小儿诸疳（《小儿卫生总微论方》），明代有鳖血或鸡冠血调伏龙肝（《本草纲目》），清代有鳖血柴胡（《本草害利》《冷庐医话》），《长沙方歌括》也记载了“鳖血拌蒸”的炮制方法。《樟树中药炮制全书》记载了猪心血炒丹参的炮制方法。

【炮制作用】 鳖血现在常用于炮制柴胡，《冷庐医话》中记载“鳖血炒柴胡”疏泄肝脏而不致损耗肝阴，可见鳖血炙抑制了柴胡的升浮之性，增强了清肝退热截疟的功效。猪心血主要具有协同增强养心安神的作用。

【现代研究进展】

1. 质量标准研究 目前尚未制订出鳖血的质量标准。以柴胡皂苷 a、柴胡皂苷 c、柴胡皂苷 d 及醇溶性浸出物含量的综合评分为指标，通过正交试验考察炮制时间、鳖血用量、炮制温度对鳖血柴胡炮制工艺的影响，结果表明，鳖血柴胡的最佳炮制工艺为 150℃炮制 10min，加鳖血量 0.05ml/g。采用 Box-Behnken 响应面法对鳖血柴胡的最佳炮制工艺进行优选，研究显示，鳖血柴胡的最佳炮制工艺参数为鳖血用量 15%（每 100g 柴胡药材，拌入 15g 鳖血），炒制温度 110℃，炒制时间 15min。此外，有研究采用星点设计 - 效应面法，以黄酒量、猪心血量、烘干温度为自变量，以猪心血拌丹参中丹参酮$Ⅱ_A$、丹酚酸 B 以及醇溶性浸出物和水溶性浸出物为评价指标，通过对各因素的多元线性回归及二项式拟合，优选最佳炮制工艺，结果显示，最佳炮制工艺为猪心血量 32%，黄酒量 24%，烘干温度 61℃。

2. 化学成分研究 甲鱼含有丰富的优质蛋白质、氨基酸、矿物质、微量元素以及维生素 A、维生素 B_1、维生素 B_2 等，具有鸡、鹿、牛、猪、鱼 5 种肉的美味，素有“美食五味肉”之称。现代研究表明，鳖血中主要含有蛋白质、氨基酸、不饱和脂肪酸等营养丰富的成分。通过氨基酸分析仪对鳖血组成和含量进行分析，结果表明，鳖血中含有除未检测的色氨酸外的 17 种氨基酸，氨基酸总量为 13.46g/100g。氨基酸组成中门冬氨酸、谷氨酸、亮氨酸、赖氨酸、组氨酸含量较高。

研究发现，柴胡在鳖血炮制后，其中柴胡皂苷 a、柴胡皂苷 c、柴胡皂苷 d 含量均较生品高。脂肪酸的含量下降，烷烃类物质增加。宁艳梅等对不同比例鳖血炮制的柴胡中柴胡总皂苷含量进行测定。结果显示，柴胡经鳖血炮制后，柴胡、鳖血、黄酒的比例为 100∶13∶25，柴胡总皂苷含量增加。目前关于鳖血柴胡挥发油的成分研究，主要建立其定性及半定量方法。采用GC-MS方法建立鳖血柴胡饮片挥发油成分的定性方法，完成了柴胡生品中114种挥发油成分、鳖血柴胡中105种挥发油成分的定性，其中包括47种共有成分。该研究对鳖血柴胡质量评价具有重要的指导作用。

3. 药理作用研究 鳖是我国及东南亚各国传统的养殖动物，其营养丰富，具有活血化瘀、滋补强身的功效。鳖血也是重要的中药材，据中医理论记载：鳖血能治口眼㖞斜、虚劳潮热等；鳖血兑酒服用，能补血强身，对心脏病、头晕眼花、肠胃病、小儿疳积潮热、肺结核潮热、食欲不振、消化不良等有疗效。鳖血外敷，可治面神经麻痹。鳖血蜂蜜合用，能显著降低糖尿病患者的血糖值。鳖血常作为补血剂为人体所吸收，经常少量地饮用低度的鳖血酒可软化血管，对贫血和供血不足引起的四肢发凉、体质虚弱、脑神经衰弱等症，有一定的食疗作用。

（1）调节免疫作用：近期多项研究表明，鳖血及其提取物在治疗免疫性疾病（如AIDS和肝炎等）中，具有一定的辅助疗效，这表明鳖血中的某些成分具有一定的免疫调节作用。有学者采用以环磷酰胺（CTX）为免疫抑制剂处理的小鼠进行研究，其T细胞亚群的数量、NK细胞的杀伤功能、淋巴细胞增殖功能明显低下，可作为研究中药制剂及其提取物的免疫调节功能的实验模型。在分析鳖血及其提取物对小鼠上述免疫功能影响的基础上，比较鳖血提取物作用前后小鼠细胞因子水平的变化。结果显示，鳖血提取物对免疫功能低下小鼠的$CD4^+$T细胞在外周血中的比例、NK细胞的杀伤活性、淋巴细胞的增殖功能，均具有正向调节作用（$P<0.05$），并呈剂量依赖性；同时能提高淋巴细胞分泌IFN-γ的能力。

鳖血提取物对小鼠免疫功能的作用机制尚不清楚，通过测定IFN-γ和IL-4显示，IFN-γ的分泌量在鳖血提取物组有明显上升，高剂量组的数值甚至高于正常组值。提示鳖血口服液及其提取物的免疫上调作用主要作用于$CD4^+$ Th1细胞，通过促进$CD4^+$ Th1细胞数量的增加和分泌IFN-γ能力的上调，进一步上调$CD8^+$ T细胞的数量及NK细胞的杀伤活性等。由此可见，鳖血提取物具有正向调节小鼠免疫功能的能力，鳖血口服液和其提取物对免疫功能低下小鼠的免疫调节作用存在一定的差别，口服液的效果优于提取物组，提示单独的有效成分对小鼠免疫功能的调节作用可能不如复方成分。

研究采用T淋巴细胞增殖实验、血清溶血素含量测定和小鼠碳粒廓清实验，分别检测鳖血口服液及其6种提取物对正常小鼠的细胞免疫功能、体液免疫功能和吞噬功能的影响。结果显示，鳖血及其提取物对小鼠的肝脏、脾脏和体重均无显著影响，但它们能够不同程度提高小鼠的吞噬功能和体液免疫功能。对有丝分裂原Con A引起的小鼠T淋巴细胞的增殖，鳖血口服液也有明显的增强作用。但其他组别刺激指数（SI）值均小于正常对照组，可能是这些组别的小鼠在用药后，其T细胞有部分的非特异性激活，导致空白组的每分钟脉冲数（cpm）增高，SI值相对降低。这些结果表明，鳖血提取物具有增强免疫功能的作用。该实验还分析了鳖血不同提取物对小鼠免疫调节功能的影响。从结果中可以发现，由不同分离途径获得的提取物，所含成分有所差异，因此对于小鼠的免疫功能影响也不尽相同。

（2）抗癌作用：采用同位素掺入法，以同位素标记物掺入速率为指标，观察了鳖血血清对小鼠艾氏腹水癌细胞和正常小鼠骨髓细胞的DNA、RNA和蛋白质生物合成的影响。结果表明，鳖血血清可强烈地抑制^{3}H-TdR、^{3}H-UR和^{3}H-Leu掺入癌细胞，其抑制率分别为94.8%、94.8%和91.0%，而对^{3}H-TdR和^{3}H-UR掺入骨髓细胞的抑制率为39.4%和37.3%。

将鳖血血清在50℃加热若干分钟，其抑制同位素标记物掺入靶细胞的活性几乎全部丢失。临床报道用鳖血血清治骨关节结核，治疗病例为12例，其中10例经5～20次后临床治愈，2例显效后中断治疗。一般注射血清3次以上，局部肿胀疼痛即见消失，肢体功能障碍恢复正常或明显改善。

（3）解热作用：鳖血柴胡不同比例炮制品能降低发热小鼠的体温，但解热效果随时间延长有所差别；鳖血柴胡不同比例炮制品对小鼠均有显著的镇痛作用。代谢组学技术初步鉴定了包括氨基酸、磷脂、鞘氨醇的12种生物标志物，为鳖血柴胡解热作用的炮制机制提供代谢组学新证据。同时也采用了酶标仪法检测出鳖血柴胡高剂量组可显著改善大鼠血清中的IL-1β、下丘脑中的环腺苷酸（cAMP）、脑腹中隔区中的精氨酸加压素（AVP）水平，符合“重用柴胡”于“解热”的临床经验。

（4）护肝作用：有研究采用全自动生化仪法检测出鳖血柴胡低剂量组即可显著改善CCl_4致急性肝损伤大鼠血清中GOT、GPT、LDH、TBA的增高水平，改善效果与阳性药联苯双酯作用相当。符合“小剂量和解、清肝”用于“疏肝”的临床经验。

（5）抗抑郁作用：通过自主活动、悬尾实验和强迫游泳实验，并检测脑内5-HT及去甲肾上腺素（NE）的含量，比较柴胡不同炮制品对小鼠的抗抑郁作用的影响。结果显示，柴胡不同炮制品对小鼠的自主活动无显著影响，不同炮制品均显示出抗抑郁作用，与剂量水平呈相关性。

通过鳖血炮制药物，可以起到显著的增效作用。近年来围绕鳖血炮制药物的化学成分和药效作用开展了大量研究，可在一定程度上阐释其炮制原理，大部分已有较为明确的科学数据加以证明。面向未来，还有待于围绕鳖血制理论开展深入、系统的研究。

九、米泔水

【历史沿革】 南北朝刘宋时期有浸法（《雷公炮炙论》），如白薇“凡采得后，用糯米泔汁浸一宿，至明取出，去髭了，于槐砧上细剉，蒸，从巳至申，出用”。射干“凡使，先以米泔水浸一宿，漉出。然后用堇竹叶煮，从午至亥，漉出，日干用之”。浸去腥秽（《雷公炮炙论》），如苦参“凡使，不计多少，先须用糯米浓泔汁浸一宿，上有腥秽气，并在水面上浮，并须重重淘过，即蒸，从巳至申，出（晒）干，细剉用之”。浸去涎（《雷公炮炙论》），如药材白僵蚕“凡使，先须以糯米泔浸一日，待蚕桑涎出如蜗牛涎浮于水面上，然后漉出，微火焙干”。唐代有“米汁浸”（《仙授理伤续断秘方》），如药材续断，“米汁浸”；白杨皮，“米汁浸一宿”。浸软（《新修本草》），鹿角胶，“先米（泔）汁七日渍令软，然后煎煮之，如作阿胶法”。浸去皮（《银海精微》），“苍术，用米泔浸一日一换水浸炒干用。米泔浸去皮”；“黑附子，青盐二钱，以泔水同皂荚水浸去皮根”；浸去咸（《外台秘要》）“（高丽昆布）白米泔汁浸一宿，洗去咸味”。唐代以后，米泔水的应用十分普遍，如桔梗、何首乌、枳壳、香附、紫河车等，尤其是用米泔炮制苍术、白术这两味中药。

宋代有“（白术）米泔浸”（《博济方》）；“（大黄）以米泔水浸一炊间，沥出令干，慢炒取熟”（《伤寒类证活人书》）；“（菖蒲）以水及米泔浸，各一宿，又刮去皮，切，暴干，捣，筛”“（桑根白皮）米泔浸三宿，净刮上黄皮，剉细”（《证类本草》）；“（枳壳）米泔浸三宿逐日换水去瓤再浸一宿控干，麸炒”“（大戟）米泔水浸一宿用栝楼根末一处炒黄色，不用栝楼末”“萆薢一斤，用新米泔洗净，焙干，入新瓦罐子内，以醇酒五升浸，用油单封口，放日中晒一七日，取焙干为末”（《圣济总录》）；“（桔梗）去芦，米泔浸一宿，焙干用”“（黄连）去须，米泔浸一宿”（《小儿卫生总微论方》）；“（姜黄）米泔水浸一宿，切，焙”（《洪氏集验方》）；“（川乌）米泔浸软，去皮切作片，焙干，用盐四两同炒，黄色为度，去盐不用”（《太平惠民和剂局方》）；“（牡蛎）米泔浸去土煅取粉”（《三因极一病证方论》）；“（仙茅）以米泔浸去赤汁，出毒后无妨损”“（桑螵蛸）米泔水煮”（《小儿卫生总微论方》）；“（猪胆）用米泔水煮过”“（狗胆）用米泔水煮过”（《太平圣惠方》）；“（仙茅）以米泔浸去赤汁，出毒后无妨损”（《证类本草》）；“（硫黄）猪脏内缚两头，以米泔酒童子小便各一碗，煮干一半取出，洗断秽气，控干”（《三因极一病证方论》）；“（丁香）米泔水炒”（《世医得效方》）；“（冷饭团）米泔洗木槌碎之，忌铁”（《疮疡经验全书》）。

金元时期，“何首乌二斤，米泔水浸软，竹刀子刮去皮，切作片子，用瓦甑蒸”（《儒门事亲》）；“（半夏）米泔浸”（《丹溪心法》）。

明代有浸，“（紫河车）以米泔淹一宿，洗净焙干用”“（陈皮）泔浸一周时，去白”（《奇效良方》）；“（天南星、半夏）二味先用米泔水各浸三五日，以透为度，洗净切片”“（淫羊藿）米泔水浸”（《寿世保元》）；“（藜芦）去芦头，以米泔浸一宿，微炒，不入汤药”“（沙参）米泔浸晒”“（香附子）米汁浸一宿，炒用”“（半夏）米泔浸一宿”“（当归）米泔浸一宿，炒”（《婴童百问》）；“（黄连）米泔浸一宿”（《医学纲目》）。浸软，“（阿魏）米泔浸令软，以醋为糊用”（《普济方》）。浸去涎，“（僵蚕）糯米泔浸去涎嘴，火焙，或姜汁炒”（《医学入门》）。炒法，“（白芍药）米泔炒”（《普济方》）。煮，“（大艾叶）米泔浸七日，将米泔慢火煮半日，焙干为末”“（海石）泔煮”（《宋氏女科秘书》）；“（黄柏）米泔水煮补肾，蜜炙补肺，醋炒入肝，酒炒发表，盐水炒亦入肾，防风煎汤炒，亦走表止汗，附子煎汁炒，则走表助阳，能退表虚之热”（《周慎斋遗书》）等。洗，“（蛤蚧）一对，用雌雄各半两，米泔刷洗净二十次，酥炙黄色”（《普济方》）。淘，“（蛇床子）米泔淘，取沉水者，蒸，晒干，去皮炒为细末”（《先醒斋医学广笔记》）；“（菟丝子）米泔淘洗极净，略晒，拣去稗草子磨五六次”（《炮炙大法》）。

清代有“（商陆）入药米泔浸两宿，豆叶蒸”（《握灵本草》）；“（土茯苓）白米泔浸一二时，打豆大，勿犯铁器，井花水洗净”（《医宗说约》）；“（桑白皮）米泔水浸三宿刮去黄皮剉细”（《本草述》）；“（乌药）米泔水浸透，切片微炒”（《药品辨义》）；“（川木鳖）米泔水泡去皮毛，切片”，“（斑蝥）糯米泔浸一宿炒黄色勿令焦”（《串雅补》）；“（破故纸）一两先用淘米水泡一夜，晒干”“（七制固脂）固脂十斤，一制淘米水泡一夜，晒七日”（《增广验方新编》）；“（黄芪）上部酒拌炒，中部米泔水浸炒，下部盐水炒”（《外科大成》）；“（川蘖）米泔浸透炙干切研”（《本草述》）；“黄芩心（枝条、条芩），米泔浸七日炙干又浸又炙如此七次”（《医宗金鉴》）等。

【炮制作用】

减弱药物燥性，去除药材多余油脂：《本草纲目》载，“粳”下附“淅二泔”，淅，音锡，洗米也。沈，汁也。泔，甘汁也。第二次者，清而可用，故曰淅二泔。米泔制，即用米泔水炮制中药，是传统炮制方法中的一种，包括洗、浸、浸软、浸炒等。用米泔水作辅料炮制药材，不仅能降低药材辛燥之性，增强补脾和中的作用，还能去除药材中所含的过多油脂，减弱药物的辛燥气味和滑肠作用，调理脾胃，增进饮食。宋代寇宗奭：“（苍术）气味辛烈，须米泔浸洗，再换泔浸二日，去上粗皮。”即认为米泔炙能去除苍术辛烈之性。《本草纲目》记载“苍术性燥，故以糯米泔浸，去其油，切片，焙干用”。《得配本草》记载：“（藜芦）生用令人恶吐，去头糯米泔浸，煮透，晒干用。”表明米泔制可以去除药物的油性，降低药物辛燥之性。

【现代研究进展】

1. 质量标准研究 米泔水不易收集，大规模生产中往往用2kg米粉加水100kg，充分搅拌代替米泔水。在现代米粉制米泔水报道中，有米粉∶水＝1∶50为最佳比例的说法。开展对传统方法制备米泔水的工艺研究，结果表明，不同种类稻米配制的米泔水质量存在差异，在粳米、籼米、圆糯米、长糯米四种不同粒度的米配制的米泔水中，以淀粉含量、米泔水性状为考察指标，结果发现，长糯米制备的米泔水无论是在质量方面、米的用量方面或是操作方面，都优于其他米制备的米泔水，说明不同来源的米存在着质量上的不同，在考察米泔水作为炮制辅料应用时，应根据需要选择适宜的米作为米泔水的原料。

2. 化学成分研究 由于对米泔水以及米泔制的相关研究较少，其化学成分尚未明确，且具体制法仍未规范，加之药材炮制过程不易掌握，因而在中医药领域中保留米泔水制药材应用也相对较少，暂未查到相关文献记载。

米泔水炮制药物，可以起到有效的缓性、增效作用。近年来围绕米泔水炮制药物的化学成分和药效作用开展了大量研究，可在一定程度上阐释其炮制原理，大部分已有较为明确的科学数据加以证明。面向未来，还有待于围绕米泔水制理论开展深入、系统的研究。

十、药汁

药汁来源于中药，是本身作药用的中药通过煎煮得到的汁液。药汁制系指中药与一种或多种中药的药汁共同炮制以产生不同药效的炮制方法，是中药炮制的重要组成部分。药汁制的明确记载，始见于刘宋时期雷敩的《雷公炮炙论》，书中记载了91种中药的炮制采用药汁制。作为中药炮制辅料的药汁种类甚多，常见的有代表性的有甘草汁、黑豆汁、吴茱萸汁等。

【历史沿革】

1. 甘草汁 甘草性味甘，平，有补脾益气、清热解毒、祛痰止咳、缓急止痛、调和诸药的作用。

南北朝时期《雷公炮炙论》有熟甘草汤或生甘草汤浸、煮，“（远志）去心了，用熟甘草汤浸一宿，漉出，曝干用之”“如凡使枸杞根，破去心，用熟甘草汤浸一宿，然后焙干用”。此外，钟乳石、防葵、龙胆草、络石、枸杞根、珍珠、款冬花、白前、栀子、枇杷花、雷丸等药均采用熟甘草汤或生甘草汤浸、煮等法来炮制。

宋代有“干姜半两，用甘草水煮半日，曝干为末”（《太平圣惠方》）。

元代朱震亨在《丹溪治法心要》中记载治疗阴囊肿痛用“生甘草汁调地龙粪，轻轻敷之”，表明甘草汤不仅可以缓急止痛、解毒，而且协调诸药以增加药效。

明清时期，陈嘉谟编著的《本草蒙筌》中提到“甘草汤渍曝，并解毒致令平和”。“远志甘草汤浸一宿，去心，晒干”“巴戟天，甘草汤浸去心”“款冬花去枝梗甘草汤浸一宿，晒干用”（《仁术便览》）。“远志，甘草汤浸，去骨，同茯神用，开胸膈，而使火下降”（《周慎斋遗书》）。

“附子性急，得甘草而后缓”（《景岳全书》）。“法制半夏如无，以甘草汤泡七次，去皮用”（《证治准绳》）。“脾肾双补丸治肾泄……巴戟天，甘草汁煮，去骨”（《先醒斋医学广笔记》）。“附子，浓甘草汤煎去毒”（《霍乱论》）。“志，因苦下行以甘草缓之使之上发也”（《本草述》）。《墨宝斋集验方》中提到和中健脾丸中用白茯苓2两（入陈皮、甘草汁内煮。用甘草切片7钱浸汁1碗，用陈皮1两4钱浸汁2碗）。《先醒斋医学广笔记》卷二中提到脾肾双补丸使用的巴戟天（甘草汁煮，去骨），用来治疗脾肾两亏、阴阳不固，以致虚寒飧泄、腹痛泻痢、食少神倦者。《本草乘雅半偈》中提到蜀漆："修事，如用蜀漆，临时去根，同甘草相拌，水润蒸之。去甘草，细锉，再以甘草汁拌蒸，晒干取用。"《本草纲目拾遗》中记载"远志肉甘草汁制"；《得配本草》中记载远志"用甘草汤泡一宿，漉出日干，或焙干用。生用则戟人咽喉"；《本草蒙筌》中亦有记载"（远志）甘草汤渍一宿，因苦下行，以甘缓之，使上发也，漉向日曝，干入煎剂"。《得配本草》中提出桂枝"甘草汁浸，焙干用"的方法等。

采用"甘草汁"炮制的中药在《雷公炮炙论》中载有 24 个品种，宋代《太平圣惠方》等在此基础上增加了 16 个品种，明代《本草纲目》等又增加了 22 个品种，清代《本草纲目拾遗》等又增加了 16 个品种。1963 年出版的《中药炮制经验集成》收录用甘草为辅料的中药炮制品种仍有 49 种之多。

2. 黑豆汁 李时珍曰："豆有五色，各治五脏，惟黑豆属水，性寒，可以入肾。治水、消胀、下气、治风热而活血解毒。"黑豆性味甘平，有活血、利水、解毒、滋补等作用。某些药物经黑豆汁制后，能增强疗效、降低毒副作用，黑豆汁即黑豆煎汤去渣而成，"乌豆汤，甘草汤渍曝，并解毒致令平和"（明代《本草蒙筌》）。"苍术，米泔浸洗极净，刮去皮，拌黑豆汁蒸""附子，用东流水并黑豆浸五日夜，然后漉出于日中曝令干""女贞子，籍后采，阴干，去粗皮，内更有细皮，实白色。酒拌黑豆同蒸九次"（明代《炮炙大法》）等。清代《本草纲目拾遗》还记载："今人以（黑豆）制何首乌，取以引入肾经也。"

3. 吴茱萸汁 吴茱萸味辛、苦，性热，有小毒，具有温中下气、散寒止痛、降逆止呕、温中止泻的功效。吴茱萸汁又称吴萸汁，为吴茱萸煎汤去渣而成。由芸香科植物吴茱萸干燥近成熟果实煎汁而来的有苦味的液体，呈棕色或褐色并略有吴茱萸清香。宋代"治食物过饱不消，遂成痞膈：马牙硝一两（碎之），吴茱萸半升（陈者）。煎取茱萸浓汁投硝，乘热服，良久未转，更进一服"（《证类本草》）。元代有"黄连，去须，以吴茱萸二两同炒黄连，去茱萸不用"（《圣济总录》）。明代有"吴茱萸水炒黄连调胃厚肠，治冷热不调"（《医学入门》）；"黄连，吴茱萸煎汤炒"（《寿世保元》）；"黄连，入手少阴心经，为治火之主药，……治气分湿热之火，则以茱萸汤浸炒"（《本草纲目》）；"（黄连）治气分湿热之火，则以吴茱萸汤浸炒"（《本草蒙筌》）；"木瓜，吴茱萸盐汤煮，晒干用"（《周慎斋遗书》）。清代出现吴茱萸制黄芩，"黄芩，吴茱萸制者为其入肝散滞火也"（《本草述》）；"吴茱萸抑制苦寒而扶胃气"（《修事指南》）。

在用法上，明代医学家王纶在《明医杂著》中提到治疗太守朱阳山"怒腹痛作泻，或两胁作胀，或胸乳作痛，或寒热往来，或小便不利，或饮食不入，呕吐痰涎，神思不清"时，用小柴胡加山栀、炮姜、茯苓、陈皮、制黄连，一剂即愈，其中黄连的制法为"黄连、吴茱萸等分，用熟水拌湿，罨二三日，同炒焦，取黄连，后仿此"，即吴茱萸与黄连共水浸后，只取黄连炒制，既抑制黄连的苦寒之性，又增加黄连的药效。清代医家林佩琴编著的《类证治裁》中治疗左胁痛、时呕胀腹痛时用到的仿栀萸汤，处方中用到"山栀（姜汁炒）、黄连（吴茱萸汁炒）、白芍、牡蛎（生杵）、丹皮、金橘皮"，其中黄连的制法也是用吴茱萸汁炒制以增效减毒。

4. 明矾水 明矾，又称白矾、枯矾，是明矾石的提炼品。既能作为药物也可作为辅料应用，明矾性寒，味酸涩，有较强的收敛作用，同时具有解毒杀虫、燥湿止痒、止血止泻、清热消痰的功效。明矾水即为明矾溶于水的液体辅料。

宋代之前，明矾与有毒药物多同时应用于处方中，宋代之后，有将明矾作为固体辅料炮制药物的记载，宋代《圣济总录》中记载"半夏（白矾水煮，焙）"；到明清时期，有白矾浸、白矾煮等方法，明代《普济方》中记载半夏"白矾水煮焙""切研，用二两以水同浸三日，逐日换水，次用白矾二两研”等。清代《本草新编》中记载半夏“研末，每一两，入枯矾二钱，拌姜汁一合，捏饼，楮叶包裹，阴干，又名半夏曲也”。

明矾作为辅料多用于炮制有毒药物，如半夏、天南星等。《太平惠民和剂局方》记载：“南星每个切作十数块。同半夏先用水浸三日。每日易水。次用白矾二两，研碎，调入水内。再浸三日。洗净，焙干。”也有天南星的记载“用天南星一两。以白矾汤泡，去毒水五七次。焙干为末。分作三分”。

5. 其他药汁 除上述常用药汁外，还有很多药材做成药汁后，也可用于炮制其他药物。如《雷公炮炙论》曰“（鹿茸）用黄精自然汁浸两日夜后，漉出，焙令干，细捣用，免渴人也”，提到了用黄精汁炮制鹿茸的做法；宋代还曾出现大蒜或巴豆煮乌头以减毒的制法，也有皂荚汁制天南星以除其麻味的记载；《得配本草》云“（巴戟天）摄精，金樱子汁拌炒，理肾气，菊花同煮”，提出了菊花汁煮巴戟天的炮制方法；《医宗说约》云“（香附）温经艾汁炒，消痰姜汁炒”，对香附的炮制采用了艾叶汁和姜汁两种药汁拌炒的方法；据《药鉴》记载“（黄芩）以麦冬汁浸之，又能润肺家之燥也”，提到了麦冬汁可以协同增强黄芩的润肺燥作用；张仲岩在《修事指南》中曰：“牛胆汁去燥烈而清润，秋石制抑阳而养阴，枸杞汤制抑阴而养阳……黄精自然汁制补土而益母……干漆水制去血块而泻伏火。”说明枸杞汁具有抑阴养阳的作用，黄精汁具有补脾作用等；清代《得配本草》记载“理肾气，熟地汁拌蒸用。痰膈胀满，萝卜汁浸透焙燥用”，提到了萝卜汁炮制药物的方法等。

【炮制作用】

1. 甘草汁 黄棕色至深棕色液体；味甜而特殊。甘草性味甘，平，有补脾益气、清热解毒、祛痰止咳、缓急止痛、调和诸药的作用。药物经甘草汁炙后可以降低毒性和副作用，缓和药性，调和诸药，协同增强中药的补益作用。《名医别录》载：“甘草能解百药毒。”《景岳全书·本草正》记载：“（甘草）味至甘，得中和之性，有调补之功，故毒药得之解其毒；刚药得之和其性，表药得之助其升；下药得之缓其速。”吴茱萸为淡吴茱萸，“每斤吴茱萸用甘草一两煎汁浸泡，泡至吴茱萸开裂为度，晒干用。辛烈之性稍减”。“甘草汁”制法的炮制原理研究多集中在炮制前后化学成分的变化上，如附子、乌头用甘草汁制后乌头碱更充分地分解为乌头次碱和乌头原碱，使毒性大大降低；四川朱砂莲经甘草汁制后马兜铃酸A的含量发生了显著变化，可起到减毒的作用；祖师麻甘草汁制后，降低毒副作用的同时也可促进药效成分的保留；雷公藤经甘草汁制后，雷公藤甲素和雷公藤红素较生品降低，与其炮制后毒性降低密切相关。

2. 黑豆汁 棕黑色或黑色浑浊状液体，味微甜。用黑豆汁炮制药材，一是取其解毒作用，如黑豆汁炮制附子、乌头等药；二是取其滋补肝肾作用，如何首乌经黑豆汁制后能增强补肝肾、益精血、乌须发、强筋骨的作用，消除了滑肠致泻的副作用。宋代《圣济总录》中“黄汤方”提到治疗产后下痢的方子中，用吴茱萸（一两黑豆汁浸炒干）、黄连（去须一两半）二味药，捣罗为末，炼蜜和丸，如梧桐子大，每服二十丸，煎芍药汤下，空心食前服。治产后赤白痢，脓血相兼痛。乌头为有毒中药，《本草纲目》中记载：“或生用或炮用，或以乌大豆同煮熟，去其毒用。”苍术辛燥之性较强，清代《本草述钩元》曰：“拌黑豆蒸引之，合水气也……皆润之，使更合于金气而不燥也。”

3. 吴茱萸汁 味辛、苦，性热，有小毒，具有温中下气、散寒止痛、降逆止呕、温中止泻的功效。李梴在《医学入门》中记载：“吴茱萸水炒黄连调胃厚肠，治冷热不调。”吴茱萸与性味苦寒的药物共制，可缓和药性，如吴茱萸制黄连，可抑制黄连的苦寒之性，使黄连寒而不滞，善清气分湿热，散肝胆郁火，舒肝和胃而止呕。当归用吴茱萸同炒去萸为末可治久痢；吴茱萸制黄芩入肝散滞火等。清代《医碥》载："鱼骨在肚中刺痛，煎吴茱萸汁一盏饮之，则骨软而出。"

4. 明矾水 性味酸涩，寒，有收敛止血、祛风痰的功效。白矾与药物共制时，还有减毒增效和防止药物腐烂的作用。半夏、天南星均属于天南星科植物，而凝集素和毒针晶是天南星科有毒中药的毒性成分，两者均具有明显的致炎作用。白矾水浸泡使毒针晶上带有的凝集素溶解并降解，破坏了毒性成分的结构，使致炎效应显著降低，同时白矾水中的 Al^{3+} 与毒针晶中草酸钙的草酸根形成配合物，促使草酸钙破坏而溶解，毒针晶的结构被破坏。双重作用导致天南星科有毒中药的毒性显著下降。明矾水有凝固蛋白的作用，于血清中滴入几滴白矾水，立即可见难溶性物质而出现沉淀，低浓度有收敛、消炎、防腐作用，高浓度却会引起组织溃烂，由于内服刺激性大，一般只供外用。

【现代研究进展】

1. 质量标准研究 目前对于各种药汁的质量标准研究非常少见，仅有几篇文献报道了对甘草汁开展的质量标准研究。

现代研究发现，甘草主要含有甘草酸、甘草苷、淀粉、还原糖和胶类物质等。对于药物中毒、体内代谢中毒、食物中毒、细菌毒素，甘草都有一定的解毒作用。有报道对制吴茱萸中的甘草汁成分开展了质量标准研究，发现制吴茱萸中甘草苷及甘草酸总含量升高，而吴茱萸碱 3 种成分含量均降低，吴茱萸经甘草炮制时间越长，其含有的甘草苷与甘草酸的量越高，吴茱萸碱、吴茱萸次碱及柠檬苦素含量越低，表明吴茱萸经甘草炮制后其含有的成分发生了变化，甘草的成分在其中发挥了重要作用，含有的甘草酸、甘草次酸、甘草苷三种成分都具有极强的生理活性，通常也被作为甘草汁质量评价的依据。依据 2025 年版《中国药典》对甘草汁质量标准进行初步研究，结果表明，甘草汁标准为 pH≥5.4，相对密度≥1.06，总固体≥10.0，甘草苷浓度≥0.6%，甘草酸浓度≥1.30%。有研究建议炮制辅料甘草汁中可溶性固形物含量不低于下限的 90%，即不低于 13g/L；总灰分和酸不溶性灰分不高于上限的 105%，即总灰分不高于 1.7g/L，酸不溶性灰分不高于 0.1g/L；甘草酸和甘草苷的含量不低于均值的 80%，即甘草酸含量不低于 1.1g/L，甘草苷含量不低于 0.49g/L。

明矾水用作辅料炮制中药，暂未有相关质量标准的国标，但是在 2025 年版《中国药典》中对明矾的质量有相关的规定，含水硫酸铝钾［$KAl(SO_4)_2 \cdot 12H_2O$］含量不得少于 99.0%，重金属不得过 20mg/kg；GB 1886.229—2016《食品安全国家标准 食品添加剂 硫酸铝钾（又名钾明矾）》中有更加详细的规定：其中硫酸铝钾［$KAl(SO_4)_2 \cdot 12H_2O$］含量（以干基计）为 99.5% 以上，铅的含量不得超过 5.0mg/kg，砷的含量不得超过 2.0mg/kg，氟、硒的含量不超过 30.0mg/kg。但尚未有明矾水的质量标准。

其余如黑豆汁、吴茱萸汁等药汁辅料并未有专门的质量标准研究报道。

2. 化学成分研究

（1）甘草汁：主要成分为甘草酸和甘草次酸，尚含多种黄酮类成分及还原糖、胶质等。其中，甘草酸不仅具有显著的肾上腺皮质激素样作用，还具有抗衰老、抗炎、降血压、增强机体免疫力、提高生理功能、抑制癌细胞的作用；甘草次酸有抗炎、抗溃疡、抗病毒、降血脂等作用；甘草苷是一种具有较强抗氧化作用的黄酮类物质，具有抗抑郁样作用，对 CCl_4 造成的肝脏毒性有明显的保护作用。

（2）黑豆汁：主要成分为异黄酮类的大豆黄酮苷、大豆皂苷及蛋白质、脂肪、色素、维生素、碳水化合物等。黑豆性平味甘，有活血、利水、解毒、滋补等作用。如何首乌经黑豆汁拌蒸，增强了补益肝肾、养血乌发的功能，消除了滑肠致泻的副作用。黑豆汁炮制可使药物的成分发生改变，如首乌的主要成分是卵磷脂和蒽醌类化合物，生首乌经黑豆汁制后，具有泻下作用的蒽醌类衍生物水解成无泻下作用的游离型蒽醌类化合物，加之含糖量升高，卵磷脂又变得易溶解，所以制首乌不再具有泻下作用，而突出卵磷脂和还原糖的滋肝肾、益精血的作用。

（3）吴茱萸汁：吴茱萸碱、吴茱萸次碱为吴茱萸的主要生物碱类有效成分，同样也是辅料吴茱萸汁的主要有效成分。吴茱萸内酯属于柠檬苦素类成分，还有挥发油类成分。

（4）明矾水：主要成分为含水硫酸铝钾［$KAl(SO_4)_2 \cdot 12H_2O$］的复盐，在水中解离成氢氧化铝，成凝胶状，带负电荷，易与生物碱、苷类等物质结合或吸附。半夏、乌头、天南星加明矾炮制，能降低其毒性。

目前常用明矾水炮制的饮片有半夏、白附子、天南星。白矾为含铝化合物，作为炮制辅料在降低中药毒性过程中起着重要的作用，但过多摄入 Al^{3+} 可能会导致阿尔茨海默病，引起小细胞性贫血。经白矾炮制后的半夏、天南星、白附子等炮制品中均有白矾残留，因此必须严格规定饮片的白矾残留量。

3. 药理作用研究

（1）甘草汁：甘草具有抗氧化活性，对于其抗氧化活性成分分离、提取和鉴定已有较多研究。至目前为止，甘草抗氧化能力得到了众多研究的证实。甘草的提取物是一种安全、高效的天然抗氧化剂，可以延长贮藏期。探讨甘草衍生黄酮类化合物三类成分去氢甘肽 C（DGC）、去氢甘肽 D（DGD）和异山梨 A（ISOA）的抗氧化活性。结果显示，从甘草中分离出的 DGC、DGD 和 ISOA 具有显著的抗氧化活性，其中 DGC 具有最显著的抗氧化活性，它具有免疫调节的潜力，其分离物甘草黄酮类化合物在抗菌、抗氧化、抗炎等方面具有重要的生物活性，能广泛应用于临床；甘草次酸有抗炎作用、肾上腺皮质激素样作用，可抑制心肌缺血、抗癌抗肿瘤；甘草黄酮可抗自由基、抗衰老；甘草多糖有抑菌作用，可调节机体免疫功能，还可以抗病毒；甘草酸可调节免疫、抗纤维化和抗过敏反应。

肝纤维化是各种慢性肝损伤共同的病理过程，现代药理研究表明，甘草提取物可能是治疗肝纤维化相关疾病的有效的肝保护剂和可行的候选药物。甘草酸对肝细胞凋亡和肝纤维化有抑制作用，其主要机制是抑制了肝星状细胞系 HSC 的活化，并能调节肝纤维化相关因子 Caspase-3、Bax、α- 平滑肌肌动蛋白（α-ASMA）、结缔组织生长因子（CTGF）、基质金属蛋白酶 2（MMP2）和基质金属蛋白酶 9（MMP9）蛋白，为其治疗肝纤维化提供了实验依据。

动脉粥样硬化是心力衰竭、心绞痛和心肌梗死等多种心脑血管疾病的病理基础，而抗炎和抗氧化手段可能是治疗动脉粥样硬化的有效途径之一，研究表明，甘草中的有效成分甘草苷等具有此类功效。探讨甘草苷对大鼠动脉粥样硬化的干预作用及其抗炎和抗氧化活性的研究，结果发现，对动脉粥样硬化大鼠连续 8 周甘草苷灌胃给药，能显著降低动脉粥样硬化大鼠主动脉胆固醇含量并调节血脂代谢；进一步研究发现，甘草苷还可降低动脉粥样硬化大鼠血清 TNF-α、IL-1 和 MDA 水平，同时提高 SOD 活性。因此，甘草苷对大鼠动脉粥样硬化具有治疗作用。

（2）吴茱萸汁：吴茱萸含有的生物碱类成分，如吲哚类生物碱、喹诺酮类生物碱、柠檬苦素类成分，可达到散寒止痛、降逆止呕、助阳止泻的作用，具有较好的药理活性。有研究报道，吴茱萸水提取物能显著抑制小肠运动，并呈时间和剂量依赖性；吴茱萸水提取物具有抗炎镇痛作用，对乙醇性胃溃疡和盐酸性胃溃疡都有一定的作用，对小鼠水浸应激性胃溃疡和结扎大鼠幽门性胃溃疡有防止其形成倾向；能明显减少乙酸所致小鼠扭体反应次数，镇痛抗炎效果较好；抗病毒实验中，采用酶联免疫吸附测定法，显示吴茱萸水提取物具抗HBV表面抗原（HBsAg）活性。

（3）明矾水：白矾的药理作用古代文献记载甚少，《本草衍义》中记载："（白矾）皆不可多服，损心肺、却水故也。"《大观本草》载"岐伯云：久服伤人骨，能使铁为铜"。现代研究表明，白矾的药理作用包括抗菌、抗阴道滴虫、抗癌、止血、利胆等；临床用于治疗高血压、高血脂、肝硬化腹水、消化道出血、慢性溃疡性结肠炎及直肠炎、腮腺炎、中耳炎、口疮、子宫颈炎、带状疱疹、腰椎骨质增生等。

白矾可从细胞中吸收水分，使细胞发生脱水收缩，减少腺体分泌，减少炎症渗出物；又可与血清蛋白结合成难溶于水的蛋白化合物而沉淀，使组织或创面呈现干燥，因而有收敛燥湿的作用，并有助于消炎；白矾还具有止泻功效，可抑制小肠黏膜分泌而起到止泻作用；白矾能够止血，可使局部小血管收缩，并可使血液凝固，因而有局部止血的作用；白矾内服后能刺激胃黏膜，发生反射性呕吐，促进痰液排出，有一定的祛痰作用；此外，明矾溶液可促使髓核产生以注射点为中心的凝固作用，这可能与明矾溶液刺激髓核继发产生的胶原增多及纤维化有关；白矾还能抑制癌细胞，对生殖有一定影响。大剂量明矾刺激性大，可引起口腔及喉头烧伤、呕吐、腹泻、虚脱甚至死亡。

通过药汁炮制药物，可以起到有效的减毒、增效、缓和药性作用，近年来围绕药汁炮制药物的化学成分和药效作用开展了大量研究，可在一定程度上阐释其炮制原理，大部分已有较为明确的科学数据加以证明。面向未来，还有待于围绕药汁制理论的深层内涵开展系统研究。

第二节　固体辅料

一、米

【历史沿革】 米的种类较多，有糯米、粳米、籼米、糙米、林米、粟米等种类之分。主要有：①糯米，又称为江米。使用糯米来炮制药物始于唐代，《仙授理伤续断秘方》载乌头"以糯米炒黄为度"。此后，历代本草文献中米制药物也多用糯米为辅料。如《雷公炮炙论》中用糯米炮制薏苡仁"以糯米二两同熬"；宋代《太平圣惠方》中用糯米炮制斑蝥"糯米拌炒微黄，去翅足"；清代《良朋汇集》中则将糯米称为江米，如斑蝥"去头足翅江米同炒"等。炮制药物时，一般认为以糯米为佳。②粳米，可用作米制法的辅料，明代《本草蒙筌》中斑蝥的制法为"去翅足，同粳米炒熟"；《炮炙大法》中灯心草"以粳米粉浆染过，晒干"等。③粟米，在唐代孙思邈《备急千金要方》中有麋角"粟米泔浸"的炮制方法，至明代《普济方》半夏"同粟米……炒黄，去米"。④陈仓米，唐代《食疗本草》中即取陈仓米入药，"研取汁服"。

中华医药自神农尝百草至今已有几千年的历史，中华儿女在百草药香中绵延生息。"神农氏出，始尝草别谷，以教民耕蓺……轩辕氏出，教以烹饪，制为方剂……而后民始得遂养生之道”。谷类自其被发现之日起，就对人们的生活起到了重要的作用。南北朝时期陶弘景《本草经集注》中收载了粳米，即今人常食之稻米，《本草经集注》为首本收载稻米作药用的本草著作。现代所用的汤剂、酒剂以及方药中使用的粳米、秫米、薏米、赤小豆等，都是从《黄帝内经》的汤液醪醴发展而来的。《素问·汤液醪醴论》记载“黄帝问曰：为五谷汤液及醪醴奈何？岐伯对曰：必以稻米，炊之稻薪。稻米者完，稻薪者坚。帝曰：何以然？岐伯曰：此得天地之和，高下之宜，故能至完。伐取得时，故能至坚也”。虽然五谷（即麦、黍、稷、稻、豆）均为汤液、醪醴的原料，但经文又指出“必以稻米”，因其生长在高下得宜的平地，上受天阳，下受水阴，而能得“天地之和”，故效用纯正完备；春种秋收，尽得秋金刚劲之气，故其薪“至坚”，所以必以稻米作为最佳的原料，稻薪作为最好的燃料。

《神农本草经》已收载谷部药物，但稻米尚未明确记载。《名医别录》是秦汉医家对《神农本草经》一书药物的药性、功用主治等内容的补充，在有所补充之外，又补载药物365种，其中稻米类作中品补录，品名为青粱米、黄粱米、白粱米，味甘，性平，无毒益气、和中止泄。还记载有单黍米、陈廪米、秫米等。

《本草经集注》为南北朝时期陶弘景撰，其第7卷中记载了果菜米谷有名无实，米食部分为上、中、下三品记载，主补中益气，久服肥健不老。主治伤中、虚羸，补五内、益气力、长肌肉、填髓脑、坚筋骨。对于粳米亦如陶弘景所云：“此即人常所食米，但有白、赤、小、大异族四五种，犹同一类也。前陈廪米亦是此种，以廪军人，故曰廪尔。”

《新修本草》世称《唐本草》，共20卷。第19卷记载了有关谷的药用，同时首次明确并分别记录了粳米和稻米的药用价值。粳米味甘、苦，性平，无毒。主益气、止烦止泄。此即今常所食米。稻米味苦，主温中、令人多热、大便坚。道家方药俱用稻米、粳米，此则是两物矣。云稻米糠白如霜。今江东皆称粳米为稻耳。

《重修政和经史证类备急本草》简称《证类本草》，为宋代本草代表作。全书共30卷，载药1 746种，附方3 000余首。其第25卷记载粳米味甘、苦，平，无毒。主益气、止烦、止泄。孟诜云：“粳米，平。主益气，止烦泄。其赤则粒大而香，不禁水停。其黄绿即实中……都大新熟者，动气。经再年者，亦发病。江南贮仓人皆多收火稻。其火稻宜人，温中益气，补下元。烧之去芒，春舂米食之，即不发病耳。”又云：“仓粳米，炊作干饭食之，止痢。又补中益气，坚筋，通血脉，起阳道。北人炊之，瓮中水浸令酸，食之暖五脏六腑气。久陈者蒸作饭，和醋封毒肿，立瘥，又，研服之，去卒心痛。白粳米汁，主心痛，止渴，断热毒痢。若常食干饭，令人热中，唇口干。不可和苍耳食之，令人卒心痛，即急烧仓米灰，和蜜浆服之，不尔即死。不可与马肉同食之，发痼疾。”日华子云：“补中，壮筋骨，补肠胃。”第26卷记载稻米。今此稻米即糯米也。《字林》云：“糯，粘稻也。粳，稻不粘者。然粳、糯甚相类，粘不粘为异耳。”根据《说文解字》稻即糯也。陈藏器云：“糯米，性微寒，妊身与杂肉食之不利子，作糜食一斗，主消渴。久食之，令人身软。黍米及糯，饲小猫、犬，令脚屈不能行，缓人筋故也。”又云：“稻穰，主黄病，身作金色，煮汁浸之。又稻谷芒，炒令黄，细研作末，酒服之。”孟诜云：“糯米，寒。使人多睡。发风，动气，不可多食。又，霍乱后吐逆不止，清水研一碗，饮之即止。”陈士良云：“糯米，能行荣卫中血，积久食，发心悸及痈疽疮疖中痛。不可合酒共食，醉难醒，解芫青毒。”萧炳云：“糯米，拥诸经络气，使四肢不收，发风昏昏。主痔疾，骆驼脂作煎饼服之。空腹与服，勿令病人知。”日华子云：“糯米，凉，无毒。补中益气、止霍乱。取一合，以水研服，煮粥。稻稳，治蛊毒，浓煎汁服。稻秆，治黄病通身，煮汁服。”

明代李时珍的《本草纲目》共载有药物 1 892 种。其谷部对稻、粳等稻米类药物记载更加详尽，并扩展完善了稻米类中药药用方剂。稻（音杜）、糯。淘糯米水甘，凉，无毒；稻米苦，温，无毒（一说味甘）。主治中将稻米与稻秆分开记载，稻米主治记载 8 例，如第 4 例鼻血不止，用糯米微炒黄，研为末，每服 2 钱，新汲水调下，同时少许入鼻中。此方名“独圣散”。稻秆记载 4 例，如消渴饮水，取稻秆中心烧灰，每以开水泡灰一合，澄清后饮下。粳米甘、苦，平，无毒。淅二泔：甘，寒，无毒。粳米主治分为粳米、淅二泔、炒米汤、粳谷奴、禾秆 5 部分。其中粳米有 5 例，如胎动腹痛，用粳米 5 升、黄芪 6 两，加水 7 升煎成 2 升，分 4 次服下。《本草纲目拾遗》是《本草纲目》的续篇，是对《本草纲目》的药物加以补充和订正，增录了药物 716 种，吸收了不少民间药物和外来药物。卷八诸谷部记载 15 种其他谷类药物。

《中华本草》中记载粳米又名白米，来源于禾本科植物稻 *Oryza sativa* L.，以种仁入药。功能主治：温中和胃、益气止泄，主治烦躁口渴、赤痢热燥、伤暑发热。糯米别名江米，来源于禾本科植物糯稻 *Oryza sativa* L. var. *glutinosa* Blanco，以种仁入药。功能主治：益气健脾，主治下痢噤口、久泄食减、小便白浊。该书对稻草、稻谷芒等部位进行了详细记载。

稻米的野生草本祖先来自 100 多万年前的冈瓦纳大陆。到大约公元前 500 年的时候，在印度、中国、马来西亚和菲律宾地区开始广泛种植稻米。这些地区大多用了 4 000 年或者更长的时间，才完备了一切种植和食用体系。据史料记载，在长江下游的河姆渡遗址中发现了早在 7 000 年前就存在稻米的证据，而大米的食用记载，可以溯源到神农氏，记载有“石上燔谷”的方法。即将石块烧热，把稻米直接放在石块上加热至熟。先秦时期，《诗经》有言：“泂酌彼行潦，挹彼注兹，可以餴饎。”《释名•释饮食》有言：“饭而曝干之也。”秦汉时期是用麦、粟、黍、稻等制作，亦称“糒”或“糗”，多为一般平民之食。是把蒸熟后的米饭晒成干饭后，放进陶罐，吃的时候再放汤水，方便携带，随吃随取。魏晋时期，《齐民要术•飧饭》有言：“治旱稻赤米令饭白法。”精选细淘，通过甑蒸，烹饪出色香味俱全的米饭。不论冬夏，都用温热水浸米，泡约一顿饭的时间后，再用手搓；水冷后倒掉，再用冷水淘，再搓，直到米发白为止。唐宋时期，《湘山野录》记载：“真宗深念稼穑，闻占城稻耐旱，西天绿豆子多而粒大，各遣使以珍货求其种。占城得种二十石，至今在处播之。”隋唐以后，米饭吃法与现代几无不同，尤其在宋代，已经从国外进口了稻谷，米饭的吃法变得更加丰富，将大米与其他食材搭配，根据配料的不同，有青精饭、蟠桃饭、金饭、玉井饭、盘游饭、二红饭、蓬饭等。

综上所述，无论是古籍还是近现代著作，都对稻米类中药有所记载，并且随着中药著作的不断完善，不但没有削减稻米类中药的地位，反而对稻米类中药的记载越来越多，越来越详尽。诸上典籍奠定了稻米类中药在中医药中不可替代的地位。

【炮制作用】

1. 增强药物的健脾作用 《修事指南》载：“米制润燥而泽。”米炒后产生焦香味而增强药物的健脾和中作用。如米炒党参气变清香，能增强和胃、健脾止泻作用，多用于脾胃虚弱、食少、便溏，如《伤寒论》中治脾虚泄泻的理中汤；薏苡仁有健脾、利水渗湿之功，用糯米炒后，增强了健脾、止泻痢作用；杜仲用糯米煎汤浸透炒断丝，增强了补肾健脾安胎作用；阿胶用米制，既降低了腻滞之性，又增强了健脾和胃之功。

2. 矫味及赋色 米为食物，味极芳香，脾喜香恶臭，经米炮制散发出来的香味顺应了脾胃的特点，既增强了脾胃的运化，同时又可消除一些动物类药物如斑蝥、红娘子、僵蚕、蚕沙、地龙等的不良气味，起到矫味作用，从而使药物更好地发挥疗效。由于米制可使药物受热均匀，外表美观，因此还有一定赋色作用。

3. 借助米的颜色变化指示炮制程度 将辅料米作为一种媒介，通过观察其色泽的变化来判断药物的炮制程度。通常这些药物自身颜色较重且需要进行加热处理。如葶苈子、贝母、斑蝥等炮制时皆须“以米炒黄为度，去米用”。

4. 缓和药性 米为平和之物，作为辅料有缓和药性的作用。《药品辨义》云：“（当归）如脾虚者，米拌炒用，使无肠滑之虞。”《得配本草》载：“紫草脾虚者酒净焙或同糯米炒用。”《本草通玄》载：“（菖蒲）米泔浸之，饭上蒸之，藉谷气而臻于中和，真有殊常之效。”《本草纲目拾遗》载：“西洋参性寒，宜糯米饭上蒸用。”此外，肉豆蔻、陈皮、槟榔等药物经米制后，挥发成分减少，药性得以缓和；水蛭、吴茱萸等用米制，既去其毒，对胃肠又有保护作用；乌梅、山楂经米蒸，可缓其酸性免损伤牙齿。

5. 吸附和降低药物的毒性 对于一些含毒性成分的药物如斑蝥（芫青）等，经过米炒后可以达到降低毒性的作用。宋代《证类本草》中指出：“凡用斑蝥……当以糯米同炒，看米色黄黑，即为熟，便出之。去头、足及翅翼，更以乱发裹之，挂屋东荣一宿，然后用之，则去毒矣。”说明斑蝥炮制的目的就是减小毒性。现代研究也证实斑蝥中所含斑蝥素既是其毒性成分又是其有效成分，在 84℃时开始升华。斑蝥与糯米同炒，可使斑蝥受热均匀，锅温也达到斑蝥素升华温度，可使斑蝥素部分升华而含量降低，从而达到降低毒性而又不影响疗效的作用。此外，全蝎、蜂房、水蛭、蛴螬、巴豆、半夏等用米制，均有不同程度的减缓毒性作用。

6. 其他 将糯米粉碎成粉，与药物混合加热，米作为传热介质而使药物受热均匀。如肉豆蔻、阿胶。另外，灯心草“难研”故以“粳米粉浆染”使药物由疲软变为酥脆，便于粉碎。

【现代研究进展】

1. 质量标准研究 GB/T 1354—2018《大米》规定碎米为长度小于同批试样完整米粒（3.4mm）平均长度（3.3mm）四分之三、留存在直径 1.0mm 圆孔筛上的不完整米粒；大碎米为长度小于同批试样完整米粒（3.4mm）平均长度（3.3mm）四分之三、留存在直径 2.0mm 圆孔筛上的不完整米粒；小碎米为通过直径 2.0mm 圆孔筛，留存在直径 1.0mm 圆孔筛上的不完整米粒；完整米粒为除胚外其余部分未破损的完善米粒。

大米是稻谷经清理、砻谷、碾米、成品整理等工序后制成的成品。清理工序就是利用合适的设备，通过适当的工艺流程和妥善的操作方法，将混入稻谷中的各类杂质除去，以提高大米成品的质量，同时利用磁铁除去稻谷中的铁钉、铁屑等，以保证生产安全。砻谷工序就是用橡胶辊砻谷机或金刚砂砻谷机将稻谷的颖壳脱下，并使颖壳与糙米分离。碾米工序即用碾米机碾削、摩擦糙米使皮层和胚乳分离，然后再进行刷米、去糠、去碎、晾米等处理，这样就可得到所需等级的大米。

质量指标中，一级籼米：碎米总量≤15.0%，其中小碎米含量≤1.0%，加工精度为精碾，不完善粒含量≤3.0%，水分含量≤14.5%。二级籼米：碎米总量≤20.0%，其中小碎米含量≤1.5%，加工精度为精碾，不完善粒含量≤4.0%，水分含量≤14.5%。三级籼米：碎米总量≤30.0%，其中小碎米含量≤2.0%，加工精度为适碾，不完善粒含量≤6.0%，水分含量≤14.5%。一级粳米：碎米总量≤10.0%，其中小碎米含量≤1.0%，加工精度为精碾，不完善粒含量≤3.0%，水分含量≤15.5%。二级粳米：碎米总量≤15.0%，其中小碎米含量≤1.5%，加工精度为精碾，不完善粒含量≤4.0%，水分含量≤15.5%。三级粳米：碎米总量≤20.0%，其中小碎米含量≤2.0%，加工精度为适碾，不完善粒含量≤6.0%，水分含量≤15.5%。杂质总量均应≤0.25%，其中无机杂质含量应≤0.02%；黄粒米含量均应≤1.0%；互混率均应≤5.0%；色泽、气味均应正常。

有研究表明，大米的水分与大米硬度呈负相关，大米水分越高，硬度越低，在与中药饮片炮制过程中容易破碎，对中药饮片的外观可能产生一定影响。淀粉是决定大米品质的主要因素，直链淀粉含量越高，大米硬度与膨胀率越高，大米作为中药炮制辅料，在与中药饮片炮制过程中不易破碎，受热膨胀，增加受热面积，可以更好地起到传热介质、吸附的作用。蛋白质是大米的主要成分之一，与大米黏度呈负相关，蛋白质含量越高，大米加热过程中越不易糊化，较松散，作为炮制辅料与药物共制时，炒制过程中不易粘连，便于炮制。有研究考察了辅料大米质量标准评价指标的设定值，参照 2025 年版《中国药典》（结果保留 1 位小数）的规定，按该类样品数据 95% 置信区间下限的 80% 计算。建议粳米红绿色值 a* 应不低于 0.5，圆形度不低于 53.0，千粒重不低于 16.0g，直链淀粉质量分数不低于 12.0%，蛋白质质量分数不低于 4.0%。籼米红绿色值 a* 应不低于 −1.0，圆形度不低于 41.0，千粒重不低于 13.0g，直链淀粉质量分数不低于 9.0%，蛋白质质量分数不低于 3.5% 等。

2. 化学成分研究 大米为禾本科植物稻的种仁，主要成分有淀粉、蛋白质、脂肪、微量元素、糖类等，另外还有少量挥发性成分。大米作为世界上大部分人的主要食物，除了为人体提供糖类、蛋白质、脂肪及膳食纤维等主要营养成分外，还为人体提供大量必需的微量元素，如铁、锰、铜、锌、钙、硒等。大米中还含有肉豆蔻酸、棕榈酸、硬脂酸、油酸、亚油酸、α- 亚麻酸、花生酸、木焦油酸等脂肪酸，以及 18 种氨基酸和维生素 B_1、维生素 B_2、烟酸、叶酸。

稻谷由谷壳、果皮、种皮、外胚乳、糊粉层、胚乳和胚等各部分构成。糙米是指脱去谷壳，保留其他各部分的制品；精制大米（即通常所说的大米）是指仅保留胚乳，而将其余部分全部脱去的制品。由于稻谷中除碳水化合物以外的营养成分（如蛋白质、脂肪、纤维素、矿物质和维生素）大部分都集中在果皮、种皮、外胚乳、糊粉层和胚（即通常所说的糠层）中，因此糙米的营养价值明显优于精制大米。

大米最主要的成分是碳水化合物，约占 70%，同时含有一定量（7%～8%）的蛋白质、维生素、纤维素和矿物质。大米的营养价值比较均衡，B 族维生素含量比较丰富、齐全。但是大米在加工过程中却可能造成营养素大量流失，一般来说大米越精制营养素流失就越多。

大米蛋白质中，含赖氨酸高的碱溶性谷蛋白占 80%，赖氨酸含量高于其他谷物，氨基酸组成配比合理，比较接近世界卫生组织认定的蛋白质氨基酸最佳配比模式，大米蛋白质的生物价（BV 值）为 77，蛋白质效用比率（PER 值）为 2.2（小麦为 1.5，玉米为 1.1），蛋白质的可消化性超过 90%，均高于其他谷物，因此大米蛋白质的营养价值高。

稻米可进一步细分为籼稻、粳稻、糯稻三类。此外还有红米和黑米。

籼稻米为禾本科植物籼稻 *Oryza sativa* subsp. *indica* Kato. 的种仁，又称南米、机米。主要成分有淀粉、碳水化合物、蛋白质、脂肪（脂肪以酯型胆甾醇、自由胆甾醇、菜油甾醇、豆甾醇、谷甾醇、磷脂、二十四酰基鞘氨葡萄糖、自由脂肪酸及甘油一酯、甘油二酯、甘油三酯等形式存在）和氨基酸（包括缬氨酸、亮氨酸、异亮氨酸、苏氨酸、苯丙氨酸、色氨酸、赖氨酸、组氨酸、精氨酸和甲硫氨酸等），以及钙、磷、铁、钾、钠、镁、氯等无机盐，有机酸，B 族维生素等。其中蛋白质、磷、镁、钾的含量均比粳米高，以上熟、中熟为佳，晚熟次之。

粳稻米为禾本科植物粳稻 *Oryza sativa* subsp. *japonica* Kato. 的种仁。主要成分有淀粉、蛋白质、脂肪（含有酯型胆甾醇和自由胆甾醇、菜油甾醇、豆甾醇、谷甾峮醇、甘油一酯、甘油二酯、甘油三酯、磷脂、二十四酰基鞘氨醇葡萄糖、自由脂肪酸等)、少量 B 族维生素、乙酸、延胡索酸、琥珀酸、甘醇酸、柠檬酸、苹果酸等有机酸和葡萄糖、果糖、麦芽糖等单糖以及钙、磷、铁、钾、钠、镁、氯等无机盐(大都集中在谷皮和粉糊层中,其中还含有一定的维生素 A、维生素 B_1、维生素 E)及人体所必需的多种氨基酸,如缬氨酸、异亮氨酸、苏氨酸、苯丙氨酸、色氨酸、甲硫氨酸、赖氨酸、组氨酸、胱氨酸等。粳米中蛋白质的生理价值较其他谷类高,所含氨基酸也较全面,为米中之佳品,被誉为"五谷之长""资生化育神丹"。既可养生,又可治病。以迟粳和晚粳为佳。

糯稻米为禾本科植物糯稻 *Oryza sativa* L. var. *glutinosa* Blanco 的种仁,又称江米、元米。主要成分有淀粉、蛋白质、脂肪(均较粳米高)、钙、磷、铁、钾、钠、镁、氯、维生素 B_1、维生素 B_2、烟酸、延胡索酸、琥珀酸、甘醇酸、柠檬酸和苹果酸等多种有机酸、葡萄糖、果糖、麦芽糖等单糖和人体所必需的缬氨酸、亮氨酸、异亮氨酸、苏氨酸、色氨酸、苯丙氨酸、甲硫氨酸、精氨酸、组氨酸、赖氨酸、胱氨酸等。

3. 药理作用研究 大米具有补中益气、健脾和胃、除烦止渴、止泻痢的功效,可用于诸虚百损、强阳壮骨、生津、明目等,可以治疗尿频、腹泻、小便不通等症。由于产地品种不同,性味各异。北方大米性凉,南方大米性温;红大米性热,白大米性凉;晚白大米性寒;新大米性热,陈大米性凉。

大米中各种营养素含量虽不是很高,但因人们食用量大,故其也具有很高营养功效,是补充营养素的基础食物。米的不同做法也可产生不同作用,如米粥具有补脾、和胃、清肺功效;米汤有益气、养阴、润燥的功能,性味甘平,有益于婴儿的发育和健康,能刺激胃液的分泌,有助于消化,并对脂肪的吸收有促进作用,亦能促使奶粉中的酪蛋白形成疏松而又柔软的小凝块,使之容易消化吸收,因此用米给婴儿制作辅助饮食都是比较理想的。大米粥和米汤中所含的优质蛋白质,可以使血管保持柔软,达到降血压的目的。其所含的水溶性食物纤维,可以将肠内的胆酸汁排出体外,预防动脉硬化等心血管疾病。因此,对老年人来说,也是很好的保健食品。米粥具有补脾、和胃、清肺功效。

近年来大米蛋白改善慢性疾病的功效逐渐获得研究证实,如抗糖尿病、抗高血压、抗动脉粥样硬化(AS)等。球蛋白是大米蛋白中最主要的生物活性蛋白,大米球蛋白中的绝大部分为 α- 球蛋白,利用分离鉴定及生物合成法获得纯化的 α- 球蛋白肽段,经体内、体外试验证实,其通过修复 TNF-α 引起的 HUVEC 损伤,抑制 VSMC 增殖和迁移的血管细胞,而发挥抗 AS 机制。

大米用于炮制的方法主要有米炒和米泔水浸泡。其中药物与米同炒的方法称为米炒,常用的药物有党参、红娘子、斑蝥等。米炒党参是为了增强健脾止泻的作用,主要用于脾虚患者;如果用党参是为了补气,则应用蜜炙而不是米炒。红娘子、斑蝥二药均有恶臭味,有毒,米炒能降低药物的毒性,矫正不良气味,利于入药。斑蝥经过米炒毒性降低的原理:斑蝥素是一种挥发性物质,高温易挥发,熔点 213～216℃、升华点 85～110℃,米炒时锅温为 128℃,正适合斑蝥素的升华,在斑蝥用米炒的过程中,由于斑蝥受热均匀,斑蝥素部分升华含量降低,从而使其毒性降低,且矫正了不良气味。

二、麦麸

【历史沿革】 关于麦麸炮制药物的记载,最早出现在东汉末年《华氏中藏经》中的"枳实，麸炒”“枳实，麸炒去瓤”。在南北朝刘宋时期雷敩的《雷公炮炙论》中对枳壳麸炒方法有了较详细的记载“以麸炒过，待麸焦黑，遂出”。在唐代《外台秘要》中有麸炒杏仁的记载：“去皮尖双仁，麸炒黄。”在唐以前麸炒品种较少，只有枳壳、杏仁及木鳖子的麸炒记载，但宋代的麸炒方法增加了僵蚕、斑蝥、鸡内金等动物药，并加入了很多有毒药物，其中，以《圣济总录》《普济方》《太平圣惠方》等所载品种最多，到了金元时期，麸炒的发展速度较为缓慢，文献记载较少，麸炒品种也相对唐宋时期略为减少，在《卫生宝鉴》中有麸炒蛇虫的记载。直到明清时期，麸炒法有了更深层次进展，麸炒在明代得到了进一步的发展，除麸炒品种与金元时期相比有所增加之外，对麸炒的目的及原理也有所论述。其中陈嘉谟在《本草蒙筌》中提出“麦麸皮制，抑酷性勿伤上膈”的理论至今仍被业界所认同。《本草通玄》中也有“麦麸资其谷气”的记载。《医宗粹言》谓枳壳“消食去积滞用麸炒，不尔气刚，恐伤元气”。同时，明代文献对麸炒方法的记载也较为详尽。清代麸炒法没有根本性的变化，只是在麸炒品种上有所增减。

2025 年版《中国药典》采用麸炒法炮制的有山药、白术、苍术、芡实、枳壳、枳实、椿皮、僵蚕及薏苡仁等中药。此外，《中药炮制学辞典》记载麦麸“与药物共同拌炒，能缓和药物的燥性，去除不良气味，增强疗效，并能借麦麸的烟气熏制药物，达到赋色的目的，如麸炒枳壳、僵蚕、苍术、白术、枳实”“麦麸还能吸附油质，可作为煨制的辅料，以去除油质，增强止泻作用，如麦麸煨葛根、诃子、肉豆蔻”。

【炮制作用】

1. 增强疗效 麦麸能增强一些药物的疗效，如麸炒山药健脾作用增强，山药多糖和尿囊素为山药的主要活性成分，麸炒山药健脾作用增强可能与其活性成分增加有关。麸炒白术有“减酮减燥，增酯增效”的炮制原理一说，酮类化合物降低则白术燥性降低，酯类化合物增加则药效增强。

2. 缓和燥性 麦麸与药物共制能缓和药物的燥性，增强疗效，除去药物不快的气味，使药物色泽均匀，且能吸附油质，可用作煨制的辅料。生苍术温燥而辛烈，麸炒后挥发油中各主要成分均明显减少，燥性缓和。生枳壳辛燥，作用较强，麸炒缓和其峻烈之性，适宜于老年体弱而气滞者，可能是麦麸吸收了部分挥发油成分，缓和药性，降低了对胃肠的刺激。作为天然吸附剂，有报道认为麦麸对重金属离子有优良的吸附性能，故推测其作为中药炮制辅料具有类似的作用，借麸制法吸附药物中存在的挥发性成分，较好地达到降低燥性的目的。与米类似，麦麸自身也具有一定药效，既可以作为药物使用，也可以作为炮制辅料使用，协同增强药物疗效。有研究观察到，苍术经过麦麸炒制之后，产生了乙酸、2- 甲基丁醛、3- 甲基丁醛、呋喃甲醛及 5- 羟甲基呋喃甲醛等物质，提示这些物质有可能是苍术在与麦麸共同炒制的过程中，产生了成分的转移与转化。

麦麸主要结构是较为疏松的淀粉、纤维，体轻质松，传热速度慢，与药物共制可使药物受热均匀，避免局部过热，而麸炒过程中药物的受热温度约为 130～210℃，在此温度下麦麸和药物中含有的热敏基团发生化学反应，从而导致有效成分的增加或燥性成分的降低。

3. 矫臭矫味 僵蚕经过麦麸拌炒，可达到洁净药材、杀菌灭芽胞及防腐之目的，同时还能矫味去腥。麦麸既可以作为吸附剂和指示剂，又可以增强僵蚕化痰散结的功效，同时还会减少对胃的刺激。有学者提出“中药麸炒炮制中产生的焦香味物质是基于美拉德反应形成”的观点，研究表明，以麦麸炒制药物，在炒制的温度下，麦麸中的糖和氨基酸等可产生美拉德反应，发生成分的转移与转化，形成的产物具有焦香味，并具有一定的健脾作用，这些在麸炒过程中产生的焦香味物质是麸炒焦香健脾、矫臭矫味的物质基础。

【现代研究进展】

1. 质量标准研究 中华人民共和国农业行业标准 NY/T 3218—2018《食用小麦麸皮》规定，小麦麸无可见有机杂质和无机杂质，包括玻璃、金属、绳线、泥石、昆虫体等。组织状态为片状或粉状，干燥松散、无结块，无霉变，具有固有色泽和气味，无异味。水分≤12.0%，灰分（干基）≤5.0%，粗蛋白（干基）≥16.0%，含沙量≤0.02%，磁性金属物≤0.003g/kg，总膳食纤维（干基）≥38%，脂肪酸值（以干基 KOH 计）≤120mg/100g。真菌毒素限量、重金属限量和农药残留量符合 GB 2761、GB 2762 和 GB 2763 国家标准。

中华人民共和国农业行业标准 NY/T 119—2021《饲料原料　小麦麸》规定，感官性状为细碎屑状，色泽气味正常，无霉变、无结块，不得掺有小麦麸以外的物质等。水分含量不得超过 13.0%。以粗蛋白质为质量控制指标按含量分为两级，粗蛋白质大于 17.0% 为一级，大于 15.0% 为二级；粗纤维不得大于 12.0%，粗灰分不得大于 6.0%。

麦麸虽然营养价值高，但在中国主要用作饲料，在相关标准中仅对其质量指标制订了一些外观性状等理化指标限度要求，如麦麸为细碎屑状，色泽新鲜一致，无发酵、无霉变、无结块及异味异臭；还包括水分及夹杂物等指标，并根据粗蛋白质、粗纤维、粗灰分含量分为三级。但性状、水分、夹杂物、粗蛋白、粗纤维、粗灰分等检查指标仅满足饲料标准，而麦麸作为炮制辅料，是直接应用于中药饮片炮制过程，并最终作用于人体，其质量要求应更符合药用标准，而不应仅满足饲料标准。

目前，《陕西省中药饮片炮制规范》收载了麸皮的质量标准，规定了来源制法、性状，同时对水分、总灰分、霉菌总数、粗蛋白含量、储藏提出明确要求。有学者通过收集 10 个不同产地的麦麸，按照 2025 年版《中国药典》的方法，对麦麸外观性状进行描述，对所含水分、总灰分、酸不溶性灰分，砷盐、重金属盐及总黄酮的量进行了测定等，比较系统地报道了麦麸作为炮制辅料应用时应具备的基本质量标准。这对制订麦麸的药用质量标准具有积极意义，但其中有些质量分析方法专属性不强，没有针对麦麸的特性，有些质量判定指标较模糊，有些分析指标不全面等，都需要我们进一步完善其药用质量标准。为了规范麦麸的使用、保证中药饮片质量，进而保障人们临床用药安全，制订麦麸的药用标准至关重要。

此外，麦麸的加工工艺全国也不统一，《中国药典》及各省市炮制规范也均未见较为详细的规定，导致各省用于炮制的麦麸不尽相同。在我国北方，大都习惯使用麦麸子，即含有较多面粉的麦麸，南方则习惯使用麦麸皮，两者在炮制药物过程中，无疑会使被炮制的药物在性状和作用上产生较大的差异。再加上小麦品种和产地繁多，按播种期和生育习性可分为春小麦和冬小麦；按粒色不同可分为红小麦、白小麦和花小麦；按籽粒质地不同可分为硬质小麦和软质小麦，我国小麦种植按地理环境、自然条件可划分为 10 个生态类型区域。同时麦麸的粒径和灰屑含量也没有明确、统一的规定。这些均对饮片的质量有直接的影响。

关于麦麸炮制的工艺报道较多，但是没有统一规范，无公认标准。2025 年版《中国药典》规定麸炒炮制工艺如下：先将炒制容器加热，至撒入麸皮即刻烟起，随即投入待炮炙品，迅速翻动，炒至表面呈黄色或深黄色时，取出，筛去麸皮，放凉。虽规定了烟起投入炮炙品和炒至呈黄色或深黄色，然而两者均不容易把握。有研究者用加权评分法优选樟帮麸炒枳壳最佳炮制工艺参数，结果发现，麸炒枳壳的最佳炮制工艺为麦麸量为 5%（占药材质量总比例），炒制温度为 140℃，炒制时间为 6min；还有以多指标分析，采用正交试验优选樟帮蜜制麦麸工艺，发现蜜制麦麸最佳工艺：加蜜量为麦麸量的 30%，加水量为蜜量的 50%，炮制时间 90s，炮制温度 90℃；另还有分别用高效液相色谱法和紫外可见分光光度法测定湖北麦麸及其炒制品中阿魏酸和总黄酮的含量，探讨不同炮制方法对麦麸中阿魏酸和总黄酮含量的影响，发现根据麦麸炒制程度的增加，阿魏酸含量呈下降趋势，总黄酮含量呈增加趋势。这些研究为我们深入探索麦麸炮制工艺提供了借鉴。

目前，麦麸在中药饮片炮制领域没有科学可控的检测手段，一些指标成分也仅满足饲料标准，若是简单套用饲料标准，则不能完全与药用要求相适应，只能使药用辅料更加混乱，无法保证其炮制作用和饮片质量。此外，麦麸质量标准的制订工作也必须与其炮制机制研究相结合，只有通过炮制机制研究，明确了炮制过程中麦麸所起的作用，才能更有针对性地制订其质量控制指标，进而避免因质量指标和分析方法专属性不强、盲目照搬饲料标准或其他行业标准，而造成药用辅料使用混乱的问题，才能使所制订的麦麸标准更适合于中药饮片的生产。麦麸药用质量标准应包括的指标有外观性状、粒径大小、灰屑含量、水分、总黄酮、阿魏酸、醇浸出物、水浸出物、重金属含量、微生物限量、有机磷农药残留量、黄曲霉毒素等。

目前已有研究采用直观法描述麦麸性状，用薄层色谱法（TLC）进行鉴别，按照 2025 年版《中国药典》中的方法测定麦麸的水分、总灰分、重金属及有害元素含量，以紫外分光光度法测定总黄酮含量。得出结果为，麦麸性状应为淡黄色至棕黄色的碎屑，有麦麸香味，握之松软，味淡。各产地麦麸均含有丙氨酸、亮氨酸。麦麸水分含量不得超过 13.7%，总灰分不得超过 5.6%，铅含量不得超过 5mg/kg，砷含量不得超过 2mg/kg，总黄酮含量不少于 0.7%。另有研究得出结论：辅料麦麸含水量应低于 13.84%，总灰分含量低于 3.16%，酸不溶性灰分含量低于 0.52%。总黄酮含量不低于 0.31%。砷盐和重金属盐含量符合限量标准，作为炮制辅料应采用粗粉等。

通过收集全国各地来源的样品，参照 2025 年版《中国药典》中药饮片质量标准项目，对炮制辅料麦麸的质量标准进行研究。结果认为，麦麸应呈不规则薄片或碎末。外表面黄色、平滑，稍有光泽，内表面白色或黄白色，粗糙，粉性，体轻，质柔软，气微香，味淡。

通过显微观察麦麸主要特征为：含淀粉粒、果皮表皮细胞、横细胞、珠心残余细胞、非腺毛、糊粉粒。

麦麸水分含量为 6.05%～9.86%、总灰分含量为 4.60%～7.17%、酸不溶性灰分含量为 0.1%～0.3%。重金属检查：铜元素的含量范围为 11.35～21.6mg/kg、铅元素的含量范围为 0.186～1.471 5mg/kg、镉元素的含量范围为 0.011 7～0.151 4mg/kg、砷元素的含量范围为 0.006～0.044mg/kg、汞元素的含量范围为 0.012～0.043mg/kg。有机氯类：含总六六六（BHC 总和）均低于 0.002mg/kg，其中未检出 γ-BHC、δ-BHC；总滴滴涕（DDT）均低于 0.005mg/kg。有机磷类：敌敌畏均低于 0.000 6mg/kg；乙酰甲胺磷均低于 0.006mg/kg；氧化乐果均低于 0.006mg/kg；乐果均低于 0.003mg/kg。微生物检查结果：麦麸的需氧总菌数为 1×10^{-3}～6×10^{-3}CFU/g，霉菌和酵母菌总数为 1×10^{-4}～2×10^{-2}CFU/g。

研究麦麸有效成分含量，通过紫外分光光度法测定多糖含量，表明多糖含量应为 0.90%～

1.08%；总氨基酸的含量为 11.20%～15.26%。麦麸中总膳食纤维的含量为 32.0%～49.3%。

不同粒径麦麸炒制白术，对其外观颜色、杂质有一定影响；对含量影响明显，粒径越大，炮制后白术内酯含量越高，特别是对白术内酯Ⅱ的影响最为显著；对药效无显著性差异。

经上述分析，确定了麦麸质量标准草案。项目包括性状、水分不得过 10.0%、总灰分不得过 7.0%、微生物限度（发酵用麦麸）需氧菌总数不得过 6.0×10^{-3}CFU/g；霉菌和酵母菌总数不得过 2.0×10^{-2}CFU/g；总氨基酸不得少于 10.0%（发酵用）及总膳食纤维不得少于 35.0%。

麦麸的质量和制作工艺都能够直接影响到炮制品的质量及饮片的临床应用效果，为了临床更好地使用麦麸，不仅要制订其质量标准，还需统一规范麦麸的生产工艺以及制作工艺。麦麸生产工艺中，需要规范的内容包括来源产地、含水量、粒径大小和灰屑含量等；制作工艺中需要优化的参数有用量、温度和时间等。

有研究考察不同粒径的麦麸对麸炒山药外观性状的影响，结果表明麦麸粒径越小，在铁锅中冒浓烟的时间越短，越容易出现糊化、粘片和焦化，造成麸炒山药炮制品出现颜色均匀度差、焦片煳片所占比例增加的情况。在麸炒山药饮片的表面黏附的黑色焦化麦麸的增加，影响了麸炒山药的外观性状。

在考察不同质量的麦麸对麸炒白术外观性状及内在质量的影响时发现，麦麸粒径越小、含水量越高，炮制品外观性状越差，且内在质量也降低。

另有研究木香生品和麸煨品不同极性部位的药理作用，木香麸煨后对大鼠胃黏膜损伤的保护作用增强。可见，应将化学成分的变化与药理效应相结合来优化炮制工艺的参数。

2. 化学成分研究 麦麸呈淡黄色或褐黄色的皮状颗粒，质较轻，味略甜，具有特殊香气，主要由小麦皮层和糊粉层组成。糊粉层仅占 7%，却含有小麦中大部分的微量营养素和植物化合物，如优质的膳食纤维、矿物质、B 族维生素、蛋白质、植酸及酚类化合物等。而酚类物质和活性多糖是麦麸中的两大类生理活性物质。咖啡酸、阿魏酸和肉桂酸是麸皮中的主要羟基肉桂酸，其中阿魏酸是小麦麸皮中含量最高的酚酸，在植物细胞的细胞壁中它主要通过酯键与多糖和木质素交联，或自身酯化或醚化形成二阿魏酸；麦麸中 50% 是膳食纤维，麦麸多糖是麦麸中主要膳食纤维，其总量占干物质成分的 35%～50%，其中 β- 葡聚糖占 40%～60%，且可溶部分占 65%～90%；麦麸中蛋白质含量较高，木质素含量较少，同时氨基酸组成丰富，含丰富的谷氨酸和赖氨酸等人体必需的多种氨基酸。有实验结果表明，麦麸中总黄酮粗提物得率达 0.235 5%，麦麸所含的天然抗氧化剂量在 1% 以上，主成分为维生素 E；麦麸中灰分含量约占 5.7%，其中以磷、钾、镁、钙居多，其含量分别为 20.5%、17.2%、5.6%、1.6%；铁、锰、锌含量较低，分别约占 0.25%。

也有较多关于麦麸对所炮制的药物成分的改变的研究。有学者采用高效液相色谱法（HPLC）测定不同粒径及水分麦麸炮制所得枳壳中芸香柚皮苷、柚皮苷 、橙皮苷 、新橙皮苷含量的变化，发现麸炒枳壳的黄酮类成分含量均有所提高。对枳壳生品及麸炒枳壳中的挥发油含量、物理常数进行研究。研究结果表明麸炒后枳壳的挥发油含量降低了 19.64% 左右，认为加热是导致挥发油含量降低的直接因素，辅料麦麸的吸附作用是导致挥发油降低的又一个因素。同时，实验还发现麸炒枳壳的挥发油的密度、折光率、比旋度都有降低，说明麸炒后，药物的挥发油组分或成分间的比例有所变化。

有学者对苍术、山药、白术、僵蚕药材麸炒前后微量元素的含量进行了研究，结果表明，经麸炒后，多种元素的含量变化呈降低趋势。

研究表明，麸炒后苍术中β-桉叶醇的含量损失率在20%以上；另有研究发现，麸炒苍术中的挥发油降低15%左右，而米泔水浸炒后苍术的挥发油含量减少较多，可能对治疗效果会产生影响。有研究者对苍术及其四种炮制品中的挥发油含量及物理常数进行测定比较，结果表明苍术炮制后挥发油含量均有不同程度降低，其中以麸炒法降低得最多。

山药经麸炒后总糖含量增加了5.25%，粗多糖成分中葡萄糖所占比例增高。还有学者对生山药及其3种不同炮制品的水溶性浸出物、醇溶性浸出物和尿囊素含量进行了比较。发现4种样品中尿囊素的含量以麸炒品最高。同时还有实验采用HPLC测定了麸炒前后山药中的尿囊素含量，也发现麸炒山药中尿囊素含量最高。此外，有研究者对山药及炮制品中水溶性游离氨基酸含量进行了分析和比较，结果发现，水溶性游离氨基酸总含量麸炒品低于生品，炮制后必需氨基酸中甲硫氨酸与色氨酸含量也大大降低，氨基酸总含量麸炒品低于生品。还有研究者对怀山药麸炒前后的化学成分变化进行了比较分析。通过薄层色谱发现，在365nm紫外线灯下观察，生品可见3个明显的斑点，而炮制品却没有；经吸收图谱的比较，生山药在269nm和220nm处有吸收峰，而麸炒山药在258nm和222nm处有吸收峰；在HPLC谱中也表明山药经麸炒后，化学成分发生了变化。上述实验均证明了生品与麸炒品在化学成分上发生了显著的变化。

有学者运用高效液相色谱法对白术麸炒后的白术内酯含量进行了研究，证明白术内酯Ⅰ的含量为麸炒黄品＞麸炒轻品＞麸炒焦品＞炒黄品＞生品，白术内酯Ⅱ则在麸炒黄品和麸炒焦品中含量略有增加，白术内酯Ⅲ则在麸炒轻品、麸炒黄品两种炮制品中含量增加。

3. 药理作用研究 麦麸味甘，性寒，无毒，具有和中、健胃、益脾作用。作中药炮制辅料时，常用以增强药物和中健胃、补脾调中等功效以及缓和药性，降低恶心、呕吐等不良反应和矫色、矫臭、矫味等。有研究者通过外翻肠囊法观察不同炮制方法的麦麸对小肠吸收营养物质的影响，发现麦麸健脾作用可能与促进小肠收缩有关，在不同麦麸加工品中，以炒焦麦麸健脾功效最为显著。

麦麸作为小麦的副产物，年产量很大。与其他膳食纤维如燕麦麦麸、玉米纤维等相比，有明显突出的药用价值，尤其是在预防和治疗恶性肿瘤、心血管疾病以及某些消化系统疾病方面。

实验证明，小麦麦麸具有抗氧化活性和清除羟自由基（—OH）的能力。麦麸中含有较多的酚酸和酚类化合物，如阿魏酸、香草酸、香豆酸等。酚酸具有抗氧化和抗癌作用。阿魏酸是小麦麦麸中含量最高的酚酸，对过氧化氢、超氧阴离子自由基、过氧亚硝基都有清除作用，并对脂质的过氧化有很强的抑制作用。现在阿魏酸钠已经作为治疗缺血性心脑血管病的药物广泛应用于临床。另外，食物纤维中所含黄酮类物质也可能是清除自由基的活性物质，这类物质和膳食纤维中的葡萄糖形成糖苷，具有很强的抗氧化活性，已在小麦麦麸和米糠中分离获得。黄酮类物质具有清除超氧离子自由基（$O_2^{\cdot-}$）和羟自由基（•OH）的能力已被证实，可用于治疗心血管疾病和阿尔茨海默病等。

麦麸对很多致癌物质，如亚硝胺、苯酚和甲酚、吲哚和甲基吲哚、胆汁酸和次级胆汁酸等，有很强的吸附作用。麦麸使胆汁酸排泄量显著减少并可束缚胆汁酸和次级胆汁酸作用，从而较大地减少了结肠肠道中胆汁酸和次级胆汁酸含量。由于人体内高浓度的胆酸是导致结肠癌发生发展的重要因素，因此麦麸可降低患结肠癌的风险。另外，由于麦麸对肠道中的游离雌激素也有很强的吸附作用，故其对预防和治疗乳腺癌等疾病也有积极意义。还有研究发现，10% 的麦麸可使 Fisher 大鼠结肠黏膜上皮生长因子的活性降低 63%。结肠黏膜上皮生长因子是胃肠道增生的刺激物，其受体的过度表达与结肠部位的癌变有密切关系。因此麦麸可降低结肠癌发生率。

麦麸在肠道厌氧菌的作用下酵解生成脂肪酸。短链脂肪酸会迅速地被肠黏膜吸收，而游离的短链脂肪酸（乙酸、丙酸、丁酸等），特别是乙酸，能降低结肠及大鼠盲肠肠道 pH 而抑制肠道腐生菌的生长并可以改变菌属平衡。在短链脂肪酸中丁酸是最重要的一种，它是结肠细胞的主要能源，动物实验表明丁酸对肠上皮细胞癌变有抑制作用，它能使转化细胞转变为正常细胞而防止其癌变。研究结果证明，麦麸能显著增加大鼠盲肠内短链脂肪酸（包括丁酸）的含量。

研究证明，麦麸对部分酶有明显作用，如对胰脂肪酶的分泌有强烈的抑制作用，并能抑制胰脂肪酶的活性。麦麸还可使结肠肠道中多种参与致癌物质形成的酶的活性降低，如结肠细菌的 β- 葡萄糖苷酸酶、7α- 脱羟基酶、硝基还原酶和偶氮基还原酶等，由此减少在结肠肠道中通过酶促反应生成的有毒物和致癌物以及肿瘤刺激物等。

麦麸可抑制胰脂肪酶的分泌和活性，必然导致食物脂肪在肠道的消化受到抑制。大量未消化的脂肪不被吸收而排泄到粪便中，使粪便中的中性脂肪含量增加。麦麸还有显著增加大鼠粪便的产量、正常细菌、水分的作用，有显著增加大鼠盲肠内挥发性脂肪酸含量和显著降低大鼠盲肠内 pH 的作用。说明麦麸有软便和促进肠道蠕动的作用，能缩短粪便在肠道中的停留时间，对结肠癌的预防，治疗便秘等均有积极意义。

有研究系统地考察麦麸炮制对药物的影响，探讨木香生品、麸煨品中的木香烃内酯和去氢木香内酯对胃肠动力作用的影响，阐明木香生用理气、煨熟止泻的作用机制，研究结果发现，木香生品中木香烃内酯和去氢木香内酯含量比值较大，理气作用强；麸煨后，两者含量比值降低，止泻作用增强。有学者对山药麸炒前后水提取液不同极性部位健脾作用进行了比较，结果表明，山药经麸炒后水提取液二氯甲烷部位较生品有更强的抑制脾虚小鼠胃排空及肠推进作用。比较苍术麸炒前后的药效学指标，发现生品挥发油组增加湿阻中焦证大鼠的尿量、降低尿液中的 AQP2 含量、改善湿阻中焦证大鼠的水液输布的作用较麸品组强，证明了苍术生品的燥性强于麸品，祛湿能力更强，炮制以后苍术的燥性缓和。对苍术炮制前后挥发油的急性毒性的研究结果发现，苍术麸炒后挥发油半数致死量（LD_{50}）较生品大幅增加，毒性降低。

三、土

【历史沿革】 土炒炮制始见于唐代，该时期土炒制的药物有 4 种：白术、矾石、牡鼠、鹿角。炮制方法除炒制（白术“土炒”见于《外台秘要》）外，其余均为土裹煨或煅法，如矾石“黄土包烧之一日，亦可纳斧孔中烧之”“赤泥团之，入火半日乃熟，可用”；牡鼠“黄泥裹，烧之，细拣去骨，取肉”，鹿角“用泥裹，文火烧之一日，如玉粉”。

宋代土制法得到较大发展，到了成熟阶段，出现了官方和剂局，药物炮制越来越规范。采用土制的药物又增加了苍术、败酱草、天南星、高良姜等，达 16 种之多；辅料用土主要有黄土、陈壁土、灶心土等。土制法大多采用泥裹烧或煅法，个别采用炒法，如天南星“用生姜滓和作饼，真黄土成泥包裹，放慢火内煨令香熟，去土，焙为末”，白术“泻用陈壁土炒”，石膏“泥裹烧通赤”。

金元时期土制的药物据记载有9种。土制法又新增与醋同煮法，如天南星“东壁土同醋煮少时，滤干，切片焙”。明代尤其是明末清初记载采用土制法的药物有18种，多采用炒法或泥裹煨法，个别用土蒸制，如白术“米泔浸去油者，山黄土裹蒸”。清代用土制的药物达32种，多为炒法，个别为泥裹煨法或土蒸制法，如白术“泔浸炒”。

自中华人民共和国成立以来，随着我国国民经济和科学技术的飞速发展，中药炮制无论是在炮制原理研究方面，还是炮制工艺和设备的改进方面都取得了前所未有的成就。2025年版《中国药典》及各地的地方炮制规范，将成熟的炮制工艺以法规的形式确定下来并逐步统一，现在采用土制法的药物有27种。土制方法为炒法，辅料有黄土、白土、灶心土、红土共4种。现代对土制法的炮制工艺进行了简化，对制作工艺的描述较详尽，但炮制工艺缺乏具体的技术参数。饮片质量仍以形、色、味等性状为标准的笼统描述，其检测结果多应用因人而异的感观指标来判断，缺乏客观指标和多数据的质量标准。

【炮制作用】

1. 降低或消除药物的毒副作用 毒性中药的炮制是炮制技术中的精髓，历代以炮制去毒的方法颇多，而土炒法就是一种行之有效的方法。《本草纲目拾遗》载：“（马钱子）忌见铁器，入砂锅内黄土拌炒，焦黄为度”木鳖子经土炒后，其脂肪油、蛋白质等均受到破坏，从而减缓了毒性反应。

2. 缓和药物的刺激性及副作用 某些含挥发油成分的药物，如枳实、红豆蔻、高良姜、橘皮等，多具有芳香辛辣等特殊气味，对某些患者有一定的刺激性。土炒后，挥发油部分被土吸收或挥散，相应地减少了刺激性，从而缓和了药物的辛散之性及燥性。又如当归，经土炒后，挥发油受到破坏，应用于临床既能补血又不致滑肠，适于血虚而又便溏的患者。

3. 增强药物的疗效 某些补脾健胃、止泻祛湿的药物，如苍术、白术、山药、茯苓、薏苡仁等常用土炒，以增强疗效。实验表明，白术经土炒后，其芳香的挥发性物质损失约15%，挥发油的颜色加深，折光率增大，既减少了药物对胃肠的刺激性，缓和了燥性，又增强了补脾止泻作用。

4. 有利于粉碎、煎出及矫味、矫臭 有些药物，如刺猬皮等，质地坚韧，且有腥臭味，经土烫炒后，质地疏松，易粉碎，药效成分易于煎出，同时还有矫除不良气味及降低毒性的作用。

【现代研究进展】

1. 质量标准研究 土包括伏龙肝、陈壁土、黄土、红土、赤石脂等。其中伏龙肝又称为灶心土，经过加工后呈棕红色的块状或粉末状，块状者的破碎面可见蜂窝状小孔，质稍硬，微有烟熏气，味淡，具吸湿性。以块大、色棕红、破碎面细腻、质松、无杂石者为佳。

由于辅料伏龙肝的来源减少，各省市炮制规范中规定辅料土可用赤石脂、黄土代替，甚至还有红土，红砖粉和白土的收载。全国及各省市的炮制规范中对土炒技术的规定多为“取辅料土置热锅内，炒至呈滑利状态，然后加入净饮片，拌炒至饮片表面均匀挂土色，筛去多余的土，放凉”。目前对辅料土的质量标准研究几乎没有，但从土炒中药的研究中可以看出，对土的质量标准研究可从土的pH、对亚甲蓝的吸附量、XRD衍射物相分析矿物组成以及颗粒粒径等方面来开展。

2. 化学成分研究 研究发现伏龙肝中主要含有硅酸、Fe_2O_3、Al_2O_3、CaO、$CaCO_3$、NaCl、K_2O、MgO等成分，呈弱碱性。

有研究开展了伏龙肝化学成分的检测，具体方法和结果如下。

（1）对 SiO_2 进行测定：取 1g 检品加 25ml HCl（1∶1）加热分解，将内容物移至蒸发皿中，在水浴上蒸干后用稀 HCl 润湿再蒸发至干。然后放置在烘箱 120℃烘 1 小时，使硅酸脱水，冷却后加 10ml HCl（1∶1），在水浴上加热 20 分钟，用水稀释至 100ml，过滤，用 3% HCl 和温水洗涤沉淀、干燥、灼烧，称量得到相应结果。

（2）对 Fe_2O_3 和 Al_2O_3 进行测定：上法所得滤液中加入 6 滴浓 HNO_3，加热煮沸，使铁盐氧化，冷却后加入 10g NH_4Cl，待溶后加氨水（不要太过量）至 $Fe(OH)_3$ 和 $Al(OH)_3$ 完全沉淀。在水浴中沉淀、过滤、水洗、干燥、灼烧，称量。

（3）对 Fe_2O_3 进行测定：取 1g 检品加 20ml 浓 HCl，盖上表面玻璃，于沸水浴上加热溶解，又加 200ml 水加热蒸发至干，加 10ml 浓 HCl 加热溶解，再加 30ml 水，冷却后过滤到 200ml 容量瓶中，稀释至刻度。取出 25ml，在加热条件下滴加 $SnCl_2$ 溶液至黄色消失为止，然后再加 1 滴 $SnCl_2$ 于还原后的溶液中，加 5ml 饱和 $HgCl_2$ 溶液和 5ml 硫酸亚锰试剂，再加 100ml 水稀释，然后用 $KMnO_4$ 标准溶液滴定至粉红色在 30 秒内不褪色为止。

（4）对 CaO 进行测定：在过滤出 Fe_2O_3 及 Al_2O_3 沉淀后的滤液中，加入 30ml 5% $(NH_4)_2C_2O_4$ 及氨水呈碱性，加热沉淀，加 HCl 酸化，再加氨水呈碱性。在水浴 80℃加热，陈化约 2 小时，冷却后过滤，用稀 $(NH_4)_2C_2O_4$ 洗涤沉淀、干燥、灼烧至恒重，称量。

（5）对 MgO 进行测定：滤液浓缩至 100ml，加热下条件加饱和 Na_2HPO_4 溶液、饱和 NH_4Cl 溶液和氨水，将 Mg^{2+} 沉淀为 $Mg·NH_4·PO_4$，放置过夜，过滤，用 5% 氨水洗涤沉淀，干燥、灼烧、称量。

（6）对 K_2O 及 Na_2O 进行测定：称 1g 检品加 HCl（1∶1）加热溶解，放置过夜，过滤，在滤液中加入 $BaCl_2$ 溶液加热，使 $BaSO_4$ 完全沉淀后加 NH_4Cl 和氨水中和，加入 $(NH_4)_2CO_3$ 及 $(NH_4)_2C_2O_4$ 加热过滤，用热水洗涤，沉淀，再用 HCl 溶解，用同法再沉淀一次。合并滤液蒸发至干，灼烧，称量。将沉淀用 20ml 水溶解之后，在溶液中加入 $Na_3Co(NO_2)_6$，以 $NaK_2Co(NO_2)_6$ 形式沉淀，干燥，灼烧，称量。

（7）对 SO_3 进行测定：称 0.2g 检品溶于 350ml 热水中，加 2 滴甲基橙和 1ml 浓 HCl，呈酸性，过滤。滤液中加 10% $BaCl_2$ 10ml 加热，陈化、过滤，水洗，干燥，称量得 $BaSO_4$ 沉淀，由此计算 SO_3。Cl^- 的测定：称 0.1g 检品加 50ml 水溶解，加 0.5ml 5% K_2CrO_4，用 $AgNO_3$ 滴定至溶液呈砖红色。

（8）对 CO_3^{2-} 进行测定：称 1g 检品用 0.1mol/L HCl 25ml 溶解后，以甲基橙为指示剂用标准 NaOH 溶液回滴。

黄黏土主要含有石英、伊利石、钠长石、绿泥石、高岭石；砂质黄土则主要含有石英、钠长石、伊利石、绿泥石；赤石脂主要有石英、赤铁矿、白云母、方铁矿、伊利石；灶心土则主要含有石英、钠长石、伊利石。

有研究通过比较灶心土、赤石脂和禹余粮的热解特性及红外光谱相似度来探讨赤石脂、禹余粮替代灶心土的可行性。通过热解特性研究采用热重差热综合热分析仪，取试样量（30±5）mg 置于坩锅中，以 10℃/min 的升温速率、流量 60ml/min 的恒定流速通入模拟空气［N_2∶O_2（4∶1）］，从室温升至 900℃。红外光谱试验采用溴化钾压片法，光谱分辨率 $4cm^{-1}$，测量范围 400～$500cm^{-1}$，扫描信号累加 32 次，所得数据经 Omnic 软件进行自动基线校正、平滑及纵坐标归一化，数据处理及图表绘制采用 Origin 8.0 软件和 Omnic 软件完成。结果发现，通过比较热解特性，灶心土、赤石脂、禹余粮的热解特性均在400～600℃处出现一段失重台阶；但整体而言，赤石脂与禹余粮热解特性没有体现出灶心土热解特性的复杂性；通过红外光谱相似度数值得出，以灶心土作为对照，赤石脂与灶心土相似度数值较低，禹余粮与灶心土相似度数值处于中等水平。结论认为，就热解特性及红外光谱相似度而言，禹余粮与灶心土相似性比赤石脂更好，可能比赤石脂更适合作为灶心土的替代品。

土炒对中药的主要影响可能就在于吸附和协同影响药效作用。对于吸附作用来说，可以吸附药物中部分的挥发性成分，尤其是对于燥性较强的药物，用土炒制可以减燥。如白术，有报道对白术及土炒白术的挥发油含量进行测定和TLC鉴别比较，结果发现，挥发油含量以原药材最高，其他依次为生白术片、土白术片、麸炒白术、蜜麸炒白术、米泔水漂白术，薄层色谱中挥发油斑点几乎一致。

对砂仁及其炮制品的挥发油含量进行测定和TLC鉴别，结果表明，砂仁中挥发油的含量经炮制后有不同程度的下降，生品 > 炒黄 > 土炒 > 麸炒 > 炒焦 > 炒炭品，而TLC鉴别结果其成分未显示明显变化。

对当归及其炮制品的挥发油含量进行测定，结果表明，当归中挥发油的含量经炮制后有不同程度的下降，生品 > 酒炙品 > 土炒当归 > 当归炭；对挥发油的物理常数测定结果表明，与生品比较，土炒当归和酒炙当归挥发油折光率略有增大，挥发油含量、密度、旋光度等均有所下降。从这些报道研究结果来看，中药经土炒炮制后，挥发油含量均有所降低。

研究还比较了生枳实、麸炒枳实、土炒枳实、砂炒枳实、醋炒枳实、酒炒枳实中橙皮苷的含量，结果表明除醋炒枳实和酒炒枳实中橙皮苷含量显著高于生品外，其余炮制品种含量与生品比均无明显变化，土炒品和麸炒品还略有降低。

另外还比较了4种山药炮制品中水溶性浸出物、醇溶性浸出物和尿囊素含量，结果表明山药炮制后，水溶性浸出物和醇溶性浸出物含量均有增高，其中土炒山药含量最高，麸炒山药和炒山药含量相近；而麸炒山药的尿囊素含量较生品高，土炒山药和炒山药均呈下降趋势。7种山药炮制品中多糖含量研究结果表明，山药经炮制后多糖含量均有不同程度的降低。

研究发现，不同的炮制方法对白术饮片醇溶性浸出物有不同影响，结果表明，白术经炮制后醇溶性浸出物含量均有增高，并以蜜麸炒品和土炒品较高。

研究还对杭白芍生品与炮制品中芍药苷、苯甲酸的含量进行测定，结果表明，土炒杭白芍与酒炒杭白芍的芍药苷损失最多。

土含有极为丰富的微量元素，如Fe、Mg、Zn、Co、Mn等，用土作辅料，实际上是增加了药物的微量元素含量，从而增强了药物疗效。有研究对苍术及其炮制品的微量元素的含量进行了分析比较，结果表明，苍术经麸炒、土炒后，微量元素的含量有不同程度的变化，土炒后微量元素Fe、Ti、Al、Cr含量增加约4倍，其次是Mn、Zn、B、Sn、P、Ni等，而Cu、Na、Mg、Si、Ba、Li等元素含量有所降低。另外有研究报道，辅料土中也含有对人体有害的微量元素，如Pb、Cd等，因而炮制时要注意保护有益元素的同时，消除或者减少有害元素。

3. 药理作用研究 灶心土是烧木柴或杂草的土灶内底部中心的焦黄土块，其性味辛温，具有收敛止血、温中止呕的功效。灶心土性温而止血，故适用于出血症属于虚寒者。临床多用于呕血、便血等病症，常配合地黄、阿胶、附子等药同用。灶心土降逆止呕作用也较佳，药性微温有温中功能，所以用于脾胃虚寒的呕吐为多；对妊娠呕吐也有很好的疗效。脾胃虚寒的呕吐常与半夏、干姜等药配伍应用；对妊娠呕吐可配合藿香、竹茹、生姜等药同用。伏龙肝撒布创面可使血管收缩，治疗婴儿（周岁前后）大便久泻，经治数十例，一般1～2日收效；使用伏龙肝水剂治疗妊娠恶阻、晕车、失眠等症，均有良好效果；使用伏龙肝治疗恶阻、便血、腹泻、胃脘痛等均取得良好效果；用验方"伏龙肝汤"治疗妊娠剧吐效果甚好；伏龙肝药性平稳，取其降逆和胃之功；治疗口中黏腻、纳少、经期后错、白带量多、精神倦怠、面色苍白、身困乏力、舌质淡胖、苔腻而滑、脉沉无力等，效果极佳；还能消痰止咳、燥湿运脾、收敛止带、温中止血、健脾和胃；伏龙肝水可治疗赤痢、腹痛、下血水或带紫等。

此外，伏龙肝对动物疾病也有很好的治疗效果，伏龙肝百草霜治疗貉肠炎，收到满意效果；也可用于治疗家畜胃肠炎、卡他性胃肠炎、便血、翻胃吐草、猪下痢、呕吐、稀粪、肚胀、便血、冷肠泄泻、腹泻、胃寒肚疼不食、鸡鸭粪便如水泻、羊消化不良、牛过劳症、耕牛反胃等。治疗家畜中暑、发热，效果好；用伏龙肝治疗耕牛风寒感冒，疗效显著。伏龙肝煎水内服可治疗家畜尿血，用伏龙肝枯矾合剂治疗患羔痢的病羔疗效显著；用伏龙肝治疗猪血痢38例、寒泻15例、黄痢26例、白痢40例，治愈率在95%以上；伏龙肝可用于辅助治疗牛翻胃吐草症，疗效甚佳。

有研究表明，在伏龙肝中发现新型的纳米类成分——碳点，通过动物实验研究其镇痛作用。对伏龙肝水煎液进行提取、分离和透析得到一种具有水溶性的新型物质——纳米类成分碳点，并命名为伏龙肝碳点（TFU-CDs）。利用透射电子显微镜（TEM）、高分辨透射电子显微镜（HRTEM）、紫外 - 可见分光光谱（UV-vis）、傅里叶变换红外光谱（FT-IR）、荧光光谱、X- 射线光电子能谱分析（XPS）等多种方法来研究这种全新的纳米类成分，并对这种碳点进行了表征，结果表明，从伏龙肝中分离出来的TFU-CDs外形为类球形，粒径均匀分布在1.6～4.8nm，晶格间距为0.208nm。动物实验结果发现，TFU-CDs具有良好的镇痛作用，提示伏龙肝中含有全新的一种纳米类成分——TFU-CDs，可能是伏龙肝发挥镇痛作用的物质基础。

四、河砂

【历史沿革】 在商周时期（公元前16世纪—公元前256年）的金文（旧称"钟鼎文"，铸或刻在商周青铜器上的铭文）就有河砂记载，并沿用至今。汉代《金匮要略》、清代《袁文笺正》记载有微炒；宋代《博济方》记载炒令黄；剉炒令焦出自明代《普济方》；白术土炒出自唐代《外台秘要》。砂炒又称沙 / 砂烫。1963年版《中国药典》"炮制通则"（下称"通则"）项首载沙烫，与"炒"项并列，并沿用至2005年版《中国药典》"通则"。2010年版、2015年版、2020年版和2025年版《中国药典》"通则"将"砂炒"列在"炒"项下。用砂作传热体炒熟食品与药物的历史悠久。砂炒作为一种传统的炮制方法，实际应用非常广泛。

【炮制作用】

1. 使药物质地酥脆，利于调剂，煎煮及服用 适用于某些质地坚韧的药物炮制，可使药物质地酥脆，便于粉碎和煎煮。如动物骨甲皮、筋类药物，多用此法炮制。

2. 降低某些药物的毒性 适用于毒性成分因受热可被破坏的一些药物的炮制。如砂烫马钱子和刺猬皮等，均有降低毒性的作用。

3. 便于除去非药用部分 适用于需要除去外表面非药用部分的药物炮制。如骨碎补、狗脊、马钱子，经砂烫后易于除去鳞叶或绒毛。

4. 矫味矫臭 适用于某些有不良气味的药物炮制。所有经砂烫的动物类药均可不同程度矫正臭味。

【现代研究进展】

1. 质量标准研究 砂炒的优点在于用途广泛，成本低廉，取材容易，加热均匀，翻炒迅速，出锅快，炒后色泽一致，标准容易掌握。河砂应以杂质较少、色泽洁白、粗细均匀者为佳，且用筛子筛去石子与极细者，用清水洗去尘土。若有石子，容易与药材混在一起，不易剔除；若细末太多，则砂子流动性不够，滞留锅底，失去了砂炒的意义。

JGJ 52—2006《普通混凝土用砂、石质量及检验方法标准》中规定，天然砂为由自然条件作用而形成的，公称粒径小于 5.00mm 的岩石颗粒。按其产源不同，可分为河砂、海砂和山砂。人工砂为岩石经除土开采、机械破碎、筛分而成的，公称粒径小于 5.00mm 的岩石颗粒。混合砂为由天然砂与人工砂按一定比例组合而成的砂。碎石是由天然岩石或卵石经破碎、筛分而得的，公称粒径大于 5.00mm 的岩石颗粒。卵石是由自然条件作用而形成的，公称粒径大于 5.00mm 的岩石颗粒。砂的粗细程度按细度模数 μ_f 分为粗、中、细、特细四级，粗砂：$\mu_f=3.7\sim3.1$；中砂：$\mu_f=3.0\sim2.3$；细砂：$\mu_f=2.2\sim1.6$；特细砂：$\mu_f=1.5\sim0.7$。GB/T 14684—2022《建设用砂》中规定天然砂自然条件作用下，岩石产生破碎、风化、分选、运移、堆 / 沉积，形成的粒径小于 4.75mm 的岩石颗粒。机制砂是以岩石、卵石、矿山废石和尾矿等为原料，经除土处理，油机械破碎、整形、筛分、粉控等工艺制成的，级配、粒形和石粉含量满足要求且粒径小于 4.75mm 的颗粒。混合砂是由机制砂和天然砂按一定比例混合而成的砂。按细度模数分为粗砂（3.7～3.1）、中砂（3.0～2.3）、细砂（2.2～1.6）、特细砂（1.5～0.7）。

2. 化学成分研究 普通河砂主要成分是二氧化硅（SiO_2）。砂一般分为天然砂和人工砂两类。由自然条件作用（主要是岩石风化）而形成的，粒径在 4.75mm 以下的岩石颗粒，称为天然砂。人工砂是由岩石轧碎而成，由于成本高、片状及粉状物多，一般不用。山砂表面粗糙，颗粒多棱角，含沙量较高，有机杂质含量也较多，质量较差。海砂和河砂表面圆滑，但海砂含盐量较高，对混凝土和砂浆有一定影响，河砂较为洁净，应用较广。

砂的粗细程度指不同粒径的砂粒混合在一起的平均粗细程度。通常有粗砂、中砂、细砂之分。在内陆（如沙漠）和非热带海岸（如沙滩）环境中，砂子一般的组成成分为二氧化硅，通常为石英的形式，因其化学性质稳定、质地坚硬，足以抗拒风化。二氧化硅的密度是 $2.65g/cm^3$，即 $2.65t/m^3$。沙子由矿物和微小的岩石碎片组成，岩石碎片是岩石经过侵蚀和风化而成的。沙子的成分因地方而异，具体情况视当地岩石的来源和条件而定。长石砂岩是一种长石（硅酸铝）含量很高的沙子或沙岩，通常是附近的花岗岩经过风化和侵蚀形成的。在珊瑚礁中找到的细质白色沙子是地上的珊瑚（石灰石），它们可以通过鹦鹉鱼的消化系统。一些地方的沙子中包含磁铁矿、黏土、绿泥石、海绿石或石膏，富含磁铁矿的沙子呈深黑色。含有绿泥石和海绿石的沙子一般呈绿色。

砂炒的高温使药物成分改变，从而使药效发生变化，或者砂炒的高温使药物质地变得酥脆，而使得有效成分易于溶出。如鸡内金生品经炮制后，砂烫鸡内金中的总多糖含量要比生品及微波炮制品都高。还有研究显示砂炒法炮制杜仲，其操作简单、损耗率低，水溶性浸出物含量高，炮制后的杜仲品质优良。

3. 药理作用研究 砂本身不具有药理作用，也不和药物发生协同作用，炮制药物时，砂一般作为中间传热体，因质地坚硬，传热较快，能与药材有较大的接触面，可使药物受热均匀，能更好地达到炮制所需程度。这对于龟板、鳖甲等药物很适宜，便于其药效成分的煎出。砂炒温度高，火力强，因此适于炒制质地坚硬或毒性强的药物，使药物酥脆易于调剂制剂，同时降低毒性。

有研究显示砂炒可有效缓解波棱瓜子 TL 致泻作用，但是同时也会减弱波棱瓜子 TL 的保肝作用。

有研究采用小鼠热板法和扭体法，观察吴茱萸不同炮制品的镇痛作用；采用耳肿法，观察吴茱萸不同炮制品的抗炎作用。结果发现，吴茱萸不同炮制品能明显提高热板和扭体实验小鼠的痛阈值，其中以砂烫盐炙组作用较强；对二甲苯所致的小鼠耳肿胀有明显的抑制作用，其中以砂烫组作用较强。结论认为，吴茱萸不同炮制品均有显著的抗炎、镇痛作用，其中以砂烫组和砂烫盐炙组作用较强。

还有研究艾叶不同炮制品的止血作用，以优化其炮制工艺。以小鼠出血时间与凝血时间为指标，比较艾叶生品、炒炭、砂烫、烘法、醋制所得炮制品的止血作用差异，结果发现艾叶不同炮制方法对缩短小鼠凝血时间的作用强弱不同，其中砂烫艾叶炭作用最强，凝血时间最短。结论认为，生艾叶、烘艾叶、砂烫艾叶炭、炒艾叶止血作用显著，艾叶用于凝血，其最佳的炮制方法是砂烫艾叶炭。

4. 其他 有研究对中药清炒（又称单炒）与砂炒过程中，锅体受热面积进行了探讨，实测煤灶的口径为 0.36m，锅的有效受热面积是 0.111 3m^2［近似球冠，$S_{球冠}=\pi(r^2+h^2)$，$r=0.18$m，$h=0.055$m；因火苗沿锅底上窜，其实际受热面积可能比此值要大一些。但砂炒时也与此相同，故可忽略不计］。砂炒时，如放入砂径（即砂粒的大小——方形孔眼的边长）区间为（2 000±70）μm～（2 184±79）μm（取孔径大 / 小筛的筛下 / 上部分）的砂粒 4.0kg，其砂粒的总表面积为 7.629 2m^2，是锅有效受热面积的 68.5 倍。因此，清炒时锅内的受热面积与砂炒锅内受热面积比较，是非常有限的，这也说明了为什么用砂炒可以更好地保证某些质地坚硬的贝壳类药物的炮制质量。

研究又使用同一炒药工具与相同（实际只能相近）的火候，分别用清炒与砂炒两法炒熟某中药，该中药密度为 ρ（单位：kg/m^3）、半径为 r（单位：m）。设炒熟质量为 w（单位：kg）的该中药所需的能量为 j（单位：J），清炒火候（炒黄 / 焦用文 / 中火）为 q_1，炒锅的有效受热面积为 S_1［$S_{1球冠}=\pi(r_1{}^2+h^2)$，r_1、h 分别为球冠的半径、高，单位为 m］，砂炒火候（武火或中火）为 q_2，则加入砂粒后中药的受热面积为 $S_2=w/[\rho(4/3)\pi r^3]\times 4\pi r^2=3w/(\rho r)$；$q_1$、$q_2$ 单位为 J/m^2，S 分 S_1 和 S_2，单位为 m^2。两种方法完成该中药炒制所需的时间为：$T=j/(q\cdot s)$，设定清炒或砂炒同一档次的同一中药的 ρ、r 相同，同一质量 w（单粒或多粒）的两种方法炒熟程度相同，故所需的能量 j 相同。清炒时，中药与锅接触的受热面积很小，而砂炒时，部分面积热会传导给砂粒，并被砂粒占用，所以砂炒时应把锅与砂粒视为整体，且不包括 S_1 的面积。中药的形状视为球体，通过计算，因 $S_1<S_2$，$q_1<q_2$，所以得出结论认为，在达到同样的炮制程度时，使用砂炒所用时间 T_2 要明显短于清炒所用时间 T_1。

五、明矾

【历史沿革】 明矾，又称白矾、枯矾。首载于《神农本草经》。吴普曰："矾石一名羽涅，一名羽泽。神农岐伯酸，扁鹊咸，雷公酸无毒。生河西，或陇西，或武都，石门。采无时，岐伯久服伤人骨。"且被列为上品。明矾既可作为药物也可作为辅料应用。

当明矾作为药物时，其炮制方法主要有“烧”（《五十二病方》）“炼”“烧令汁尽”（《肘后备急方》）等。到南北朝刘宋时期，《雷公炮炙论》中详细记载了其炮制方法：“旋安石蜂窠于赤瓶子中，烧蜂窠尽为度；将钳夹出，放冷，敲碎，入钵中研如粉后，于屋下掘一坑，可深五寸，却，以纸裹，留坑中一宿，取出，再研。”宋代至明清时期称煅后的炮制品为枯矾，应用较为广泛，如宋代《圣济总录》收载的白矾丸方剂中所用的就是炮制后的枯矾，可治疗肺壅热，能止喘嗽，化痰涎，利胸膈，定烦渴等。在明代《本草纲目》中，李时珍将明矾的功效做了归纳总结，曰：“矾石之用有四，吐利风热之痰涎，取其酸苦涌泄也；治诸血痛，脱肛，阴挺，疮疡，取其酸涩而收也；治痰饮，泄痢，崩、带，风眼，取其收而燥湿也；治喉痹痈疽中蛊蛇虫伤螫，取其解毒也。”

元代《本草品汇精要》记载天南星“姜汁浸透炮过，或用白矾、皂荚煮去其毒，并晒干用”。《丹溪心法》也有对南星的记载，其一“一两，切用白矾末半两，水泡一指厚浸，晒干研细入”；其二“二两，切作片，用白矾末五钱，水浸一二日晒干”。

到明清时期，有白矾浸、白矾煮等方法，明代《普济方》记载半夏“白矾水煮焙”“切研，用二两以水同浸三日，逐日换水，次用白矾二两研”；也有天南星的记载“用天南星一两。以白矾汤泡去毒水五七次。焙干为末。分作三分”。清代《本草新编》记载：研末，每一两，用入枯矾二钱、姜汁一合，捏饼，楮叶包裹，阴干，又名半夏曲也。《本草述钩元》对半夏的两种不同白矾制的记载，其一“每半夏一两，用白矾一两半，研细，温水化浸半夏”；其二“半夏泡七次四两，枯矾一两，为末”。《长沙药解》曰：“（矾石）入足太阴脾、足太阳膀胱经，善收湿淫，最化瘀浊，黑疸可消，白带能除。金匮矾石丸……治妇人带下，经水闭不利，脏坚癖不止，中有干血，下白物……矾石化败血而消痞硬，收湿淫而敛精液，杏仁破其郁陷之滞气也。硝矾散治女劳黑疸，以其燥湿而利水也。千金矾石汤……治脚气冲心，以其燥湿也。矾石酸涩燥裂，最收湿气而化瘀腐，善吐下老痰宿饮，缘痰涎凝结，黏滞于上下窍隧之间，牢不可动，矾石搜罗而扫荡之，离根失据，脏腑不容，高者自吐，低者自下，实非吐下之物也。其善治痈疽者，以中气未败，痈疽外发，肉腐脓泄，而新肌生长，自无余事，阳衰土湿，中气颓败，痈疽不能外发，内陷而伤腑脏，是以死也，矾石收脏腑之水湿，土燥而气达，是以愈也。”

明矾作为辅料炮制半夏、天南星的方法沿用至今，清半夏、姜半夏和制天南星的炮制中，都需要加入白矾进行浸泡。如清半夏是加入 8% 白矾浸泡或煮至内无干心，以口尝微有麻舌感为度；姜半夏不仅用白矾浸泡，还加入生姜，与白矾共煮；制天南星同姜半夏制法相似，每 100kg 药材中加白矾 2kg 进行浸泡，然后加入生姜白矾与药物同煮。

【炮制作用】

1. 降低药物毒性，减缓刺激性 明矾作为一种沿用至今的固体辅料，主要含有含水硫酸铝钾，气微，味酸，微甘而极涩。当明矾与药物共制时，能缓和药性，降低毒副作用。现代研究表明：半夏和天南星的刺激性成分主要是其所含的草酸钙针晶。从古至今，明矾都用于炮制半夏和天南星，明矾炮制有缓和药性的作用。矾制能够解毒的机制有两方面：一是白矾中所含有的铝离子，能够结合毒针晶的草酸根离子，使毒针晶分解；二是明矾溶液呈酸性，在酸性溶液中，毒针晶蛋白会溶解。故以明矾炮制天南星和半夏，不仅可减小其毒性，减缓其刺激性，还能增强药物的功效。

2. 防止腐烂 明矾在炮制过程中还能起到防腐作用，半夏、天南星中都含有大量淀粉，水泡后容易发霉变质，加入明矾不仅能去浊防腐，还能使成品更加光亮。附子、白附子等药物，在产地加工时，为了防止药物腐烂，也需要放到明矾水中进行浸泡。

【现代研究进展】

1. 质量标准研究 2025年版《中国药典》对明矾的质量有相关的规定，含水硫酸铝钾［$KAl(SO_4)_2 \cdot 12H_2O$］含量不得少于99.0%，重金属不得过20mg/kg。

GB 1886.229—2016《食品安全国家标准 食品添加剂 硫酸铝钾（又名钾明矾）》中有更加详细的规定：其中硫酸铝钾［$KAl(SO_4)_2 \cdot 12H_2O$］含量（以干基计）为99.5%以上，在自然光下，样品呈现为无色透明的块状、粒状或晶体粉末，铅的含量不得超过5.0mg/kg，砷的含量不得超过2.0mg/kg，氟、硒的含量不得超过30.0mg/kg；明矾干燥后为无水的硫酸铝钾，干燥方法为：置于预先于200℃±2℃的电热恒温干燥箱中干燥至质量恒定的称量瓶中，于200℃±2℃下干燥4h即可，硫酸铝钾［$KAl(SO_4)_2$］含量（以干基计）在96.5%以上，关于重金属的标准与上述明矾的相同，硫酸铝钾干燥品的减量≤13.0%。

《中华人民共和国卫生部药品标准（二部）第五册》中规定，明矾干燥后的减重不得过10.0%，无水明矾的水中不溶物不得过25mg，重金属不得过40ppm。

目前枯矾的煅制工艺质量标准还不明确，对于明矾煅制的工艺研究，认为煅制温度为180～260℃，煅至水分完全蒸发、全部呈疏松白色蜂窝状固体时起锅，切忌温度过高、时间过长。除明煅法外，使用烘制法对明矾进行脱水，温度应控制在250～300℃，恒温2h可使明矾脱水完全，与放大试验结果相结合，明矾脱水的最佳工艺条件为300℃下恒温2h。

2. 化学成分研究 明矾的主要成分含水硫酸铝钾［$KAl(SO_4)_2 \cdot 12H_2O$］，主要含有铝离子，近年来认为铝对人体具有潜在的危害，故非常重视对明矾中的铝的研究。研究明矾、姜半夏、清半夏和制天南星中活性铝在体外的消化过程，结果表明，人工胃液和肠液均能溶出活性铝，同时其炮制品更容易溶出活性铝。研究分析明矾炮制前后半夏中铝的变化，其中清半夏中的单体铝最多，毒性最大，经水煎煮后，单体铝可变为毒性较小的颗粒态铝，故药物选择合适的炮制方法，能够减少毒性，降低辅料对人体的影响。

目前研究较多的方面是探讨明矾作为辅料对药物成分的影响，清半夏与甘草配伍，对甘草酸的含量影响较大，故研究了清半夏以及炮制所用辅料明矾对甘草酸含量的影响，结果表明，甘草酸的含量随着清半夏的加入量增大而逐渐降低，当加入辅料明矾时，甘草酸含量下降得较为明显，清半夏以及明矾均能降低甘草酸含量，其中明矾降低得更为显著。

明矾是一种常见的净化剂，用来净化水，其原理是明矾溶于水后电离产生了Al^{3+}，Al^{3+}与水电离产生的OH^-结合生成了氢氧化铝，氢氧化铝胶体粒子带有正电荷，与带负电的泥沙胶粒相遇，正负电荷被中和，失去了电荷的胶粒，很快就会聚结在一起，粒子越结越大，最终沉入水底，从而达到净水的效果。明矾还是食品改良剂和膨松剂，常作为油条、粉条、凉粉、粉丝等食品的添加剂，在制作面包时用的泡打粉中也含有明矾，因为会加快二氧化碳的产生，从而加快膨胀速度，使面包变得松软膨胀可口，但明矾摄入过多将不利于身体健康。随着现代科学的发展，对明矾有了较为科学的认识。研究表明，明矾被人食用后，基本不能排出体外，它将永远沉积在人体内，明矾可以杀死脑细胞，使人提前出现脑萎缩、痴呆等症状，影响人们的智力，对儿童生长发育的影响更为严重。虽然我国早在30多年前就曾禁止过使用铝制餐具及明矾作为食品添加剂，但并没有引起人们的重视，2003年世界卫生组织曾将明矾列为有害食品添加剂。营养学家指出铝元素的安全摄入量为每千克体重0.7mg，传统食品加工过程中，一般在1kg面粉中加1g明矾，1g明矾中铝元素的质量为57mg。2014年7月1日，国家卫生和计划生育委员会等五部门规定，馒头、发糕等面制品（除油炸面制品、挂浆用的面糊、裹粉、煎炸粉外）不能添加含铝膨松剂硫酸铝钾和硫酸铝铵，也就是俗称的“明矾”，复合型膨松剂（泡打粉）的主要成分也是上述两种物质，膨化食品中，不再允许使用任何含铝食品添加剂。

3. 药理作用研究 现代研究表明，明矾的药理作用包括抗菌、收敛止血、抗癌等；临床用于治疗痔疮出血、消化道出血、肺结核咯血、高脂血症、十二指肠溃疡、慢性溃疡性结肠炎及直肠炎、口疮、带状疱疹等。

（1）抗菌作用：明矾有广谱的抗菌作用，对铜绿假单胞菌、破伤风杆菌、淋病双球菌、厌氧菌及兼性厌氧菌等都有明显抑制作用，对表皮癣菌、毛霉菌及白念珠菌等真菌有高度敏感性。此外明矾对金黄色葡萄球菌、变形杆菌、大肠埃希菌、炭疽杆菌、志贺菌属、伤寒杆菌和副伤寒杆菌、百日咳杆菌、肺炎球菌、白喉杆菌、布鲁氏菌、溶血性链球菌、脑膜炎球菌等均有明显的抑制作用。体外试验表明，白矾及枯矾对羊毛状小孢子菌和红色毛癣菌有很强的抑制作用。

（2）收敛作用：明矾的收敛作用主要表现为止泻、止血。现代研究表明，明矾水还具有较强的收敛作用，当作用于大鼠离体直肠时，可使其失去蠕动功能，严重时会造成组织坏死；也可作用于小肠，因抑制小肠黏膜分泌而起到止泻作用。另有报道表明，白矾可使局部小血管收缩，从而发挥局部止血的作用。明矾水浓度为1%～5%时，也可治疗白带过多及溃疡。

（3）凝固蛋白的作用：当明矾与蛋白质相遇时，能使蛋白质成为难溶性的化合物而沉淀下来。明矾水在体外能使血清立即沉淀，有强烈凝固蛋白的作用，故可用于止血，如鼻衄时可用棉球浸饱和的明矾溶液塞于鼻孔。有报告认为，明矾、儿茶内服能治疗肺结核咯血；用白矾、郁金配成的白金丸对家兔实验性高脂血症有效。

（4）其他作用：明矾还有抗癌作用，与五倍子搭配使用的中药组方成分可治疗直肠癌，抑制癌细胞的生长和转移，能够促进纤维结缔组织的生成，并聚集大量的免疫类细胞，使癌细胞坏死，从而达到治疗恶性肿瘤的目的，抗癌活性可达70%以上。终浓度为5%的明矾液体还可以明显抑制阴道毛滴虫，在临床上可治疗妇科方面的疾病，如子宫颈炎。明矾的局部刺激性很大，局部注射浓度为15%的明矾溶液0.3～0.5ml时，就会使兔狂躁不安，局部红肿、破溃，0.3ml静脉注射，使兔发生寒战、呼吸急迫，末梢血管变紫色，呈缺氧现象。明矾还有明显的利胆作用，高浓度的明矾溶液易导致组织的坏死，长期大剂量服用会导致机体铝蓄积，出现一系列的毒副作用，故临床上多外用。

六、蛤粉

【历史沿革】 蛤壳首载于《神农本草经》，味苦，性平。主治咳逆上气，喘息烦满，胸痛，寒热。南北朝刘宋时期，《雷公炮炙论》记载：凡修事（海蛤）一两，于浆水中煮一伏时后，却以地骨皮、柏叶二味，又煮一伏时，后于东流水中淘三遍，拭干，细捣，研如粉，然后用。唐代《银海精微》首次提到“蛤粉炒”，得到广泛认可，并迅速推广。《传信方集释》记载：海蛤末，蜜水调服二钱，日二，治血痢内热。宋代《卫生家宝产科备要》的“累用经效方”部分记载：“（阿胶）锉碎，蛤粉炒泡起，去粉用。”《全生指迷方》中记载：“（阿胶）蛤粉拌，炒。”《小儿卫生总微论方》记载："（阿胶）蛤粉炒如珠子大。"除了上述炮制药物需要研成细粉，在方剂中也需将其研成细粉，如《圣济总录》中海蛤索饼治水气头面浮肿时，海蛤需捣研如面，海蛤散处方中海蛤需研细。《杨氏家藏方》神白散：蛤粉一两（研极细，罗五七遍），此方可治鼻衄不止，兼治便血不止，不拘时候。

《医学纲目》中治疗痰饮心痛时，会将海蛤烧为灰，研极细，过数日，火毒散后，用之。《本草纲目》中记载了其主要功效：清热利湿，化痰饮，消积聚，除血痢，妇人血结胸，伤寒反汗搐搦，中风瘫痪。蛤粉炒的炮制方法沿用至今，并且过程更加现代化、科学化。清代《秘传内府经验女科》中记载："（阿胶）蛤粉炒成珠，保肺经养肝血，补虚止嗽，血症皆用之。"《毓麟验方》中还记载了黄鱼胶（白净者，一斤，切碎，用蛤粉炒成珠）、鱼鳔（六两，蛤粉炒）、用上白鱼胶半斛，切寸，用蛤粉一两，拌炒成珠，播净。

【炮制作用】

1. 使药物酥脆便于粉碎，利于制剂 药物与蛤粉共同拌炒的方法称为蛤粉炒，也叫蛤粉烫。蛤粉炒后，药物质地酥脆，便于制剂和调剂。

2. 降低药物滋腻之性，矫臭矫味，利于服用 阿胶经蛤粉炒珠后，其胶性被除去，还能散瘀滞，可避免腻滞之弊；入汤剂时，可防止煳锅，又易于粉碎成末，临床多用于虚劳咳嗽、痰中带血、咯血、衄血，妇女经期不调、崩漏、带下等证。蛤粉也可炮制地龙等虫类药材，使其质地松脆，便于煎服，还能达到增效减毒、矫臭矫味的目的。

3. 增强某些药物清热化痰作用 蛤粉性寒，有清热利湿，软坚化痰的功能，通过细腻的蛤粉掩埋翻炒，可以增强某些药物清热化痰的功效。如蛤粉炒阿胶、鹿角胶等。

【现代研究进展】

1. 质量标准研究 蛤粉主含氧化钙等物质。蛤壳中含有砷、铅等重金属，研究表明，蛤壳洗净煅烧后，其中的钙盐含量增加，有害重金属含量减少，故古代医家使用蛤粉进行炮制是有其科学道理的。蛤粉来源于青蛤、文蛤等蛤壳，当用蛤粉炮制药物时，控制温度是一个难题，经研究，可使用测温仪或使用 400℃的温度计插入距锅底 1.5cm 左右的蛤粉中读取温度，实验证明，蛤粉烫阿胶的温度在 160～170 ℃为好，成品近似圆球形鼓起，无溏心又不焦化。目前，对于作为辅料蛤粉的质量标准研究较少见，还需要通过制订蛤粉质量标准，以更好地控制需以蛤粉炮制的中药品质。

2. 化学成分研究 蛤粉中主要含有氧化钙以及镁、铁、锰、锌、钠、铝等微量元素，还有少量微量重金属元素。目前研究较多的方面是探讨蛤粉作为辅料对药物的成分影响，刘舒凌等研究了不同炮制方法对蛤蚧成分含量的影响，其中蛤粉炒对蛤蚧浸出物、蛋白质和总氨基酸含量没有影响，对蛤蚧常量元素钙、钾、钠、镁的含量影响不大，但能提高微量元素铁、锌、铜、镁等的总量。利红宇等探讨了不同炮制方法对广地龙的平喘化痰止咳药效的影响，蛤粉制广地龙能够更好地保留黄嘌呤、次黄嘌呤等成分，故能较好地达到平喘化痰止咳的效果。浙贝母在炮制时也会用到蛤粉，通过 HPLC-LSD 现代方法对鲜切、蛤粉石灰制和硫熏制浙贝母中的贝母素甲、贝母素乙含量做了比较，石灰制、蛤粉制浙贝母饮片两种有效成分的含量明显低于硫熏饮片，结果表明蛤粉的加入会使浙贝母的有效成分流失，鲜切浙贝母的质量最佳。

3. 药理作用研究 海蛤壳能清热除痰散结，适用于高血压病肺热痰稠之证。临床研究发现，蛤粉散可治疗前列腺增生，总有效率高达 87%，证明蛤粉有清热利水作用。贺卫和等人研究了胶艾汤中阿胶炮制对其止血作用影响，以小鼠出血时间与凝血时间为指标，比较各炮制品的止血能力，从而优选出胶艾汤中阿胶炮制的最佳工艺，结果表明，蛤粉炮制效果最好，其出血时间和凝血时间都为最短，故蛤粉能够促进阿胶的止血能力。王富国观察自制蛤粉解毒散外敷对黄水疮的临床疗效。通过与西药的对比，发现蛤粉解毒散外敷能更好地治疗黄水疮。海蛤壳还可以治疗肿瘤方面的疾病，常见的为海蛤壳配瓦楞子，配伍使用才能更好地发挥药效，有更好的治疗效果。煅海蛤壳还有抑制胃酸的作用。吴氏老中医认为肺癌晚期治疗既要抗癌固本，又要软坚化痰，尤其是肺腺癌胸腔积液的患者还需要加用清热利水的药物，而海蛤粉有清热利水的功效，所以，海蛤粉在肺癌治疗方面有一定应用前景。

七、滑石粉

【历史沿革】

滑石首载于《神农本草经》曰："滑石，味甘，寒。主身热泄澼，女子乳难，癃闭，利小便，荡胃中积聚寒热，益精气。久服轻身，耐饥，长年。生山谷。"后人又对滑石的来源，优劣有了更深入的了解，如汉代《金匮玉函经》记载了"捶碎"法，《伤寒论》记载了"研"法；南北朝刘宋时期《雷公炮炙论》："凡使有多般，勿误用之。有白滑石、绿滑石、乌滑石、冷滑石、黄滑石。其白滑石如方解石，色白，于石上画有白腻文，便是。绿滑石，性寒，有毒，不可入药中用。乌滑石似黑色，画石上有青白腻文，入用妙也。黄滑石色似金，颗颗圆，画石上有青及黑色者勿用，杀人。冷滑石青苍色，画石上作白腻文，亦勿用。若滑石色似水，白青色，画石上有腻文者真。"此书还提出了将滑石研粉与丹皮同煮的方法。

宋代则首次提出水飞，曰"水研如泔，扬去粗者存细者，沥干更研，无声乃止"，并对其粗细度提出明确要求，并为元、明、清各代沿用。此外，宋代还有炒法（《博济方》）、火煅通赤（《卫生总微》）等，《本草图经》记载："治淋沥，多单使滑石，又与石韦同捣末，饮服刀圭，更验。烦热定，即停后服。"《药性论》也有将其研末的记载，能疗五淋，主难产。

明代《普济方》记载："（滑石）火煨煅、去火毒。"《本草纲目》记载了滑石的功效："滑石利窍，不独小便也。上能利毛腠之窍，下能利精溺之窍。盖甘淡之味，先入于胃，渗走经络，游溢津气，上输于肺，下通膀胱。肺主皮毛，为水之上源，膀胱司津液，气化则能出。故滑石上能发表，下利水道，为荡热燥湿之剂。发表是荡上中之热，利水道是荡中下之热；发表是燥上中之湿，利水道是燥中下之湿。热散则三焦宁而表里和，湿去则阑门通而阴阳利。刘河间之用益元散，通治表里上下诸病，盖是此意，但未发出尔。"《药鉴》主要记载了药物搭配的功效："滑石，气寒，味甘，无毒。降也。属金，而有土与水。君甘草，则为益元散，取其甘能助阳也；佐麦冬，则为润燥汤，取其寒能驱热也。分水道，行积滞，化食毒，逐瘀血，降妄火之要药也。与木通同用，则利小便；与大黄同用，则利大便。"明代《本草蒙筌》记载："滑石治渴，非实能止渴也。资其利窍，渗去湿热，则脾气中和，而渴自止尔。假如天令湿淫太过，人患小便不利而渴，正宜用此以渗泄之，渴自不生。若或无湿，小便自利而渴者，则知内有燥热，燥宜滋润，苟误用服，是愈亡其津液，而渴反盛矣。"

现代学者对滑石的研究进一步深入，将自然界的滑石按照矿源的不同，划分为块滑石和软滑石（高纯度滑石）、绿泥石滑石（伴生较多）、黑滑石（含碳）、透闪石滑石（伴生透闪石，常含石棉）和混合型滑石（成分复杂，常含石棉）。而块滑石和软滑石为药用滑石粉的主要原料，主要产自我国桂、辽、鲁地区。

现代滑石的炮制方法多为煅制、水飞法，滑石作为辅料，主要炮制的药物有刺猬皮、狗鞭、水蛭、鸡内金、蟾酥等。

【炮制作用】

1. 便于调剂和制剂 滑石性寒，味甘、淡。归膀胱、肺、胃经。利尿通淋，清热解暑，外用祛湿敛疮。用于热淋、石淋、尿热涩痛、暑湿烦渴等症。当药物经滑石粉炮制时，药物表面受热均匀，温度较高，可使药物质地酥脆，便于粉碎和煎煮，如水蛭生品质韧，经滑石粉炒后质地松泡酥脆，多粉碎后入丸散。也可用于炮制鱼鳔等韧性较强的药材，将鱼鳔翻炒至鼓起，质脆，使药物的成分更好地溶出。

2. 矫味矫臭，利于服用 药物经滑石粉炒制后也可降低毒性和矫正不良气味，以利于安全用药和服用方便。尤其为动物类药材，如刺猬皮、水蛭、鱼鳔等，具有强烈的腥臭气味，不宜服用，经滑石粉炮制后，气味减弱，用于方剂中易服用。

3. 减轻毒性，增强药物疗效 蟾酥经滑石粉炒制后，其蛋白变性，从而减轻毒性，增强蟾酥强心利尿的作用。滑石粉甘淡性寒，有利水通淋之功，如滑石粉炒鸡内金，可化坚消食、利水，用于泌尿系结石、胆结石、小儿消化不良而致的腹泻等症。

【现代研究进展】

1. 质量标准研究 2025 年版《中国药典》对滑石粉的质量有详细的规定：其中硅酸镁[$Mg_3(Si_4O_{10})(OH)_2$]不得少于 88.0%，溶液显中性，石棉不得检出，水中可溶物遗留残渣不得过 0.1%，酸中可溶物遗留残渣不得过 2.0%，铁不得超过 0.25%，炽灼失重不得过 5.0%，含重金属不得过 40mg/kg，含砷盐不得过 2mg/kg。

GB/T 15342—2023《滑石粉》中规定，滑石粉是经机械加工而成，具有一定吸收毒性作用的分体产品，按照白度、二氧化硅、氧化镁和烧失量理化性能要求划分为一级品、二级品和三级品。其中通用滑石粉一级的白度要大于等于 90.0%，二级大于等于 85.0%，三级大于等于 75.0%；一级水分不得超过 0.5%，二级和三级不得超过 1.0%。烧失量（1 000℃）一级不得过 10.0%，二级不得过 15.0%，三级不得过 20.0%。

在上述标准中，有部分标准中未规定滑石粉的白度。在国内外药用滑石粉市场，白度是影响产品质量与价格的重要因素。白度与滑石粉的纯度或杂质含量关系密切，也是从物理外观上便捷辨别产品质量优劣的手段之一，其测定方法采用白度仪和色差计，因此，对于白度质量指标的制订应引起重视。

滑石粉在医药领域应用较多，故要保证滑石粉的安全性，要有更加成熟的技术去进行检测，有研究采用电感耦合等离子体原子发射光谱法（ICP-AES）测定了 47 批不同产地滑石粉中 10 种元素的含量及比例，与传统测定方法的结果较为一致，故此方法可靠，而且更加便捷准确。

此外，滑石粉还可作为润滑剂、崩解剂、抗黏剂等辅料用于各剂型，不过滑石粉有致癌的风险，其本身的化学成分是无毒的，致癌风险来源于重金属杂质或者长时间颗粒的累积，针对这些问题，应对滑石粉制订更加严格的标准，确保其安全性和有效性。

滑石粉作为辅料对药物进行炮制时，往往没有明确规定温度和炮制时间等，有研究对滑石粉炒鱼鳔胶进行了炮制工艺优选，结果选择 2 倍于药物的 200 目滑石粉，在 190℃下翻炒 3 分钟作为滑石粉炒鱼鳔胶最佳工艺。筛选滑石粉烫狗鞭的最优工艺，结果优选的最佳炮制工艺为 100kg 狗鞭加 40kg 滑石粉，烫制温度为 350～380℃，烫制时间为 4min。

2. 化学成分研究 滑石粉的原料滑石是硅酸盐类矿物滑石族滑石，习称硬滑石，主含含水硅酸镁[$Mg_3(Si_4O_{10})(OH)_2$]，其中 MgO 31.7%，氧化硅 63.5%，水 4.8%，通常一部分 MgO 被 FeO 所替换。故滑石粉中除主要含有 Mg、Si 元素外，还有少量的其他微量元素，如氧化铝、重金属等杂质。

滑石粉本身的成分是相对比较明确的，目前主要探究的是通过滑石粉的炮制引起的药物中化学成分的改变。如研究鸡内金炮制方法的科学性，对鸡内金中的淀粉酶、蛋白酶的活力及氨基酸的含量进行测定，发现鸡内金砂炒、滑石粉炒、土炒、盐炒的炮制品与生品相比，蛋白酶活力都有提高，醋制品的蛋白酶活力明显高于生品，都有合理的存在性。研究不同炮制方法对木香化学成分的影响，其中经滑石粉煨后，木香中的挥发油得率最少，木香烃内酯和去氢木香内酯的含量也是最低的，经过滑石粉煨后，木香行气止痛的功能降低，增强了木香实肠止泻的作用。水蛭也可用滑石粉进行炮制，经滑石粉炮制后水蛭中游离氨基酸含量基本不变，但降低了水蛭的抗凝血酶活性。研究不同炮制方法对肉豆蔻化学成分的影响，滑石粉煨品中的肉豆蔻醚含量上升，也提高了丁香酚和异丁香酚的含量，还发现了在加热的状态下滑石粉有使烯丙基转化为丙烯基的能力。

3. 药理作用研究

（1）对皮肤、黏膜的保护作用：滑石粉外用，撒布于发炎或破损组织的表面时，可形成保护性膜，既可减少局部摩擦，防止外来刺激，亦能吸收大量化学刺激物或毒物，并有吸收分泌液，促进干燥、结痂作用。内服时可以保护胃肠黏膜而发挥镇吐、止泻作用，尚可阻止毒物在胃肠道的吸收。

（2）抗菌作用：将 10% 的滑石粉加入培养基内（平板法），可见到滑石粉对伤寒杆菌、副伤寒杆菌有抑制作用；用纸片法，则仅对脑膜炎双球菌有轻度的抑制作用。

另外，滑石粉还具有一定的药理作用，具有清热、解暑、渗湿、利尿等功能。

滑石是一种非常常见的矿物药，有着上千年的药用历史。古人对滑石粉的应用很是精细，但是现在对滑石粉的炮制工艺及质量标准的制订还有明显的不足，这会导致其中一些劣质粉的泛滥，对患者的危害很大。因此加强对滑石粉辅料标准以及滑石粉炮制对药物的影响的研究，对促进临床科学合理用药有着重要作用和意义。

八、豆腐

【历史沿革】 豆腐，既可食用又可入药，“时珍曰：豆腐之法，始于汉淮南王刘安，凡黑豆、黄豆及白豆、泥豆、豌豆、绿豆之类，皆可为之；造法：水浸硙碎，滤去滓，煎成，以盐卤汁或山矾叶或酸浆、醋淀就釜收之；又有入缸内，以石膏末收者；大抵得咸、苦、酸、辛之物，皆可收敛尔；其面上凝结者，揭取晾干，名豆腐皮，入馔甚佳也。”（《本草纲目》）

豆腐作为辅料最早被记载在唐代《银海精微》中，主要用于珍珠的炮制，记载为：“（珍珠）一钱，放豆腐内蒸过。”珍珠这一炮制方法到明清时期被广泛应用，一直延续至今。明代《本草纲目》中记载了芒硝粉放在豆腐上蒸化，取汁点眼；《景岳全书》也记载了朴硝应置豆腐上蒸之。《寿世保元》中治疗附骨疽时对珍珠的炮制描述更加详细，记载有：“珍珠用豆腐一块，切两片，将珠铺在内，两片合住，缚定，入水煮三炷香为度，研细末，一钱。”除了珍珠和朴硝，《医学纲目》和《证治准绳·幼科》中还记载了硫黄用豆腐炮制的方法，放入豆腐煮三五沸。清代《本草从新》和《本草求真》中记载草乌头可用豆腐煮;《银海指南》和《医学心悟》中都有记载:"珍珠、玛瑙、琥珀、珊瑚,各钱半,以上四味俱用豆腐煮过,再研。"《文堂集验方》中记载:"(珍珠)一分,入豆腐内煮过研细。"在《随息居饮食谱》详细记载了其制法和功效:豆腐,以青、黄大豆,清泉细磨,生榨取浆,入锅点成后,软而活者胜。点成不压则尤软,为腐花,亦曰腐脑。榨干所造者,有千层,亦名百叶。有腐干,皆为常肴,可荤可素。清热润燥,生津解毒,补中宽肠,降浊。

【炮制作用】

1. 降低药物毒性 豆腐,味甘而咸,气寒无毒,入脾、胃、大肠经,主要功效为宽中益气,消胀满,下大肠浊气,清热散血,火去热除后可安和脾胃,还有清肺热,止咳,消痰,解硫黄毒之效,可用于治疗赤眼、消渴,烧酒毒等病症。当药物经豆腐炮制后,可降低药物毒性,因豆腐是一种碱性凝固蛋白,能溶解部分酸性毒素,并且豆腐具有很好的吸附能力,能吸收部分毒素从而达到降低毒性的作用。如硫黄用豆腐制后,既降低其毒性,又使硫黄变得洁净;豆腐还可以降低马钱子、白附子、乌头等药物的毒性。

2. 增加药物疗效,洁净药物 当药物经豆腐炮制后,可以增加药物疗效,如炮制珍珠,豆腐中含有氨基酸成分,可滋润珍珠,助生阴白,增强珍珠安神、益阴、清热明目的功效;也能使珍珠表面的污垢得以除尽,因豆腐表面积大,空隙多,并具有很好的吸附能力,可以吸附药物表面的杂质。

【现代研究进展】

1. 质量标准研究 豆腐为大豆经磨制加工而成,GB/T 22106—2008《非发酵豆制品》中规定,豆腐类包括豆腐花、内酯豆腐、嫩豆腐、老豆腐、调味豆腐、冷冻豆腐、脱水豆腐等,由于内酯豆腐、嫩豆腐的质地要求为柔软细嫩等,调味豆腐、冷冻豆腐、脱水豆腐等又增加了调味以及质地不符合等原因,均不作为炮制用辅料,剩余的老豆腐性状表述为:呈固定形状,块形完整,软硬适宜而符合炮制辅料的要求。在理化指标方面,老豆腐水分要求≤85.0g/100g,蛋白质要求≥5.9g/100g 等。GB/T 22106—2025《非发酵豆制品质量通则》已于 2025 年 5 月 30 日发布,将于 2026 年 12 月 1 日实施。

安徽省地方标准 DB 34/T 702—2020《地理标志产品 八公山豆腐》中规定水豆腐色雪白,色泽光亮;有豆腐香味,味略甜而鲜,味道厚重,滋味纯正,鲜嫩细腻,绵滑爽口;软硬适度,凝胶状紧密,轻柔滑嫩,有弹性,块状完整,托于手中晃动而不散塌,掷于水中久煮而不破碎;无肉眼可见杂质,水分不超过 90.00%,蛋白质不低于 5.0%。

豆腐甘平,有益气和中、生津润燥、清热解毒等功效。黎志为等人研制了两种药汁豆腐,传统制作豆腐会使用石膏,增加豆腐寒凉之性,使用温补的药汁制作豆腐,可改善豆腐药性,使之更受大众欢迎。

2. 化学成分研究 豆腐的营养价值极高,主要含蛋白质、脂肪及多种维生素等,其中主要含铁、镁、钾、烟酸、铜、钙、锌、磷、叶酸、维生素 B_1、卵磷脂和维生素 B_6 等成分。每 100g 结实的豆腐中,水分占 69.8%,含蛋白质 15.7g、脂肪 8.6g、碳水化合物 4.3g 和纤维 0.1g,能提供 611.2 千焦的热量。

豆腐里的高氨基酸和蛋白质含量使之成为谷物很好的补充食品。豆腐脂肪的 78% 是不饱和脂肪酸并且不含有胆固醇,素有"植物肉"之美称。豆腐的消化吸收率达 95% 以上。两小块豆腐,即可满足一个人一天钙的需要量。

植酸又名肌醇六磷酸，是有机磷酸化合物，广泛存在于粮食作物中。大豆中含有1%～3%的植酸。由于植酸含有六个磷酸基团，它可以螯合二价的金属离子如镁离子、钙离子等。在豆腐的制作中，大豆中的植酸会对豆腐的凝胶带来一定的影响。对大豆浸泡温度对豆腐凝胶的影响研究发现，在20℃左右浸泡大豆，大豆中的固形物含量和蛋白质损失较小，因此有利于豆腐凝胶的形成，可制得高强度的豆腐；虽然60℃浸泡大豆可缩短豆腐加工的时间且豆浆中蛋白质含量也高，利于豆腐凝胶的形成，但浸泡液中固形物含量损失较多。

现代研究认为，豆腐是一种大豆蛋白质凝胶体，有很好的吸附能力和解毒能力。目前，主要的研究方向为对豆腐作为辅料炮制药物的影响，研究发现，辅料豆腐、白矾等加入，使关白附中生物碱反应微弱和斑点明显减少，而且豆腐煮样品比清水煮样品中的总生物碱含量降低，关附甲素含量降低。白剑飞等针对采用豆腐作辅料的珍珠的炮制工艺开展了历史沿革相关研究，通过对历代文献的分析、研究、归纳后，初步筛选出豆腐制后再水飞为珍珠的最佳炮制工艺。还有报道等对硫黄生品及不同粒径、不同辅料量炮制品中的砷含量进行测定，结果发现，硫黄经炮制后，砷含量降低，而硫含量改变很小，表明硫黄经过豆腐炮制后可除去或降低其毒性成分。

3. 药理作用研究 豆腐为补益清热养生食品，常食可补中益气、清热润燥、生津止渴、清洁肠胃。更适于热性体质、口臭口渴、肠胃不清、热病后调养者食用。现代医学证实，豆腐除有增加营养、帮助消化、增进食欲的功能外，对齿、骨骼的生长发育也颇为有益，酸角也有此类功效。在造血功能中可增加血液中铁的含量；豆腐不含胆固醇，不仅是高血压、高血脂、高胆固醇血症及动脉硬化、冠心病患者的药膳佳肴，也是儿童、病弱者及老年人补充营养的食疗佳品。豆腐含有丰富的植物雌激素，对防治骨质疏松症有良好的作用。还有抑制乳腺癌、前列腺癌及血癌的功能，豆腐中的甾固醇、豆甾醇，均是豆腐中的抑癌的有效成分。

当正常人使用过多豆腐时，植物蛋白质经过代谢变化，最后变成含氮废物，容易加重肾脏的负担，不利于身体健康。也会引起消化不良，因豆腐中含有极为丰富的蛋白质，一次食用过多不仅阻碍人体对铁的吸收，而且容易引起蛋白质消化不良，出现腹胀、腹泻等不适症状。豆腐也会引起动脉硬化，美国医学专家指出，豆制品中含有极为丰富的甲硫氨酸，甲硫氨酸在酶的作用下可转化为半胱氨酸。

制作豆腐的大豆含有一种叫皂角苷的物质，能促进人体碘的排泄，如若长期过量食用豆腐很容易引起碘缺乏，导致碘缺乏病。豆腐含嘌呤较多，嘌呤代谢失常的痛风患者和血尿酸浓度增高的患者多食易导致痛风发作。所以，即使豆腐是药食同源的药物，也不宜多食，要注意营养搭配，饮食均衡。

豆腐炮制药物也会起到一定的药效改变，尤其豆腐对毒性中药中毒性物质的吸附作用，通过豆腐与药物的共同煮制，可以起到很好的炮制减毒、降低副作用的目的。

第九章 辅料在主要炮制方法中的应用

第一节 辅料在浸制法中的应用

将净选后的药物加入特定的液体或固体辅料，按照规定操作程序，进行浸泡炮制的方法，称为浸制法。浸制法最早在《五十二病方》中有相关记载，常用的液体辅料为酒、醋等，常用的固体辅料有盐、明矾、甘草和吴茱萸等。本节将就不同辅料在浸制法中的应用历史汇总、运用方法与实例及临床作用进行简要概括。

【应用历史汇总】

1. 酒 液体辅料中常用酒有黄酒、白酒之分，均可供制药用。地方炮制方法中偶见“糯米酒”“封缸酒”。在用量比例上，黄酒量大，白酒量小。酒为淡黄色或无色的澄明液体，气味特异，有刺激性，性味苦甘辛大热，能升提药力、通经活络，多用于炮制行上焦及通经络的药物。早在春秋战国的《五十二病方》中就有用酒浸制的记载，“以敦（醇）酒半斗者（煮）”。汉代则有“酒洗、酒浸”的炮制方法。“大黄，三两，酒浸”（汉代《金匮要略》）。“药性有……宜水煎者，宜酒渍者，宜煎膏者”（汉代《神农本草经》）。“鹿角，浇令赤，酒中淬之，冷又烧之，更淬，以角碎为度”（唐代《经效产宝》）。“诸酒醇醴不同，惟米酒入药用”（唐代《新修本草》）。“天南星，一两，用酒一升，微火煮令酒尽，取出，切，暴干”（宋代《太平圣惠方》）。“今入药佐使，专用糯米，以清水白面曲所造为正”（宋代《本草衍义》）。“烧酒非古法也”“凡酒制升提”（清代《修事指南》）。

2. 醋 液体辅料醋也是浸制常用的辅料，有醋浸、醋淹、醋渍等方法，将药材放在醋水液中浸泡，能减少药材的毒性。《肘后备急方》载：“（鸡子）醋酒浸一宿，吞其白数枚。”《食疗本草》载：“（白蒿）醋淹之为菹，甚益人。”之后细辛、麻黄、竹茹、狼毒、白芷、汉椒、闹羊花等均用此法。

3. 盐 在南北朝刘宋时期，首次出现盐水浸、盐煮、盐洗等法（《雷公炮炙论》）。清代提出用盐水浸砂仁“砂仁，阴虚者宜盐水浸透，炒黑用”（清代《得配本草》）等。

4. 姜 姜作为炮制辅料用，常以姜汁的形式入药，姜汁的制备方法始见于汉代张仲景“生姜一斛出汁三合半，皆薄切之，乃捣绞取汁……无生者用干者，一两当二两”（《金匮玉函经》）。

5. 蜜 蜜汁，主含葡萄糖、果糖及其他生物活性物质，蜜浸法首见于《雷公炮炙论》：“柏木，凡使，用刀削上粗皮了，用生蜜水浸半日，漉出，晒干，用蜜涂，文武火炙令蜜尽为度。”“黄檗木，生蜜水浸后晒干，再以蜜涂，文武火炙”（明代《本草乘雅半偈》）。“（郁李仁）先以汤浸去皮尖，用生蜜浸一宿，漉出阴干，研如膏用”（清代《本草害利》）。蜜浸法也会作为蜜炙法、蜜蒸法的前期步骤，如宋代《史载之方》的黄连、清代《修事指南》中的制葳蕤等。

6. 米泔水 米泔水即是淘洗食米的水。炮制药物时，主要用它来吸收药材中所含的油脂，减弱药物的辛燥气味和滑肠作用，调理脾胃，增进饮食。南北朝刘宋时期《雷公炮炙论》中最早提到用米泔水浸制白薇、射干等药材，为了达到浸去苦参、僵蚕等药材腥秽及涎的目的，常常用糯米泔浸泡一宿（《雷公炮炙论》）。唐代《银海精微》有"苍术，用米泔浸一日一换水浸炒干用。米泔浸去皮""黑附子，青盐二钱，以泔水同皂荚水浸去皮根"。

7. 甘草汁 甘草为豆科植物，将甘草通过煎煮得到的水煎液为甘草汁，也是用来浸制药物的常用辅料。药材经甘草汁制后其药性得以缓和，炮制品较其生品毒性降低。甘草"解毒"始载于《神农本草经》。《雷公炮炙论》开始使用甘草汁浸制的炮制方法。"（远志）去心了，用熟甘草汤浸一宿，漉出，曝干用之。""如凡使枸杞根，破去心，用熟甘草汤浸一宿，然后焙干用。"此外，钟乳石、防葵、龙胆草、络石、枸杞根、珍珠、款冬花、白前、栀子、枇杷叶、雷丸等药均采用熟甘草汤或生甘草汤浸、煮等法来炮制。明代《仁术便览》："远志甘草汤浸一宿，去心，晒干。""巴戟天，甘草汤浸去心。""款冬花去枝梗甘草汤浸一宿，晒干用。"

8. 吴茱萸汁 吴茱萸作为一种常用中药，也可作为一种炮制辅料，吴茱萸汁炮制药物可抑制药物的苦寒之性而扶持胃气。"黄连，入手少阴心经，为治火之主药，……治气分湿热之火，则以茱萸汤浸炒"（明代《本草纲目》）。"（黄连）治气分湿热之火则以吴茱萸汤浸炒"（明代《本草蒙筌》）等。

9. 黑豆汁 黑豆汁为黑豆煮烂去渣后的液体，《本草纲目》记载："豆有五色，各治五脏，惟黑豆属水性寒，为肾之谷，入肾功多。故能治水、消胀、下气。""乌豆汤、甘草汤渍曝，并解毒致令平和"（明代《本草蒙筌》）。"（附子）用东流水并黑豆浸五日夜，然后漉出，于日中曝令干用"（明代《炮炙大法》）。

10. 胆汁 胆汁味苦、性寒，具有清热解毒、润燥通便、止咳平喘的功效，是常用中药，同时也是重要的中药炮制辅料，可降低中药毒性或燥性，或改变药性。胆汁浸制是以定量胆汁为辅料、按照规定程序和工艺要求炮制药物至一定程度的炮制方法。东晋有牛胆浸，明代有猪胆汁浸炒黄连等。

【运用方法与实例】

1. 炮制举例

实例1：制川乌

净药，加水浸泡至无白心，取出，加水煮沸4～6小时，取个大者剖开，内无干白心，口尝微麻舌感。

实例2：清半夏

取净半夏，大小分档，用水浸泡至内无干心，加白矾与半夏共同浸泡至透心，取出晾干，切薄片。

实例3：制天南星

《奇效良方》载：天南星一两，以白矾汤泡去毒水，五七次，焙干为末。

实例4：制远志

甘草煎煮，取药汁，文火，与远志同煮，至汤被吸尽，取出，干燥。

实例5：制常山

雷公云：凡使，春使根、叶，夏、秋、冬一时用。凡欲使，酒浸一宿，至明漉出，日干，熬捣，少用。勿令老人、久病服之，切忌也。

2. 配伍举例

实例 6：愈风换肌丹（《寿世保元》）

白花蛇（二条，头尾全者，酒浸二三日，去骨，阴干），苦参（四两），皂角（五斤，去皮弦，酒浸一宿，取出，以水熬膏），上为末。以皂角膏和丸，如梧桐子大。每服七十丸。以防风通圣散送下。

需浸制药物：白花蛇（酒浸）；皂角（酒浸）。

实例 7：万全备急方（《寿世保元》）

妇人逆经，血反从口鼻出者，当归五钱，红花一钱，煎服。又方，香附一斤，盐水浸，酒浸，姜汁浸，醋浸，各四两，为末，酒糊丸服。（血随气逆而上者宜之）

需浸制药物：香附（盐水浸，酒浸，姜汁浸，醋浸）。

实例 8：四制香附丸（《阴济纲目》）

香附子（擦去皮，一斤分作四份，好酒浸一份，盐水浸一份，童便浸一份，醋浸一份，各三日，焙干），上为细末，醋糊丸如桐子大。每服七十丸，空心食前，盐酒下。

需浸制药物：香附（酒浸，盐水浸，童便浸，醋浸）。

实例 9：白虎加苍术汤（明代《伤暑全书》）

石膏 2 钱，知母（去粗）1 钱，苍术（米泔水浸，晒）1 钱，羌活 1 钱，甘草 5 分。可用于中暑无汗，脉虚弱，腹满身重，口燥面垢，谵语发狂。

需浸制药物：苍术（米泔水浸）。

实例 10：资生丸（清代《金匮翼》）

白术（米泔水浸，用山黄土拌，九蒸晒，去土切片焙干，用三两）、橘红（二两）、白茯苓（人乳拌，饭上蒸，晒干，一两五钱）、人参（人乳浸透，饭锅上蒸透，三两）、山楂（蒸，二两）、神曲（炒，二两）、白豆蔻（微炒，三钱五分）、泽泻（炒，三钱半）、川连（姜汁炒，三钱半）、桔梗（炒，半两）、藿香（五钱）、甘草（蜜炙，半两）、扁豆（炒，一两）、莲肉（去心，炒，一两）、麦芽曲（炒，一两五钱）、山药（炒，一两五钱）、芡实（炒，一两五钱）、薏仁（炒，三两），上为末，炼蜜丸，每服二钱，细嚼淡盐汤下。可用于健脾开胃，消食止泻，调和脏腑，滋养营卫。

需浸制药物：白术（米泔水浸）；人参（人乳浸）。

实例 11：冲和饮（元代《活幼心书》）

苍术（米泔水浸 1 宿，去粗皮，锉片，炒微黄色）1 两 2 钱，人参（去芦）5 钱，前胡（去芦）5 钱，桔梗（锉，炒）5 钱，枳壳（去瓤，麸炒微黄色）3 钱，麻黄（去节）3 钱，陈皮（去白）3 钱，川芎 1 钱半，白芷 1 钱半，半夏（汤洗 7 次，姜汁浸，晒干，炒）1 钱半，当归（酒洗）1 钱半，薄桂（去粗皮）1 钱半，白芍药，赤茯苓（去皮）1 钱半，干姜 2 钱，厚朴（去粗皮，姜汁浸 1 宿，慢火炒干）2 钱，甘草（炙）7 钱半。用于感冒风寒，头疼发热，肩背拘急恶心呕吐，腹痛膨胀，兼寒湿相搏，四肢拘急，冷气侵袭，腰足疼痛。

需浸制药物：苍术（米泔水浸）；半夏（姜汁浸）；厚朴（姜汁浸）。

实例 12：何首乌丸（清代《广嗣要语》）

何首乌雌雄各半斤，铜刀刮去粗皮为片，米泔水浸，夏一宿，春秋二宿，冬三宿，取出晒干为末。

需浸制药物：何首乌（米泔水浸）。

实例13：五味子丸（宋代《普济本事方》）

五味子（拣）、川巴戟（酒浸，去心）、肉苁蓉（酒浸，水洗，焙干）、人参（去芦）、菟丝子（酒浸，曝干，用纸条子同碾，为末）、熟地黄（酒洒，九蒸九曝，焙干，秤）、覆盆子、白术、益智仁（炒）、土茴香（炒香）、骨碎补（洗去毛）、白龙骨、牡蛎（盐泥固济干，火烧通赤，去泥用），以上各等分，上为细末，炼蜜杵，丸如梧子大，焙干。每服三十丸，空心食前米饮下，日二三服。用于治肝肾俱虚，收敛精气，补真戢阳，充悦肌肤，进美饮食。

需浸制药物：川巴戟（酒浸）；肉苁蓉（酒浸）；菟丝子（酒浸）。

实例14：藿黄浸剂（现代《外伤科学》）

藿香1两，黄精4钱，大黄4钱，皂矾4钱，醋1斤。将药碾碎，入醋中浸泡，每日振荡数次，5～7日后滤去药滓即成，盛砂盆中备用。将患手（足）浸泡于醋中，根据条件每日浸泡数10分钟，累计时间须在24小时以上。

需浸制药物：藿香，黄精，大黄，皂矾（醋浸）。

实例15：水煮木香膏（元代《卫生宝鉴》卷十六）

罂粟壳（蜜浸炒）六两，乳香、肉豆蔻、砂仁各一两半，当归、白芍药、木香、丁香、诃子皮、藿香、黄连、青皮（去白）、陈皮、炙甘草、厚朴（姜制）各一两，炮姜、枳实（麸炒）各半两。上药为细末，炼蜜丸如弹子大。用法用量：每服一丸，加大枣一枚，水煎，和滓稍热食前服。用于主治脾胃受湿，脏腑滑泄，腹中疼痛，日夜无度，肠鸣水声，不思饮食。每欲痢时，里急后重，或下赤白，或便脓血。

需浸制药物：罂粟壳（蜜浸）。

实例16：乌须明目丸（清代《集验良方》卷五）

女贞实（酒拌，九蒸九晒，净末）1斤，甘菊花12两，何首乌（赤白各半，净，如法蒸晒）2斤，桑叶1斤，牛膝（酒蒸）1斤，怀生地（酒洗净，如法蒸晒）2斤，甘枸杞（去枯者）1斤，乳拌茯苓酥1斤，麦门冬（去心）1斤半，槐角子10两，苍术（蜜、酒浸，蒸，晒）12两，人参（人乳拌，烘干）1斤，山茱萸肉（酒蒸）12两。用于须发早白，目视昏花者，每日服5钱，白酒送下，1日2次。

需浸制药物：苍术（蜜、酒浸）。

实例17：固精种子羊肾丸（清代《集验良方》卷三）

甘枸杞（人乳浸一宿，晒干）二两，白莲蕊二两，大地黄（酒浸透，捣如泥）四两，芡实肉（蒸熟）四两，何首乌（黑豆汁浸蒸九次，晒干）四两，羊肾十对（淡盐腌一宿）。上为细末，将羊肾用酒3～4碗煮烂为度，捣如泥，并地黄泥和前药末捣均为丸，黄豆大。若难丸，少加炼蜜。用于固精种子，每日三钱，淡盐汤送下。

需浸制药物：甘枸杞（人乳浸）；地黄（酒浸）；何首乌（黑豆汁浸）。

实例18：滋阴百补丸（明代《仁术便览》）

香附子（一斤，去毛，分四分，酒浸四两，盐水浸四两，醋浸四两，童便浸四两，俱炒干），益母草（四两，端午日采），当归（六两），川芎（四两），熟地（四两），芍药（三两，炒），白术。上末，炼蜜丸梧子大。每五六十丸，空心，砂仁汤或醋或酒俱可送下。专治女人气血劳伤不足，阴阳不和，乍寒乍热，心腹疼痛，不思饮食，尪羸乏力，并皆治之。

需浸制药物：香附子（酒浸、盐水浸、醋浸、童便浸）。

实例19：使君子散（明代《证治准绳》）

使君子十个（瓦上炒，为末），甘草（胆汁浸一夕）、白芜荑各一分，苦楝子五个（炮，去核）。研为末，每服一钱，水煎服。治小儿疳蛔。

需浸制药物：甘草（胆汁浸）。

实例20：凉膈丸方（宋代《圣济总录》）

甘草（二两），上一味，猪胆汁浸五宿，漉出炙香，捣罗为末，炼蜜和丸如绿豆大，食后薄荷汤下十五丸。

需浸制药物：甘草（猪胆汁浸）。

【临床作用】 浸制是将药材在辅料中浸泡至一定程度后取出，经过浸泡，液体辅料或者固体辅料的水溶液会渗透到药材内部，达到吸水变软便于切制、除去非药用部分、改变药物性能、增强药物疗效等目的。

1. 酒浸 药物经酒浸制后有助于有效成分的溶出，以增强疗效，且酒有升提之性，浸制药物后引药上行。如生当归甘、辛、温，常用于补血活血、调经止痛，酒浸可用于心下刺痛的治疗。吴茱萸汁浸制黄连，长于舒肝和胃止呕，对肝胃不和、胃热炽盛之呕吐吞酸、消谷善饥效果较好。生蓬莪术入肝，治气中之血，而以水与酒醋浸之，则此药能破气中之血。常山酒浸后“专截诸疟，最吐老痰”。动物类药有腥膻气味，酒浸制后更能够起到矫臭矫味的作用，如酒浸制乌梢蛇。

2. 醋浸 醋浸也同样可增加药物在水中的溶解度，使其有效成分易煎出，从而增强药效，达到引药归经，增加药物活血化瘀、理气止痛的功效。此外，醋浸制后还对药材有杀菌防腐作用。如醋浸制香附可促进其有效部位总黄酮的溶出，理气止痛的作用加强，经过醋制的香附，还具有散结的作用，在李时珍的著作中有“醋浸炒，则消积聚”的记述；生吴茱萸散寒止痛，降逆止呕，助阳止泻，醋浸后治远年近日小肠疝气，偏坠搐疼，脐下撮痛。

3. 盐水浸 食盐性寒味咸，有清热凉血、软坚散结、润燥通便的作用。用食盐水浸制药物，可增强药物入肾治下之功，如吴茱萸“治疝盐水浸”可遏制药物偏性和副作用，如白垩，白垩气味苦、湿、无毒，用盐水浸后再水飞“免结涩人肠”。药物盐水浸炒后用可引药下行、增强疗效，如“黄芪，皮黄肉白，坚实者良。入补中药槌扁，蜜炙。达表生用，或曰补肾及治崩带淋浊，宜盐水浸炒。昂按：此说非也。前症用黄芪，非欲抑黄芪使入肾也。取其补中升气，则肾受荫，而带浊崩淋自止”（清代《本草备要》）。

4. 姜汁浸 药物经过姜或者姜汁辅料炮制后，药性会发生改变，制其寒性，增强和胃止呕作用，如栀子和黄连均为大苦大寒之品，但经过辛温的姜汁制后，其苦寒之性大为减弱；姜制竹茹可增强降逆止呕的功效；具有毒副作用的药物与姜汁共制后，姜汁辅料本身可缓和毒副作用、增强疗效，如生姜、白矾、石灰制半夏和生姜、白矾制天南星等。

5. 甘草汤浸 甘草汤由甘草煎汤去渣而成，常用来解毒、调和药性。“远志，甘草汤浸，去骨，同茯神用，开胸膈而使火下降”（明代《周慎斋遗书》）。

6. 胆汁浸 胆汁主要化学成分有胆汁酸、胆色素、胆固醇、无机元素及氨基酸类等。胆汁性苦凉，用它浸制药物主要是助长药物的寒凉性质，达到清肝利湿、降低肝阳、平目赤肿痛等作用。如药物胆南星，是将天南星磨粉，与适量牛胆汁充分混合成糊状，日晒夜露至干，再磨成粉，再加入胆汁充分混合使吸收，如此反复至胆汁完全被吸收。天南星生品祛风止痉，胆南星毒性下降，缓和燥烈之性，具有清热化痰、息风止痉的功能。

7. 童便浸 童便也可用来浸制药物，如生马钱子具有良好的活络止痛功效，临床常用于治疗跌打损伤、痈疽、类风湿关节炎。在我国传统炮制流派樟帮技术中，有用童便浸泡马钱子，以免致呕吐且降低毒性，同时还活血舒筋，其中童便通过浸制的工艺起到协同增效减毒的作用。附子，或童便浸煮，或面裹煨熟，或黄连甘草汤煮。面煨者，走而不守，其势上行，可以壮阳于表。童便制者，守而不走，其势下行，可以回阳于里。

第二节 辅料在炒法中的应用

炒法本身是一种烹饪技法，在我国起源甚早，但关于炒的渊源问题众说纷纭。“炒”在汉代以前并未见记载，汉以前“熬”即指代当今的炒法。清代孙诒让在《周礼》中也提到“古所谓熬，即今所谓炒也”。在存世最早的医方书《五十二病方》中，有“熬”法中添加炮制辅料的记载。大约在魏晋时期开始，关于炒法的记载在古籍中慢慢变多。

药物在炒制过程中添加特定辅料，可达到在某种程度上影响药物临床疗效的目的，由于中药辅料的特性、功效、种类的不同，因此在医药炮制过程中所具有的效果也是不一样的。龚廷贤在《寿世保元》中谈及炒制理论时载“炒以缓其性”；《本草通玄》中除了与前者相似的辅料理论，还强调了炒制工艺，提出了“炒则黄而不焦”的理论。张仲岩在《修事指南》中载“炒者取芳香之性”，表明药物炒至焦香为宜。

经过长久的发展，中药炒法已逐渐形成体系，分为清炒和加固体辅料炒，在当前常用的固体炮制辅料中，炒法主要应用为麸炒、米炒、土炒、砂炒、滑石粉炒、蛤粉炒等。本节将就固体辅料在炒法中的应用历史汇总、运用方法与实例及临床作用进行简要概述。

【应用历史汇总】 辅料炒制药材由来已久，指将药物与固体辅料按一定比例同置于容器内共同拌炒的方法。汉医方书《五十二病方》中记载“火器（熬）令焦黑”“火器（熬）盐令黄”，其所载“火器”即今之“炒”也。

1. 麸炒 麸炒又称“麸皮炒”或“麦麸炒”，是一种传统炮制工艺。麸炒指将净制或切制后的药物用一定量的麦麸加以拌炒的炮制方法，且麸炒炮制方法渊源已久。针对麦麸的炮制理论，陈嘉谟在《本草蒙筌》中提出了：“麦麸皮制，抑酷性勿伤上膈。”李中梓在《本草通玄》中提出“麦麸资其谷气”；缪希雍则在《炮炙大法》提出了“麦麸性凉，用炒诸药”；《修事指南》中还有“麸皮制去燥性而和胃”的说法。可见麦麸炒制药物可去除药物温燥之性，又能健脾和胃。具体整理麸炒药物的应用历史可知，麸炒始载于汉代华佗的《华氏中藏经》“枳实，麸炒去瓤”。在唐代之前，麸炒药物品种并不多，主要以枳壳、杏仁等药材为主。到了宋代，麸炒应用广泛，麸炒品种增加至 30 多种，且擅用麦麸与毒性药物共炒，如麸炒川乌、麸炒半夏、麸炒甘遂等。金代《卫生宝鉴》中提出了麸炒虻虫。明代《医便》中对麸炒白术的方法记载为：“砂锅内隔纸以麸皮拌炒，须不住手搅，以闻药味香、无面气为度，去麸不用，为细末。”

2. 米炒 药物与米（糯米，陈仓米）同炒的方法，称为米炒法。米炒药物所用的米，一般认为以糯米为佳，有些地区用“陈仓米”，通常用粳米。针对米的炮制理论，张仲岩在《修事指南》载：“糯饭米制润燥而泽土。”米炒法可分为米上炒和米拌炒 2 种。具体整理米炒药物的应用历史可知，南北朝刘宋时期《雷公炮炙论》载：“凡修事芫青、斑蝥、亭长、赤头并用糯米、小麻子相拌，同炒，待米黄黑出，去麻子等。”唐代《仙授理伤续断秘方》中载乌头“以糯米炒黄为度”；宋代《普济方》提出全蝎“……用糯米半升于大瓦上铺平，将蝎铺于米上，焙令米黄为度，去米不用”，此为米上炒法。

3. 土炒 土炒常用的辅料包括黄土、灶心土、赤石脂、东壁土等。针对土这一辅料，明代《本草蒙筌》载：“陈壁土制，窃真气骤补中焦。”清代《得配本草》中有“得太阳频照之功，引真火发生之气”的说法，认为用东壁土炮制药物，可借真火发生之气，达到止泻健脾之效。具体整理土炒药物的应用历史可知，土炒炮制始于晋，主要应用于白术、矾石、牡鼠、鹿角等药物，其中土炒白术应用最为普遍，宋代针对土炒白术提出“泻用陈壁土炒”的论述，明代《医学入门》提出“泻胃火生用，补胃虚土炒”；《医宗粹言》提出“补胃用净土炒”。到了清代土炒法也较为盛行。

4. 砂炒 与净河砂置药锅内加热拌炒的炮制方法称为砂炒（烫）法。用砂作传热体炒熟药物的历史悠久，可追溯到药食同源，1963 年版《中国药典》称为沙 / 砂烫，与“炒”项并列，2010 年版《中国药典》将砂烫改为砂炒。现代砂烫饮片有砂烫马钱子、砂烫狗脊、砂烫龟甲等。

5. 蛤粉炒 药物与蛤粉共同拌炒的方法称为蛤粉炒，也叫蛤粉烫。蛤粉是海蛤壳煅后研末而成，清代《修事指南》载“牡蛤粉制成珠而易研”，说明蛤粉炒制药物可使其成珠，易于粉碎，如蛤粉炒阿胶。具体整理蛤粉炒制药物应用历史可知，蛤粉作为辅料主要应用于阿胶的炮制。唐代《银海精微》首次提到“蛤粉炒阿胶”，该方法沿用至今，并得到了广泛发展。宋代《普济本事方》载“碎之，蛤粉炒成珠子”，现代针对蛤粉炒制阿胶的工艺也是如此，并以内无溏心为佳。

6. 滑石粉炒 药物与滑石粉共同拌炒的方法称为滑石粉炒，也叫滑石粉烫，且滑石粉作为炮制辅料可反复利用。滑石始载于《神农本草经》，最早作为药物使用，制成粉末用于炒制辅料，常用滑石粉炒制药物有滑石粉炒水蛭、滑石粉炒鸡内金等。

【运用方法与实例】

实例 1：麸炒苍术

先将锅烧热，均匀撒入定量麦麸，用中火加热，待烟起时投入苍术片，不断翻动，炒至深黄色时取出，筛去麦麸，放凉。

每 100kg 苍术片，用麦麸 10kg。

实例 2：蜜麸炒枳壳

炼蜜加 0.5 倍量开水稀释后与麦麸拌匀，置烘箱内 50℃烘 1.5h，取出搓散，过 50 目筛，除去碎屑，即得蜜麸。麦麸每 100kg 用炼蜜 30kg；中火预热锅后均匀撒入蜜麸，待起烟时投入枳壳，炒至药物表面呈深黄色时取出，筛去蜜麸，放凉，得蜜麸枳壳。

每 100kg 枳壳片，用蜜麸 10kg。

实例 3：米炒党参

将大米置热的炒药锅内，用中火加热至米冒烟时，投入党参片拌炒，至党参呈黄色时取出，筛去米，放凉。

每 100kg 党参片，用米 20kg。

实例 4：土炒山药

先将土粉置锅内，用中火加热至灵活状态，再投入山药片拌炒，至表面均匀挂土粉时，取出，筛去土粉，放凉。

每 100kg 山药片，用灶心土 30kg。

实例 5：砂烫龟甲

取洁净河砂置炒制容器内，用武火加热至滑利状态，将砂子炒至流利状态，将洗净的龟甲置于砂子中，不断翻炒，待龟甲表面淡黄色、质酥脆时，取出，筛去砂子，立即投入醋中淬之，捞出，干燥，用时捣碎。

每 100kg 龟甲，用醋 20kg，砂量以掩埋药物为度。

实例 6：滑石粉炒鱼鳔胶

将滑石粉置热锅内，用中火加热至灵活状态后，再加入净鱼鳔块或丝，勤加翻动，至发泡鼓起，颜色加深时取出，筛去滑石粉，放凉。

每 100kg 鱼鳔，用滑石粉 40kg。

实例 7：蛤粉炒鹿角胶

将蛤粉置热锅内，中火加热炒至灵活状态时，投入鹿角胶丁，不断翻动，炒至鼓起呈类圆球形，内无溏心时取出，筛去蛤粉，放凉。

每 100kg 鹿角胶块，用蛤粉 30～50kg。

实例 8：蒲黄炒阿胶

将蒲黄适量置热锅内，用中火加热炒至稍微变色，投入阿胶丁，不断翻动，炒至鼓起呈类圆球形，内无溏心时取出，筛去蒲黄，放凉。

每 100kg 阿胶，用蒲黄 30～50kg。

【临床作用】 在炒法中，辅料主要作为中间传热体，使炮制饮片受热均匀，以达到炒制程度均一的目的。此外，炒制过程中加入的辅料种类不同，对药物药效的影响也不尽相同。

1. 麸炒 麦麸及我国江西、上海、四川等地方特色辅料蜜麸、糖麸等，均具有缓和药物燥性、增强健脾理气功效、宽中除胀以及矫臭矫味等作用。如生白术常用于燥湿健脾、利水消肿，麸炒后降其燥性，借麸入中，增强健脾消食、和胃的作用。枳壳具有理气宽中、行滞消胀的功效，生品作用峻烈，脾虚、体弱者需慎用，经麸炒后可缓和其峻烈之性，增强其宽中除胀之功效。现代研究发现，麸炒枳壳的挥发油含量较生品的挥发油含量下降了 12% 左右，麦麸吸收了部分挥发油成分，提示麸炒枳壳可能通过降低挥发油含量而缓解药性，降低了对胃肠的刺激作用。麸炒僵蚕除缓和药性外还具有消除不良气味、便于粉碎服用的作用。

2. 土炒 / 米炒 黄土、陈壁土、灶心土、米、糯米等辅料与药物共炒后具有增强药物补脾止泻、缓和药物的刺激性、利于药物粉碎、利于有效成分煎出的作用。此外，以米作为辅料还可降低药物毒性、矫正昆虫类药物的不良气味，如米炒斑蝥、米炒红娘子等。党参能益气生津，常用于气津两伤或气血两亏，经米炒后气变清香，能增强和胃、健脾止泻的作用，如治脾虚泄泻的理中汤常以米炒党参入药组方。现代药理研究结果表明，米炒党参有增强调控胃肠平滑肌的功能，同时，党参米炒后新生成的成分 5- 羟甲基糠醛具有兴奋胃肠平滑肌的功能，由此推测 5- 羟甲基糠醛可能是米炒党参健脾功效增强的物质基础之一。而具有平补脾肺肾功效的山药经过土炒之后，亦以补脾止泻为主，可用于治疗脾虚久泻或大便泄泻。此外，生白术以健脾燥湿为主，土炒后补脾止泻力胜。现代成分研究发现，白术经炮制后挥发油含量以原药材最高，其他依次为土白术片 > 麸炒白术 > 蜜麸炒白术 > 米泔水漂白术。同时，醇溶性浸出物含量也有增高。

3. 河砂炒/蛤粉炒/滑石粉炒 药物炒制时加入河砂、蛤粉、滑石粉等固体辅料，由于固体辅料能使质地坚硬或坚韧的药物变为酥脆、便于粉碎和煎出，有利于药物疗效的发挥，如砂炒鸡内金、蛤粉炒阿胶、滑石粉炒刺猬皮等。此外，上述辅料还可降低药物毒性，如马钱子经砂烫后，可使马钱子碱大量破坏。当炮制温度达到且温度越高，受热时间越长，其含量减少越多，并转化成不具有毒性作用但有相同药效的异构化产物或氮氧化物，从而达到增效减毒的炮制目的。另外，有些药物表面密生绒毛或者长满了细小的根须，经砂炒后便于去除，提高洁净度，如砂炒狗脊、砂炒骨碎补等。而水蛭生品有毒，有破血逐瘀之效，滑石粉炒后能降低毒性。

第三节 辅料在炙法中的应用

炙法历史悠久，《说文解字注》："炙者，抗火炙肉也。"最早在医方书《五十二病方》就有关于药物使用炙法的记载。其操作方法与炒法类似，药物在炒制过程中加入不同种类的液体辅料，影响药物的临床疗效，从而达到不同的治疗目的。

南北朝刘宋时期《雷公炮炙论》的液体辅料使用主要依据方剂和道教炼丹思想，书中载有姜炙厚朴、醋炙龟甲等。明代《本草蒙筌》对各种液体辅料影响药材的性味、归经、功效进行了高度概括，代表性炮制饮片有酒炙黄柏、姜炙厚朴、醋炙柴胡等。《炮炙大法》在继承前人的理论基础上，又积累了作者的实践经验，将前人的炮制方法归纳为"雷公炮制十七法"，其中"炙"法与现在的"炙"法略有不同，现在的"炙"专指用液体辅料炮制，而雷公炮制十七法中的"炙"则是包含了烤、炒和液体辅料炙等多种方法。张仲岩在《修事指南》中提出："炙者取中和之性"；根据药物性质的不同，炙法可分为以下两种操作方法：①将药材与液体辅料拌匀闷透，加热炒干；②将药材炒至一定程度后，喷入液体辅料炒干。炙法所用辅料皆为液体辅料，当前常用液体辅料炮制主要包括了醋炙、蜜炙、酒炙、姜炙、油炙、盐炙等。本节将就液体辅料在炙法中的应用历史汇总、运用方法与实例及临床作用进行简要概述。

【应用历史汇总】

1. 酒炙 液体辅料炙药物由来已久，其中酒炙较为常见。针对酒炙的炮制理论历代医家也见解颇多，元代《汤液本草》针对酒这一辅料提出："黄芩、黄连、黄柏、知母，病在头面及手梢、皮肤者，须用酒炒之，借酒力以上腾也。"《审视瑶函》中也提出了相似的论述："芩连知柏之类，制之必以酒炒，庶免寒润泄泻之患。"明代《本草蒙筌》载："酒制升提。"《修事指南》云："凡酒制升提。"可以看出针对酒炙的功效主要体现在借其升提之性，引药上行。具体整理酒炙药物的应用历史可知，早在汉代《五十二病方》中就有酒炙丸药的记载。但汉代属炮制技术的起步发展时期，各种药物的炮制理论还未形成体系，使用酒作为辅料炮制药材的应用相对较少。《雷公炮炙论》载："（蛤蚧）凡修事服之，去甲上、尾上并腹上肉毛，毒在眼。若斯修事了，用酒浸才干，用纸两重，于火上缓隔焙纸炙。"此外，还载有酒炙蛤蚧等方法。宋代《圣济总录》曰："鲮鲤甲，酒浸，炙令黄色。"宋代《校注妇人良方》云："白芍，多用酒拌炒，因白芍之性味酸寒……凡属脾胃虚寒面色痿黄者，亦宜酒拌炒用之。"《普济方》载："橘皮黄酒炒。"清代《奇方类编》载："破故纸，酒浸，炒。"

2. 醋炙 醋炙药物也由来已久，历代多用醋来炮制有毒的、入肝经、祛瘀止血的药物，《本草纲目》中载："（醋）消痈肿，散水气，杀邪毒，理诸药，消毒。"关于醋的炮制理论，《本草蒙筌》载："用醋注肝经，且资住痛。"《本经逢原》曰："消积聚醋浸炒。"《食疗本草》中有"大黄醋煎治痃癖"的说法。具体整理醋炙药物的应用历史可知，在《雷公炮炙论》中有记载："每个鳖甲，以六一泥固济瓶子底了，干，于大火，以物搘于中，与头醋下火煎之，尽三升醋为度，乃去裙并肋骨了，方炙干，然入药中用。"明代《奇效良方》有鳖甲去裙襴、醋浸、炙黄的记载。

3. 盐炙 中药盐制历史悠久，在最早的医方书《五十二病方》中就有记载，其中盐炙属于盐制中的一种。《医学入门》载"入肾用盐"；《本草蒙筌》载"入盐走肾脏，仍使软坚"；《本草发挥》曰"心虚则盐炒之"以及"以盐炒补心肺"；《得配本草》载"补肾气，淡盐水拌炒"，进一步明确了盐炒制（盐炙）可软坚散结，引药入肾。具体整理盐炙药物的应用历史可知，最早在隋朝《梅师集验方》中有"盐炒川乌"的记载；宋《太平惠民和剂局方》牡丹散中甘草采用盐炙的方法；元代《丹溪心法》载济阴丸中黄芪的使用为"盐水拌炒"。明代《滇南本草》载"清下焦火盐水炒"。

4. 姜炙 将净选或切制后的药物，加入一定量的姜汁拌炒的方法称为姜炙法。关于姜炙的炮制理论，在明代的《本草蒙筌》中，提出"姜制发散"的理论概述。《医学入门》中有"入脾姜制"的记载。此外，有依据中药配伍理论"七情"中的相畏、相杀以达到减轻或消除药物毒性或副作用的目的，并增强药物止呕化痰作用，如生姜制半夏、天南星；有依据相须、相使以达到引使归经、协同增效的作用，如姜制竹沥（竹茹）、吴茱萸等。《本草发挥》中记载："竹沥滑痰，非佐以姜汁，不行经络。"具体整理姜炙药物的应用历史可知，《雷公炮炙论》曰："（厚朴）若汤饮中使，用自然姜汁八两，炙一升为度。"宋代《太平圣惠方》载"（白附子）生捣为末，以生姜汁拌湿，炒干细研"；寇宗奭在《本草衍义》中对厚朴炮制的描述曰"不以姜制，则棘人喉舌"；清代《本草备要》载"姜制陈皮"。

5. 蜜炙 将净选或切制后的药物，加入一定量的炼蜜拌炒的方法称为蜜炙法。古人针对蜜炙的目的和意义的论述多在元明时期，为现代蜜炙的发展提供了理论参考。如《汤液本草》载"去膈上痰以蜜"；明代《医学入门》载"凡药入肺蜜炙"；《本草蒙筌》曰"蜜制甘缓难化，增益元阳"；《本草通玄》云"蜜制润其燥"。具体整理蜜炙药物的应用历史可知，东晋《肘后备急方》曰"苏合香蜜涂，微火炙少令变色"。唐代《备急千金要方》载"黄檗根皮，蜜炙令焦"。明代《医学入门》载"桑白皮，咳嗽蜜蒸或炒"；《医宗必读》曰"香附……惧燥，蜜水炒"。清代《本草述钩元》云"柴胡，有咳汗者，蜜水炒"，《握灵本草》载"白术，蜜水炙"。

6. 油炙 将净选或切制后的药物，加入一定量的食用油脂共同加热的方法称为油炙法，也称酥炙法。所用的油脂可分为植物油脂和动物油脂，如麻油、羊脂油等。关于油炙的目的和意义，《医学入门》载"……酥炙者，行经活血也"；《本草蒙筌》曰"羊酥油、猪脂油涂烧，咸渗骨容易脆断"。具体整理油炙药物的应用历史可知，油炙法最早可追溯到《五十二病方》载"豹膏炙药"，其中豹膏即为豹的油脂。《雷公炮炙论》载"淫羊藿，油脂拌炒"；从南北朝到金元应用最多的是羊脂油，同时发明了酥炙法。元代《瑞竹堂经验方》记载"仙灵脾，三钱，酥炙"；清代《握灵本草》载"酥蜜炙杜仲"。除酥炙和拌炒外，油炸也属于油炙，有油炸马钱子、水蛭等。

【运用方法与实例】

实例 1：酒蕲蛇

取蕲蛇段，加入定量黄酒拌匀，稍闷润，待酒被吸尽后，置炒制容器内，用文火加热，炒至黄色，取出晾凉，筛去碎屑。

每 100kg 蕲蛇，用黄酒 20kg。

实例 2：酒大黄

取大黄片或块，加入定量黄酒拌匀，稍闷润，待酒被吸尽后，置炒制容器内，用文火炒干，色泽加深，取出晾凉，筛去碎屑。

每 100kg 大黄，用黄酒 10kg。

实例 3：醋香附

取净香附颗粒或片，加定量米醋拌匀，闷润至吸尽，置炒制容器中，文火加热炒干，取出，晾干。

每 100kg 香附颗粒或片，用米醋 20kg。

实例 4：醋乳香

取净乳香，置炒制容器中，文火加热，炒至冒烟，表面微熔，喷淋定量米醋，闷润至吸尽，边喷边炒至表面油亮光泽，迅速取出，摊开放凉。

每 100kg 乳香，用米醋 10kg。

实例 5：蜜炙麻黄

取熟蜜适量，加少许开水稀释后与药物拌匀，放置闷润，置锅内，用文火加热，炒至不粘手为度，取出放凉。

每 100kg 麻黄段，用熟蜜 20kg。

实例 6：盐炙知母

取净知母片，置炒制容器内，用文火加热，炒至变色，喷淋盐水，炒干，取出晾凉，筛去碎屑。

每 100kg 知母片，用食盐 2kg。

实例 7：盐车前子

取车前子文火炒至有爆声时喷淋盐水，炒干放凉。

每 100kg 车前子，用食盐 2kg。

实例 8：姜竹茹

取竹茹段或团，加姜汁拌匀，待姜汁被吸尽后，置炒制容器内，用文火加热，如烙饼法将两面烙至微黄色，取出晾凉。

每 100kg 竹茹，用生姜 10kg。

实例 9：炙淫羊藿

取羊脂油加热熔化，加入淫羊藿丝，文火炒至表面显均匀的油亮光泽，呈微黄色时，取出，放凉。

每 100kg 淫羊藿，用炼羊脂油 20kg。

实例 10：熟三七

取净三七，大小分档，用食用油炸至表面棕黄色，取出，沥去油，研细粉。

【临床作用】 将净选或切制后的药物，加入一定量的液体辅料拌炒的炮制方法称炙法。液体辅料被药物完全吸收反应后，可起到改变药物性味归经、缓和药性、增强药效以及矫臭矫味的作用。

1. 酒炙 酒炙药物具有引药上行、增强活血通络、矫味防腐的作用。如黄连苦寒性强，长于泻火燥湿、解热毒，酒炙可引药上行，善清头目之火。针对酒炙黄连的成分研究发现，酒炙黄连的炮制过程中，黄酒的闷润和加热都可以使黄连中生物碱的含量增加，加热能够使生物碱的含量大幅度提高，可能是因为酒润后加热使黄连饮片膨胀，增加细胞通透性，从而使溶出度增加。而黄酒也可能促进生物碱的溶出。现代药理研究发现，酒炙黄连对上焦病症的治疗作用增强，对肝脏线粒体中能量代谢酶的活性的抑制作用有减弱趋势，表明酒炙能抑制黄连的苦寒之性，引药上行，善清上焦之热，其原因可能是酒炙后药物中有效成分或辅助成分的溶出量增加，或是各不同成分的溶出比例发生变化，导致有效成分吸收量或其体内组织分布情况发生变化。而当归生用补血、调经，酒炙后增强活血散瘀作用，多用于血瘀经闭、产后瘀滞腹痛、跌打损伤及风湿痹痛、经络不利。现代成分研究发现，生当归饮片中挥发油成分、阿魏酸成分最高，其次分别为酒当归饮片与土炒当归饮片，可能与酒炙后活血化瘀功效增强有关。药理研究发现，酒当归对氧自由基清除能力高于其他炮制品，如果体内产生的氧自由基过多，或者体内防护、清除和修复能力下降，就会出现自由基代谢的失常，导致自由基损伤，引起疾病的发生。

2. 醋炙 醋炙则主要起到引药入肝、降低毒性、矫臭矫味的作用。醋与一些气浓味重的药材共炒时，主要起到矫臭矫味的作用，如醋炙五灵脂等。此外，柴胡生品长于和解表里、疏肝升阳，醋炙后升降之性缓和，疏肝解郁之力增强。现代成分研究发现，柴胡生品醋制后，柴胡皂苷 a、柴胡皂苷 c、柴胡皂苷 d 的含量呈下降趋势，在醋制过程中发生了由Ⅰ型柴胡皂苷向Ⅱ型的转化，醋制过程中的加热以及醋的存在可能是促使这种转化发生的原因。药理实验发现，醋柴胡和氯米帕明均可缩短小鼠悬尾实验和大鼠强迫游泳实验的不动时间，并可对抗因利血平所致小鼠眼睑下垂和体温下降，且醋柴胡和氯米帕明的作用优于生柴胡。研究结果说明了柴胡具有疏肝解郁的作用，且醋柴胡的疏肝解郁作用明显优于生柴胡。芫花具有泻水逐饮，外用杀虫疗疮的功效，醋炙后毒性下降，可用于内服。现代成分研究发现，醋制芫花中的瑞香素和伞形花内酯两种成分含量高于生品。药理实验表明，与生品比较，醋炙后芫花毒性明显降低、利尿作用明显增强。

3. 盐炙 盐炙可引药下行，增强补肝肾、理气疗疝、缩小便和固精的作用。盐须制成盐水方可应用，要求辅料渗入药物内部，其加热温度比炒法低，多用文火，炒制时间较长，以药物炒干为宜。如知母苦寒滑利，泻火之力较强，盐炙可引药下行，专于入肾，增强滋阴降火之功，常用于肾虚火旺。利用 HPLC-MS 发现，知母盐炙后新芒果苷、芒果苷、知母皂苷 AⅡ、知母皂苷 AⅢ含量变化不明显，知母皂苷 E_1、知母皂苷 BⅡ、知母皂苷Ⅰ含量下降，知母皂苷 BⅢ含量上升。药理实验发现，生知母、盐知母均能使甲亢阴虚大鼠血清中 FT_3，FT_4，尿 17- 羟皮质类甾醇（17-OHCS）含量降低，二者均具有滋阴作用，且盐炙后作用增强。车前子具有渗湿通淋、清热利尿、明目祛痰的作用，盐炙后引药下行，泻热利尿而不伤阴。利用波长切换法发现，盐炙车前子的京尼平苷酸、毛蕊花糖苷、异毛蕊花糖苷含量较其生品高，而对于多糖的含量比较，发现其在生品中的含量高于盐炙品中。药理实验发现，车前子盐炙品不同剂量组和生品高剂量组中，膜性肾病大鼠的肾指数和血清中生化指标尿素氮（BUN）、肌酐（Cr）、总胆固醇（TC）、甘油三酯（TG）显著降低，血清总蛋白（TP）水平升高，肾小球滤过功能改善，尿蛋白明显减少；光镜下可见贝那普利组以及盐炙品高剂量组、盐炙品中剂量组和生品高剂量组大鼠的肾小球毛细血管开放明显减少，肾小球囊腔减小，染色减弱，对肾脏病变有明显的改善，该研究揭示对 C-BSA 膜性肾病大鼠的肾保护和免疫机制调节中，车前子盐炙品的活性均优于车前子生品，证实了车前子盐炙入肾，引药下行，可增加泻热利尿作用。

4. 姜炙 姜炙具有抑制寒性、增强和胃止呕功效和宽中和胃的作用。厚朴生品具有燥湿消痰、化气除满的功效，但生用会对咽喉有刺激性，姜制后能缓和生厚朴对咽喉的刺激性，增强宽中和胃的功效。厚朴姜炙后，厚朴酚、厚朴三酚、十四烷酸、十六烷酸含量增加，蓝桉醇含量减少，推测姜炙有利于厚朴中厚朴酚的溶出，使其含量增加，这同临床用药一致，厚朴姜炙后可增强化湿作用。药理实验发现，厚朴生品和不同姜制厚朴均表现出抗炎镇痛作用，按2025年版《中国药典》法制备姜厚朴与生厚朴比较无显著性差异，但有作用增强趋向，樟帮姜厚朴镇痛抗炎作用显著强于生品，并表现出比2025年版《中国药典》法制备姜厚朴更强的镇痛作用。

5. 蜜炙 蜜炙具有增强润肺止咳作用、补脾益气、缓和药性、矫味的功效。生甘草泻火解毒，润肺止咳，蜜炙后增强补气和中、缓急止痛之功效。甘草蜜炙后自身化学成分虽未发生明显质的变化，但主要成分之间的比例发生了改变，而蜜炙品药效作用强于生品和清炒品，推测甘草蜜炙后药效作用增强的物质基础为成分之间比例的变化，蜜炙甘草主要成分之间的比例关系可能为发挥补益作用的最佳比例关系，该比例的形成是加蜜与加热两个因素共同作用的结果，单纯加热不能达到甘草蜜炙的效果。生甘草和蜜炙甘草均能有效地促进小鼠脾淋巴细胞的增殖，且与Con A、LPS对T、B淋巴细胞的增殖有协同刺激作用。相同剂量下，蜜炙甘草促进增殖效果显著优于生甘草，表明甘草蜜炙能显著提高生品的效果。生品黄芪的功能为益卫固表、利水消肿、托毒生肌，而蜜炙黄芪具有润燥、补中益气的作用。现代成分研究发现，毛蕊异黄酮、芒柄花素、汉黄芪素、3,9-二-*O*-甲基尼森香豌豆紫檀酚等在内的8种成分蜜炙前后质量分数变化较大，蜜黄芪饮片能显著增强经Con A诱导的小鼠脾淋巴细胞增殖能力，免疫活性增强。

6. 油炙 油炙可使药物利于粉碎，如油炙豹骨。此外，还可以增强温肾助阳作用。淫羊藿生品具有补肝肾、强筋骨、祛风湿的功效，临床常用于阳痿遗精、筋骨痿软、风湿痹痛等，油炙可增强淫羊藿温肾助阳的功效。淫羊藿经炮制后所含黄酮类成分的含量发生了明显改变，羊油炙品与生品比较，淫羊藿苷的含量显著增加，宝藿苷Ⅰ含量有所增加。炮制后黄酮类成分发生的变化，只有量变，没有质变，即黄酮成分的组成比例发生了明显改变，推测淫羊藿黄酮苷具有较差的渗透性，分子中有一个糖基取代是淫羊藿黄酮保持溶解性的必要条件，随着糖基数目的增加，淫羊藿黄酮溶解度增大，渗透性降低，吸收变差（吸收程度：宝藿苷Ⅰ>淫羊藿苷>朝藿定A、B、C）；加热炮制可以使淫羊藿黄酮脱去糖基，由多糖苷转化为次级糖苷（淫羊藿苷、宝藿苷Ⅰ的含量增高），既保证了黄酮的溶解性，又提高了黄酮的渗透性，促进了吸收。控制炮制温度可以促使产生更多的易于吸收的生物活性黄酮（淫羊藿苷、宝藿苷Ⅰ），从而提高淫羊藿的疗效。

第四节 辅料在蒸法中的应用

蒸法由来已久，药物在炮制过程中往往根据不同的性质和临床应用考虑是否添加辅料或者加入何种辅料。蒸法所用的辅料也在历史变更中不断变化。

我国最早医方书《五十二病方》中就有中药陈藿“蒸而取其汁”的说法。早在《神农本草经》中就有把酒当作辅料与药物同蒸的记载。汉代张仲景在《伤寒论》中多次用到加辅料蒸制药物。发展到南北朝刘宋时期《雷公炮炙论》中使用蒸制的药物多达 70 多种。而且利用七情配伍的思想还提出了蜂蜜、生羊血、甘草、生姜等辅料共蒸的炮制方法。明代针对加辅料蒸制又提出了多种看法。如《本草纲目》载，生地黄加入酒、砂仁末，置瓦锅内蒸令气透；《先醒斋医学广笔记》和《炮炙大法》中记载了 97 种药物的蒸制方法，如人参“去芦，人乳浸，饭上蒸，切片”等。清代《医宗说约》指出“（大黄）浸酒蒸熟晒干，如此能上达巅顶，治头风目疾及久积涸病”，如此论述加深了对加辅料蒸制药物炮制理论的认识。

经过长久的发展，中药蒸法已逐渐形成体系，蒸法可分为清蒸（不添加辅料）和加辅料蒸。目前加辅料蒸主要以液体辅料与药物拌蒸为主，在当前常用的液体炮制辅料中，主要包括了酒蒸、醋蒸、黑豆汁蒸等。本节将就辅料在蒸法中的应用历史汇总、运用方法与实例及临床作用进行简要说明。

【应用历史汇总】 辅料蒸制药材由来已久，一般添加辅料蒸制所需时间较长，并且可改变药物性能、扩大临床应用范围。

1. 酒蒸 酒蒸属于酒制法中较为常见的一种炮制方法，具体整理酒蒸药物的应用历史可知，《神农本草经》始有酒蒸。《雷公炮炙论》载：“（酒蒸甘草）凡修事，每斤皆长三寸锉，劈破作六七片，使瓷器中盛，用酒浸蒸，从巳至午，出，曝干，细锉。”宋代《三因极一病证方论》记载：“（木瓜）切盖去瓤，入前件药，仍用盖簪定，酒洒蒸熟，三蒸三晒，取药出，焙干为末。”北宋《伤寒类证活人书》和明代《万病回春》记有山茱萸酒蒸的炮制方法。明代《医方考》载有：“大黄酒润九蒸晒之，取其无伤胃气而能去火。”清代《目经大成》：“大黄去黑皮，取鲜黄锦纹者，剂片一斤，好酒炆熟，候干，再用烧酒拌，蒸晒，杵融。”

2. 醋蒸 醋蒸则属于醋制法中的一种。醋制药在漫长的发展过程中，逐渐形成自身的理论。其中《本草纲目》与醋制有关的论述较多，如莪术条“以醋炒或醋煮入药……引入血分也”；又芫花条“以好醋蒸……则毒减”。《本草再新》称醋制用与生用有所不同，“生用可以消诸毒，行湿气；制用可宣阳，平肝，敛气镇风，散邪发汗”。这些醋制理论的建立，为后世深入研究醋制中药奠定了基础。具体整理醋蒸药物的应用历史可知，汉代《金匮玉函经》就有醋蒸的记载；《伤寒论》中有“以苦酒渍乌梅一宿，去核，蒸之”的记载。唐代《银海精微》载“艾叶（醋蒸焙干）”。明代《大小诸证方论》载“蕲艾叶（去筋梗醋蒸干）”；《奇效良方》载“鹿茸（燎去毛，醋蒸，焙）”；《本草纲目》载“麦麸（醋蒸热熨）”；清代《本经逢原》载“梧叶醋蒸”。

3. 黑豆汁蒸 黑豆汁一般用于蒸制。关于黑豆炮制理论，《医学入门》载“黑豆生利水”；《本草蒙筌》载“乌豆汤……渍曝，并解毒，致令平和”，这些对黑豆作为辅料的炮制过程进行了高度概括。具体整理黑豆汁蒸药物的应用历史可知，黑豆汁蒸制主要用于何首乌，宋代《苏沈良方》提出“何首乌水浸一日，切厚半寸，黑豆水拌匀，令湿，何首乌重重相间，蒸豆烂，去豆，阴干”。《集验良方》中也有何首乌黑豆汁浸蒸九次、晒干的记载。《惠直堂经验方》记载，鲜何首乌用竹刀切片，晒干，浓黑豆汁拌蒸，晒干，再拌再晒，直待首乌心内黑透为度。《张氏医通》载：“赤白何首乌（重斤余者），各一枚，竹刀刮去皮，切作大片，同黑豆蒸晒九次，去黑豆。”

【运用方法与实例】

实例 1：酒蒸五味子

取五味子生品，用黄酒拌匀，稍闷，置适宜容器内，蒸至酒吸干，表面黑色，取出，干燥。

每100kg五味子，用黄酒20kg。

实例2：熟地黄

取地黄生品，用黄酒拌匀，稍闷，置适宜容器内，蒸至酒吸干，呈乌黑色，有光泽，味变甜，取出，干燥。

每100kg生地黄，用黄酒30～50kg。

实例3：醋蒸大黄

取生大黄片，加陈醋拌匀，闷约1h，置高压消毒柜内，蒸气加热（0.1MPa，115℃）2h，然后取出，干燥，备用。

每100g生大黄，用陈醋100ml。

实例4：制首乌

取生首乌片或块，用黑豆汁拌匀，润湿，置非铁质蒸制容器内，密闭，蒸或炖至汁液被吸尽、药物呈棕褐色时，取出，干燥。

每100kg何首乌，用黑豆10kg。

【临床作用】 在蒸法中，辅料主要作用是改变药物性味、扩大临床应用范围。

1. 酒蒸 酒具有宣行药势、活血通络、祛风散寒、矫臭矫味的作用。以酒作辅料与药物同蒸主要有增强药效、缓和药性的作用。如女贞子具有滋补肝肾、乌须明目之功效，酒蒸后疗效增强。现代研究发现，在酒蒸制过程中，女贞子中的红景天苷含量逐渐升高，特女贞苷含量逐渐下降，推测炮制后滋补之力增强可能与炮制前后成分变化有关。南五味子性温，味酸，功效收敛固涩、益气生津。生品以敛肺止咳止汗为主，酒蒸制后益肾固精作用增强，常用于治疗肾虚遗精。研究发现，酒蒸可使总木脂素含量明显增加，一方面酒蒸时长时间加热使药材组织细胞破坏，利于有效成分的溶出；另一方面，酒对总木脂素类成分良好的溶解性能，也促使了木脂素的溶出。现代研究认为，南五味子的强身作用与其中的木脂素类成分有关，因此，加酒蒸制使南五味子中的总木脂素类含量增加，使得“入补药熟用”的传统炮制理论也有了一定的科学依据。

2. 醋蒸 醋蒸后南五味子多糖（有抗衰老、抗缺氧、增强机体免疫力等作用）含量较生品明显增加，而研究发现，醋制可增强南五味子对2型糖尿病模型大鼠脂代谢的调控作用，推测该作用可能与醋制后南五味子多糖含量增加有关。另有研究表明，醋五味子可诱导动物肝脏中CYP3A4酶的活性，加速药物代谢，达到保护肝脏的目的，而且醋蒸五味子在抗脂质过氧化及提高免疫作用方面也有增强。

3. 黑豆汁蒸 黑豆汁味甘性平，有活血利水、滋补肝肾、解毒的功效，与药物同蒸能增强疗效，降低毒性，现代黑豆汁拌蒸主要用于何首乌的炮制。何首乌具有解毒消痈、润肠通便之功效，现代临床应用发现，何首乌炮制不当会产生肝毒性，传统炮制理论认为，黑豆汁蒸制何首乌具有益肾固精、强筋骨、乌须发的功效。何首乌黑豆汁蒸，在一定程度上可有效降低药材中二苯乙烯苷以及儿茶素含量，提升没食子酸、大黄素、大黄素甲醚等有效成分含量，而没食子酸、大黄素以及大黄素甲醚等成分含量越高，药物抗氧化能力与护肝作用就越强。此外二苯乙烯苷与儿茶素可对人体基础代谢造成不同程度的影响，诱使个体出现恶心、呕吐等症状，因此采用黑豆制何首乌，一方面降低容易引起恶心呕吐现象的二苯乙烯苷类成分的含量，另一方面提升具有抗氧化能力与护肝作用的没食子酸类成分的含量，增强了黑豆汁蒸制何首乌的补肝肾、强筋骨、乌须发的作用。单纯清蒸何首乌中的没食子酸、大黄素、大黄素甲醚等成分比黑豆汁蒸制含量低，与此同时，单纯清蒸的滋补能力相对较弱，这进一步证实了黑豆汁性味甘厚入阴，何首乌共同蒸制，可发挥协同何首乌滋补肝肾、乌发强筋的作用。

第五节 辅料在煮法中的应用

将净选过的药物放入锅内加入适量清水同煮的方法为煮法，古人为了使药材炮制达到某种效果，在药材的煮制过程中常加入其他的辅料共煮。

一、液体辅料

【应用历史汇总】 据现有文字记载，煮法使用的液体辅料主要有醋、酒、蜜、生姜汁、童便、甘草汤、莱菔汁等。

液体辅料在煮法中的运用最早记录在汉代张仲景著书《金匮要略方论》中，书中记载蜜煮川乌；而后晋代葛洪著作《肘后备急方》中记载醋煮芥子、构树；南北朝刘宋时期《雷公炮炙论》记载有麻油与酒并煮巴豆（凡修事巴豆，敲碎，以麻油并酒等可煮巴豆子，研膏后用。每修事一两，以酒与麻油各七合，尽为度）、醋煮吴茱萸（若用醋煮，即先沸醋三十余沸，后入茱萸，待醋尽，晒干。每用十两，使醋一镒为度）、鹿角胶和生姜汁煮寒水石（寒水石，凡使，先须用生姜自然汁煮，汁尽为度，研成粉用）、童子小便煮鳖甲（又治劳、去热药中用，依前泥，用童子小便煮，昼夜尽，小便一斗二升为度）、糯米水煮藜芦（藜芦，凡采得，去头，用糯米泔汁煮）。

唐代《食疗本草》中记载蜜煮天门冬（天门冬，可去皮心，入蜜煮之，食后服之），酒煮牛膝、巴戟、鹿茸，醋煮巴豆；宋代《博济方》有醋煮巴豆；《苏沈良方》有醋煮斑蝥（斑蝥，去足翅，少醋煮熟）、酒煮天雄（天雄，用无灰酒煮五七百沸，候软，刮去皮）；《小儿药证直诀》有醋煮雄黄；《本草衍义》有酒煮阳起石；《圣济总录》有酒煮硫黄、醋煮雄黄、浆水煮京大戟（浆水一盏略煮）；《三因极一病证方论》有醋煮莪术、三棱、鳖甲、斑蝥、半夏；《传信适用方》有醋煮鳖甲（鳖甲，刮洗净，醋煮黄）；《卫生家宝产科备要》有醋煮芫花；《校注妇人良方》有醋煮香附、小麦；《女科百问》有醋煮鳖甲、三棱、草果子仁、川楝子；《扁鹊心书》有酒煮菟丝子（菟丝子，淘净酒煮）、川乌（川乌，酒煮法）、乌蛇与白花蛇（乌蛇与白花蛇，去头尾酒煮取肉）。

金元时期，《素问病机气宜保命集》有醋煮紫芫花；《世医得效方》有醋煮三棱（醋浸一宿，煮）、附子（去皮脐，醋煮，切）、延胡索（去皮，醋煮）、艾叶、硫黄、地黄、莪术、芫花、鳖甲、蛇蜕；《脾胃论》有酒煮苦楝；《汤液本草》有酒煮延胡索；《儒门事亲》记载有醋煮京大戟（醋浸煮，焙干用）；《卫生宝鉴》有醋煮巴豆（去皮膜，醋煮十沸）；《丹溪心法》有醋煮三棱、莪术、海粉、香附、鳖甲、桃仁、红花、五灵脂等。

明代，《普济方》有醋煮巴豆（去心膜用醋煮二十沸）；《秘传证治要诀及类方》有酒煮黄连；《本草蒙筌》有酒煮红蓝花（多用则破血通经，酒煮方妙；少用则入心养血，水煎却宜）、金星草、柏实，醋煮芫花（芫花，得之煮醋数沸）；《证治准绳》有酒煮蛇蜕；《外科启玄》有酒煮大黄；《寿世保元》有醋煮香附；《外科正宗》有童便煮附子（以童便浸淹三寸，每日换便，浸至夏三、冬五，再换童便，煮尽二香为度），酒煮紫河车、熟地黄、生地黄；《济阴纲目》有酒煮白龙骨，醋煮莪术、香附、芫花、巴豆、瓦楞子（煅，醋煮一昼夜）；《医宗必读》有酒煮雷丸、熟地黄;《本草通玄》有醋煮斑蝥、三棱，酒煮生地黄等。

清代，《本草汇笺》有醋煮艾叶（入妇人丸散，须以熟艾，醋煮干，捣成饼，烘干，再捣成末）、香附;《医门法律》有醋煮半夏;《医方集解》有醋煮三棱、莪术、半夏（半夏用醋煮者，醋能开胃散水，敛热解毒也，使暑气湿气俱从小便下降，则脾胃和而烦渴自止矣）;《本草备要》有醋煮磁石、芫花、巴豆，酒煮金银花;《洞天奥旨》有醋煮香附，酒煮大黄;《本经逢原》有甘草汤煮附子（甘草浓煎汁煮）、硼砂（甘草汤煮化，微火炒松用），莱菔汁煮朴硝（以水煎化，澄去渣，入莱菔自然汁同煮），醋煮文蛤、硇砂、砒石、斑蝥;《良朋汇集》有姜汁煮知母（知母，姜汁煮），酒煮黄连（酒煮炒黑）、菟丝子、大黄（酒煮九次，黑色为度），醋煮京三棱;《得配本草》记载有浆水煮京大戟（泔水浸洗，再用浆水煮干，去骨用）;《医宗金鉴》有酒煮菟丝子，醋煮五灵脂（醋煮化，焙干），姜汁煮草乌（草乌，姜汁煮）;《本草从新》有酒煮金星草、昆布、桑螵蛸、龙骨、乌梢蛇、金银花，醋煮商陆，莱菔汁煮雄黄（醋浸，入莱菔汁煮干）;《本草求真》有醋煮艾叶、硇砂，酒煮乌蛇、白花蛇（去头与皮骨，酒煮或酥炙用）;《外科证治全书》有醋煮乌梅、冬青叶等。

【运用方法与实例】

实例 1：荷叶煮汁制藤黄

取荷叶加 10 倍量水煎煮 1 小时，捞去荷叶，加入净藤黄煮至烊化，并继续浓缩成稠膏状，取出，凉透，使其凝固，打碎。

每 100kg 净藤黄，用荷叶 50kg 煮汁。

实例 2：山羊血煮藤黄

取净藤黄与鲜山羊血同煮 5～6 小时，取出，拣出山羊血，晾干。

每 100kg 净藤黄，用山羊血 50kg。

实例 3：甘草煮汁制远志

取甘草，加适量水煎煮两次，煎液合并，加入净远志，用文火煮至汤被吸尽，取出，干燥。

每 100kg 远志段，用甘草 6kg 煮汁。

实例 4：米醋煮香附

取净选整粒香附，加 20% 的米醋，加水至没过药面约 1cm 处，武火煮沸，转文火煮至水近干，二次加水重复上述步骤，闷润过夜，次日药透水尽，切片，低温干燥。

每 100kg 香附，用米醋 20kg。

实例 5：生姜煎汤煮半夏

取净半夏，大小分档，用水浸泡至内无干心，另取生姜切片煎汤，加白矾与半夏共煮至透心，取出，晾至半干，切薄片，干燥。

每 100kg 半夏，用生姜 25kg 煎汤。

【临床作用】 将净选过的药物放入锅内加入适量的清水同煮的方法为煮法，人们为了使药材煮制达到某种效果，在药材的煮制过程中常加入姜汤、米醋、甘草汤等共煮。

姜煮半夏的历史记载：姜汤煮制能降低半夏的刺激性，便于服用。半夏生品内服易使人呕吐，咽喉肿痛，失音，多外用治疗疮痈肿毒，如《药签启秘》记载的用于治疗一切阴疽、流注的桂麝散，其方中为生半夏，如要临床内服，则多用半夏炮制品。半夏炮制最早记载于汉代以前，《黄帝内经》有治半夏一说，汉唐时期第一次出现用辅料姜炮制半夏（《肘后备急方》），2025 年版《中国药典》记载的姜半夏，是以生姜片煎汤，加白矾与半夏共煮至透心。

半夏的毒性及炮制解毒机制：现代研究对半夏药材中的毒性成分（半夏生物碱类物质）还存在一定争议，但更多的文献支持半夏中含有的草酸钙针晶、凝集素是其主要毒性成分，二者对半夏药材引起炎症作用和刺激性作用产生巨大影响。随着研究手段的深入、研究角度的拓展，有关炮制半夏解毒机制的研究近年来也在不断地深入。姜半夏中白矾的减毒机制主要是对半夏草酸钙针晶、凝集素致炎作用产生影响，通过家兔眼结膜刺激实验和小鼠腹腔炎症实验进行考察，发现半夏经过白矾炮制后，其所含的草酸钙针晶减少、凝集素降低，对家兔眼结膜的刺激性显著降低，小鼠腹腔渗出液中蛋白、前列腺素 E_2 含量也显著降低。得出结论：白矾溶液中的铝离子可络合草酸钙针晶中的草酸形成单配体配合物，使草酸钙溶解，破坏针晶的刚性结构；另外白矾溶液可使针晶中凝集素溶解并降解，破坏其特殊晶型结构的同时降低了半夏刺激性。生姜能减轻半夏中草酸钙针晶所致的炎症反应，进而降低刺激性。

另有研究采用半夏毒针晶作为致炎剂造成炎症模型，以生姜灌胃后，发现能显著减轻草酸钙针晶导致的小鼠炎症反应，以及明显抑制小鼠毛细管通透性增加，减少富含蛋白的炎症渗出物和白细胞数目，降低炎症介质前列腺素 E_2（PGE_2）的分泌，且这种拮抗作用呈剂量依赖性。生姜还能减轻毒针晶所致的大鼠足肿胀的程度，说明生姜确实可以降低因服用半夏而导致的一些毒副作用。姜煮半夏除减毒之外，还可以起到一定的增效作用。生姜煎汤与白矾共同煮制，一方面可以降低半夏毒性，另一方面可以增强半夏降逆止呕作用，以温中化痰、降逆止呕为主，用于治疗痰饮呕吐、胃脘痞满。如《金匮要略》记载的治疗痰饮呕吐的小半夏汤，《伤寒论》记载的治疗胃脘痞满的半夏泻心汤等。

研究发现，生姜与半夏同用，可以显著降低半夏对小鼠腹腔黏膜的刺激性，并抑制生半夏所致小鼠毛细血管通透性的增加以及减少炎症组织的 PGE_2 含量，可减轻半夏的黏膜刺激性。有其他研究发现用生姜榨汁代替生姜煎汤炮制出的姜半夏，镇痰止咳效果更佳。

斑蝥具有一定的毒性作用，作为芫青科昆虫南方大斑蝥或黄黑小斑蝥的干燥体，斑蝥始载于《神农本草经》，称作“斑猫”，具有破血逐瘀、散结消癥、攻毒蚀疮的疗效，用于治疗癥瘕、经闭、顽癣、瘰疬、赘疣、痈疽不溃、恶疮死肌等症。现代大量临床案例表明，斑蝥中毒表现多在服药后 10min 至 2h，最短时间为即刻，最长时间为 4 天。其特点是起病急、病情重、发展快，抢救不及时即可使人死亡。斑蝥中毒主要表现为强烈的局部刺激症状，中毒严重者可引起多脏器损害。内服斑蝥中毒的病例表现为消化系统和泌尿系统的毒性反应症状，外用则表现为皮肤红肿充血、糜烂等皮肤损害毒性反应，部分病例兼见心血管系统、呼吸系统、神经系统的症状；亦偶见生殖系统、造血系统的损害，如输精管堵塞、阴道出血或引起流产、血小板减少等。

米醋煮斑蝥可起到减毒作用。生斑蝥毒性较大，炮制可降低其毒性，《苏沈良方》中记载的左经丸，斑蝥去除足翅，醋煮之后可入丸剂，用于治疗小儿筋骨诸疾、手足不遂。斑蝥中主要毒素为斑蝥素，南方大斑蝥的斑蝥素含量一般为 1.0%～1.2%，黄黑小斑蝥为 1.0% 左右，但亦有达 1.3% 者。斑蝥素既是斑蝥药材的毒性成分，也是斑蝥药材抗肿瘤等作用的物质基础，如斑蝥素可促进肿瘤细胞凋亡，抑制肿瘤细胞增殖，还具有抗肿瘤细胞侵袭和转移的作用，同时斑蝥素对骨髓造血系统也有刺激作用，可降低抗肿瘤药物减少白细胞的副作用。斑蝥类药材中斑蝥素含量至关重要，含量过高易致中毒，过低则疗效不达，炮制可以影响斑蝥素含量，适度的炮制可以使斑蝥素含量达到一定范围，在起到治疗作用的同时不产生毒性。因此，规范炮制斑蝥对斑蝥的临床应用有很大影响。

京大戟为大戟科植物大戟的干燥根，味苦，性寒，有峻下逐水，消肿的作用。京大戟首载于《神农本草经》，炮制品始载于南北朝刘宋时期的《雷公炮炙论》，醋煮制京大戟首次出现于金代，《儒门事亲》记载有“醋浸煮，焙干用”，2025年版《中国药典》记载有京大戟和醋京大戟两种规格，醋京大戟为“取净京大戟，照醋煮法（通则0213）煮至醋吸尽”，《山东省中药饮片炮制规范》记载醋京大戟为“取净京大戟个或片，置锅内，加入米醋和适量水，文火加热煮透，至醋液被吸尽时，取出，干燥；或取出，晾晒后，再闷润至软硬适中，切厚片，干燥”。京大戟生品有毒，泻下力猛，经醋煮制后的醋京大戟毒性降低，峻泻作用缓和。

醋煮京大戟的减毒机制在于，京大戟的毒性成分主要是石油醚部位的二萜类成分，京大戟经醋制后，毒性成分能显著降低。另外，通过建立京大戟生品和醋制品石油醚部位的高效液相指纹图谱，比对发现，两者谱图基本一致，认为醋制对京大戟化学成分种类的影响并不显著。不过图谱提示醋制后极性相对较大的成分含量有所降低，而极性相对较小的成分如三萜类的大戟二烯醇峰面积有所增加，推断在酸性和水煮的炮制条件下，大戟二烯醇立体结构可能发生了变化，使其极性改变而更易于溶出。有研究还发现了京大戟能促进机体炎症反应，并促进肠道快速推动导致泻下作用，经醋制后，京大戟的促炎症作用及泻下作用均减弱。京大戟对肝脏细胞也有一定损伤，主要通过改变肝细胞细胞膜的通透性，造成氧化损伤，经醋制后京大戟毒性极大降低。研究发现京大戟对斑马鱼胚胎具有肝脏毒性和胃肠道毒性，表现在肝脏发育缓慢、肝面积变小、肝组织发黑，胃肠道蠕动变缓，肠道杯状细胞分泌功能紊乱等，经醋制后京大戟毒性显著降低。

醋制延胡索能够增效。米醋煮制能增强延胡索的止痛功效。延胡索为罂粟科紫堇属多年生草本植物延胡索的干燥块茎，具有活血，行气，止痛的功效，用于胸胁、脘腹疼痛，胸痹心痛，经闭痛经，产后瘀阻，跌扑肿痛。历代对其炮制的方法有净制、炒制、切制、酒制、醋制、盐炒、煨炒、蛤粉炒、米炒、焙、炮、灰炒等，历经各代发展至今，延胡索的炮制方法主要保留了生用、醋制和酒制3种，2025年版《中国药典》收录了生用和醋制两种炮制品，其中醋制品包括醋炙和醋煮两种，就临床应用来讲，有些疾病的疼痛也用到酒制品。这3种炮制方法中，醋制用得最多，不同的地方使用的醋制方法不同，也有人用醋蒸和醋焖等方法，不同醋制方法的使用主要依据中医各自的用药习惯，但不同的醋制方法对延胡索的药用价值是否有大的差异，并没有特定的评价标准，也没有确切的指导依据。

延胡索经过醋煮后，行气止痛作用增强，广泛用于身体各部位的多种疼痛症状。《世医得效方》中记载的治少女血气相搏，腹中刺痛，经事不调，以致疼痛的三神丸，其中延胡索为醋煮法。延胡索主要有效成分为延胡索乙素、原阿片碱、掌叶防己碱、小檗碱等，延胡索经醋制后生物碱类有效成分溶出度能显著上升，增强其止痛之效。研究发现，延胡索经过醋制后，饮片中延胡索乙素的含量较醋制前变化较小，但醋制后延胡索煎剂中延胡索乙素的含量变化较大，溶出会显著增加，表明延胡索醋制后大量生物碱和醋酸反应生成生物碱盐，可提高煎出率，继而增强延胡索止痛作用。将延胡索生品分别经醋炙、醋煮、醋烘、酒炙后，测定生物碱的含量，发现延胡索经不同方法炮制后，生物碱含量均有所升高，说明临床上可以根据治疗需要，对延胡索采用醋烘、醋炙、酒炙等炮制方法来提高有效成分的含量。现代研究发现用于治疗慢性阑尾炎的延胡索组方中，用醋延胡索比净延胡索疗效更好。

香附具有疏肝解郁、理气宽中、调经止痛的功能，用于治疗肝郁气滞，胸、胁、脘腹胀痛，消化不良，月经不调等疾病。唐代以前对香附的炮制较为简单，如《雷公炮炙论》记载香附的炮制方法为“凡采得后，阴干，于石臼中捣”，明清时期在辅料炮制方面的内容增加较多，创用了姜汁炒，酒、醋、盐、姜四制合炒，并在四制基础上加童便、人乳、青盐，创立了七制香附。醋煮香附专入肝经，疏肝止痛作用增强。《济阴纲目》中记载的加味四物汤，方中的香附为醋煮法，专用于治疗女子经期到来之前的作痛不止。以药材切制厚度、浸润时间、煮制次数、闷润时间为因素，以浸出物、挥发油定量检测结果的综合加权评分值为评价指标，并综合性状、片型及实际生产情况筛选醋香附最佳炮制工艺，发现醋煮香附的最佳工艺为净选整粒原药，加 20% 的米醋，加水至没过药面约 1cm 处，武火煮沸，转文火煮至水近干，醋煮后增强香附疏肝止痛作用。香附经醋炮制后，对肝气郁结模型大鼠的改善作用较生品有所提高。

甘草汤煮远志历史悠久。甘草汤煮制能调和药物过偏之性。远志为远志科植物远志或卵叶远志的干燥根，味苦、辛，性温。具有安神益智、祛痰、消肿的功效。远志生品“戟人咽喉”，生用多为外敷，用于治疗痈疽肿毒，乳房胀痛。如《朱氏集验方》记载的远志散用于治疗口疮。远志炮制使用最早记载于汉代，《中藏经》记载有远志去心的说法，南北朝刘宋时期《雷公炮炙论》记载有甘草汤浸远志的炮制方法，同样认为远志应该去心使用，宋代时远志炮制方法增加甘草煮（《普济本事方》），明代增加有甘草汤与黑豆共煮去骨后姜汁炒（《医学入门》），清代《本草述钩元》记载“去骨取皮，甘草汤渍一宿，因苦下行，以甘缓之，使上发也”，《得配本草》记载有“米泔水浸，锤碎，去心用，不去心令人闷绝，再用甘草汤泡一宿，漉出日干，或焙干用。生用则戟人咽喉”。2025 年版《中国药典》记载有甘草煎汤煮远志。

远志副作用主要是刺激胃肠黏膜，引起恶心呕吐，大剂量应用易出现腹泻、溶血等不良反应，若患者有胃炎、十二指肠溃疡、严重贫血或气血两虚，应当慎用远志。生远志对胃肠运动呈现明显的抑制性，易导致胃肠胀气，肠道壁变薄、坏死，较大剂量或者长期使用可引起动物死亡。经甘草汤煮制过的远志，能缓和燥性，消除其麻味，防止对胃肠道刺激及对咽喉的刺激，其镇静、祛痰、止咳作用未受影响。2025 年版《中国药典》记载的制远志，是远志用甘草汤煮制而成，炮制对远志的药效有一定增强，研究发现，远志经甘草汤炮制后，有效成分细叶远志皂苷、3,6′- 二芥子酰基蔗糖的含量均明显升高。远志传统炮制方法均要求去心，取其根皮入药。现代研究发现，远志根皮与其木心的化学成分相同，但含量却有巨大差异，远志根皮内含有的皂苷类成分高达 12.1%，木心则仅有 0.5% 不到。药理研究发现远志根皮的祛痰、抗惊厥等药理作用及溶血作用等毒副作用均强于远志木心，而远志根皮与未去心的远志对比发现，未去心的远志毒副作用较低，其镇静与祛痰作用并未减弱。

二、固体辅料

【应用历史汇总】 煮法所常用固体辅料主要为豆腐，运用豆腐煮制药材可达到洁净药材与减弱药物过偏之性。豆腐是大豆经磨制加工而成的，主要成分是蛋白质、脂肪及一些维生素类。豆腐甘平，具有益气和中、生津润燥、清热解毒等功效。豆腐是一种碱性凝固蛋白，可以溶解部分酸性毒素，同时豆腐表面积很大，有疏松细孔，具有很好的吸附能力，与药材共煮时能很好地吸附杂质和一些有毒成分。豆腐中所含有的蛋白质成分是一种两性物质，与药材共煮时能与生物碱、鞣质及一些重金属化合物结合产生沉淀而降低药物毒副作用。煮法中使用的一些其他固体辅料主要有甘草、黑豆、白矾等，甘草具有调和诸药、纠正药物过偏之性的作用，白矾能降低半夏对咽喉的刺激性，黑豆具有引药归经之效。

豆腐作为辅料最早被记载在唐代《银海精微》"珍珠（一钱，放豆腐内蒸过）"，豆腐煮制珍珠一直被广泛认可而沿用至今。明代《文堂集验方》记载"珍珠（一分，入豆腐内煮过研细）"；《寿世保元》中记载治疗附骨疽的珍珠也是用豆腐煮制的"用豆腐一块，切两片，将珠铺在内，两片合住，缚定，入水煮三炷香为度，研细末，一钱"。《医学纲目》记载："硫黄，入豆腐中，煮三五沸。"清代《本草从新》记载草乌头可用豆腐煮；《医学心悟》记载有玛瑙、琥珀、珊瑚均可用豆腐煮。《太平圣惠方》记载有甘草煮干姜，"干姜（半两，用甘草水煮半日，曝干为末）"；《普济本事方》记载有甘草煮远志。北宋《圣济总录》中记载有白矾煮制半夏（白矾水煮，焙）；明代沿用此法，《普济方》中记载半夏"白矾水煮焙"。《本草纲目拾遗》记载"今人以（黑豆）制何首乌，取以引入肾经也"，《医学入门》记载有甘草水和黑豆同煮远志。

【运用方法与实例】

实例1：豆腐煮藤黄

大块豆腐，中间挖一长方形槽，将药置槽中，再用豆腐盖严，置锅内加水煮，煮至藤黄熔化后，取出晾凉，待藤黄凝固，除去豆腐即得。

每100kg藤黄，用豆腐300kg。

实例2：豆腐煮硫黄

取净硫黄块与适量豆腐同煮，至豆腐显黑绿色时，取出，漂净，阴干。

每100kg硫黄，用豆腐200kg。

实例3：萝卜煮硫黄

取硫黄与萝卜共煮，至萝卜烂时，取出，晒干。

每100kg硫黄，用萝卜40kg。

实例4：甘草、黑豆煮附子

取净盐附子，用清水浸漂，每日换水2～3次，至盐分漂尽，与甘草、黑豆加水共煮，至透心，切开后口尝无麻舌感时取出，除去甘草、黑豆，切薄片，干燥。

每100kg附子，用甘草5kg、黑豆10kg。

实例5：豆腐煮珍珠

取原药材，洗净污垢，用纱布包好，再用豆腐置砂锅或铜锅内，一般300g珍珠用两块250g左右的豆腐，下垫一块、上盖一块，加清水浸没豆腐寸许，煮制2小时，至豆腐呈蜂窝状，取出，去豆腐，用清水洗净晒干。

每100kg珍珠，用豆腐约170kg。

【临床作用】 固体辅料豆腐煮制药物，可洁净药物或降低药物的毒副作用。如珍珠为珍珠贝科动物合浦珠母贝、蚌科动物三角帆蚌或褶纹冠蚌等双壳类动物受刺激而形成，具有安神定惊、明目退翳、解毒生肌的功效，临床运用为其水飞后的最细粉。同时，部分珍珠作过装饰品（称"花珠"）而表面带有油垢，需洁净后方能入药使用。豆腐洁净，煮后疏松多孔，能吸附其他杂质，与珍珠共煮能令其洁净。

豆腐煮珍珠最早记载于唐代《银海精微》，因其炮制方法适宜而沿用至今。豆腐含有多种氨基酸成分，炮制对其氨基酸成分有一定影响，对比历代炮制珍珠的五种方法，研究其对珍珠氨基酸的影响，结果表明五种炮制品氨基酸总含量由高到低依次是：豆浆煮水飞的珍珠、豆腐煮水飞的珍珠、牛乳煮水飞的珍珠、水飞的珍珠、炒爆研细珍珠，由此可见，运用豆腐煮制珍珠不仅因为豆腐能很好吸附珍珠表面的油垢，还能很好保证其氨基酸成分不流失。

藤黄是藤黄科植物藤黄分泌的胶质树脂，有消肿排脓、散瘀解痛、杀虫止痒的功效。藤黄生品有大毒，易引起头昏、呕吐、腹泻，严重时可造成死亡，不能内服，经过豆腐煮制后，不仅可以保证藤黄的洁净度，还能有效减弱其毒性，用于内服。对藤黄不同炮制品与生品的小鼠半数致死量（LD_{50}）对比研究发现，藤黄经炮制后，其毒性能很大程度降低，各炮制品毒性由小到大顺序为：山羊血制品、豆腐制品、清水制品、荷叶制品、生品。表明豆腐炮制能很大程度地减弱藤黄的毒性，适用于临床。生藤黄内服能引起大鼠体内炎症因子的大量产生，大鼠出现腹泻、白细胞升高、淋巴细胞降低，胃和十二指肠出现炎症，经炮制后，能显著减弱其毒性，减少炎症反应的发生。豆腐炮制藤黄不仅能减弱其毒性，还能增强其药效作用，提高抗肿瘤活性及抗炎作用。

硫黄是自然元素类矿物硫族自然硫，味酸，性温，生硫黄有毒，一般多外用治疗疥癣、阴疽，如《圣济总录》记载的如圣散专于治疗顽癣；《医宗金鉴》记载的臭灵丹专于治疗疥疮。汉代《中藏经》最早记载硫黄炮制方法为炼法，明代《医学纲目》“硫黄，入豆腐中，煮三五沸”，其后《医学入门》中记载“硫黄四两，用白矾半斤，入瓦罐内，以豆腐浆煮一日”，清代《本经逢原》中记载为“以莱菔挖空，入硫黄蒸熟用，或入豆腐中煮七次用，或醋煅用，或猪脏中制用，各随本方”，现代主要为豆腐煮制。硫黄经炮制后毒性降低，可供内服，以助阳益火为主，用于治疗阳痿、虚寒腹痛便秘、虚喘冷哮。《太平惠民和剂局方》记载的治疗肾阳不足，命门火衰所致的阳痿、遗精、尿频的金液丹；治疗肾虚气喘的黑锡丹；治疗老年虚寒便秘或虚湿久泻的半硫丸。以豆腐为辅料煮制硫黄最早记载于明代，因豆腐煮制适用于临床而沿用至今。豆腐煮制硫黄能有效降低硫黄所含毒性成分砷的含量，炮制后的硫黄中三氧化二砷含量只有生品的十分之一左右，对临床安全性有很大保证。

甘草是用于煮制的另一个重要辅料。甘草具有调和诸药，降低药物毒副作用的功效。清代《医宗说约》中有甘草防风通便同制之法的记载，2025 年版《中国药典》记载的淡附片为附子与甘草和黑豆共煮而得。附子有毒成分主要为二萜双酯型生物碱，经炮制后，双酯型生物碱能水解成毒性减弱的单酯型生物碱。淡附片长于回阳救逆、散寒止痛。用于治疗亡阳虚脱、肢冷脉微、阴寒水肿、寒湿痹痛，如 2025 年版《中国药典》记载的用于治疗厥逆亡阳的四逆汤，《伤寒杂病论》记载的治疗寒湿痹痛的甘草附子汤，《金匮要略》记载的治疗阳虚水肿的八味肾气丸。《名医别录》中记载甘草“解百药毒”。甘草作为百草之一，可解附子的毒性。甘草中含有甘草酸苷，水解后生成的葡萄糖醛酸，能吸附含醛基、羟基的毒性成分，经小便排出。经过甘草炮制后，附子毒性成分被吸附，从而毒性减弱，药性也得到了缓和。另一方面，甘草酸类物质具有抗炎活性，甘草酸类物质还具有肾上腺皮质激素样作用，可增强机体对外界适应性，从而提高对毒物耐受力。

第六节　辅料在煅法中的应用

药物经过高温煅烧后，其质地、药性、功效都有一定程度的改变，一般矿物类、贝壳化石类多用煅法，这些药物煅后易于粉碎和煎出有效成分或减小其副作用。辅料在煅法中的应用主要是以液体辅料的形式参与，煅法中有部分药物需要在煅制过程中加入一定的液体辅料，该法也称为“煅淬”法。煅制工艺一般为煅至红透，淬数次，内外均应煅至无金属光泽，松脆为度。

【应用历史汇总】 液体辅料运用于煅法最早见于宋代。《博济方》记载有蛇黄“用醋浸少时，以大火煅过”；自然铜“火煅，醋淬七遍”。《小儿药证直诀》记载有蛇黄“火煅醋淬”；代赭石“煅，醋淬七次”。《本草衍义》记载磁石“须烧赤醋淬”。《三因极一病证方论》记载有禹余粮“煅醋淬”、赤石脂“煅醋淬”。《外科精要》有石膏用火煅醋淬法“炭火煅醋淬数次”。《女科百问》中记载松墨“煅，醋淬”。《扁鹊心书》有磁石“火煅醋淬七次”，阳起石“火煅醋淬三次”。

金元时期，《素问病机气宜保命集》有乌金石“烧红醋淬七遍”。《世医得效方》有自然铜“火煅，米醋淬七次”；蛇黄、代赭石“煅，醋淬”；磁石、禹余粮、赤石脂、紫石英“火煅，醋淬七次”；蛇含石“烧红，醋淬七遍”；火煅黄连汁淬炉甘石“火煅七次，入黄连淬七次”；火煅甘草煎汤淬蛇含石“煅令赤，浓煎甘草汤淬”。《卫生宝鉴》有自然铜“火煅，醋淬如银为度”。《丹溪心法》有禹余粮“煅，醋淬”。

明代《普济方》记载有禹余粮“煅，醋淬七次”。《本草蒙筌》记载有代赭石“火煅醋淬七次”、磁石“火煅醋淬七次”、禹余粮“得之火煅醋淬”、赤石脂“火煅醋淬才研”、瓦楞子“火煅淬酽醋三度”。《证治准绳》有蛇含石“火煅醋淬九遍”、磁石“煅，醋淬七次”、炉甘石、石决明“醋煅”、石燕“火煅醋淬九遍”，火煅童便与黄连煎汤复淬炉甘石“先用童便煅，淬七次，次用黄连浓煎汁煅，淬七次”。《寿世保元》有火煅黄酒淬花蕊石“煅，黄酒淬一次”，《外科正宗》有自然铜“煅红，醋浸七次”。《济阴纲目》有松烟墨“炭火煅红，以米醋淬之，再煅再淬，如此七次”。《先醒斋医学广笔记》有牡蛎“火煅醋淬七次”，火煅童便淬牡蛎“火煅童便淬七次”。《医宗必读》有自然铜“煅，醋淬”，火煅酒淬磁石“煅，酒淬七次”，火煅童便淬牡蛎“火煅，童便淬之”。《本草通玄》有代赭石“煅红，醋淬”。

清代《本草汇笺》有磁石“火煅，酒淬七次”。《本草备要》有代赭石“煅红醋淬”、磁石“火煅醋淬”、瓦楞子“煅红，醋淬三次”。《洞天奥旨》有花蕊石“醋煅”，《本经逢原》有自然铜“火煅，醋淬七次”、紫石英“煅赤，醋淬七次”、密陀僧“煅赤，醋淬”、龙齿“煅赤，醋淬七次”。《良朋汇集》有赤石脂“入火煅红再淬入醋内，如此七次焙干为末”、自然铜“醋煅七次”、代赭石“烧红煅好，醋内淬七次”、炉甘石“火煅醋淬五次”、龙骨“醋煅三四次”。《医宗金鉴》有自然铜“火煅，醋淬七次”、代赭石“煅，醋淬”、阳起石“火煅醋淬，研末水飞”，火煅童便淬石决明“煅红，童便淬一次”。《本草从新》有白石英“火煅醋淬七次”。《本草求真》有自然铜“火煅醋淬七次，细研”、代赭石“火煅醋淬三次”、阳起石“火煅醋淬七次，研粉水飞用”。

【运用方法与实例】

实例 1：火煅醋淬自然铜

取净自然铜，置耐火容器内，用武火加热，煅至红透立即取出，投入醋液中淬制，待冷却后取出，继续煅烧醋淬至黑褐色，外表脆裂，光泽消失，质地酥脆，取出，摊开放凉，干燥后碾碎。

每 100kg 自然铜，用醋 30kg。

实例 2：火煅醋淬磁石

取净磁石，砸成小块，置耐火容器内，用武火煅至红透，趁热倒入醋液内淬制，冷却后取出，反复煅淬至酥脆，取出干燥，碾碎。

每 100kg 磁石，用醋 30kg。

实例 3：火煅醋淬赭石

取净赭石砸成小块，置耐火容器内用武火加热，煅至红透，立即倒入醋液淬制，如此反复煅淬至质地酥脆，淬液用尽为度。

每 100kg 赭石，用醋 30kg。

实例 4：火煅醋淬皂矾

取净皂矾，用明煅法煅至红透，趁热用醋淬透。

每 100kg 皂矾，用醋 30kg。

实例 5：火煅醋淬紫石英

取净紫石英块，置耐火容器内，用武火加热，煅至红透，立即倒入醋中淬酥，取出，再煅淬一次，干燥，捣碎。

每 100kg 紫石英，用醋 30kg。

实例 6：火煅酒淬阳起石

取净阳起石，置无烟炉火上或置适宜的容器中，用武火加热，煅至红透后，倒入黄酒中浸淬，如此反复煅淬至药物酥脆、酒尽为度，取出晾干，碾碎。

每 100kg 阳起石，用黄酒 20kg。

【临床作用】 煅淬法多用于矿石类或质地较坚硬的药物，矿物药是中药的重要组成部分，天然矿物药一般是几种矿物的集合体，大多质坚体硬，临床应用前均需经过炮制，常用方法为煅淬法。

药材经过煅淬之后，质地变得更加松脆，增大溶出度，从而提高临床疗效。

自然铜（黄铁矿）主要成分为 FeS_2。煅后醋淬，部分生成醋酸亚铁 $Fe(CH_3COO)_2$。实验表明，自然铜以打碎后煎煮为好。自然铜中有效成分以铁离子为主，尤其是亚铁离子，有促进愈合及增强愈合强度的作用，认为亚铁离子吸收较好。有部分含有铅、汞、砷等有害物质的矿物药经过煅淬后，有毒物质含量降低或转化，能减小其毒副作用。矿物药的药效和毒性不仅与微量元素的含量密切相关，而且与微量元素的存在状态密切相关，元素的不同价态和不同存在形式对人体的作用差别很大。如铁盐主要以 Fe^{2+} 的形式被吸收，Fe^{3+} 很难被吸收，但 Fe^{2+} 进入肠黏膜细胞后可氧化成 Fe^{3+}，其中一部分结合成铁蛋白沉积于肠黏膜细胞中，另一部分则经细胞质膜进入血液循环；汞的毒性也与汞的化学存在形式、汞化合物的吸收有很大关系，无机汞不容易被吸收，毒性小，而有机汞尤其是甲基汞，90%～100% 被吸收，毒性大。因此，对矿物药物质基础的研究，不但要考虑到元素含量的高低，还要考虑元素的状态。矿物药炮制后有利于有效成分的溶出。

在南北朝刘宋时期，《雷公炮炙论》记载有甘草、醋处理后再煅的自然铜炮制方法；唐代自然铜炮制方法主要是煅或煅淬，如《仙授理伤续断秘方》记载有“煅存性”“火煅酸醋淬存性”“大火中煅令赤，投酽醋中，如此二七（遍），细研，煅，酒淬别碎”；宋代《证类本草》增加有酒磨服；明代《普济方》记载有“用火煅，以童子小便浸七次，醋淬七次”，《本草纲目》记载水飞之法，如“火煅醋淬七次，研细水飞过用”，《本草蒙筌》记载“宜火煅醋淬，末研绝细，水飞。治跌损接骨续筋”。现代主要记载有火煅醋淬法。自然铜火煅醋淬后可增强散瘀止痛的功效，如《张氏医通》记载的自然铜散，多用于治疗跌打肿痛、筋骨折伤。现代对自然铜的炮制工艺研究多以煅淬后自然铜水煎液中亚铁、铜、锌等元素溶出量是否增多以及砷溶出减少为指标，探讨最佳炮制温度和时间，以及煅淬次数、用醋量等工艺条件，为改进自然铜的炮制工艺提供参考数据。有研究发现，自然铜煅品通过促进成骨细胞合成、分泌碱性磷酸酶（ALP），增加血磷含量，促进钙盐沉积，增加微量元素的吸收，增强骨密度，从而促进骨折的愈合，且效果显著优于生品。自然铜火煅醋淬之后质地疏松易碎，主要成分二硫化铁部分生成醋酸铁，水煎液中铁离子溶出度增加，易被人体吸收，其他铜、锌等微量元素水煎液的溶出度也增加，提高自然铜临床疗效。自然铜在煅淬之后，其所含有毒元素铅能明显减少。

禹余粮为氢氧化物类矿物褐铁矿，具有涩肠止泻、收敛止血的作用，多用于治疗泄泻、带下及出血症等疾病。禹余粮最早记载于《神农本草经》，列为上品，真正对禹余粮提出具体炮制方法的是《雷公炮炙论》，记载的炮制方法是“太一余粮：凡修事四两，先用黑豆五合、黄精五合、水二斗，煮取五升，置于瓷埚中，下禹余粮，著火煮，旋添，汁尽为度，其药气自然香如新米。捣了，又研一万杵方用”。禹余粮运用煅淬法炮制最早出现于宋朝，如《太平圣惠方》记载“（禹余粮）烧，醋淬三通”“火烧令赤，于米醋内淬，如此七遍后，捣研如面”等，《太平惠民和剂局方》记载“禹余粮，火煅醋淬七遍，捣研水飞令极细，方入药用”。明清时期多沿用宋朝煅淬法，如朱棣著《普济方》云，“禹余粮，火煅醋汁淬，不计遍次，手捻碎为度”；又云，“煅、醋淬，以酥为度”。陈嘉谟著的《本草蒙筌》则更具新意，曰“禹余粮，火煅醋淬，复用磁钵重擂，水澄汁清，勿留沙土”。禹余粮现代炮制方法亦记载煅淬法。禹余粮经过火煅醋淬后质地更加酥脆，易于有效成分煎出，增强收敛作用，如《胜金方》记载用醋煅淬禹余粮止血，治疗妇人带下不止。禹余粮经过火煅醋淬后，其所含微量元素铁、锌等煎出率也优于生品。火煅酒淬可以增加药物有效成分煎出率，起到增强药物作用。

阳起石主要含有含水硅酸钙镁，具有温肾壮阳的功能，用来治疗阳痿、遗精、早泄等症。阳起石始载于《神农本草经》，列为中品，谓“阳起石，味咸，微温。主崩中漏下，破子脏中血，癥瘕结气，寒热，腹痛，无子，阴痿不起”。《本草纲目》记载：“凡用（阳起石）火中煅赤，酒淬七次，研细水飞过，日干。亦有用烧酒浸过，同樟脑入罐升炼取粉用者。”阳起石临床使用多为煅淬炮制品，炮制过程中 SiO_2 逐渐分解并与样品中所含的金属离子发生氧化反应，SiO_2 的含量降低，而 CaO、MgO、FeO 等含量升高，生品中的 FeO 部分转化为 Fe_2O_3 及 Fe_3O_4，阳起石经煅淬后水煎液中微量元素煎出率增加，锌元素能增加 4 倍，锰元素能增加 8～9 倍，阳起石经火煅黄酒淬后可加强壮阳之用，用于下焦虚寒、腰膝酸软等症，如《太平惠民和剂局方》记载的黑锡丹治疗肾阳衰弱、肾不纳气。

火煅醋淬法还具有减毒作用，能去除或转化药物中的有毒物质，提高药物临床使用的安全性。

皂矾为硫酸盐类矿物，主要成分是含水硫酸亚铁，具有燥湿化痰、消积杀虫、止血补血、解毒敛疮的功效，用于治疗黄肿胀满、疳积久痢、肠风便血、湿疮疥癣。目前，常用的皂矾饮片包括皂矾、煅皂矾和醋煅皂矾 3 种。生皂矾一般不内服，多作外用洗涤剂，外用燥湿止痒杀虫，醋煅后峻烈之性和缓，降低致吐的副作用，可用于内服，且增强解毒杀虫的作用，如《圣济总录》记载的绿白散治疗赤白痢。皂矾醋煅后峻烈之性缓和，在临床广泛使用，醋煅后皂矾质地酥松易碎，便于制剂，有效成分更加容易被人体吸收，还能增强燥湿解毒、入肝补血的作用，如臌症丸、复方和血丸等中药制剂就采用醋煅皂矾。

紫石英为氟化物类矿物，主要成分是氟化钙，为妇科要药，具有镇心安神、温肺、暖宫的作用。紫石英始载于《神农本草经》，被列为上品，唐代《日华子本草》有“醋淬，捣为末”之说，宋代《太平惠民和剂局方》记载紫石英炮制方法有“凡使，并用火煅，醋淬七遍，捣研水飞令极细”，现代紫石英记载的炮制方法为火煅醋淬法。生品含有有害元素铅、镉、汞、砷等，经煅淬后能不同程度减少，降低毒性，便于临床使用。煅淬能使矿物药中有害元素含量降低，一方面是由于在高温下，砷、汞易挥发，煅制高温是影响砷、汞含量的主要因素；另一方面可能是在高温煅淬过程中，醋的加入能使部分有害元素迅速溶解。紫石英醋煅后质地疏松，便于破碎调剂，且水煎液中有效成分的煎出率上升，温肺降逆、散寒暖宫作用增强。

赭石为氧化物类矿物刚玉族赤铁矿，主要含有三氧化二铁，味苦，性寒。赭石具有平肝潜阳、重镇降逆、凉血止血的作用，用于眩晕耳鸣、呕吐。赭石始载于《神农本草经》，列为下品，炮制方法最早载于《金匮要略方论》，曰“碎”，《博济方》中首先提出以醋为辅料炮制，曰“壳醋淬”，现代主要炮制方法为醋煅法。测定赭石、煅赭石中微量元素 Fe、Zn、Cu、Mn、Co、Ni 及常量元素 Ca 的含量，证实了赭石的镇静、抗炎、抗惊厥、止血等药理作用。赭石内服后有收敛作用，保护胃肠黏膜面，吸收入血后能促进血细胞的新生。赭石（特别是产地为四川的赭石）中含有对人体有害的铅、砷和钛等微量元素，对赭石用不同方法炮制所得炮制品做含砷量比较，结果其含砷量由高到低依次为：生品干研、煅干研、煅醋淬干研、生品水飞、煅水飞、煅醋淬水飞。赭石经火煅醋淬后，砷等有害元素含量大幅度降低，锰、铁、钙等元素的溶出度增加，增强其止血作用，如《斗门方》记载：“代赭石一味，火煅醋淬，研末内服，可治吐血，衄血。”

磁石是氧化物类矿物尖晶石族磁铁矿，主要成分是四氧化三铁。具有平肝潜阳、镇惊安神、纳气平喘、聪耳明目的功效。生磁石偏于平肝潜阳、镇惊安神，用于治疗惊悸、失眠、头晕目眩，如《千金翼方》用于治疗阴虚阳亢导致的心悸、失眠的磁朱丸。南北朝刘宋时期《雷公炮炙论》记载有“（五花皮、地榆、故棉）东流水煮三日夜，……捶令细……水沉飞过”，宋代增加了火煅醋淬与火煅酒淬法，现代主要炮制方法是火煅醋淬法。火煅醋淬后缓和重镇安神之效，偏于聪耳明目、补肾纳气，如《三因极一病证方论》记载的磁石丸用于治疗遗精，《太平圣惠方》记载的玄石紫粉丹用于治疗肾虚作喘。对磁石炮制前后元素变化分析比较发现，主元素铁的总量无明显变化，水溶性铁溶出增加。推测认为一方面可能由于火煅醋淬后，药材易于粉碎，比表面积增加，有利于铁的溶出；另一方面是由于四氧化三铁与醋中的醋酸发生反应，生成在水中易电离的醋酸铁，增加铁的溶出。重金属及有害元素无论是总量还是水溶出量均降低，可能是经高温煅制后，部分重金属及有害元素挥发或生成难溶盐。磁石含有铝、锶、钡、砷等有害物质，火煅醋淬后，有害物质含量显著降低，其亚铁含量有一定上升，因此，煅淬磁石能达到减毒增效的目的。

参考文献

[1] 戴冰，黄雍，张嘉妮，等. 中药炮制辅料黄酒的现代研究概况 [J]. 中医药导报，2018，24（20）：114-116.

[2] 倪莉，吕旭聪，黄志清，等. 黄酒的生理功效及其生理活性物质研究进展 [J]. 中国食品学报，2012，12（3）：1-7.

[3] 方继德，黎莉. 白酒和黄酒中无机元素的含量分析 [J]. 微量元素与健康研究，2004，21（6）：69.

[4] 翟甫，刘芳芳. 中药炮制中液体辅料炮制的发展衍变研究 [J]. 世界最新医学信息文摘，2019，19（49）：180.

[5] 张玮烨，曾敬其，宋金菁，等. 炮制辅料"酒醋盐蜜"关联的特征组分解析及其应用：以蜜炙黄芪为例 [J]. 药学学报，2024，59（6）：1819-1827.

[6] 李昱，苏联麟，季德，等. 炮制辅料醋的历史沿革及现代研究进展 [J]. 中国中药杂志，2021，46（16）：4083-4088.

[7] 鲜洁晨，张宁，冯怡，等. 中药蜜丸炼蜜过程中果糖、葡萄糖、5- 羟甲基糠醛的热稳定性研究 [J]. 中药材，2011，34（9）：1434-1437.

[8] 王蕾，燕彩云，乐智勇，等. 盐制法及炮制辅料盐的炮制历史沿革研究 [J]. 中国中药杂志，2017，42（20）：3880-3885.

[9] 张丽，王维皓，王智民，等. 中药炮制辅料姜汁的历史沿革 [J]. 中国实验方剂学杂志，2008，14（3）：75-78.

[10] 钟凌云，何平平，龚千锋. 作为炮制辅料用的不同姜汁制备工艺研究 [J]. 中华中医药杂志，2018，33（10）：4650-4654.

[11] 钟凌云，吕沐，何平平. 作炮制辅料用的不同姜汁对胃肠作用的差异比较 [J]. 中国实验方剂学杂志，2017，23（6）：19-22.

[12] 翟莹莹，于欢，龚千锋，等. 猪心血炒酸枣仁的炮制工艺优选 [J]. 中国实验方剂学杂志，2017，23（24）：46-50.

[13] 刘楠，廉源沛，尹春燕，等. 孟河医派特色炮制辅料猪心血和猪血的蛋白质组学分析及其对丹参抗小胶质细胞炎症损伤的影响 [J]. 中国实验方剂学杂志，2023，29（18）：137-145.

[14] 岳岭，华永庆，崔小兵，等. 不同炮制方法对麦麸健脾功效的影响 [J]. 现代中药研究与实践，2010，24（3）：41-44.

[15] 李力，杨柳，张义生，等. 不同炮制方法对麦麸中化学成分的影响 [J]. 中国药师，2017，20（7）：1214-1217.

[16] 孟冉，张振凌，陈晶晶，等. 中药炮制辅料麦麸有害物质分析 [J]. 中成药，2020，42（9）：2397-2402.

[17] 郑郁清，彭嘉玉，郭静英，等. 顶空气相色谱 - 质谱法结合相对气味活度值法分析谷糠、麦麸、蜜糠、蜜麸 4 种辅料的风味成分 [J]. 中草药，2024，55（13）：4361-4372.

[18] 王孝涛. 历代中药炮制法汇典 [M]. 南昌：江西科学技术出版社，1998.
[19] 吴仪洛. 本草从新 [M]. 北京：中国中医药出版社，2013.
[20] 中华人民共和国卫生部药政管理局. 全国中药炮制规范：一九八八年版 [M]. 北京：人民卫生出版社，1988.
[21] 许叔微. 普济本事方 [M]. 刘景超，李具双，校注. 北京：中国中医药出版社，2007.
[22] 马王堆汉墓帛书整理小组. 马王堆汉墓帛书：五十二病方 [M]. 北京：文物出版社，1979.
[23] 黄帝内经素问 [M]. 北京：人民卫生出版社，2012.
[24] 灵枢经 [M]. 北京：人民卫生出版社，2012.
[25] 神农本草经 [M]. 黄奭，辑. 北京：中医古籍出版社，1982.
[26] 张机. 金匮玉函经 [M]. 影印本. 北京：人民卫生出版社，2015.
[27] 张机. 金匮要略方论 [M]. 北京：人民卫生出版社，1956.
[28] 张仲景. 伤寒论 [M]. 宋本新辑. 重庆：重庆人民出版社，1955.
[29] 张机. 注解伤寒论 [M]. 北京：人民卫生出版社，1956.
[30] 葛洪. 肘后备急方 [M]. 北京：中国中医药出版社，2016.
[31] 刘涓子. 刘涓子鬼遗方 [M]. 北京：人民卫生出版社，1986.
[32] 陶弘景. 本草经集注 [M]. 辑校本. 尚志钧，尚元胜，辑校. 北京：人民卫生出版社，1994.
[33] 雷敩. 雷公炮炙论 [M]. 辑佚本. 上海：上海中医学院出版社，1986.
[34] 孙思邈. 备急千金要方 [M]. 北京：人民卫生出版社，1955.
[35] 苏敬. 唐•新修本草 [M]. 辑复本. 尚志钧，辑校. 合肥：安徽科学技术出版社，1981.
[36] 孙思邈. 千金翼方 [M]. 北京：人民卫生出版社，1955.
[37] 孟诜. 食疗本草译注 [M]. 张鼎，增补. 郑金生，张同君，译注. 上海：上海古籍出版社，2007.
[38] 王焘. 外台秘要 [M]. 北京：人民卫生出版社，1955.
[39] 昝殷. 经效产宝 [M]. 北京：人民卫生出版社，1955.
[40] 昝殷. 食医心鉴 [M].[出版地不详]：东方学会，1924.
[41] 颅囟经 [M]. 北京：人民卫生出版社，1956.
[42] 蔺道人，杨清叟，赵宜真. 仙授理伤续断秘方 先传外科集验方 秘传外科方 [M]. 北京：人民卫生出版社，1957.
[43] 王怀隐. 太平圣惠方 [M]. 校点本. 郑金生，汪惟刚，董志珍，校点. 北京：人民卫生出版社，2016.
[44] 王衮. 博济方 [M]. 北京：商务印书馆，1959.
[45] 苏轼，沈括. 苏沈良方 [M]. 北京：人民卫生出版社，1956.
[46] 董汲. 旅舍备要方 [M]. 北京：商务印书馆，1985.
[47] 史堪，王贶，洪遵. 宋人医方三种 [M]. 北京：商务印书馆，1955.
[48] 董汲. 董汲医学论著三种 [M]. 北京：商务印书馆，1958.
[49] 庞安时. 伤寒总病论 [M]. 北京：人民卫生出版社，2007.
[50] 钱乙. 小儿药证直诀 [M]. 北京：人民卫生出版社，1955.
[51] 朱肱. 类证活人书 [M]. 上海：商务印书馆，1955.
[52] 唐慎微. 证类本草 [M]. 北京：华夏出版社，1993.
[53] 寇宗奭. 本草衍义 [M]. 上海：商务印书馆，1957.
[54] 赵佶. 圣济总录 [M]. 校点本. 郑金生，汪惟刚，犬卷太一，校点. 北京：人民卫生出版社，2013.

[55] 张锐. 鸡峰普济方 [M]. 上海：上海科学技术出版社，1987.
[56] 太平惠民和剂局. 太平惠民和剂局方 [M]. 北京：人民卫生出版社，1985.
[57] 陈无择. 三因极一病证方论 [M]. 北京：中国中医药出版社，2007.
[58] 陈自明. 校注妇人良方 [M]. 北京：人民卫生出版社，1956.
[59] 严用和. 济生方 [M]. 北京：人民卫生出版社，1956.
[60] 陈文中. 陈氏小儿病源 / 痘疹方论 [M]. 北京：商务印书馆，1958.
[61] 陈自明. 外科精要 [M]. 北京：人民卫生出版社，1982.
[62] 齐仲甫. 女科百问 [M]. 上海：上海古籍出版社，1983.
[63] 窦材. 扁鹊心书 [M]. 北京：中国中医药出版社，2015.
[64] 刘完素. 素问病机气宜保命集 [M]. 北京：人民卫生出版社，1959.
[65] 张从正. 儒门事亲 [M]. 天津：天津科学技术出版社，1999.
[66] 危亦林. 世医得效方 [M]. 北京：中国中医药出版社，1996.
[67] 李杲. 脾胃论 [M]. 北京：中国中医药出版社，2019.
[68] 曾世荣. 活幼心书 [M]. 天津：天津科学技术出版社，2013.
[69] 王好古. 汤液本草 [M]. 北京：中国中医药出版社，2013.
[70] 张元素. 珍珠囊 [M]. 元刻本. [出版地不详]：[出版者不详]，1938.
[71] 沙图穆苏. 瑞竹堂经验方 [M]. 上海：上海卫生出版社，1957.
[72] 齐德之. 外科精义 [M]. 北京：人民卫生出版社，1956.
[73] 罗天益. 卫生宝鉴 [M]. 北京：中国医药科技出版社，2011.
[74] 朱震亨. 丹溪心法 [M]. 上海：上海科学技术出版社，1959.
[75] 葛可久. 十药神书 [M]. 北京：人民卫生出版社，1956.
[76] 窦汉卿. 疮疡经验全书 [M]. 北京：中国中医药出版社，2021.
[77] 徐彦纯. 本草发挥 [M]. 北京：中国中医药出版社，2015.
[78] 朱橚. 普济方 [M]. 北京：人民卫生出版社，1959.
[79] 戴元礼. 秘传证治要诀及类方 [M]. 上海：商务印书馆，1955.
[80] 方贤. 奇效良方 [M]. 北京：商务印书馆，1959.
[81] 刘文泰. 本草品汇精要 [M]. 北京：人民卫生出版社，1964.
[82] 汪机. 外科理例 [M]. 北京：人民卫生出版社，1963.
[83] 陈嘉谟. 本草蒙筌 [M]. 北京：人民卫生出版社，1988.
[84] 鲁伯嗣. 婴童百问 [M]. 北京：人民卫生出版社，1961.
[85] 薛己. 女科撮要 [M]. 北京：中国中医药出版社，2015.
[86] 王节斋. 名医杂录 [M]. 上海：上海大成书局，1922.
[87] 李梴. 医学入门 [M]. 北京：人民卫生出版社，2006.
[88] 李时珍. 本草纲目 [M]. 太原：山西科学技术出版社，2014.
[89] 张洁. 仁术便览 [M]. 北京：人民卫生出版社，1985.
[90] 龚廷贤. 万病回春 [M]. 北京：中国医药科技出版社，2014.
[91] 李中立. 本草原始 [M]. 北京：人民卫生出版社，2007.
[92] 王肯堂. 证治准绳 [M]. 北京：人民卫生出版社，2014.
[93] 罗周彦. 新安医籍丛刊：综合类（二）[M]. 合肥：安徽科学技术出版社，1995.

[94] 龚廷贤. 寿世保元 [M]. 太原：山西科学技术出版社，2006.
[95] 张介宾. 景岳全书 [M]. 上海：上海科学技术出版社，1959.
[96] 陈实功. 外科正宗 [M]. 北京：人民卫生出版社，1956.
[97] 缪希雍. 炮炙大法 [M]. 北京：人民卫生出版社，1956.
[98] 李中梓. 本草通玄 [M]. 北京：中国中医药出版社，2015.
[99] 卢之颐. 本草乘雅半偈 [M]. 校点本. 北京：人民卫生出版社，1986.
[100] 王翃. 握灵本草 [M]. 北京：中国中医药出版社，2012.
[101] 郭佩兰. 本草汇 [M]. 清梅花屿刊本. [出版地不详]：[出版者不详]，1666.
[102] 张志聪. 本草崇原 [M]. 北京：中国中医药出版社，2008.
[103] 刘若金. 本草述校注 [M]. 北京：中医古籍出版社，2005.
[104] 杨时泰. 本草述钩元 [M]. 上海：上海科学技术出版社，1958.
[105] 汪讱庵. 医方集解 [M]. 上海：上海卫生出版社，1957.
[106] 陈士铎. 本草新编 [M]. 北京：中国中医药出版社，1996.
[107] 汪昂. 本草备要 [M]. 北京：商务印书馆，1955.
[108] 贾所学. 药品辨义 [M]. 北京：中国古籍出版社，2012.
[109] 吴谦. 医宗金鉴 [M]. 北京：人民卫生出版社，1957.
[110] 陈复正. 幼幼集成 [M]. 上海：上海卫生出版社，1956.
[111] 吴仪洛. 本草从新 [M] 北京：中国中医药出版社，2013.
[112] 赵学敏. 串雅外编 [M]. 北京：人民卫生出版社，1960.
[113] 赵学敏. 本草纲目拾遗 [M]. 北京：人民卫生出版社，1957.
[114] 黄宫绣. 本草求真 [M]. 太原：山西科学技术出版社，2012.
[115] 吴塘. 吴鞠通医案 [M]. 北京：人民卫生出版社，1960.
[116] 林玉友. 本草辑要 [M]. 北京：中国中医药出版社，2015.
[117] 吴塘. 温病条辨 [M]. 北京：人民卫生出版社，1963.
[118] 陈修园. 时方妙用 时方歌括 [M]. 北京：人民卫生出版社，1956.
[119] 陈修园. 女科要旨 [M]. 北京：人民卫生出版社，1959.
[120] 傅山. 傅青主女科 [M]. 上海：上海卫生出版社，1957.
[121] 张德裕. 本草正义 [M]. 北京：中国中医药出版社，2015.
[122] 姚澜. 本草分经 [M]. 上海：上海科学技术出版社，1989.
[123] 凌奂. 本草害利 [M]. 北京：中医古籍出版社，1982.
[124] 屠道和. 本草汇纂 [M]. 王宗喆，校刊. 北京：国医砥柱月刊社，1937.
[125] 徐士銮. 医方丛话 [M]. 北京：中国中医药出版社，2015.
[126] 张秉成. 本草便读 [M]. 上海：上海卫生出版社，1957.
[127] 唐宗海. 本草问答 [M]. 北京：学苑出版社，2011.
[128] 华佗. 华氏中藏经 [M]. 北京：商务印书馆，1956.
[129] 郑京胜，金利思，杜伟锋，等. 中药炮制辅料质量标准现状探析 [J]. 中华中医药杂志，2019，34(10)：4694-4698.
[130] 国家药典委员会. 中华人民共和国药典：2025 年版 [S]. 一部. 北京：中国医药科技出版社，2025.
[131] 王红芯，应光耀，孔维军，等. 生姜及其炮制品中姜辣素的研究进展 [J]. 中南药学，2017，15(3)：324-328.

[132] 王孝涛，曹晖．中药炮制制毒增效论 [J]．中国中药杂志，1999，24（3）：18-20.
[133] 许丽华，刘立春．毒性中药的炮制方法及原理浅析 [J]．中国药事，2005，19（5）：319.
[134] 胡静，高文远，凌宁生，等．巴豆和巴豆霜挥发性成分的 GC-MS 分析 [J]．中国中药杂志，2008，33（4）：464-465.
[135] 杨春雨，曹晖，王孝涛，等．我国炮制用辅料标准现状研究及工作建议 [J]．中国中药杂志，2017，42（7）：1401-1406.
[136] 钟凌云，龚千锋，杨明，等．传统炮制技术流派特点及发展 [J]．中国中药杂志，2013，38（19）：3405-3408.
[137] 曹晖，张保献，涂家生．关于我国炮制辅料现状及标准化思考与建议 [J]．中国食品药品监管，2018（9）：47-51.
[138] 王颖，张惠珍，王树军，等．鳖血提取物对小鼠免疫功能正向调节作用的研究 [J]．细胞与分子免疫学杂志，2004，20（1）：123-125.
[139] 苏雪蓉，娄悦，梁艺瑶，等．鳖血药用的历史沿革及现代研究进展 [J]．中成药，2023，45（3）：880-885.
[140] 童恒力，钟凌云．蜜麸炒炮制法研究概述 [J]．时珍国医国药，2017，28（7）：1725-1727.
[141] 张金莲，何敏，谢一辉，等．正交法优选蜜麸炒樟帮枳壳炮制工艺 [J]．中国实验方剂学杂志，2010，16（10）：8-10.
[142] 张金莲，曾昭君，潘旭兰，等．䂮糠在建昌帮中药炮制中的应用 [J]．中草药，2013，44（21）：3092-3094.
[143] 杨洋，张艺，黄宇，等．民族药质量标准研究现状及思考 [J]．中国中药杂志，2013，38（17）：2878-2881.
[144] 孙晓明，张小会，王海峰，等．中国民族药产业现状及发展策略 [J]．中国实验方剂学杂志，2020，26（12）：195-202.
[145] 仁真旺甲，文检，苏永文，等．藏药沙棘的文献考证研究 [J]．中国民族民间医药，2016，25（6）：4-8.
[146] 次郎三真．藏医药治疗高原红细胞增多症、高原心脏病伴高原高血压 [J]．中医临床研究，2011，3（18）：102.
[147] 多杰才让，王丽娟，娘加先．藏药“佐太”及规范辅料工艺的必要性 [J]．中医药导报，2019，25（18）：56-57.
[148] 曹雨虹，顾健，谭睿，等．藏药炮制特色及现存问题分析 [J]．中华中医药学刊，2013，31（4）：753-755.
[149] 吕颖，张海涛，郭文芳，等．论传统蒙古族药炮制的继承与发展 [J]．中国中药杂志，2019，44（13）：2742-2747.
[150] 哈斯高娃，孟根巴根．浅谈蒙药传统特色炮制法 [J]．内蒙古民族大学学报，2011，17（5）：60-61.
[151] 木卡代斯•斯依提，赵翡翠．维吾尔药炮制特色与方法浅析 [J]．中国民族医药杂志，2017，23（8）：37-38.
[152] 李振斌，沈刚，王江瑞．苗医药在我国医药大健康产业中的应用现状 [J]．中国民间疗法，2019，27（20）：15-17.
[153] 田永松，晏朝操，耿瑞．土家族医药研究的相关回顾分析 [J]．名医，2018（6）：135.
[154] 艾罕炳．傣族医药文化浅谈 [J]．中国民族民间医药，2013，22（20）：3-4.
[155] 李水福，李建良，雷后兴，等．畲族用药特点再研究 [J]．中国民族医药杂志，2006，12（5）：72-75.
[156] 冯正平，范维强．原始宗教文化影响下的羌族医药研究 [J]．中国民族民间医药，2020，29（1）：5-7.
[157] 王文欣，杜武勋．中药四气五味理论及相关性研究探析 [J]．中国民族民间医药，2017，26（24）：61-63.
[158] 吴卫东．醋制中药初探 [J]．天津中医学院学报，2001（1）：44-53.
[159] 张倩，薛蓉，徐瑞杰，等．中药“醋制入肝”炮制理论的研究进展与探讨 [J]．中国中药杂志，2022，47（18）：4854-4862.

[160] 王茜，周逸群，阳睦贤，等. 不同辅料炮制对于延胡索化学成分的影响 [J]. 时珍国医国药，2023，34（11）：2679-2681.

[161] 钟凌云，苏丹，祝婧，等. 基于代谢组学的不同姜汁制黄连药性的比较研究 [J]. 中国中药杂志，2016，41（14）：2712-2719.

[162] 彭新，陈晓辉，周浩，等. 中药醋制入肝减毒、增效现代研究 [J]. 中华中医药学刊，2020，38（9）：190-194.

[163] 何平平，钟凌云. 干姜、生姜及其炮制辅料姜汁的研究进展 [J]. 中国实验方剂学杂志，2016，22（6）：219-223.

[164] 刘蓬蓬，张凡，赵远，等. 中药盐制研究进展 [J]. 中国药房，2013，24（43）：4101-4104.

[165] 马传江，王信，辛义周，等. 中药传统炮制理论的现代研究概述 [J]. 中草药，2018，49（3）：512-520.

[166] 徐雅莉，李毛加，马琦，等. 甘草炮制的历史沿革考证 [J]. 中国中药杂志，2020，45（8）：1859-1865.

[167] 钟凌云，崔美娜，杨明，等. 炮制影响中药药性的现代研究 [J]. 中国中药杂志，2019，44（23）：5109-5113.

[168] 祝婧，叶喜德，吴江峰，等. 枳壳炮制历史沿革及炮制品现代研究进展 [J]. 中国实验方剂学杂志，2019，25（20）：191-199.

[169] 胡美变，刘玉杰，解达帅，等. 僵蚕麸炒发生的 Maillard 反应研究 [J]. 中药材，2016，39（10）：2221-2224.

[170] 涂济源，刘艳菊，肖波，等. 苍术麸炒前后正丁醇部位燥湿健脾药效及关键成分研究 [J]. 中华中医药杂志，2019，34（7）：2949-2953.

[171] 容穗华，林海，高妮. 白术炮制工艺及炮制原理的研究 [J]. 中国中药杂志，2011，36（8）：1001-1003.

[172] 陶益，陈西，李伟东，等. 当归炮制品 9 种化学成分的比较研究 [J]. 中药新药与临床药理，2017，28（1）：88-92.

[173] 汪小莉，江瑜，范兰兰，等. 新安医家陈嘉谟“入盐走肾脏”的现代研究进展 [J]. 中草药，2020，51（5）：1336-1342.

[174] 颜翠萍，吴育，翁泽斌，等. 盐制对补骨脂中主要化学成分的影响 [J]. 中成药，2013，35（11）：2470-2474.

[175] 白钢钢，袁斐，叶慧，等. 不同蜜炙方法对远志化学成分的影响 [J]. 中药材，2018，41（9）：2097-2100.

[176] 陈俊涛，张学武，黄浩，等. 蜜炙黄芪炮制工艺改进前后与补中益气作用研究 [J]. 中国医药科学，2019，9（17）：69-72.

[177] 邓玉芬，钟凌云，盂振豪. 基于大鼠宏观行为观察的不同姜汁对黄连寒热药性的影响研究 [J]. 世界科学技术 - 中医药现代化，2016，18（3）：516-521.

[178] 王静，吕佳，袁子民，等. 猪胆汁炮制对黄连中生物碱类成分溶出的影响 [J]. 中国实验方剂学杂志，2016，22（5）：5-8.

[179] 郑京胜，金利思，王孙富，等. 中药炮制辅料麦麸的研究思路探析 [J]. 中华中医药杂志，2019，34（2）：680-683.

[180] 刘亚蕾，郜丹，李晓菲，等. 不同辅料对何首乌炮制减毒效果对比研究 [J]. 中草药，2020，51（2）：330-337.

[181] 崔美娜，钟凌云，张大永，等. 中药半夏复制法炮制的研究进展 [J]. 中国中药杂志，2020，45（6）：1304-1310.

[182] 钟凌云，兰智慧，祝婧，等. 姜制前后厚朴毒性及刺激性作用研究 [J]. 中成药，2013，35（8）：1782-1785.

[183] 洪玉梅，王维皓，王智民，等. 甘草制吴茱萸炮制研究 [J]. 中国中药杂志，2008，33（8）：884-888.

[184] 刘舒凌，廖彭莹，吴燕春，等. 不同辅料炮制对吴茱萸指标性成分及体外肝细胞毒性的影响 [J]. 中华中医药学刊，2022，40（2）：206-210.

[185] 于小红，董捷鸣，吴昊，等. 甘草炮制对雷公藤治疗窗的影响：以变应性接触性皮炎为例 [J]. 中国中药杂志，2019，44（16）：3454-3459.

[186] 袁海建，贾晓斌，印文静，等. 炮制对半夏毒性成分影响及解毒机制研究报道分析 [J]. 中国中药杂志，2016，41（23）：4462-4468.

[187] 梁进权，王宁生. 斑蝥的毒性反应及原因分析 [J]. 新中医，2003，35（7）：76-77.

[188] 王奎龙，郁红礼，吴皓，等. 京大戟毒性部位及其醋制前后成分变化研究 [J]. 中国中药杂志，2015，40（23）：4603-4608.

[189] 盛菲亚，周莉江，严鑫，等. 香附醋制前后对肝气郁滞模型大鼠的影响 [J]. 中成药，2016，38（1）：156-159.

[190] 吴晖晖，王建，刘贤武，等. 远志及其不同蜜炙品的急性毒性及其对胃肠运动的影响 [J]. 四川中医，2006，24（11）：16-18.

[191] 赵琴，房芸，潘凌云，等. 基于致炎毒性，胃和十二指肠 AQP3，AQP4 表达的藤黄炮制减毒机制研究 [J]. 中国中药杂志，2016，41（9）：1627-1634.

[192] 赵根华，翁泽斌，高倩倩，等. 自然铜炮制前后促进骨折愈合作用及机制研究 [J]. 中药新药与临床药理，2015，26（4）：481-485.

[193] 刘淑花，毕俊英. 生或煅赭石微量元素含量及药理作用比较 [J]. 微量元素与健康研究，2003，20（1）：6-7.

[194] 傅兴圣，刘训红，田金改，等. 磁石炮制前后的理化分析 [J]. 药物分析杂志，2012，32（3）：483-487.

[195] 张栋健，李薇，何庆文，等. UHPLC-Q-TOF-MS 分析枳壳炮制前后成分变化 [J]. 中国中药杂志，2016，41（11）：2070-2080.

[196] 潘欢欢，刘飞，陈鸿平，等. 白术麸炒过程中辅料蜜麸的挥发性成分动态变化研究 [J]. 药物分析杂志，2017，37（3）：386-392.

[197] 王一硕，赵丽娜，张振凌. 中药斑蝥炮制前后微量元素含量的比较研究 [J]. 中药材，2013，36（5）：718-720.

[198] 赵斌，王琼，刘敬，等. 滑石粉烫制刺猬皮工艺优化及质量标准制定 [J]. 中成药，2016，38（8）：1869-1872.

[199] 陈江鹏，戴俊东，裴纹萱，等. 基于功效成分与形性指标相关性分析的米炒党参炮制工艺标准化研究 [J]. 中国中药杂志，2018，43（12）：2543-2551.

[200] 陈鸿平，刘友平，刘承萍，等. 不同土炒白术中白术内酯Ⅲ和白术多糖的含量比较 [J]. 中国药房，2010，21（39）：3680-3683.

[201] 靳晓琪，黄传奇，张耕. 半夏的毒性物质基础及其炮制解毒机制 [J]. 时珍国医国药，2019，30（7）：1717-1720.

[202] 柳清，洪燕，汪永忠，等. 苍耳子清炒改砂炒炮制工艺研究 [J]. 中草药，2016，47（15）：2656-2662.

[203] 刘玉强，才谦，贾天柱. 麸炒前后苍术中 3 种成分的 HPLC 测定 [J]. 中成药，2013，35（1）：131-135.

[204] 李正红，夏放高，陈海芳，等. 枳壳麸炒前、后主要活性成分的含量变化 [J]. 中国实验方剂学杂志，2013，19（19）：18-21.

[205] 王文晓，高兰，张丽，等. 醋炙减弱甘遂醋酸乙酯部位对小鼠胃肠黏膜通透性影响的研究 [J]. 中草药，2014，45（22）：3289-3294.

[206] 潘国凤，朱晓新，杨庆，等. 醋制法对瑞香狼毒毒效影响的研究 [J]. 中国中药杂志，2012，37（10）：1455-1459.

[207] 钟凌云，谭玲龙，何平平. 3 种姜汁炮制后厚朴对大鼠胃黏膜损伤的抑制作用 [J]. 中成药，2018，40（9）：2062-2065.

[208] 王婷婷，钟凌云. 不同姜汁制黄连抑制胃黏膜损伤方面的机制分析 [J]. 中国实验方剂学杂志，2017，23（12）：18-22.

[209] 张玉杰，李飞，邵爱新，等. 炮制对川芎有效成分的影响 [J]. 中国中药杂志，1998（5）：19-21.

[210] 龚鹏飞，于欢，翟莹莹，等. 多指标评价米泔水漂苍术对湿盛困脾脾虚大鼠的药效作用 [J]. 中国实验方剂学杂志，2017，23（24）：36-40.

[211] 王莉，张学兰，赵资堂，等. 菟丝子生制品提取物中槲皮苷在大鼠血浆的药动学特征比较 [J]. 中成药，2014，36（2）：401-404.

[212] 张丹，何颖，周洁，等. 车前子不同炮制品的止泻作用及星点设计 - 效应面优化法优选车前子炒制工艺的研究 [J]. 中草药，2014，45（3），355-361.

[213] 崔莉，孙娥，钱浅，等. 淫羊藿生品及不同炮制品小鼠药代动力学特征的比较研究 [J]. 中国中药杂志，2013，38（10）：1614-1617.

[214] 顾慧敏，孙娥，李杰，等. 炮制辅料羊脂油对宝藿苷 I - 胆酸盐自组装胶束形成与吸收的影响 [J]. 中国中药杂志，2019，44（23）：5143-5150.

[215] 陆景坤，陈朝军，周昊菲，等. 不同产地北寒水石炮制前后药效学研究 [J]. 中华中医药杂志，2011，26（11）：2547-2550.

[216] QIAN X C，ZHANG L，TAO Y，et al. Simultaneous determination of ten alkaloids of crude and wine-processed Rhizoma Coptidis aqueous extracts in rat plasma by UHPLC-ESI-MS/MS and its application to a comparative pharmacokinetic study[J]. J Pharm Biomed Anal，2015（105）：64-73.

[217] 黄勤挽，胡昌江，李兴华，等. 益智仁盐炙对豚鼠膀胱逼尿肌活动影响的研究 [J]. 时珍国医国药，2009，20（12）：2932-2933.

[218] 杨红梅，刘若轩，李丽明，等. 不同制法马钱子抗炎镇痛作用研究 [J]. 中药材，2016，39（6）：1276-1278.

[219] 沈阳玲. 乳香不同炮制方法所得炮制品及生品镇痛作用的比较研究 [J]. 中医药导报，2010，16（7）：118-119.

[220] 佟鑫，高慧，裴启洋，等. 五味子醋制前后降血糖作用比较研究 [J]. 医学研究杂志，2014，43（3）：43-44.

[221] 隋在云，王爱洁，李群. 生品和蜜炙桑白皮对哮喘大鼠血清 NO，LPO，IL-4 和 IFN-γ 的影响 [J]. 中国实验方剂学杂志，2015，21（7）：95-98.

[222] 俞浩，方艳夕，毛斌斌，等. 地榆炮制前后水提物抗炎效果研究 [J]. 中药材，2014，37（1）：34-37.

[223] 王爱洁，隋在云，李群. 蜜炙对桑白皮止咳祛痰作用的影响 [J]. 时珍国医国药，2015，26（5）：1131-1133.

[224] 叶广亿，李书渊，陈艳芬，等. 枇杷叶不同提取物的止咳化痰平喘作用比较研究 [J]. 中药药理与临床，2013，29（2）：100-102.

[225] 张莹，钟凌云. 黄精炮制前后对小鼠免疫功能的影响 [J]. 江苏中医药，2010，42（10）：78-79.

[226] 钟凌云，王婷婷，徐婷. "谱 - 效 - 性"关联分析探讨不同姜汁炮制黄连的作用差异 [J]. 中国实验方剂学杂志，2018，24（20）：7-13.

[227] 于欢，李小宁，钟凌云，等. 多指标正交试验优选鳖血柴胡的炮制工艺 [J]. 中国实验方剂学杂志，2015，21（15）：8-11.

[228] 任艳，万德光，卢先明，等. 猪血源抗高血压活性肽考察 [J]. 中国实验方剂学杂志，2013，19（11）：51-53.

[229] 朱诗塔，李新中，文晓丽，等. 大黄不同炮制品活血化瘀作用的比较研究 [J]. 药学实践杂志，2010，28（5）：354-355.

[230] 李会芳，王伽伯，曲毅，等. 大黄炮制前后致泻效价的比较 [J]. 中国中药杂志，2012，37（3）：302-304.

[231] 许枬，陈懿竹，战宏利，等. 木香生品与麸煨品的药效研究 [J]. 中国实验方剂学杂志，2012，18（11）：199-201.

[232] 张宏达，谢雪，陈昱竹，等. 泽泻麸制前后健脾作用研究 [J]. 中国实验方剂学杂志，2012，18（10）：187-190.

[233] YU Y，JIA T Z，CAI Q，et al. Comparison of the anti-ulcer activity between the crude and bran-processed atractylodes lancea in the rat model of gastric ulcer induced by acetic acid[J]. J Ethnopharmacol，2015（160）：211-218.

[234] 陈志敏，胡昌江，潘新，等. 补骨脂和肉豆蔻炮制对脾肾阳虚泄泻大鼠能量代谢的影响 [J]. 中成药，2015，37（6）：1298-1301.

[235] 陈荣昌，孙桂波，张强，等. 附子炮制减毒的研究进展 [J]. 中国实验方剂学杂志，2014，20（15）：237-241.

[236] 肖进. 酒黄连联合非洛地平缓释片治疗高血压头痛随机平行对照研究 [J]. 实用中医内科杂志，2013，27（5）：16-17.

[237] 马晓婷，谢道俊. 谢道俊运用半夏白术天麻汤加减经验撷菁 [J]. 中医药临床杂志，2019，31（2）：230-233.

[238] 王淑杰，黄荣华. 阿胶珠粉的制备与临床应用 [J]. 现代中医药，2005（4）：64.

[239] 国家卫生健康委员会，国家市场监督管理总局. 食品安全国家标准 酒和食用酒精中乙醇浓度的测定：GB 5009.225—2023[S/OL]. [2026-01-13]. https://sppt.cfsa.net.cn：8086/db?type=2&guid=8570C87C-A2E8-4146-B8E4-4C48EC76E2FE.

[240] 陈小玲，杨佳，李新生，等. 黄酒品质分析及质量安全控制研究进展 [J]. 食品安全质量检测学报，2019，10（6）：1582-1587.

[241] 张媛媛，孙金沅，张锋国，等. 芝麻香型白酒中含硫风味组分的分析 [J]. 中国食品学报，2014，14（5）：218-225.

[242] 徐岩，张荣，吴群，等. 白酒中生物活性物质脂肽类化合物的鉴定及其功能的研究 [J]. 酿酒科技，2014（12）：1-4.

[243] 史亚夫，李雪溦，文乐，等. 短穗兔耳草和短管兔耳草抗急性酒精肝损伤小鼠作用机制的研究 [J]. 中药新药与临床药理，2017，28（5）：600-605.

[244] 李远辉，黄挺章，郭圣奇，等. 亚麻子提取物对 D- 半乳糖胺致小鼠急性肝损伤的保护作用 [J]. 中国实验方剂学杂志，2015，21（16）：139-142.

[245] 李先端，顾雪竹，毛淑杰. 醋的历史沿革及其保健功能 [J]. 中国实验方剂学杂志，2011，17（18）：295-297.

[246] 韵秀梅. 修订酿造食醋标准的重要性 [J]. 中国质量技术监督，2011（5）：66-67.

[247] 张振凌. 谈中药炮制辅料应建立专用标准 [J]. 中国药事，2004，18（8）：502-504.

[248] 魏永义，焦驼文，崔广，等. 食醋特征香气成分分析研究 [J]. 中国调味品，2010，35（6）：99-101.

[249] 李爱平，李震宇，邢婕，等. 核磁共振代谢组学技术检测食醋化学成分 [J]. 食品科学，2013，34（12）：247-253.

[250] 王争争，张磊，李婷，等. 不同陈酿期山西老陈醋中氨基酸成分的变化研究 [J]. 食品工程，2015（2）：52-54.

[251] CHOU C H，LIU C W，YANG D J，et al. Amino acid，mineral，and polyphenolic profiles of black vinegar，and its lipid lowering and antioxidant effects in vivo[J]. Food Chem，2015（168）：63-69.

[252] CHEN H Y，ZHOU Y X，SHAO Y C，et al. Free phenolic acids in Shanxi aged vinegar：changes during aging and synergistic antioxidant activities[J]. International journal of food properties，2016，19（5/8）：1183-1193.

[253] 吕利华，梁丽绒，赵良启．山西老陈醋中有机酸的 HPLC 测定分析 [J]．食品科学，2007，28（11）：456-459.

[254] 宫伟星．川芎嗪心血管药理的研究进展 [J]．中国医院药学杂志，1990（11）：33-34.

[255] 夏磊，宋志前，李青，等．不同炮制工艺对乳香中 5 种乳香酸类成分的影响 [J]．中草药，2012，43（6）：1087-1091.

[256] 李凯，周宁，田连起，等．中药盐及盐制法历史沿革 [J]．中药材，2018，41（7）：1757-1762.

[257] 何文巧，梁伟芬，钟礼信，等．分光光度计测定食盐中碘含量方法探讨 [J]．中国调味品，2015，40（11）：99-102.

[258] 孙晓丽，苏洪茹，冯俊贤，等．两点电位滴定法测定食盐中碘含量的研究 [J]．中国调味品，2014，39（1）：94-95.

[259] 吴莹，宋泽璧，高慧，等．知母盐制前后降血糖作用及其机制 [J]．中国医院药学杂志，2014，34（23）：1977-1980.

[260] 何艳，程再兴，陈红，等．不同产地巴戟天盐制后补肾阳功效的比较研究 [J]．时珍国医国药，2014，25（4）：856-858.

[261] 吴珊珊，胡昌江，潘新，等．益智仁盐炙前后对肾阳虚多尿大鼠 AQP-2 与 AVPR-V2 表达的影响 [J]．中国医院药学杂志，2013，33（21）：1747-1750.

[262] 刘可鑫，周翎，刘攀峰，等．盐制对杜仲化学成分含量变化的影响 [J]．中成药，2011，33（2）：280-284.

[263] 杨澄，朱继孝，王颖，等．盐制对黄柏抗痛风作用的影响 [J]．中国中药杂志，2005，30（2）：66-69.

[264] 黄雪松，陈雅雪．GC-MS 法比较鲜姜与干姜的风味物质 [J]．中国食品学报，2007，7（5）：133-138.

[265] 卢传坚，欧明，王宁生．姜的化学成分分析研究概述 [J]．中药新药与临床药理，2003，14（3）：215-217.

[266] 周静，杨卫平，李应龙，等．干姜水煎液对急性心肌缺血大鼠血浆血管紧张素Ⅱ、血清肿瘤坏死因子 α、丙二醛、一氧化氮的影响 [J]．时珍国医国药，2014，25（2）：288-290.

[267] 许青媛，于利森，张小利，等．干姜及其主要成分的抗凝作用 [J]．中国中药杂志，1991（2）：112-113.

[268] 童恒力，钟凌云，祝婧．姜制附子对大鼠机体热性的影响 [J]．中成药，2019，41（1）：197-201.

[269] 都盼盼，燕彩云，白宗利，等．中药炮制辅料炼蜜工艺研究 [J]．亚太传统医药，2017，13（24）：27-29.

[270] 敖楠楠，才谦，曲扬，等．响应面试验设计优选山楂最佳蜜制工艺 [J]．实用药物与临床，2020，23（2）：171-175.

[271] 杨波，王丹，赵杨，等．升麻蜜制工艺的优化 [J]．中成药，2019，41（12）：2993-2997.

[272] 张金莲，姚冬琴，龚千锋，等．多指标综合加权评分法优选马兜铃蜜制工艺 [J]．中成药，2012，34（2）：321-324.

[273] 周贤婧，师彦平．毛细管电泳 - 间接紫外检测法测定蜂蜜中的氨基酸 [J]．色谱，2013，31（7）：661-666.

[274] 李红军，王增绘，李文涛，等．UPLC-Q-TOF/MS 法分析款冬花蜜炙前后的化学成分变化 [J]．中国药房，2015，26（6）：792-794.

[275] 董巍，郝修洁，王超众，等．UPLC-Q-TOF/MS 法分析对叶百部蜜炙前后化学成分的变化 [J]．中成药，2016，38（8）：1792-1796.

[276] 凌珊，易炳学，龚千锋，等. 生品和蜜炙款冬花不同提取物的镇咳祛痰作用 [J]. 中国实验方剂学杂志，2013，19（11）：187-190.

[277] 李伟，轩辕欢，李茜. 新疆地区中药炮制辅料羊脂油初步筛选 [J]. 新疆中医药，2019，37（3）：45-46.

[278] 侯健，李杰，孙娥，等. 基于体内自组装胶束形成机制探究羊脂油炙淫羊藿对大鼠温肾助阳的增效作用 [J]. 中国中药杂志，2016，41（14）：2633-2637.

[279] 李瑶，郁红礼，王卫，等. 猪牛羊胆汁 HPLC 指纹图谱研究 [J]. 中国中药杂志，2018，43（12）：2580-2585.

[280] 陈云，郁红礼，吴皓，等. 发酵对胆南星中胆汁酸类成分的影响及胆南星中 3 种游离胆汁酸含量测定研究 [J]. 中国中药杂志，2018，43（22）：4457-4461.

[281] 崔亚晨，单丽倩，刘晓峰，等. 不同胆汁及其制成的胆南星对 LPS 诱导的急性肺损伤大鼠保护作用考察 [J]. 中国实验方剂学杂志，2020，26（1）：125-132.

[282] 钮正睿，毛淑杰，顾雪竹，等. 中药炮制辅料甘草汁的质量标准研究 [J]. 中国实验方剂学杂志，2011，17（21）：100-104.

[283] 王清浩，王云，张雪，等. 米炒法中辅料大米的质量标准研究 [J]. 中国中药杂志，2019，44（9）：1814-1821.

[284] 侯影，张旭，贾天柱. 辅料麦麸质量标准研究 [J]. 中华中医药学刊，2011，29（6）：1258-1260.

[285] 吴慧，单国顺，赵文龙，等. 不同麦麸对白术炮制品质量的影响 [J]. 中国实验方剂学杂志，2014，20（6）：55-60.

[286] 彭芳芳，林桂梅，臧彬如. 基于 UPLC-Q-TOF-MSE 技术分析麸炒前后枳实及其辅料麦麸化学成分的差异 [J]. 中国实验方剂学杂志，2020，26（24）：144-152.

[287] 刘艳菊，肖波，季光琼，等. 苍术炮制前后挥发油的急性毒性实验 [J]. 中国医院药学杂志，2013，33（20）：1670-1673.

[288] 王明芳，孟祥龙，何美菁，等. 赤石脂和禹余粮作为灶心土替代品的分析 [J]. 中国实验方剂学杂志，2017，23（6）：23-27.

[289] 张志国，杨磊，张琴，等. 中药传统砂炒的操作与注意事项及“能砂炒者不用清炒”的品种 [J]. 中药材，2018，41（3）：585-589.

[290] 李娟娟，沈刚，尹蓉莉，等. 砂炒对波棱瓜子有效成分、致腹泻以及保肝作用的影响 [J]. 中国中药杂志，2015，40（2）：236-239.

[291] 刘逊，汪明志，吴芝园，等. 不同炮制火候对砂炒穿山甲性状和环二肽类成分的影响 [J]. 中药材，2019，42（4）：778-781.

[292] 钟凌云，吴皓，张科卫，等. 生半夏中草酸钙针晶的刺激性作用研究 [J]. 中国中药杂志，2006，31（20）：1706-1710.

[293] 黎勇坤，杨晓梅，马莎. 明矾及其炮制品中活性铝的体外消化 [J]. 中成药，2017，39（3）：569-572.

[294] 张焱新，杨培培，杜伟锋，等. 浙贝母不同炮制方法质量研究 [J]. 中华中医药学刊，2013，31（12）：2775-2776.

[295] 刘舒凌，黄馨慧，林昊，等. 不同炮制方法对蛤蚧质量的影响研究 [J]. 中国中医药现代远程教育，2019，17（3）：105-107.

[296] 张萍，肖新月，魏锋，等. 应用 ICP-AES 法分析不同产地滑石粉中元素构成的差异 [J]. 药物分析杂志，2013（3）：428-434.

[297] 张婷，姜红，熊茜，等. 2015 年版《中国药典》新增药用辅料滑石粉的研究现状 [J]. 中国实验方剂学杂志，2017，23（19）：212-217.

[298] 乔支红，李里特. 豆腐凝胶形成影响因素的研究进展 [J]. 食品科学，2007，28（6）：363-366.

[299] 钟凌云，杨金梅，龚千锋，等. 正交试验法优选胆黄连炮制工艺的研究 [J]. 中草药，2010，41（8）：1296-1298.

[300] 王清浩，王云，张雪，等. 基于“表里关联”的米炒党参炮制过程质量传递规律研究 [J]. 中草药，2019，50（12）：2848-2855.

[301] 汪巍，陈映辉，王丽娜，等. 柴胡与醋柴胡疏肝解郁作用比较研究 [J]. 中成药，2014，36（3）：617-619.

[302] 季德，苏晓楠，黄紫炎，等. HPLC-MS 法测定知母盐炙前后 8 种成分量变化 [J]. 中草药，2017，48（9）：1784-1790.

[303] 荆文光，邓哲，孙晓波，等. 姜厚朴饮片标准汤剂研究 [J]. 中草药，2019，50（1）：83-89.

[304] 钟凌云，霍慧君，祝婧，等. 不同姜制厚朴抗炎镇痛作用实验研究 [J]. 中药材，2012，35（10）：1576-1579.

[305] 孙娥，韦英杰，张振海，等. 基于黄酮成分吸收代谢的炙淫羊藿炮制机制研究 [J]. 中国中药杂志，2014，39（3）：383-390.

[306] 纪鑫，刘晓谦，李春，等. 基于 UPLC 技术的女贞子中主要成分炮制变化规律研究及酒女贞子特色质量标准的探讨 [J]. 中国中药杂志，2018，43（24）：4862-4868.

[307] 邓翀，姜祎，张化为，等. 醋制南五味子对 2 型糖尿病大鼠脂代谢的影响 [J]. 中国中医药信息杂志，2017，24（5）：67-70.